Andreas Marneros

Sexualmörder ...
Sexualtäter ...
Sexualopfer ...

Eine erklärende Erzählung

Den Opfern

Edition Das Narrenschiff
im
Psychiatrie-Verlag

Andreas Marneros. Sexualmörder ... Sexualtäter ... Sexualopfer ...
Eine erklärende Erzählung.
3. Auflage 2007
ISBN 978-3-88414-423-7

Bibliografische Information der Deutschen Nationalbibliothek
Die Deutsche Nationalbibliothek verzeichnet diese Publikation in der Deutschen Nationalbibliografie; detaillierte bibliografische Daten sind im Internet über http://dnb.d-nb.de abrufbar.

Psychiatrie-Verlag im Internet: www.psychiatrie-verlag.de

Die Edition Das Narrenschiff wird herausgegeben
von Beatrice Alder und Asmus Finzen

Umschlag: Dorothea Posdiena, Fröndenberg
Satz: Psychiatrie-Verlag, Bonn
Druck: Clausen & Bosse, Leck

INHALT

ANMERKUNGEN ZUR ERSTEN UND ZWEITEN AUFLAGE DIESER ERZÄHLUNG

Ich habe das erste Manuskript dieser Erzählung schon vor über zwei Jahren erstellt. Es war ein umfangreiches Manuskript, fast 1000 Seiten. Es war belastend und bedrückend. Ich habe es auf die Hälfte reduziert. Aber auch dann kamen mir die Einzelheiten von Dramen und Dramaturgie zu breitgewalzt vor. Sie konnten viele belasten, sie konnten auch noch als Sensation aufgefasst werden. Das Manuskript wurde umgeschrieben, von den Einzelheiten der Dramen bereinigt. Nur die notwendigsten blieben. Aber auch nach der dritten Bearbeitung des Manuskriptes habe ich entdeckt, dass ich es nur für mich geschrieben habe. Nicht für die anderen. Es waren meine Emotionen, meine Gefühle – meine ganz persönliche Bewältigung. Es war für mich und nicht für die anderen.
Einige Mitarbeiter, Richter und Gerichtsjournalisten kannten dieses Manuskript. Sie waren traurig, als ich die Entscheidung getroffen habe, es möglichst zu »entemotionalisieren« und zu »entpathetisieren«. Aber hätte ich es nicht gemacht, hätte ich es nur für mich geschrieben. Nach der sechsten Umschreibung des Manuskripts höre ich auf mit weiteren »Entemotionalisierungs-«, »Entpathetisierungs-« und »Entsensationalisierungsversuchen«. Das Thema dieser Erzählung ist so, dass manche Emotion, manches Pathos, manche Sensation bleiben wird, bleiben muss.
Viele haben die verschiedenen Versionen des Manuskriptes gelesen und konstruktive und engagierte Kommentare abgegeben und Korrekturvorschläge gemacht. Allen danke ich herzlich.

Prof. Dr. med. Andreas Marneros,
Halle-Wittenberg, Winter 1997

DIE DRITTE AUFLAGE DIESER ERZÄHLUNG UND IHRE SCHWERPUNKTE

Vor zehn Jahren erschien die Vorgängerin dieser Erzählung in Form des Buches »Sexualmörder. Eine erklärende Erzählung«. Die Intentionen der gegenwärtigen Erzählung sind die gleichen geblieben wie damals. Ziele, Beweggründe, Botschaften, Hoffnungen, Sorgen und Intentionen sind in den nachfolgenden Kapiteln formuliert. Als mir zu Beginn des vorigen Jahres der Verlag mitteilte, dass eine dritte Auflage möglich wird, waren wir uns einig, diese Erzählung zu ergänzen. Und auch Bilanz zu ziehen, was sich in diesen zehn Jahren geändert hat.

Ich hatte das Bedürfnis, die damalige Erzählung durch Geschichten von Sexualtätern, die keine Sexualmörder sind oder keine geworden sind, zu ergänzen. Ich möchte Ihnen manche tragische und manche dunkle Seite von Tätern, die Kinder missbrauchen und Frauen vergewaltigen, zeigen, um auch damit Botschaften, Wünsche und Sorgen zu verbinden. Aber vor allem möchte ich dieses Mal viel mehr über die Opfer sprechen.

Und so wurde die alte Erzählung mit neuen Abschnitten über die Opfer ergänzt. Aber auch über Sexualverbrecher aus der rechtsextremistischen Gewaltszene möchte ich erzählen. Und über Sexualtäter, die in Sicherungsverwahrung kommen müssen. Und über manches andere. Am Ende dieser Erzählung werde ich versuchen, mit Ihnen eine Bilanz zu ziehen: Was ist erreicht worden, was ist noch nicht erreicht worden in diesen zehn Jahren zwischen der ersten Erzählung und der heutigen?

Prof. Dr. med. Dr. h. c. Andreas Marneros,
Halle-Wittenberg, Winter 2006/2007

»… Ich muss allen einen Namen geben. Einen anderen Namen als den wirklichen. Nicht nur wegen des Datenschutzes. Die Namen aller, die hier erwähnt werden, sind bekannt. Die Medien haben extensiv darüber berichtet. Häufig mit Fotos, Elternhaus und Interviews mit Nachbarn. Alle Namen der Täter und auch der Opfer werde ich trotzdem ändern. Die Realität nicht …«

ANFANG EINER BEGEGNUNG, HINTERGRUND EINES GEDANKENS

Es hat mich damals sehr bedrückt.

Eine Begegnung in einem kleinen Zimmer, in einer »gesicherten Abteilung« einer Landesklinik für Psychiatrie, hat mich damals sehr bedrückt. Was in diesem kleinen Zimmer zutage gekommen ist – was »exploriert« wurde –, betrübte mein Herz und prägte sich tief in mein Hirn.

Inzwischen sind einige Jahre vergangen, Jahre, in denen ich mich mit sehr viel Bedrückendem beschäftigen musste. Vor allem, nachdem mein Interesse an der Frage, was die Schuldfähigkeit eines Menschen beeinträchtigen kann, die Dimension der Faszination erreicht hatte. Seither haben wir, meine Mitarbeiter und ich, Hunderte von Betroffenen zur Frage ihrer Schuldfähigkeit oder zur Frage ihrer »Gefährlichkeit« untersucht. Wir mussten beantworten, ob sie aus einer »gesicherten psychiatrischen Anstalt« entlassen werden können, ohne gefährlich für andere Menschen zu sein. Ein beträchtlicher Teil derer, die wir untersucht haben, wurde wegen Sexualdelikten begutachtet.

Ich habe über das Erlebte, das Untersuchte, das Erfahrene mit vielen gesprochen: mit Ärzten und Psychologen, mit meinen Mitarbeitern und meinen Mitarbeiterinnen, mit Studenten und Studentinnen, mit Richtern und mit Staatsanwälten, mit Verteidigern und mit Gerichtsjournalisten, mit Fachleuten und mit Laien, mit Frauen und Männern – auch in Vorlesungen und Seminaren, in Kolloquien und Privatissima. Immer häufiger kam die Aufforderung, immer mehr Gesprächspartner gaben mir den Anstoß: Erzähle darüber! Erkläre etwas dazu! Einige sagten sogar – wagemutig und sich oder mich überschätzend: Erkläre das!

Ich habe mich bis zum ersten Erscheinen dieser Erzählung dagegen gewehrt, ich vermute aus Bequemlichkeit. Bis zu dieser Zeit enthielten unsere Publikationen und Vorträge trockene sachliche Forschungsergebnisse. Wir sprachen über unsere Erfahrungen und Befunde von Fachmann zu Fachmann. Nach gewohntem Muster, in gewohnten Bahnen, mit gewohntem Ablauf. Wir schrieben Bücher

und Aufsätze. Wir hielten Vorträge und Seminare. Über Zahlen und Prozente, über Therapiemethoden und Krankheitssymptome, über Kriterien und Definitionen, über Krankheitsverläufe und Diagnosen: Harte Arbeit – bekannter Weg.
Aber die Aufforderungen und die Anstöße, über meine Begegnungen mit menschlichen Katastrophen, mit Dramen – manchmal ähnlich griechischen Tragödien – von dem unendlichen Leid zu erzählen, gingen darüber hinaus. Je länger ich darüber nachdachte, desto klarer wurde mir, dass ich darüber erzählen muss. Die Entscheidung war gereift: Ich sprach vor zehn Jahren darüber. Ich ergänze jetzt die damalige Erzählung. Ich spreche weiter darüber, über Täter und Opfer. Und über uns Verantwortliche.
Ich habe als Student eine Erfahrung gemacht.
Ich schaue wiederholt zurück, nachdenklich, auf die damaligen Bilder, die noch lebhaft in meiner Erinnerung sind. Wir waren Medizinstudenten im fortgeschrittenen Semester. Wir hatten aber noch keine Psychiatrie gehört.
Wir haben es aus der Zeitung erfahren. Riesengroße schwarze Buchstaben verkündeten es: Zwei junge Studentinnen wurden in ihrer Studentenwohnung massakriert aufgefunden. Ihre Wohnung befand sich neben den Gebäuden der Medizinischen Fakultät. Das Entsetzen war groß. In den Fluren der Institute, vor dem Hörsaal, unterwegs zur Uni sprachen wir darüber – die Tageszeitung neben dem Pharmakologielehrbuch. Wenige Tage später wurde der Täter gefasst. Die Spuren, die seine Turnschuhe in den Blutlachen hinterlassen hatten, hatten ihn verraten.
Er war der Bruder eines Kommilitonen. Der Bruder eines Medizinstudenten in unserem Semester, in unserer Gruppe. Entsetzen wurde durch Entsetzen abgelöst! Wie ist das bloß möglich? Der Bruder eines unserer Kommilitonen, einer aus unserer Gruppe, einer unserer Freunde! Ratlosigkeit und Hilflosigkeit überfiel uns. Wir wussten plötzlich nicht, wie wir mit unserem Kommilitonen umgehen sollten. Er wusste auch nicht, wie er mit uns umgehen sollte. Wir sprachen darüber viel intensiver als am Tag des Dramas. Aber unsere Stimme wurde leise, flüsternd, fast konspirativ. Unser Benehmen wurde anders. Das seine ebenfalls. Einige Monate später fand der Prozess statt. Begleitet von großen Aufmachungen in den

Zeitungen. Der Prozess dauerte quälende Wochen, in denen er mit uns zusammen im Hörsaal saß, im Labor arbeitete und am Krankenbett den Kursus mitmachte. Und dann kam das Gerichtsurteil über seinen Bruder: »Vermindert schuldfähig«! Keine Gefängnisstrafe. Aber Einweisung in eine geschlossene psychiatrische Anstalt. Keine Strafe?

Am nächsten Tag eilten einiger unserer Kommilitonen zu ihm und gratulierten ihm. Gratulieren? Wozu? Das war damals meine Frage. Nein, ich habe es nicht verstanden: Warum gratulieren? Einige entfernten sich diskret. Andere schauten verlegen auf den Boden. Wir hatten ja noch keine Psychiatrie gehört. Hätte das aber geholfen? Niemand kann uns das übel nehmen. Niemand kann es den Leuten übel nehmen. In der Stadt wurden Stimmen laut – und das waren viele – gegen die Psychiater, gegen die Justiz, die dieses »Monster« als »schuldunfähig« bezeichnet hatten! Die Enttäuschung war bei vielen groß. »Da kommt irgendein Psychiater und bezeichnet dieses Monster als schuldunfähig! Das ist keine Gerechtigkeit!« So wurde es laut gesagt oder leise geflüstert.

Das Volk wollte Strafe sehen. Möglichst die Todesstrafe.

> »Als zu Beginn des Wahlkampfes 1992 das Ansehen des demokratischen Präsidentschaftsbewerbers und Gouverneurs von Arkansas, Bill Clinton, auf einem Tiefpunkt angelangt war, brach er seinen Stimmenfang ab und präsidierte kaltblütig über die Hinrichtung eines hirngeschädigten Mörders. Das sei der ›high-noon‹ der ganzen Kampagne gewesen, schwärmte später sein Wahlkampfstratege James Carville.« (Aus »Der Spiegel« vom 17.07.1995)

Aber sind Emotionen voll Vergeltungs- und Rachegefühlen – offenen oder versteckten – die richtige Art, auf solche Dramen zu reagieren? Der angemessene Ausdruck des Mitleids mit dem Opfer? Die Solidarität mit den Angehörigen des Opfers? Die Trauer um das Opfer? Der Schutz zukünftiger Opfer?

An solchen Tagen erleben die Fachleute – die Psychiater, die Psychologen, die Sexualwissenschaftler, die Kriminologen, die Sozialwissenschaftler, die Juristen – an sich selbst eine Mischung von tief greifendem Mitgefühl für Opfer und Angehörige und von Gefühlen der Ohnmacht und der Ratlosigkeit. Die Fachleute sprechen aber eine eigene Sprache. Häufig drücken sie sich so kompliziert aus, dass kaum jemand sie verstehen kann. Wie will man das Unfassbare fassbar machen? Wie will man erklären, was Anton gemacht hat? Wie will man mitteilen, dass

> *... er ein Nachbarskind getötet hat. Er hat das Kind zerstückelt, seinen Kopf abgetrennt, in den Mund des abgetrennten Kopfes onaniert, ins Fleisch des Kindes gebissen, um es zu essen, und dann den Kopf des Kindes im Backofen verbrannt!*

Wie kann man so etwas der Mutter, dem Vater, den Freunden des Kindes erklären? Wie kann man es mir, Ihnen, den anderen erklären?

Wie kann man andere vor Anton schützen?

Wie können unsere Kinder ihr Urvertrauen in die Menschen behalten, ohne geschädigt zu werden? Wie können unsere Frauen dem Mann begegnen, ohne Opfer zu werden? Wie kann man andere Menschen vor ihm schützen? Aber auch: Wie kann man ihn vor sich schützen?

Ich habe viel nachgedacht, seitdem er mir erzählte, dass er Hilfe bei einem Fachmann gesucht hatte, als er ahnte, dass das Schreckliche auf ihn und auf andere zurollte. In einem verzweifelten Versuch hatte er gehofft, das Schicksal abzuwenden. Vergebens! Bei dem Fachmann haben die Alarmglocken nicht geläutet.

Das Kind, die anderen und auch er wurden nicht geschützt.

Ich habe viel nachgedacht über das, was er mir Jahre nach der Tragödie mit leiser, zitternder Stimme, den Kopf weiter auf die Brust gesenkt, sagte: »Ich habe Angst, ich werde es wieder tun. In meiner Fantasie tue ich das jeden Tag.« Und dann »... Ich weiß, ich bin eine Bestie ...« und nach langer, würgender Pause: »Aber was kann ich dafür?« So fragte er.

Nachdem ich einiges gesehen und dadurch auch einiges gelernt habe, möchte ich jetzt doch darüber reden. Mit Ihnen, mit mir und mit den anderen.

Ich werde versuchen, das wenige, das wir wissen, mitzuteilen. Ich möchte die mageren Kenntnisse, das rare Gesicherte und das wissenschaftliche Nachdenken über solche Fälle aus der oft kaum verständlichen Sprache der Fachleute in eine verständliche Sprache übertragen. Ich werde auch versuchen, das oft einseitige Porträt von ihm und von anderen zu ergänzen.

Ich werde auch versuchen, zu zeigen, dass man manchmal doch etwas dagegen tun kann – zumindest in den Fällen, in denen ein Täter einen langen Weg bis zu dem Drama gegangen ist. Schon seit der Kindheit toben bei manchen ungewöhnliche Fantasien im Kopf. Und sie wachsen und wachsen und ufern aus. Selten hat jemand von denen, die ich kennengelernt habe, mit anderen darüber gesprochen. In den wenigen Fällen, in denen das geschah, haben die Gesprächspartner häufig weder die zerstörerische Dynamik der explodierenden Fantasiewelt noch die sich anbahnende Gefahr erkannt.

Für den Täter oder gegen den Sexualmord kann man manchmal etwas tun, wenn die angesprochenen Personen, vor allem die professionellen, in jeder aggressiven Sexualfantasie eine potenzielle Gefahr sehen, nämlich die ihrer Umsetzung in die Realität. So können daraus Konsequenzen gezogen und entsprechende Therapien durchgeführt werden. Die Fälle, die in der Katastrophe endeten, sind der Öffentlichkeit bekannt, die vielen anderen, bei denen rechtzeitig Hilfe geleistet werden konnte, nicht.

Ich möchte aber auch auf Schwachstellen, auf Fehler, auf Versäumnisse der Justiz, der Gutachter, der Verantwortlichen – von uns allen – hinweisen, in der Hoffnung, dass sie seltener und Katastrophen weniger werden. Ich möchte auf Maßnahmen hinweisen, die eventuell helfen können, die Anzahl der Dramen zu reduzieren.

Ich möchte einiges Besserndes und Sicherndes erklären, anhand von Geschichten, die Beispiele sein können – ein bescheidener Beitrag zur Reduzierung von Tragödien.

Was ich erzählen werde, versucht, meine Anteilnahme, meinen Respekt vor den Opfern, vor den Angehörigen der Opfer zu zeigen, vor allem auch meine Sorgen um zukünftige Opfer. Wenn dadurch einige Dramen verhindert werden können, hat diese Erzählung ihr Ziel erreicht.

Alles das hat mich dazu veranlasst, Ihnen und den anderen die nachfolgenden Geschichten zu erzählen. Um die Tragödien zu umreißen, werde ich in groben Zügen nur das Notwendige erzählen, vieles, sehr vieles weglassen, um makabre Sensationen zu vermeiden.

Stehen wir es durch. Sie und ich.

DIE ERSTE BEGEGNUNG MIT DEM ENTSETZEN

Anton: Die erste Geschichte

Ich gebe ihm einen Namen. Einen Namen, der mit A anfängt. Ich nenne ihn Anton.

Wer ist er, wie sieht er aus? Als ich den Auftrag bekam, ihn zu untersuchen, war er schon im Maßregelvollzug, also in der forensischen Abteilung eines psychiatrischen Fachkrankenhauses, in der psychisch gestörte Straftäter untergebracht werden. Er wusste nicht, woher das Wort »forensisch« kommt. Ich habe es ihm erklärt: Es kommt vom lateinischen »forum«, was in diesem Zusammenhang »Gericht« heißt. Forensische Psychiatrie heißt also »Gerichtspsychiatrie«.

Sie sehen, ich spreche von Maßregelvollzug bzw. von der Maßregelvollzugsanstalt und nicht von der Psychiatrie. Dies tue ich aus folgenden Gründen: Der Ausdruck: »Er kommt in die Psychiatrie«, der nach solchen Gerichtsprozessen wie dem seinen in aller Munde ist und der durch alle Medien geht, gefällt mir nicht. Der Begriff »Psychiatrie« ist ein vielfach missbrauchter Begriff: Die Grenzen der Psychiatrie sind ja nicht für jeden erkennbar. Sie sind durchlässig, sowohl nach außen als auch nach innen. Die Gleichsetzung von Gesamtpsychiatrie und Maßregelvollzug ist unzulässig. Ich werde später ausführlich darüber erzählen.

Die Psychiatrie ist eine außergewöhnliche, ja faszinierende Wissenschaft und Kunst. In ihrer 200-jährigen Geschichte hat sie sich so manche Blessuren zugezogen, so manche dunkle Seiten zugelegt, aber abgesehen davon ist sie für Millionen von Menschen Hoffnung, Hilfe und Rettung geworden. Insbesondere die Entwicklungen der letzten 60 Jahre sind atemberaubend. Neue Forschungsrichtungen, neue Therapiemethoden und neue Kompetenzen markieren ein breites Betätigungsfeld mit tief greifenden Vernetzungen in gesellschaftlichen Gestaltungen, die keine andere medizinische Wissenschaft aufweisen kann. Die Reduzierung auf eine einzige ihrer Aufgaben, auf eine einzige ihrer Pflichten, also auf ihre Verpflichtung, sich auch um psychisch gestörte Straftäter zu kümmern, ist nicht richtig. Die Psychiatrie als Behandlungskunst ist für alle psychisch Bedrängten da. Für alle Menschen, die psychische Probleme, psychische Erkrankungen haben, die psychische Hilfe brauchen. Straftäter und Nicht-Straftäter, Sozial-Konforme und Sozial-Diskonforme. Für die Oberen und die Unteren. Millionen Menschen brauchen die Psychiatrie. Genauso, wie Millionen Menschen die Kardiologie, die Chirurgie, die Gynäkologie oder die Rheumatologie brauchen. Ohne Diskriminierung, ohne falsche Etikettierungen.

Aber nur eine verschwindende Minderheit von psychisch kranken Menschen begeht Straftaten!

Schon vor einigen Jahrzehnten haben die großen Untersuchungen in Deutschland, die Studien der Mannheimer Psychiater Wolfgang Böker und Heinz Häfner, dies wissenschaftlich belegt. Neuere amerikanische und europäische Untersuchungen bestätigten ebenfalls die alltägliche Erfahrung eines jeden, der sich mit der Psychiatrie beschäftigt: Psychisch Kranke sind nicht häufiger gefährlich als psychisch Gesunde.

Zurück zu Anton. Als ich ihn zum ersten Mal sah, saß er an der Kante eines niedrigen Sofas, die Beine gegeneinandergedrückt, die Oberarme dicht am Körper und die Hände auf dem Schoß zusammengedrückt. So sitzt man, wenn man friert oder wenn man Angst hat, oder wenn man sich unsichtbar machen will. Frieren konnte er ja nicht; es war Sommer, als wir uns begegneten. Angst wovor – in den mehrfach geschützten Räumen der Maßregelvollzugsanstalt? Unsichtbar? Vor wessen Augen?

Er sprach mit sehr leiser Stimme, die noch leiser wurde, als er über seine Eltern und die Jahre im Gymnasium sprach. Er unterbrach sich mit einem bitteren Stöhnen, als er über das Leid sprechen musste, das er seinen Eltern zugefügt hat – als ob diese Last dabei war, ihn zu zerquetschen. Er wirkte auch zerquetscht.

Als er über seine Pläne als Gymnasiast und später als Student erzählte, wurden seine Augen feucht. Das Erinnern an die verflogenen, an die verlorenen Träume. Dann, als er über das getötete Kind, über das Drama und die Dramaturgie der Tat sprach, machte seine Stimme nicht mehr mit. Und als er über seine Zukunft und vor allem über seine Befürchtungen sprach, dass er das wiederholen könnte, waren die großen langen Pausen für uns beide quälend, drohten sie uns beide zu ersticken.

Zur Zeit der Tat war er 25 Jahre alt. Er war das einzige Kind eines Handwerkers und einer Angestellten. Nach außen erschien seine Entwicklung ganz normal. Er besuchte den Kindergarten, dann die Grundschule und das Gymnasium, es folgte ein Studium.

Von den Gutachtern und den Therapeuten wird er als ein einzelgängerischer, zurückgezogener, weicher, wenig durchsetzungsfähiger Mensch bezeichnet, der Schwierigkeiten hatte, Beziehungen zu anderen Menschen herzustellen. Eine Scheu vor Mädchen und eine Tendenz zu ihrer schwärmerisch-romantischen Überhöhung und Idealisierung wurden ihm bescheinigt. Nur ein einziges Mal hatte er es geschafft, eine reale Beziehung mit einem Mädchen zu entwickeln, zu Berta, die er überidealisiert hat. Aber diese Beziehung fand vorwiegend in der Fantasie und kaum in der Realität statt. Berta wusste ganz wenig über ihn, auch nach der schrecklichen Tat. Man sprach von einer »wortlosen Harmonie« zwischen den beiden. Er war sich auch nicht immer sicher, ob er nicht doch homoerotische Tendenzen habe. In seiner Pubertät hatte er ein-, zweimal sexuelle Erlebnisse mit einem Jungen. Aber dann war für ihn klar, dass er nicht homosexuell ist. Es gab keine Wiederholungen, auch nicht in seinen Fantasien.

Wie hat das alles angefangen?

»... Schon mit zehn Jahren kamen mir Gedanken, ein Kind zu fangen, zu zerstückeln und sein Fleisch zu essen ...«

Schon vor der Pubertät begannen bei ihm Fantasien, fremdartige, erschreckende: dass er kleine Mädchen einfängt, zerstückelt und ihr Fleisch isst. Ein erstes konkretes Erlebnis hatte er, als er zehn Jahre alt war: er spielte mit einem Mädchen auf dem Spielplatz;

und plötzlich überkam ihn mit aller Deutlichkeit der Drang, ein anderes, in der Nähe spielendes Kind einzufangen, es zu töten und von seinem Fleisch zu essen. Das hat er dem mitspielenden Mädchen auch gesagt und es gefragt, ob es mitmachen würde: Das spielende Kind gemeinsam zu fangen, zu zerstückeln und zu essen. Das Mädchen lehnte das ab. Es hatte das als Scherz empfunden. Aber er? Diese Vorstellung hat ihn nicht mehr losgelassen.

Diese Vorstellung war die ständige Begleiterin bei seinen ersten sexuellen Erlebnissen. Sie wurde seine Masturbationsfantasie. Zuerst waren die Opfer in seiner Fantasie Jungen und Mädchen seines Alters, auch konkrete Personen. Allmählich verschwanden dann die Jungen aus der Fantasie, und es blieben nur noch die Mädchen. Er wollte es unbedingt probieren. Deswegen hat er kleine Stücke aus seiner Haut herausgeschnitten und gegessen. Im ersten Gutachten wurde das von den Ärzten als ein »Autokannibalismus« bezeichnet, also ein Kannibalismus bezogen auf die eigene Person. In unseren Gesprächen ergab sich eine andere, alltäglichere Erklärung: Er war neugierig, wie menschliches Fleisch schmeckt; er wollte es erfahren.

Die furchtbaren Fantasien, die er hatte, wurden immer bunter, detaillierter und bedrängender: Mädchen und Frauen standen in ihrem Zentrum. Ihre Geschlechtsorgane, vor allem die weibliche Brust, wurden zum bevorzugten Objekt. Eine Besonderheit wurde von allen Psychiatern, die ihn untersuchten, erkannt: Es ging ihm nicht um die Unterwerfung der Frau, nicht darum, Angst bei der Frau zu erzeugen, die Frau zu beherrschen, ihr Schmerzen zuzufügen. Nein, die Frau kam in seiner Fantasie nur als Todesobjekt vor. Es hieß im damaligen Gutachten, dass diese Fantasien eine »nekrophile« Prägung haben, dass also die erotische Neigung den Toten galt. Darüber werde ich später mehr erzählen, wenn ich über Perversion spreche.

Zuerst hatte er keine Angst vor seinen Fantasien. Zuerst war er sich sicher, dass er seine Fantasien in seinem Kopf einsperren könne, dass sie nicht nach draußen dringen, dass sie niemanden gefährden würden. Aber er hat sich getäuscht! Er hat sich gefährlich getäuscht. Dies erkannte er, als er einmal mit Berta zusammen im Bett lag. Da wurde er von dem heftigen Drang überrollt, Berta zu würgen, zu zerteilen und zu essen. Das war ein Kampf, der ihn im höchsten Maße quälte. Seine Hände zitterten, er war schweißgebadet, die Hände formten sich zum Würgegriff und näherten sich der ahnungslos im Bett liegenden nackten Berta. In der letzten Sekunde konnte er seinen Drang überwinden.

Danach wurde seine Angst sehr groß, hat er mir erzählt. Er wollte sofort Hilfe haben. Er ging direkt zu einem Arzt. Er versuchte, sich ihm anzuvertrauen. Er konnte es aber nicht. Er erzählte dem Arzt viele andere Dinge und deutete nur verschlüsselt an, dass sich in seinem Inneren ein Drama abspielte.

Er versuchte, die Fantasien mit autogenem Training, mit Meditation zu bekämpfen – natürlich ohne Erfolg. Er brach die Beziehung zu Berta ab. Die Fantasie-Orgien wurden stärker und lauter, konnten nicht mehr im Kopf bleiben, drängten gefährlich nach draußen. Einige Tage vor der Tötung des Kindes sah er während eines Waldspaziergangs ein etwa 20-jähriges Mädchen, was übermäßige Gewaltfantasien auslöste. Wieder, buchstäblich in der letzten Sekunde, konnte er sich beherrschen. Aber diesmal war das Geschehen viel heftiger als bei Berta. Er sagte, dass es in seinem Erleben wie ein »vollzogener Mord« war. Sein Leben und Erleben wurden fortan voll von diesen Fantasien beansprucht. Das Gefühl des Dranghaften wurde immer stärker. Seine Versuche, die tödlichen Impulse zu kontrollieren, sich zur Wehr zu setzen, wurden immer hilfloser. Der Druck auf die Dämme stieg ins Unerträgliche.

Autogenes Training und Meditation halfen nicht. Er begann, Alkohol zu trinken. Er wollte sich betäuben, durch Alkohol die Fantasien verdrängen. Auch eine häufige Selbstbefriedigung wirkte nicht als Ventil.

Die Abstände der Gefährdung wurden immer kürzer. Die Fantasien galoppierten, wurden leibhaftig. Konkret erstmals im Erleben mit Berta, dann in der Szene mit dem Mädchen im Wald. Kurz danach passierte es. Er tötete das Kind.

Er erzählte mir:

> »Es war ein Sonntag, ich war allein zu Hause. Die Fantasien tobten in meinem Kopf. Ich habe mehrfach onaniert in der Hoffnung, dass die Fantasien verschwinden. Es war keine Ablenkung. Ich habe versucht, etwas zu tun, etwa in der Garage an meinem Motorrad

zu basteln. Ich habe den ganzen Tag Bier getrunken, ich wollte mich betäuben. Gegen 20.00 Uhr sah ich durch das Fenster dann zufällig ein Nachbarskind, ein neunjähriges Kind. Ich habe meine Fantasien immer auf Mädchen gerichtet. Und jetzt stand draußen ein Junge, und mir war klar, ich musste es mit ihm machen. Ich rief den Jungen und habe ihn gebeten, mir von der Trinkhalle Zigaretten zu holen. Der Junge erklärte sich bereit, es zu tun. Er kam in die Wohnung, um sich von mir das Geld zu holen. Als er in die Küche kam, überfiel ich ihn, würgte ihn, und ...«

Er schilderte mir dann mit allen Details selbstquälerisch die lange Zeit der schrecklichen Dramaturgie.

»... Danach habe ich mich hingelegt und versuchte zu schlafen. Ich konnte aber keinen Schlaf finden. Es war mir klar, was ich gemacht habe. Ich konnte mit dieser Schuld nicht mehr leben. Ich hatte die Befürchtung, dass ich das bald wieder machen werde. Deswegen bin ich um 05.00 Uhr aufgestanden und zur Polizei gegangen.«

Jahre nach dem Drama erzählte er mir mit stockender Stimme, mit großen würgenden Pausen, fast flüsternd, ein schreiendes Flüstern:

»... Ich befürchte, ich werde es wieder tun. Ich tue das jeden Tag, jeden Abend in meinem Kopf. Ich erlebe die gleichen Szenen wie vor, wie bei der Tötung des Kindes. Es geht weiter. In meinen Vorstellungen vollende ich, was ich in der Realität nicht zu Ende geführt habe. Ich befürchte, ich werde auch wirklich vollenden, was ich damals mit dem Kind nicht getan habe. Nein, es geht weiter. Diesmal provoziere ich sogar die Fantasien. Aber sie kommen auch von allein. Sie kommen, wenn ich eine Krankenschwester oder eine Besucherin hier in der Klinik sehe. Oder wenn ich im Fernsehen Mädchenkörper sehe. Ich habe festgestellt, dass vor allem Mädchen, die Tennis spielen, sofort meine Fantasien provozieren, die mich mehrfach zu sexueller Selbstbefriedigung führen. Ich warte nicht mehr zufällig auf ein auslösendes Erlebnis. Jetzt provoziere ich es selbst. Jetzt durchsuche ich fieberhaft die Fernsehprogramme, um herauszufinden, wann es Tennis gibt. Ich lasse alles stehen und liegen und setze mich vor den Fernseher und zelebriere das alles mehrmals. So etwa, nach diesem Muster: Wenn die bekannte Tennisspielerin X. mit der bekannten Tennisspielerin Y. zusammen spielt, fantasiere ich, dass plötzlich der Rock der beiden Mädchen runterfällt, ebenso wie der Schlüpfer. Die beiden spielen aber weiter. Dann fasse ich die beiden, und es geht dann viel weiter als damals mit dem Kind.

Ja, ich befürchte, ich werde es wieder tun. Es nimmt zu ...«

Er wurde damals nach dem urarchaischen Drama psychiatrisch untersucht. Es sollte festgestellt werden, ob er an einer psychischen Störung leide. Wenn ja, an welcher und ob dadurch seine Schuldfähigkeit beeinträchtigt sei? Es wurde festgestellt: Anton leidet an einer sexuellen Perversion bei einer Persönlichkeitsstörung.

Er hat eine ganz schlimme Form der sexuellen Perversion, nämlich die »progrediente Form«, die »fortschreitende Form« also. Ich werde versuchen, zu erklären, was Perversion ist, und warum die »fortschreitende Perversion« so gefährlich sein kann. Später werde ich auch ausführen, was eine Persönlichkeitsstörung ist und welche Beziehung sie zur Perversion und zu aggressiven Sexualdelikten haben kann.

Viele Jahre, nachdem ich Anton begutachtet habe, habe ich ihn sozusagen privat wieder besucht. Er berichtete mir, dass seine Fantasien noch sehr stark sind. Sie haben sogar zugenommen, trotz einer mehrjährigen Therapie. Manchmal reicht das Anschauen einer Ärztin, einer Schwester oder einer Besucherin des Maßregelvollzugs, um seine Fantasien voll in Gang zu setzen. Er tötet, er zerstückelt und er isst die Person. In seiner Fantasie.

Bei unserem letzten Gespräch habe ich ihm die theoretische Frage gestellt: »Was wären Sie bereit zu tun, um von solchen Fantasien befreit zu werden?«

Langes Zögern, große Pausen, leise Antwort:

»Nichts. ... Ich möchte nicht von meinen Fantasien getrennt werden. ... Sie gehören ja zu mir.«

Anton sitzt seit über 26 Jahren im Maßregelvollzug. Ich befürchte, er wird sein ganz Leben lang dort bleiben müssen. Trotz Therapie. Manche sind doch untherapierbar.

SEXUELLE PERVERSIONEN

WAS IST PERVERSION? ODER: WAS IST SCHON PERVERSION?

Bei Anton, bei Bernd und bei Christian, bei vielen anderen, über die ich noch erzählen werde, wurde von Psychiatern in einem ersten Schritt die Diagnose »sexuelle Perversion« gestellt. Was ist »sexuelle Perversion«? Wie entsteht sie? Warum entsteht sie? Wo liegen die Grenzen zwischen sexueller Perversion und sexueller Normalität?

Schon das Wort ist problematisch. »Pervers« kommt aus dem Lateinischen und bedeutet: verkehrt. Was ist verkehrt, und was ist nicht verkehrt? Auch das ist eine der vielen Fragen, die die Menschheit seit dem Beginn ihrer Kulturgeschichte beschäftigt. Die Antwort auf diese Frage ist nicht einheitlich. Unterschiedliche Kulturen in unterschiedlichen Zeiten haben unterschiedliche Antworten gegeben.

Als klassisches Beispiel wird immer wieder die Einstellung der Griechen zur Homosexualität genannt. Es wird angenommen, dass die Griechen schon seit den Homerischen Zeiten bis zum Untergang der antiken Welt um das 5. bis 6. Jahrhundert nach Christus die Homosexualität tolerierten oder gar förderten und schützten. Es werden viele Mythen und Schriften dazu zitiert: Der Mythos des schönen Knaben Ganymedes, den Zeus in der Gestalt eines Adlers entführte, ist durch Kunst und Mythologie sehr bekannt geworden. Bilder, vor allem auf Vasen, zeigen den Austausch von sexuellen Zärtlichkeiten zwischen Mann und Mann oder zwischen Frau und Frau. Die Wahrheit ist jedoch, dass auch die damalige griechische Gesellschaft der Homosexualität sehr gespalten gegenüberstand, wie zum Beispiel auch aus den Schriften von Platon zu erkennen ist. Trotzdem kann man davon ausgehen, dass sowohl die Griechen als auch die Römer, die stark unter dem Einfluss der damaligen griechischen Kultur standen, eine andere, liberalere Einstellung gegenüber Homosexualität hatten als später das Christentum.

Alle Kulturvölker hatten – vor allem in Verbindung mit ihren Religionen – unterschiedlichen Umgang mit der Sexualität und verschiedene sexuelle Praktiken, wie Gerhard Bellinger in seinem umfangreichen Buch »Im Himmel wie auf Erden – Sexualität in den Religionen der Welt« zeigt. Klassisch sind indische und andere mittel- und fernöstliche Darstellungen von verschiedensten Praktiken und Formen der Sexualität.

Der Umgang des Menschen mit sexuellen Perversionen ist eng verbunden mit seinem Umgang mit der Sexualität überhaupt. Dieser ist auch in den Zeiten der Liberalisierung kompliziert, weil Sexualität ein komplexer Bereich menschlichen Verhaltens ist. Wie der amerikanische Pionier der Sexualforschung, Kinsey, feststellte, ist dies so, weil biologische, psychologische und soziologische Faktoren gleichzeitig beteiligt sind. Das Ergebnis ihres Zusammenwirkens ist zwar ein einziges einheitliches Phänomen. Es ist aber weder als rein biologisch oder als rein psychologisch noch als rein soziologisch zu bezeichnen.

Auf jeden Fall hat der Mensch schon seit langem Sexualität nicht immer mit Fortpflanzung gleichgesetzt. Gleichzeitig beginnt auch die Diskussion: Was ist normal? Was ist nicht normal? Was ist pervers? Diese Frage verbirgt andere Fragen: Was ist unnatürlich? Was ist verwerflich? Was ist abstoßend? Was soll geächtet sein? Was soll verboten sein? Aber auch: Was ist krankhaft? Was ist nicht krankhaft?

Die Zeiten ändern sich, damit auch die Antworten auf diese Fragen. Religionen, Philosophien, der Zeitgeist geben in unterschiedlichen Zeiten unterschiedliche Antworten auf dieselbe Frage. Die Wissenschaft hat vor über hundert Jahren angefangen, diese Fragen zu beantworten.

Als Begründer eines medizinisch-wissenschaftlichen Ansatzes über das Sexualleben in seinen »krankhaften« Formen gilt in Europa der Psychiater Richard von Krafft-Ebing, der in Graz und Wien Professor der Psychiatrie war. Er publizierte im Jahre 1886 in systematischer Weise Fälle und Formen von sexueller »Abartigkeit«. Dadurch wurde das Problem der sexuellen »Abweichungen« als ein medizinisches Problem gesehen. Sein Buch »Psychopathia Sexualis«, das bis heute Beliebtheit genießt, hat trotz seiner vielen Schwachpunkte einiges in Bewegung gebracht: etwa die Einsicht, dass viele (aber nicht alle) Menschen, die Sexualdelikte begehen, als Kranke zu bezeichnen sind, dass weder die Gefängnisstrafe noch die Todesstrafe geeignete Mittel sind, diesen Menschen zu begegnen. »Eine Justiz, die nur die Tat und nicht den Täter würdigt, wird immer Gefahr laufen, wichtige Interessen der Gesellschaft, wie auch solche des Individuums zu verletzen«, schrieb er. Er hat durch sein Werk nicht nur Gesetze beeinflusst, sondern auch das Denken und die Einstellungen gegenüber Sexualdelinquenten. »Der Psychiatrie kann die Anerkennung nicht versagt werden, dass sie die psychische krankhafte Bedeutung zahlreicher monströser, paradoxer sexueller Akte erkannt und nachgewiesen hat«, schreibt er mit einem gewissen Stolz.

Trotzdem spiegelt dieses Buch auch seine persönliche Einstellung und den Geist der damaligen Zeit wider. Man gewinnt den Eindruck, dass Krafft-Ebing häufig stark moralisiert. Er benutzt Bezeichnungen für Tat und Täter, die schon Vorurteile beinhalten. Die tieferen Gründe, warum ein Mensch einen Sexualgewaltakt begeht, bleiben dabei oft unerforscht. Trotzdem war diese erste systematische Darstellung ein wichtiger Schritt.

Richard von Krafft-Ebing unterschied zwischen »Perversion« und »Perversität«. Perversion sei eine Krankheit, Perversität ein Laster. Die Perversion betrifft nach seiner Meinung den »Geschlechtstrieb«. Die Perversität bezeichne das geschlechtliche Handeln und die Sexualpraktiken, die auch durch nicht-krankhafte Voraussetzungen hervorgerufen werden können. Um Perversion und Perversität zu unterscheiden, verlangte er, dass man die Gesamtpersönlichkeit des Handelnden und die »Triebfeder« seines perversen Handelns berücksichtigen müsse.

Dem ersten unvollkommenen, aber entscheidenden Schritt folgte ein zweiter, komplettierend und bereinigend. Sigmund Freud, der Vater der Psychoanalyse, erkannte als Erster die Komplexität psychischer Problematik, die hinter der Perversion steht. In aller Munde, von Experten und Laien mehr oder weniger abgewandelt, ist die Bezeichnung »polymorph-pervers« (polymorph vom Griechischen poly = viel, vielerlei und morphe = Form, Gesicht), also die Fähigkeit und Neigung des Menschen zu vielerlei Formen der Triebbefriedigung. Freud meinte die kindliche Fähigkeit, durch Sehen, Berühren, Saugen, beim Stuhlgang, beim Urinieren usw.

Lust zu empfinden. Diese frühkindliche Phase werde beendet, wenn die eigentlichen genitalen Funktionen sich entwickelt haben. Daraus folge, dass bei Erwachsenen, die eine Perversion zeigen, entweder ein Fortbestehen oder ein Wiederaufleben einiger Aspekte frühkindlicher Sexualität zu bestehen scheinen. Das Verdienst von Sigmund Freud ist die Erkenntnis, dass die Möglichkeit zur Perversion in jeder Sexualität steckt. Das heißt, dass jeder von uns pervers werden könnte. Die meisten Menschen finden im Verlauf der Reifung die »normale« sexuelle Orientierung – also die genitale (d. h. die geschlechtsteil- und geschlechtsfunktionsorientierte) Sexualität. Andere bleiben jedoch auf dieser Strecke unreif, werden »pervers«. Die Ideen Sigmund Freuds wurden von vielen weiterentwickelt.

Wesentlich zum Verstehen des sexuellen Lebens und seiner Abweichungen beigetragen hat zu Beginn des 20. Jahrhunderts der Pionier der Sexualwissenschaft Magnus Hirschfeld, ein Arzt, der in Magdeburg, Berlin, Paris und Nizza gewirkt hat. Er gründete 1919 in Berlin das erste »Institut für Sexualforschung« der Welt, das leider später von den Nazis zusammen mit seinen Werken zerstört worden ist. Er gilt zu Recht als Pionier von Humanisierung und Toleranz gegenüber sexuellen Abweichungen, vor allem gegenüber der Homosexualität. Er sah in den sexuellen Abweichungen Anomalien in der Entwicklung des Menschen, und insofern seien diese ubiquitär, können also jeden betreffen.

Es ist nicht meine Absicht, Ihnen die herrschenden Theorien und wissenschaftlichen Ansichten über Perversionen ausführlich darzustellen. Sie können sich durch Bücher, die ich am Ende dieser Erzählung benennen werde, genauer informieren. Ich werde das wenige, das wir wissen, zusammenfassen. Eines ist sicher: Perversion ist Ausdruck psychischer Problematik. Viele meinen auch: Perversion hat eine Funktion.

Ich habe mir vorgenommen, Ihnen wenig über Autoren und ihre Bücher, über Forscher und ihre Ergebnisse zu erzählen. Ich muss allerdings ansatzweise einzelne Richtungen und Forscher erwähnen.

Verhaltenstheoretische Erklärungen

Ein Ansatz basiert auf den sogenannten »Lerntheorien« – oder zutreffender gesagt »Verhaltenstheorien«. Produkt der Lern- bzw. Verhaltenstheorien in der klinischen Praxis sind die »Verhaltenstherapien«. Lerntheorien sind, vereinfacht gesagt, allgemeine Verhaltenstheorien, die von einer gemeinsamen Voraussetzung ausgehen: Umwelteinflüsse greifen in die Lernprozesse ein. Sie sind für die Anpassung des Menschen an seine Umgebung und für sein Verhalten von zentraler Bedeutung.

So auch bei der Entstehung von sexuellen Abweichungen. Vertreter von Lerntheorie und Verhaltenstherapie vermuten, dass jeder Reiz aus der Umwelt eine sexuelle Bedeutung bekommen kann, wenn dieser Reiz zufälligerweise mit sexuellen Erlebnissen und sexueller Erregung gekoppelt wird. Das erste Erlebnis ist also von Bedeutung: Wenn Frauenstiefel zufällig beim Ansehen oder Berühren mit einer sexuellen Erregung gekoppelt sind, wird dies im Erleben und Verhalten des späteren Fetischisten geprägt und dann reflexartig unter ähnlichen Bedingungen hervorgebracht. Durch die angenehmen sexuellen Erlebnisse wird diese reflexartige Reaktion verstärkt oder »konditioniert«, wie die Fachsprache es nennt. Wenn ein Bestrafungsakt mehr oder weniger zufällig mit einem angenehmen sexuellen Empfinden zusammentrifft, dann ist die Voraussetzung für einen späteren Masochisten geschaffen. Wenn eine aggressive Handlung gegen andere mit einem angenehmen sexuellen Empfinden gekoppelt ist, dann könnte daraus ein Sadist werden.

Die Verhaltenspsychologen verwenden zur Erklärung von sexuell abweichendem Verhalten häufig Beispiele wie das folgende: Ein junger Mann begehrt eine Frau. Er kann sie aber nicht erreichen. Zufällig gelingt es ihm, ein persönliches Kleidungsstück von ihr zu erhalten, einen Schuh, einen Pullover oder Unterwäsche. Bleiben wir beim Schuh.

Mit diesem Schuh assoziiert unser junger Mann die begehrte Person. Er hat dann eine sexuelle Erregung und befriedigt sich durch Masturbation. Mithilfe des Schuhs stellt er sich in seinen sexuellen Fantasien die begehrte Person vor. Im Verlauf der Zeit und durch Wiederholungen kann der Schuh auch ohne das Verknüpfen von

Fantasien mit der begehrten Person zu sexueller Erregung führen. Dies entwickelt sich weiter: Das angenehme Erlebnis mit dem Orgasmus verstärkt die durch den Schuh ermöglichte sexuelle Befriedigung. In den sexuellen Fantasien unseres jungen Mannes verselbstständigt sich diese Verknüpfung: Der Schuh allein ist nun in der Lage, ihn sexuell zu erregen. Dies kann zur Masturbation, zum Orgasmus führen, was wiederum eine positive Verstärkung darstellt. Der Circulus vitiosus geht aber weiter: Unser junger Mann findet immer leichter eine Befriedigung durch den Schuh. Kommt es aber zu einem sexuellen Kontakt mit einer Frau (wobei der Schuh seine Rolle nicht mehr spielen kann), ist unser junger Mann geplagt von Ängsten in dem Sinne: »Klappt es oder klappt es nicht?« Diese Ängste tragen dazu bei, dass er Schwierigkeiten hat, befriedigende sexuelle Kontakte mit einer Frau zu haben. Häufig ist es so, dass die sexuelle Kontaktaufnahme erfolglos bleibt. Die Ängste, vor allem die Versagensängste, treiben unseren jungen Mann zu der bewährten Methode der sexuellen Befriedigung durch den Schuh. So wird die Verbindung zwischen ihm und dem Schuh als sexuellem Objekt immer stärker, die Distanz zu den Frauen immer größer.

Dann entdeckt unser junger Mann jedoch, dass eine sexuelle Kontaktaufnahme mit einer Frau möglich ist, wenn er bei dem sexuellen Akt gleichzeitig sexuelle Fantasien mit dem Schuh hat. So kommt es, dass Menschen mit sexuellen Perversionen häufig eine Art Doppelleben führen: sexuelle Kontakte mit einem Partner, aber nur unter der Wirkung von Fantasien, die mit der sexuellen Abweichung zu tun haben. Dies haben mehrere Menschen in dieser Erzählung erlebt: Bernd musste an die Zerstückelung denken, Christian an Fäkalien und Urin und später sogar an Selbstvernichtung. Wir werden noch darüber hören.

Das abweichende Sexualverhalten wird durch die »Doppelstrategie« aufrechterhalten und verstärkt, auch wenn sexuelle Kontakte zu einem Partner aufgenommen worden sind. Erstens, weil man feststellt, dass es dadurch zu sexueller Befriedigung kommt. Zweitens, weil die Versagensängste dadurch verschwinden. Durch diese doppelte Sicherheit und doppelte Belohnung erklären die Verhaltenspsychologen das Fortschreiten der Perversion und die Süchtigkeit.

Dieses Verhalten kann beliebig modifiziert werden, etwa mit verschiedenen fetischistisch wirkenden Gegenständen: Stiefel und Schuhe, Unterwäsche und Röcke, Parfüm und Handtaschen, aber auch ganz abstruse Sachen wie scharfe Messer, Zahnbürsten oder Demütigungen oder Zerfleischen oder Zerstückeln oder, oder, oder ... Selten können davon betroffene Menschen den Ursprung der abweichenden Erlebnisse – das Schlüsselerlebnis – angeben. Das Wiederhervorrufen dieses Ereignisses in der Fantasie erweckt die angenehmen Gefühle, führt zu Selbstbefriedigung. Es hat aber auch eine schützende Bedeutung: Versagensängste werden »neutralisiert«, also ihre Dynamik, ihre Gefährlichkeit wird zurückgebunden. Solche Theorien fanden teilweise auch experimentell ihre Bestätigung dadurch, dass ein abweichendes sexuelles Verhalten vorübergehend provoziert werden konnte. Trotzdem scheint alles jedoch nur teilweise richtig. Die Komplexität der Perversion wird durch die Verhaltenstheorien nicht immer vollständig erfasst.
Die Verhaltenspsychologen sehen in der sexuellen Perversion der aggressiven Sexualtäter nur einen der Gründe, die zu der aggressiven Handlung führen können. Sie meinen, dass viele andere psychologische und soziale Faktoren dazukommen müssen, um zu der Katastrophe zu führen: etwa negative Kindheitserlebnisse, strenge Erziehung, Beobachtung und Akzeptanz der Tatsache, dass Gewalt zur Konfliktlösung eingesetzt werden kann, fehlende elterliche Zuneigung und fehlende Intimität, die Verbindung von Sexualität und Aggressivität, oder die Unfähigkeit, Aggressivität und Sexualität voneinander zu trennen und zu kontrollieren u. a.
Auf diesem Erklärungsmodell basieren auch die Therapiemethoden der Verhaltenstherapie.

Tiefenpsychologische Erklärungen

Die tiefenpsychologischen und speziell die psychoanalytischen Theorien bieten einen größeren Reichtum an Bemühungen, Perversionen zu verstehen. Es gibt viele Psychiater, und ich gehöre dazu, die in der klinischen Praxis von den Erfolgen des verhaltens-

therapeutischen Ansatzes in bestimmten Bereichen für bestimmte Störungen überzeugt sind. Es muss aber auch anerkannt werden, dass gerade bei den sexuellen Perversionen der tiefenpsychologische Ansatz vielfältiger ist und manchmal näher an die Problematik des Menschen heranführt. Leider ist er häufig auch spekulativ und deshalb für viele Menschen nicht nachvollziehbar. Forscher und Autoren der modernen Sexualwissenschaft, wie Fritz Morgentaler aus der Schweiz, Leon Wurmser aus den USA und Volkmar Sigusch und Eberhard Schorsch aus Deutschland haben direkt oder indirekt viel dazu beigetragen, dass Leute wie Anton, Bernd, Christian und die anderen, die nie eine Straftat begehen, etwas mehr Verständnis finden. In der forensischen Psychiatrie hat vor allem der inzwischen verstorbene Hamburger Psychiater Eberhard Schorsch zusammen mit den Mitarbeitern seines Institutes einiges auf diesem Gebiet beigetragen. Vereinfachend können die tiefenpsychologischen Theorien folgendermaßen zusammengefasst werden:
Perversion versucht, etwas in der Persönlichkeit eines Menschen zu »reparieren«. Es sind Konflikte, Probleme, Defizite, die in der perversen Symptomatik abgeschwächt werden. Probleme, die am häufigsten

- mit der männlichen Identität,
- mit der Aggression,
- mit dem Selbsterleben und
- mit der Beziehungsfähigkeit

zu tun haben.
Diese Probleme werden als perverse Symptome ausgedrückt und damit auch aufgefangen. Die Perversion dient dann, so sagen die Psychoanalytiker, als Abwehr gegen diese Probleme. Das ist der Grund, warum jene Therapeuten, die in der Perversion eine Funktion zur Stabilisierung der Persönlichkeit sehen, bei ihren Therapien nicht primär versuchen, die Perversion zu beseitigen. Sie arbeiten vielmehr darauf hin, dem Patienten die Zusammenhänge seiner Perversion, ihre Entstehungsbedingungen, ihre Dynamik verständlich zu machen. Der Weg führt vom Unbewussten zum Bewussten, um einen ungefährlichen Umgang mit der Perversion zu ermöglichen. Wenn die Perversion aus der Fantasie und aus dem Leben verschwindet, dann ist dies ein zusätzlicher Erfolg der Therapie.

Doch wenn die Perversion eine stabilisierende, eine angstbeseitigende Rolle spielt, wieso kam es dann bei Anton, bei Christian, bei den anderen zur Katastrophe? Wieso führt die Perversion in diesen seltenen Fällen dazu, dass das Leben anderer Menschen vernichtet wird, und auch das Leben des Betroffenen selbst durch die Perversion, die stabilisierend sein sollte, beschädigt wird? Dafür gibt es zwei Erklärungen.

Die erste stützt sich auf die Beobachtungen von Hans Giese, einem Psychiater, der zum Verstehen der abweichenden Formen der Perversion und ihrer forensischen Bedeutung einiges beigetragen hat. Nach Gieses Beobachtungen gibt es eine besondere Form der Perversion, die zu Delikten führen kann.

Das ist die »progrediente Verlaufsform«. Das perverse Symptom, sei es in der Fantasie oder im realen Leben, kann bis zu einem gewissen Zeitpunkt und bis zu einem gewissen Grad Schutz, Stabilität und Angstneutralisierung bieten, wie wir oben gesehen haben. Im Verlauf der Zeit verliert jedoch die bisherige Form der Perversion an Kraft. Sie ufert aus und wird häufiger, intensiver, reicher. Immer neue Rituale, fantastische oder reale, kommen hinzu, manchmal bis zum Bruch der Dämme.

Es ist aber leider nicht so, dass nach der Katastrophe die »sexualisierte Destruktivität« – also die Zerstörungskraft in der Form von Sexualität – zwangsläufig zum Stillstand kommt. Nein, leider nicht immer! So etwa erzählte mir Anton Jahre nach dem Geschehen, dass er in seiner Fantasiewelt immer noch davon träumt, »es zu vollenden«. Oder wie bei Christian, der Monate nach der Tötung von Jola begann, in jeder jungen Frau eine potenzielle Jola zu sehen. Man braucht Jahre, man braucht viel Therapie, um die Ausuferung aufzuhalten, wenn sie überhaupt aufzuhalten ist!

Viele stehen den tiefenpsychologischen Erklärungsmodellen skeptisch gegenüber. Sie fragen kritisch: Wenn die Perversion eine Funktion zur Stabilisierung der Persönlichkeit darstellt, wieso haben viele Menschen mit Perversion eine höchst pathologische Persönlichkeitsstruktur auch außerhalb der Sexualität? Und dies nicht nur bei der fortschreitenden Form der Perversion. Nicht selten finden wir bei Menschen mit Perversionen selbstunsichere, ängstliche Persönlichkeiten, sogenannte Borderline- oder schizoide Persönlichkeiten oder andere Formen von Persönlichkeitsstörungen. Wir werden später auf diese Störungen zu sprechen kommen.

Eine andere Kritik an den psychoanalytischen Erklärungsmodellen der Perversion ist, dass sie »androzentrisch« seien. Androzentrisch bedeutet: auf den Mann konzentriert (aus dem Griechischen andras oder aner = der Mann und kentron = Zentrum). Einige sagen sogar »phallozentrisch« (phallos ist die griechische Bezeichnung für das männliche Glied). Aber wir wissen, dass es auch viele Frauen mit sexuellen Abweichungen gibt. Allerdings nicht so viele wie Männer. Es gibt aber kaum eine Form von Perversion, die nicht auch Frauen haben können: Sadomasochismus und Fetischismus, Urophilie und Koprophilie, Vampirismus und Sodomie, ja auch Kannibalismus. Wie gesagt, viel, viel seltener als bei Männern, aber sie sind doch da. Die androzentrischen Erklärungen der Psychoanalyse ignorieren im Unterschied zu den weitgehend geschlechtsneutralen Verhaltenstheorien diese Tatsache teilweise.

Die Psychoanalytiker antworten, dass Perversion bei Frauen eine Rarität sei. Dies ist aber wahrscheinlich nicht ganz richtig. Die Ängste, die während der Entwicklungsphasen entstehen, die Traumatisierungen während der Kindheit sind für alle Menschen mehr oder weniger gleich – Mädchen und Knaben. Wieso ist die Perversion dann so häufig bei Männern, so selten bei Frauen? Warum gelten nicht die gleichen Erklärungstheorien auch für Frauen?

Hängt es damit zusammen, dass Frauen in fast allen Kulturen Objekt des Begehrens sind, wodurch die Bedingungen für die Entfaltung einer freien weiblichen sexuellen Identität auch heute noch schlechter sind als für Männer? Neuerdings wird auch folgende Antwort gegeben: Die Perversion habe als »Austragungsort« die Geschlechtsorgane. Die Geschlechtsorgane der Frau sind aber innere Organe, sind Empfangsorgane. Also seien die Störungen der »weiblichen Perversion« im Bereich der Reproduktion zu suchen, etwa als pathologischer Kinderwunsch.

Wir sprechen noch einmal darüber, wenn ich die Geschichte von Yvonne erzähle und im Zusammenhang damit einiges über weibliche Perversionen zu erklären versuche.

Die Lerntheorien und die tiefenpsychologischen Theorien bieten einige Erklärungen für die Entstehung von Perversionen. Das bedeutet nicht, dass sie alles erklärt haben. Dies bedeutet auch nicht, dass andere psychologische Mechanismen ausgeschlossen sind. Ebenso wenig heißt es, dass jeder einzelne Fall schlüssig dargestellt werden kann. Manchmal sind wirklichkeitsnähere psychologische Erklärungen möglich. Sie erfüllen zwar nicht die theoretischen Ansätze einer Lerntheorie oder einer tiefenpsychologischen Theorie, sie passen auch nicht in das Vokabular und in die Mechanismen, die die psychoanalytischen Theorien erwarten. Aber sie können manchmal erklären.

So ist es zum Beispiel, zumindest partiell, bei Christian. Er schrieb mir nach vielen Explorationen am Tag der Urteilsverkündung einen langen Brief mit vielen Einzelheiten und seiner eigenen Erklärung, warum er von anderen gegessen werden wollte. Wir werden später über Christian sprechen. Kritiker der Psychoanalyse fragen: Warum muss alles »unbewusst« sein? Warum muss alles »symbolisch« sein? Warum darf es nicht »logisch nachvollziehbar« sein?

Auf jeden Fall kann Folgendes festgehalten werden: Der gemeinsame Nenner der Perversion ist eine tief greifende psychische Problematik. Häufig ein erstes Erlebnis. Häufig eine frühe Störung der Mutter-Kind-Beziehung auf unbewusster oder bewusster Ebene. Häufig hat die Perversion als eine grundlegende Problematik eine Männlichkeits-, eine Aggressions-, eine Beziehungs- oder eine Selbsterlebensproblematik. Häufig bildet sie einen Halt für andere »gesunde« Teile der Persönlichkeit.

Fritz Morgentaler hat gesagt, dass der Perverse der »Diktatur der Sexualität« eine Insel lässt, um sich auszutoben, damit auf diese Weise das übrige Land – der Rest der Persönlichkeit – Ruhe hat. Eberhard Schorsch und seine Mitarbeiter übertrugen diese Metapher auch auf die progrediente, die fortschreitende Form der Perversion mit der Bezeichnung: »Die Insel ist zum Land geworden«.

Biologische Erklärungsmodelle

Neben den psychologischen Erklärungsmodellen für die Entstehung von sexuellen Perversionen gibt es auch rein biologische Theorien. Diese sind noch unreifer als die psychologischen. Es sind Ansätze, die noch auf ihre Bestätigung warten. Seit Jahrzehnten wird z.B. darüber spekuliert, ob die Entstehung der Homosexualität nicht nur auf psychologisch-soziale Einflussfaktoren, sondern auch auf rein biologische Faktoren zurückgeführt werden könne. Dabei wird angenommen, dass eine Störung des Verhältnisses der männlichen und weiblichen Hormone (die wir alle, ob Männer oder Frauen, in uns tragen) zur Homosexualität oder zum Transsexualismus führen kann. (Mit Transsexualismus wird der Zustand beschrieben, in dem ein Mann sich als Frau fühlt und entsprechend empfindet und umgekehrt. Dabei gibt es den Wunsch, die Geschlechtszugehörigkeit zu wechseln.)

Solche Hypothesen formulierte schon einer der Väter der modernen Sexualwissenschaft, Magnus Hirschfeld, in der ersten Hälfte des 20. Jahrhunderts. Die moderne Forschung versucht weiterhin, Veränderungen in Gehirnkernen, die die sexuelle Identität und das sexuelle Verhalten steuern, zu finden. Auch auf die Frage der Entstehung der sexuellen Perversionen versuchten Biologen Antworten zu finden. Aktuell im Gespräch ist das Modell des amerikanischen Sexualforschers John Money. Er entwarf das Modell einer sogenannten »love map«, einer »Liebeskarte«. Vereinfacht gesagt, gibt es nach diesem Modell in bestimmten Regionen des Gehirns, analog zu den Sprachzentren, auch Zentren der sexuellen Orientierung, in denen Vorstellungen von sexuellen Stimuli, also Reizen, eingespeichert und vorprogrammiert sind. 90 bis 95 Prozent der Menschen haben eine heterosexuelle Orientierung. Jedoch soll die im Gehirn vorhandene biologische Bereitschaft, eine bestimmte Programmierung anzunehmen, im Frühstadium der Entwicklung des Menschen auch von seiner Umgebung mitbestimmt werden. Wie für das Sprechenlernen das Hören von Bedeutung ist, seien für die »love map« bestimmte andere Sinne von Bedeutung, etwa der Tastsinn und das Sehen, das Hören oder das Riechen. Experimentell ist nachgewiesen, dass für Männer das Sehen eine viel größere

Bedeutung als sexueller Stimulus hat als für Frauen. Es ist bekannt, dass die Konsumenten von Sexbildern, -filmen, -darstellungen wie etwa Striptease, Peepshows usw. vorwiegend Männer sind. Die Stimulation des Tastsinns, etwa durch Streicheln, wirkt dagegen viel erotischer auf Frauen als auf Männer. Bei sexuell abweichendem Verhalten werden abweichende Stimuli in der »Liebeskarte« eingeprägt. So wäre nach diesem Modell zu erklären, warum bei einigen Menschen schon in früher Kindheit Träume, Fantasien und Vorstellungen mit abweichenden sexuellen Inhalten entstehen. Denken Sie an Anton. Schon vom zehnten Lebensjahr an begannen seine abweichenden furchtbaren Fantasien.

Dieses biologische Modell versucht auch, eine Antwort auf die noch ungelöste Frage zu geben, warum Frauen so selten sexuelle Perversionen aufweisen: Es gebe bei Männern eine sozusagen biologisch bestimmte größere Bereitschaft der »Liebeskarte«, sexuell abweichende Stimuli aufzunehmen. Dies habe wiederum damit zu tun, dass das Sehen beim Mann und das Fühlen bei der Frau von größerer Bedeutung ist. Dies mache den Mann empfänglicher für die Entwicklung eines sexuell abweichenden Verhaltens, da das Sehen ja ununterbrochen Stimuli liefert, die eine potenzielle sexuelle Bedeutung haben können. Im Unterschied dazu vermittelt der Tastsinn nur ein begrenztes Angebot. Der Tastsinn ist selektiv, ist kontrollierbar.

Stufen der Perversion

Halten wir fest: Sehr viele Menschen haben »abweichende« sexuelle Vorstellungen und Fantasien und verwirklichen »abweichende« sexuelle Praktiken. Dies bedeutet aber nicht, dass in jedem von diesen Menschen der potenzielle Gewalttäter zu sehen ist. Klassisches Beispiel dafür ist die sich in den letzten Jahren ausbreitende sadomasochistische Szene. Menschen, die sadomasochistische sexuelle Wünsche haben, organisieren sich häufig in Clubs, in Cliquen, in Gruppen, in der Szene. Sie leben ihre sexuellen Neigungen aus, wie sie es möchten, ohne dadurch die Freiheit und die körperliche

Unversehrtheit wider den Willen ihrer Partner und Partnerinnen zu verletzen. Man spricht über gemeinsame Vorlieben, man lebt sie aus. Man bildet eine Zweckgemeinschaft. Die wenigen systematischen Untersuchungen zeigen, dass von diesem Kreis kaum Gewaltakte ausgehen. Es kann nicht oft genug gesagt werden, dass die Ausuferung, die zur Katastrophe führt, einige wenige betrifft. Es kann aber auch nicht oft genug gesagt werden, dass jede aggressive Sexualfantasie in seltenen Fällen später ausufern kann.

Können denn alle Sexualgewaltdelikte als Ausdruck einer fortschreitenden Form der Perversion bezeichnet werden? Gibt es immer lange vorher mehr oder weniger deutliche, mehr oder weniger codierte Vorankündigungen? Sicherlich nicht. Delikte als Ergebnis einer ausufernden perversen Fantasiewelt sind wahrscheinlich die Minderheit der sexuell motivierten Gewalttaten.

Eine weitere Form von Sexualgewalt ist die sexuelle Impulshandlung. In Deutschland hat sich unter anderem Eberhard Schorsch damit beschäftigt. Diese Handlungen sind unvorbereitete, momentane Durchbrüche. Diese können durch unspezifische Auslöser begünstigt werden, z.B. durch emotionale Belastung, Kränkung, akute Spannung und Sorgen oder auch durch Alkoholeinwirkung. Nach einer solchen Impulshandlung steht der Betroffene hinterher ratlos und befremdet seinen Handlungen gegenüber. Sie sind ihm unbegreiflich. Solche Durchbrüche können einmalig sein. Sie können aber auch zu Wiederholungen führen und zu festen Reaktionsmustern werden. In der sexuellen Impulshandlung fühlen sich die Betroffenen dem Impuls ausgeliefert. Sie können sich nicht wehren; er beherrscht sie wie ein Zwang oder Drang. Wahrscheinlich sind die sexuellen Impulshandlungen viel häufiger als die Gewalttaten, die Ausdruck einer progredienten Perversion sind.

Es stellt sich schon wieder die Frage: Was ist pervers, was ist nicht pervers? Wo endet die Normalität, und wo beginnt die Perversion? Ich erinnere an Richard von Krafft-Ebing, der zwischen Perversion und Perversität einen Unterschied gemacht hat. Er sah in der Perversion die Erkrankung, in der Perversität die sexuelle Praxis, schlimmstenfalls ein »Laster«. Fantasien über »unübliche« sexuelle Handlungen haben sehr viele Menschen. Auch ist die reale »unübliche« sexuelle Handlung nicht per se als »anomal« oder

»nicht-normal« zu bezeichen. Von Perversionen im eigentlichen Sinne spricht man erst, wenn »unübliche« sexuelle Fantasien und Handlungen den einzigen oder den häufigsten Weg zur sexuellen Befriedigung darstellen. Dann können sie allerdings zum Problem für den Betroffenen und manchmal auch für andere werden.

Sexualforscher und Psychiater haben versucht, Grenzen zwischen problematischen und nichtproblematischen sexuellen Abweichungen zu ziehen. Als eine nachvollziehbare Grenzziehung, die auch bei der Entscheidung für oder gegen eine Therapie hilfreich ist, bietet sich die Empfehlung von Eberhard Schorsch an. Danach sind vier Stufen der Perversion zu unterscheiden:

Stufe 1: Eine abweichende sexuelle Fantasie als eine Art von Impuls ist zwar intensiv, taucht aber einmalig oder nur sporadisch auf, vor allem wenn jemand sich in einer besonderen Lebenskrise oder in einer schweren Konfliktsituation befindet.

Stufe 2: Abweichende sexuelle Fantasien oder Impulse tauchen jedesmal, wenn eine schwere Konfliktsituation vorherrscht, als eine Art von Konfliktbewältigung auf; die generelle sexuelle Orientierung des Menschen bleibt jedoch davon unbeeinflusst.

Während die Stufe 1 als beunruhigend betrachtet werden kann, ist die Stufe 2 noch als ein Grenzfall zwischen unproblematisch und problematisch zu sehen. Die nachfolgenden Stufen 3 und 4 sind schon eindeutig als Problem zu bezeichnen. Da sind die Perversionen stabil; sind, wie man sagt, »fixiert«.

Stufe 3: Die sexuelle Orientierung ist eindeutig abweichend. Sexualität ist ohne die unüblichen sexuellen Fantasien und Handlungen überhaupt nicht zu erleben oder wenn, nur selten und dann auch nur schwach.

Stufe 4: Sie ist die progrediente Verlaufsform der Perversion, die ich vorher erklärt habe. Sie ist die Stufe, die man häufig bei sexuellen Tötungsdelikten findet, und sie ist sehr beunruhigend.

Variationen sexuellen Erlebens, die den Gefühlen, der Würde, der Freiheit, der Gesundheit anderer nicht schaden, sind zuerst Privatsache und gehen niemanden etwas an. Wenn aber die zerstörerischen Kräfte der sexualisierten Destruktivität anfangen, sich zusammenzubrauen, ist das keine Privatsache mehr. Dann betreffen sie uns alle.

Begriffe zur Perversion

Wie schon gesagt: Ob etwas als pervers bezeichnet werden kann oder nicht, hat teilweise auch mit dem Zeitgeist zu tun, mit der Kultur, mit der Religion, mit den Bräuchen, ja auch mit der persönlichen Einstellung. Einige definieren Perversion sehr rigide: Alles, was nicht mit einem herkömmlichen sexuellen Verkehr zwischen einem erwachsenen Mann und einer erwachsenen Frau zu tun hat, sei pervers.

Wie benennt man es nun, wenn Sexualität sich nicht so abspielt, wie es für normal gehalten wird? Viele kritisieren den Begriff Perversion als ungenau. Es gibt eben keine feste Grenze zwischen Normalität und Anomalität. Andere kritisieren ihn, weil sie in den verschiedenen Variationen sexuellen Lebens eine Bereicherung menschlichen Erlebens sehen und nichts Krankhaftes. Anderen wiederum erscheint er zu biologistisch oder – im Gegenteil – zu psychologisierend. Es scheint, dass kaum jemand mit diesem Begriff zufrieden ist. Daher wurden verschiedene Bezeichnungen vorgeschlagen, um entweder den Begriff der Perversion abzulösen oder ihn zu ergänzen oder einzuschränken. Man spricht von »Paraphilie«, »sexueller Deviation« und in Anlehnung daran von »sexuell deviantem Verhalten« (deviant kommt aus dem Lateinischen und bedeutet auf Deutsch »abweichend«. Infolgedessen spricht man auch von »abweichendem« oder »ungewöhnlichem Sexualverhalten«).

Der Begriff Paraphilie kommt aus dem Griechischen (para = neben, daneben, anders, abweichend und philia = Neigung, Liebe). Er ist theorieneutral. Das ist der Grund, warum die international anerkannten diagnostischen Systeme, wie etwa das der Weltgesundheitsorganisation oder das offizielle amerikanische diagnostische System den Begriff »Paraphilie« verwenden. Mit diesem Begriff wird die Störung beschrieben, unabhängig vom psychologischen oder biologischen Hintergrund. Diese Vorgehensweise ist für die unvoreingenommene medizinische, psychologische und juristische Annäherung an das Problem notwendig. Deshalb verwenden einige Sexualforscher, Psychiater und Psychologen den Begriff »Perversion« nur dann, wenn eine eindeutige psychische Konfliktsituation erkennbar ist. Ist dies nicht der Fall, verwenden sie den Begriff der Paraphilie.

Die Diagnose »Paraphilie« setzt voraus, dass die Person tatsächlich ihren Impulsen entsprechend handelt oder deutlich unter ihnen leidet. Es muss darauf aufmerksam gemacht werden, dass paraphile Fantasien auch bei Personen ohne Paraphilie sexuelle Erregung erzeugen können. So wirken z. B. Unterwäsche, Sexbilder, Sextexte usw. auf viele Menschen sexuell erregend, ohne dass das als Paraphilie zu bezeichnen ist. In diesem Falle leidet man nicht darunter, man befriedigt sich auch nicht nur oder vorwiegend mit Unterwäsche, Sexbildern, Sextexten usw.

Der deutsche Sexualforscher Klaus Beier kritisiert, dass all diese Begriffe das Sozialverhalten und die eventuelle Verletzung von sozialen Normen nicht berücksichtigten. Er versucht, auch die sozialen Aspekte abweichenden Sexualverhaltens zu berücksichtigen und empfiehlt vier Begriffe für die Störungen, über die wir hier reden. Diese sind:

- Dissexualität,
- Sexualdelinquenz,
- Devianz und
- Perversion.

Dissexualität ist eine Wortschöpfung aus Sexualität und dem lateinischen »dis«, das etwas Negatives bedeutet, im Sinne des »gegen etwas«, »abweichend von etwas«, »entzweit von etwas«. Mit dem Begriff Dissexualität wird eine negative soziale Abweichung beschrieben, die sich in sexuellen Handlungen ausdrückt. Es ist ein soziales Handeln gemeint, bei dem die sexuellen Interessen des Täters einen anderen Menschen zum Opfer machen.

Dieser Begriff der Dissexualität ist in enger Verbindung mit dem Begriff der Dissozialität zu verstehen. Dissozialität bedeutet eine fortgesetzte und allgemeine negative Abweichung von sozialen Normen, also einen Verstoß gegen die sozialen Normen. Dissexualität ist damit Dissozialität im Bereich des Sexualverhaltens. Das dissexuelle Handeln kann vom einfachen Voyeurismus (unbemerktes Betrachten eines anderen Menschen mit sexuellem Lustgewinn) bis zur Tötung gehen. Es sind sexuelle Handlungen, welche die Unversehrtheit und Individualität eines anderen Menschen ver-

letzen. Dafür setzt der Täter keine Zustimmung des Betroffenen voraus.
Sexualdelinquenz bezeichnet strafbare Handlungen. Sie ist eine Untergruppe der Dissexualität.
Der Begriff der sexuellen Devianz oder sexuellen Deviation zielt auf die äußere Beschreibung eines sexuellen Verhaltens, während der Begriff der Perversion, wie wir gesehen haben, psychologisch besetzt ist und darauf zielt, die psychodynamischen Hintergründe mitzuerfassen. Beide Zustände jedoch, die sexuelle Deviation und die sexuelle Perversion, sind nur dann strafbar, wenn sie andere Menschen in ihrer sexuellen Selbstbestimmung verletzen. Sexuell deviante oder perverse Handlungen sind kein Vergehen, wenn sie die Akzeptanz des Partners haben, z.B. verschiedene sadomasochistische Handlungen, die später besprochen werden, Analverkehr oder die sogenannten autoerotischen Handlungen.
Welchen Begriff wählen wir in dieser Erzählung als Verständigungsbegriff aus all diesen dargestellten Erklärungen und Bezeichnungen? Ich schlage vor, wir bleiben bei dem Begriff Perversion. Nicht weil er vollständig richtig ist, nicht weil er alles abdeckt, sondern weil wir uns damit verständigen können. Perversion ist der Begriff, den zurzeit die meisten verstehen.

Formen der Perversion

In den psychiatrischen Untersuchungsberichten, Gutachten und Gerichtsurteilen über die Menschen, deren Geschichten ich hier erzähle, tauchen Begriffe auf wie Sadismus, Masochismus, Urophilie und andere. Ich werde versuchen, einige zu erklären.

Der Sadismus

Sexuelle Gewaltakte werden manchmal mit Sadismus in Verbindung gebracht, etwa bei Bernd oder bei Richard. Als Sadismus bezeichnet man ein Phänomen, bei dem sexuelle Erregung und Befriedigung an Schmerzzufügung, Misshandlung oder Nötigung anderer gebunden sind. Der Begriff hat sich erweitert, sodass man darunter auch Freude am Quälen und Demütigen anderer Menschen versteht. Der Begriff Sadismus wurde vom Namen des Franzosen Marquis de Sade abgeleitet und wurde durch Richard von Krafft-Ebing in die deutschsprachige Literatur eingeführt. De Sade, der von 1740–1814 lebte, verfasste mehrere Erzählungen und Kurzromane, in denen er entsprechende Szenen beschrieb.

Die sadistischen Rituale reichen von Demütigungen, Beschimpfungen, Beißen, Kratzen, Schlagen, Auspeitschen, Zerschneiden bis hin zur Tötung. Andere Autoren berichten auch über das Quälen von Tieren, das der Sadist als Lust empfindet. Einige sehen im Sadismus eine Steigerung der normalen Suche nach Lustgewinn durch Beißen, Kneifen u. Ä. bei nicht sadistisch orientierten Partnern. Die Psychoanalytiker sehen im Sadismus die Abwehr von unbewussten Kastrationsängsten – Entmannungsängsten also – aus der Vorreifungszeit des Kindes. Das, was der Betroffene in seinem Unbewussten befürchte, vollziehe er in einer symbolischen Form an anderen.

Für die Beurteilung sadistischer Gewaltakte sind die Ausführungen von Eberhard Schorsch von Bedeutung: Sadismus wird von Fachleuten als sexualisierte Destruktivität betrachtet, das heißt, als Zerstörung durch und über die Sexualität. Die zerstörerische Dynamik ist auf einen anderen gerichtet, und ihre Entladung ist für den Aktiven lustvoll. Sadismus ist dann eng und unmittelbar an Sexualität gebunden. Die sadistischen Absichten in der Fantasie oder in der Realität gehen über Aggressivität und über Grausamkeit hinaus: Sie zielen auf die Beherrschung des anderen.

Der Sadismus kann in der Form der Perversion lebenslang existieren, ohne bedrohlich für andere zu werden. Diese Perversion wird u. a. in der sogenannten sadomasochistischen Subkultur oder Szene ausgelebt. Sie drängt nicht nach außen. Sie verletzt und zerstört andere nur selten.

Den Psychiatern ist auch eine andere Form des Sadismus bekannt, bei der vorübergehend und für kurze Zeit ein zerstörerischer Wunsch entsteht, sei es in einer Fantasie oder – noch schlimmer – als sexuell orientierte Handlungen mit bedrohlichem und gefährlichem Ausgang.

Psychoanalytiker vermuten, dass der Sadismus mit sehr frühen Störungen in der Persönlichkeitsentwicklung in Zusammenhang steht. Wo Selbstunsicherheiten und Ängste bestehen, bilden die sadistischen Symptome eine Art der Abwehr. Es findet eine Sexualisierung der Abwehr statt. Verhaltenstheoretiker erklären es mit der mehr oder weniger zufälligen Kopplung von Lust und Gewalt.

Der Masochismus

Erscheinungsbildlich gesehen ist der Gegenpol zum Sadismus der Masochismus. Masochismus ist der sexuelle Lustgewinn durch eigenes Erleiden von Schmerzen, Folter, Demütigungen, Beschimpfungen, Erniedrigungen. Man spricht in diesem Zusammenhang von Subordination, das heißt aus dem Lateinischen übersetzt Unterwerfung. Die Bezeichnung Masochismus geht ebenfalls auf den hier häufig zitierten Psychiater Richard von Krafft-Ebing zurück. Er leitete diese Bezeichnung aus den Romanen des österreichischen Schriftstellers Leopold von Sacher-Masoch ab. Dieser beschrieb, vor allem in seinem Roman »Venus im Pelz«, in eindrucksvoller Weise den Lustgewinn durch Erniedrigungen, Demütigungen und physischen Schmerz sowie durch komplizierte Rituale. Später bestätigte sich dann, dass Sacher-Masoch selber diese Rituale bevorzugte.

In der sadomasochistischen Subkultur werden Rituale praktiziert in der Form von Arrangements wie Herrin und Sklave, Lehrerin und Schüler, Folterknecht und Gefangene, Vergewaltiger und Opfer. In den letzten Jahren nimmt sowohl die seriöse Literatur zu, die Gewohnheiten, Rituale und Regeln dieser Subkultur beschreibt und ihre soziologischen und psychologischen Aspekte untersucht, als auch – nach übereinstimmender Meinung der Experten – der Konsum der pornografischen sadomasochistischen Literatur.

Man kann also davon ausgehen, dass das Interesse an sadistischen und masochistischen Ritualen viel größer ist, als allgemein zugegeben wird.

Der reine Masochismus beschäftigt uns in der Forensik kaum. Der reine Masochist kann – mehr oder weniger zufällig – Opfer sein, aber nicht Täter. Die Dinge liegen allerdings anders bei der kombinierten Form, nämlich dem Sadomasochismus. Da kann es dann sehr wohl zu strafbaren Handlungen kommen, und zwar aufgrund der sadistischen Komponente.

Da wir bei Bernd und bei Otto eine relativ seltene Form der Perversion, die einige als Unterform des Masochismus bezeichnen, kennenlernen werden, möchte ich diese Form kurz darstellen. Es handelt sich um die sogenannte Asphyxiophilie, den Lustgewinn durch Ersticken. Menschen, die diese Neigung haben, kommen kurz vor dem Verlust des Bewusstseins durch selbst provoziertes Ersticken zum Orgasmus. Es ist jedoch nicht ganz eindeutig geklärt, ob es sich tatsächlich um eine Form von Masochismus handelt, oder ob nicht die kurz vor Eintreten der Bewusstlosigkeit ausgeschütteten körpereigenen Substanzen den sexuellen Lustgewinn verursachen.

Von Pädophilie und Kindesmissbrauch

Der Kindesmissbrauch ist die häufigste Form sexueller Delinquenz und betrifft nicht nur die Justiz, nicht nur die Psychiatrie, sondern die Gesellschaft insgesamt.

Pädophilie ist eine Form der Perversion, die sowohl die klinische als auch die forensische Psychiatrie häufig beschäftigt. Pädophilie setzt sich aus den griechischen Worten pädion = Kind und philia = Liebe, Neigung zusammen. Pädophilie hat allerdings in der griechischen Sprache eine schöne Bedeutung; es bedeutet die einfache Kinderliebe. Trotzdem wird diese Bezeichnung dafür gebraucht, um die sexuelle Neigung zu kleinen Kindern zu benennen. Richtiger wäre, von »sexueller Pädophilie« zu sprechen. Viel präziser ist der Begriff Päderastie (auch aus dem Griechischen pädion = das Kind und erastes = der Liebhaber im erotischen Sinne). Einige Autoren differenzieren zwischen Pädophilie und Päderastie insofern, dass Pädophilie die Neigung zu Kindern beiderlei Geschlechts umfasst, während mit Päderastie die sexuelle Neigung von Männern zu Knaben bezeichnet wird. Dies hat historische Gründe und kommt aus der altgriechischen Tradition, wonach die Päderasten nur mit Knaben eine Beziehung hatten. In manchen griechischen Stadtstaaten wurde die Päderastie sogar von Staat und Eltern gefordert und in die ritterliche Erziehung der Knaben aufgenommen. Allerdings waren diese Gebräuche innerhalb der griechischen Gesellschaft nicht unumstritten. Die Pädophilie darf nicht romantisiert werden und es darf auch nicht damit argumentiert werden. Die Schattenseiten solcher Gebräuche waren unübersehbar.

Im Alten und Neuen Testament, also im Judentum und Christentum, aber auch im Islam gab es nicht immer deutliche Grenzen zum Kindesmissbrauch. Aus der noch zu erwähnenden Literatur geht hervor, dass die Bibel und der Talmud sexuelle Beziehungen zwischen Männern und sehr kleinen Mädchen sowohl in der Ehe als auch in außerehelichen Beziehungen oder in der Sklaverei duldeten oder gar manchmal begünstigten. Der Talmud befand, dass ein weibliches Kind von drei Jahren und einem Tag durch Geschlechtsverkehr verlobt werden könne. Später wurde hinzugefügt, dass ein weibliches Kind im Alter von drei Jahren und einem Tag durch Beischlaf verlobt werden könne, wenn der Vater die Zustimmung gebe. Im christlichen Mittelalter waren nach kanonischem Recht offensichlich Ehen mit minderjährigen Mädchen – auch mit Vierjährigen – nicht unbekannt. Das gesetzliche Mindestalter für die Verlobung lag vielerorts bei sieben Jahren (wobei die Reife für Verlobung und Ehe zuerst eine Penetration des Kindes voraussetzte). Ähnlich bei Moslems: Die Lieblingsfrau des Propheten Mohammed wäre nach heutiger Definition noch ein Kind. Die Einstellung in der griechisch-römischen Antike ist schon erwähnt worden.

Einige Sexualforscher meinen, wenn eine gegenseitige Neigung besteht und wenn Liebe und Schutz damit verbunden sind, dann sollte die Pädophilie nicht strafbar sein. Dieses Thema bleibt sehr umstritten, denn es gibt auch viele Argumente, die gegen diese Haltung sprechen. Ich würde sagen, alle Argumente sprechen dagegen.

Über Pädophilie und sexuellen Missbrauch von Kindern gibt es inzwischen umfangreiche Literatur, auf die ich mich auch in dieser Erzählung beziehe. Ich kann allerdings nicht jeden Autoren, den ich berücksichtige, hier erwähnen. Falls Sie auch fachliches Interesse daran haben, können Sie in ausgezeichneten Sammelbänden nachschlagen, etwa in denen von Amann und Wipplinger, von Egle, Hoffmann und Joraschky, im Bericht des Bundesministeriums für

Familie, Senioren, Frauen und Jugend, im Buch »Sexueller Missbrauch von Kindern und Jugendlichen. Intervention und Prävention« von Burger und Reiter, im Buch von Bange und Deegener sowie im Buch von Peter Fiedler über sexuelle Orientierung und sexuelle Abweichung.

Tiefenpsychologisch orientierte Forscher erklären das Phänomen der Pädophilie damit, dass Pädophile die Rückkehr in die eigene Kindheit und ein Wiedersehen der Kindlichkeit suchen und gleichzeitig ihre Identität als Erwachsener ablehnen.

Eins muss ganz klar dargestellt werden: Nicht jeder, der Kinder für seine sexuellen Bedürfnisse missbraucht, ist ein Pädophiler. Viele Begutachtungen, die meine Mitarbeiter und ich in Sachen Sexualdelikte gemacht haben, betreffen den Missbrauch von Kindern. Wir haben dabei echte Pädophile gesehen mit einer nicht-aggressiven Form der Pädophilie, solche mit deutlichen aggressiven Impulsen und Techniken und andere mit einer progredienten Verlaufsform der Pädophilie. Diese begann mit harmlosem Anschauen von Kindern und führte bis zum Einsatz von Messern oder gar bis zur Tötung des Kindes. Wir haben auch Pädophile gesehen, bei denen der tragische Tod des Kindes nicht geplant, sondern eher »zufällig« eine Folge der pädophilen Handlung war.

Wir haben aber auch Täter begutachtet, die zwar Kinder missbraucht haben, die jedoch keine Pädophilie im engeren Sinne aufwiesen. Etwa Alkoholiker, die im betrunkenen Zustand nach dem Krach mit der ebenfalls alkoholabhängigen Partnerin das Stiefkind vergewaltigten. Wir haben intelligenzgeminderte Menschen gesehen, die in dem Kind den »leichteren« Ausweg für ihre sexuelle Befriedigung suchten, oder auch aufgrund ihrer mangelnden Reife in dem Kind den Partner suchten. Wir haben auch Hirngeschädigte gesehen, die vor der Hirnschädigung nie sexuell mit Kindern zu tun hatten, weder in der Fantasie noch in der Realität, dann aber gelegentlich, auch eher zufällig, Kinder missbrauchten.

Aber die meisten Menschen, die Kinder missbrauchen, haben keine psychische Störung in klinischer Form. Viele davon sind Menschen, bei denen der eigene Lustgewinn im Mittelpunkt steht, die keine Rücksicht auf die Interessen des Kindes nehmen, keine Opferempathie haben. Sie sind Egoisten. Oder auch Menschen mit einem sehr schwachen moralisch-ethischen Gerüst. Solche Begriffe sind nicht altertümlich, sind nicht passé und kein Ausdruck von Moralisten. Solche Begriffe gehören seit Jahrtausenden zu den Eckpfeilern menschlicher Zivilisation.

Der sexuelle Missbrauch von Kindern ist leider weltweit verbreitet, wahrscheinlich sogar sehr verbreitet. Man kann die verschiedenen Studien schlecht miteinander vergleichen. Je breiter die Definition des Kindesmissbrauchs gefasst wird, desto höher sind die Zahlen. Insofern ist es kein Wunder, dass manche Studien Zahlen von 40 Prozent missbrauchten Frauen und fast 30 Prozent (etwa in Südafrika) missbrauchten Männern angeben. Epidemiologen meinen, man könne davon ausgehen, dass mindestens sieben Prozent der Frauen und drei Prozent der Männer Kindesmissbrauch erlebt haben. In Deutschland wurden im Jahr 2004 15 255 Fälle von sexuellem Missbrauch von Kindern registriert.

Wir müssen strenger zwischen »Pädophilie« und »Pädosexualität« unterscheiden. Als Pädophilie wird die paraphile Störung bezeichnet, die durch die sexuelle Fixierung auf Kinder gekennzeichnet ist. Pädosexualität dagegen umfasst alle sexuellen Handlungen mit Kindern. Das sind die Handlungen der Pädophilen, aber auch aller anderen, die keine Pädophilie haben. Und diese zweite Gruppe ist eindeutig größer. Sowohl aufgrund unserer eigenen Erfahrungen als auch aufgrund der in der Literatur vorhandenen Informationen kann man davon ausgehen, dass ca. 15 Prozent aller Kindesmissbrauchsfälle im Rahmen einer Pädophilie geschehen (auch hier variieren die Zahlen nach oben und unten). Die anderen 85 Prozent derjenigen, die Kinder missbrauchen, der »Kinderschänder« (dieser harte Begriff könnte manchmal das Potenzial eines Korrektivs besitzen, deswegen sollten wir uns nicht scheuen, ihn in bestimmten Fällen zu benutzen, trotz seiner Härte), sind eben nicht pädophil.

Je jünger das Kind ist, desto pathologischer ist die Beziehung und desto auffälliger ist die Persönlichkeit des Erwachsenen, der diese Taten begeht. Je jünger das Kind ist, desto »unemotionaler« ist die Beziehung.

Von Pädophilie als sexueller Deviation kann man nur dann sprechen, wenn eine vorwiegende oder ausschließliche Fixierung auf

Kinder vorliegt. Das zentrale pädophile Erleben betrifft das Empfinden, dass die Welt des Kindes der des Pädophilen angemessen ist. Das ist einer der Gründe, warum sich Pädophile häufig an Kinderspielplätzen, auf der Kirmes, in Sportklubs usw. aufhalten. Ein anderer Grund ist natürlich der viel rationalere, dass es dort viele Kinder gibt, die potenzielle sexuelle Partner sein könnten.

Wer missbraucht Kinder?

Die Statistik zeigt: selten Fremde. Häufig sind es die Angehörigen, in erster Linie der biologische Vater, dicht gefolgt von Stief-, Pflege- oder Adoptivvätern. Brüder, Großväter, Onkel und Männer aus dem sozialen Nahbereich, etwa Freunde der Familie und Nachbarn, gehören auch oft zu den Tätern.

Aber nicht nur Männer missbrauchen Kinder sexuell, sondern auch Frauen, allerdings in deutlich geringerem Maße als Männer. Manche Forscher argumentieren jedoch, der sexuelle Missbrauch durch Männer sei leichter erkennbar und leichter zu beweisen. Insofern sei die Dunkelziffer, was den sexuellen Missbrauch von Jungen und Mädchen durch Frauen betrifft, sehr hoch. Bei den bekannt gewordenen Fällen ist die Täterin meist die biologische Mutter (nach dem Bericht des Bundesministeriums für Familie, Senioren, Frauen und Jugend in 82 Prozent der Missbrauchsfälle von Jungen und in fast 64 Prozent der Fälle sexuellen Missbrauchs von Mädchen).

Statistisch gesehen sind Missbraucher und Missbraucherinnen in ihrer Mehrzahl 25 bis 40 Jahre alt. Ich erwähne das, weil die sogenannte »Alterspädophilie« bzw. »Alterspädosexualität« offensichtlich überschätzt wird. Nach dem schon erwähnten Bericht der Bundesregierung sind nur etwas über drei Prozent der Missbraucher und Missbraucherinnen älter als 60 Jahre.

Kindesmissbrauch ist nicht immer Pädophilie. Man versucht (wie etwa Schorsch und Pfäfflin) deswegen, verschiedene Typen zu unterscheiden, z. B.:

1. Der erste Typ hat wegen seiner Selbstunsicherheit, Kontaktarmut, Retardierung oder sexuellen Unerfahrenheit Schwierigkeiten, Anschluss an das andere Geschlecht zu finden.
2. Der zweite Typ ist sozial randständig, wenig intelligent, aggressiv und neigt zu Alkoholexzessen. Er vergreift sich an Kindern, weil

er keine sozialen Bindungen hat. Diesem Typ fehlt in der Regel das pädophile Erleben in oben genanntem Sinne.

3. Als dritter Typ wird derjenige mit erotisierenden pädagogischen Beziehungen genannt. Hier findet man die leidenschaftlich an Kindern engagierten, pädagogisch interessierten Lehrer, Gruppenleiter, Erzieher, Übungsleiter, Priester u. a. Es handelt sich meist um intelligente, fantasiebegabte, emotional gesteuerte, kontaktbereite, extravertierte Persönlichkeiten mit vielseitigen Aktivitäten. Sie genießen großes Vertrauen bei den Kindern, weil sie in der Lage sind, sich durch ihre Fantasiebegabung in die Welt des Kindes zu versetzen.
4. Die nächste Gruppe stellen die Alterspädophilen. Hier findet man Männer mit – häufig klinisch relevanter – hirnorganischer Abbausymptomatik. Oft sind es Menschen, die durch den Verlust von sozialen Bindungen und Interaktionssystemen in eine zunehmende Vereinsamung geraten.
5. Der letzte Typ ist der instabile und sozial desintegrierte Pädophile des mittleren Lebensalters. Charakteristisch für diesen Typus sind Züge von sozialer und psychischer Desintegration. Die Lebensführung dieser Leute ist unstet, sie sind häufig arbeitslos und haben oftmals Vorstrafen wegen Nicht-Sexualdelikten. Nicht selten spielt Alkohol eine Rolle; häufig kommen die Opfer selbst auch aus einem randständigen, einem Alkoholikermilieu.

Bei der Beschäftigung mit diesem Abschnitt der Erzählung möchte ich mich durch drei Thesen positionieren. Positionieren deswegen, weil die Grenzen sehr diffus sind, gerade, was den Kindesmissbrauch betrifft. Auf der einen Seite sind diejenigen, die bei jedem Kindesmissbrauch etwas Krankheitswertiges annehmen. Nicht nur Krankheitswertiges suchen, sondern a priori annehmen. Auf der anderen Seite stehen diejenigen, die beim Kindesmissbrauch nur das Strafbare sehen und überhaupt nicht das Behandlungsbedürftige. Meine Positionierung betrifft drei Punkte:

Erstens: Es muss differenziert werden zwischen Pädophilie und Pädosexualität.

Zweitens: Die Feststellung einer Pädophilie bedeutet nicht automatisch eine Eintrittskarte in den Bereich der verminderten oder gar der aufgehobenen Schuldfähigkeit.

Drittens: Es darf nicht alles »psychiatrisiert« oder »psychologisiert« werden.
Zum ersten Punkt habe ich schon einiges unmissverständlich erwähnt. Es gibt Sexualwissenschaftler, die die Auffassung vertreten, diese Differenzierung bringe nichts; die Therapie sei ja dann einheitlich. Das bezweifle ich. Aber auch, wenn das so wäre, es geht nicht nur um Therapie, sondern auch um Verantwortlichkeit und auch um Isolierung und Bekämpfung von sexueller Gewalt. Und dies erreichen wir, wenn wir deutlich trennen, so wie es schon oben definiert worden ist.
Zum zweiten Punkt (dass also Pädophilie nicht gleich verminderte Schuldfähigkeit bedeutet) möchte ich Folgendes sagen: Dass jemand eine sexuelle Neigung hat, auch wenn diese Neigung eine pädophile ist, bedeutet nicht, dass er sie nicht beherrschen kann und muss. Jeder Mensch hat irgendeine sexuelle Neigung – heterophil oder homophil –, die eine oder andere sexuelle Präferenz, gewöhnliche oder ungewöhnliche, vom Durchschnitt abweichende oder nicht. Aber das bedeutet nicht, dass wir alle unsere sexuellen Neigungen zuungunsten anderer Menschen befriedigen. Wir beherrschen sie ja. Und nur mit der Zustimmung des anderen verwirklichen wir sie. Wenn das ohne die Zustimmung des anderen geschieht, machen wir uns strafbar.
So ist das auch mit der Pädophilie. Pädophilie ist eine prinzipiell abweichende sexuelle Neigung. Aber nicht alle Pädophilen gehen dieser Neigung nach. Viele davon gehen differenziert damit um, schaden niemandem und werden daher auch nicht straffällig. Sie leiden darunter, manchmal hassen sie sich selbst. Aber sie beherrschen sich.
Pädophile, die zu Kindermördern werden, sind eine äußerst seltene Ausnahme unter den vermutlich vielen Menschen mit pädophilen Neigungen. Vermutlich viele, weil es keine statistischen Angaben dazu gibt. Solche Menschen entwickeln bestimmte Strategien, um nicht in eine unbeherrschbare Gefahr zu geraten. Sie leben ihre Sexualität aus, ohne strafbar zu werden, ohne die Würde, die Integrität oder gar das Leben anderer zu verletzen. Sie nehmen psychotherapeutische Hilfe in Anspruch; nicht weil ein Gericht das angeordnet hat, sondern weil sie selbst dieses Bedürfnis haben.

Als ich die großen Demonstrationen im Fall Marc Dutroux in Brüssel und anderswo in Belgien in den Nachrichten gesehen habe, bei denen kleine Mädchen und andere Menschen rosa Kreuze mit den Bildern der ermordeten Mädchen und der Aufschrift »STOP PEDOPHÎLÎ« trugen, dachte ich: Das ist zwar rührend, es zeigt die Wut und die Ohnmacht der Menschen, aber so kann man das nicht formulieren.

Pädophilie kann nicht gestoppt werden.

Aber der Pädophile kann gestoppt werden. Er muss gestoppt werden.

Wenn Menschen durch ihre Pädophilie aber straffällig werden, dann muss geklärt werden, ob der Betroffene zum Tatzeitpunkt in seiner Steuerungsfähigkeit erheblich beeinträchtigt war oder nicht. Dazu kommt der Aspekt der Progredienz, den ich schon erklärt habe, oder der Aspekt der Süchtigkeit. Bei aller Vorsicht bei der Verwendung dieser Begriffe bedeutet das, dass nur dann eine erhebliche Beeinträchtigung der Steuerungsfähigkeit wahrscheinlich ist, wenn die Pädophilie Grenzen überschritten hat, die den Bereich des Krankhaften markieren, und wenn die Abwehrmechanismen des Menschen nicht mehr in der Lage sind, sie einzudämmen. Der Mensch kann sich dann nicht mehr steuern. Nur dann ist von einer erheblichen Beeinträchtigung der Steuerungsfähigkeit zu sprechen. Pädophile, die sich nicht in diesem krankhaften Stadium befinden – und das sind die meisten –, sind in der Regel voll verantwortlich für ihr Tun. So, wie alle anderen Menschen beim Ausleben ihrer sexuellen Neigungen auch. Das Überschreiten dieser Grenzen verlangt nicht nur eine individuelle Betrachtung des jeweiligen Betroffenen, sondern auch eine genaue analytische Betrachtung der jeweiligen Tat.

Der dritte Punkt, nämlich es darf nicht alles »psychiatrisiert« oder »psychologisiert« werden, ist die zwingende Schlussfolgerung aus dem oben Gesagten. Vieles hat nichts mit krankheitswertigen medizinisch-psychologischen Prozessen zu tun. Das habe ich schon erwähnt. Vieles hat auch mit Ethik, mit Moral, mit dem Respekt von sozialen Normen und der individuellen Würde des anderen Menschen zu tun. Auch mit dem Respekt vor der Individualität des Kindes.

Ich glaube, die folgende beispielhafte Geschichte kann verdeutlichen, welche Welten manchmal zwischen nicht beherrschbaren pädophilen Paraphilien und sonstiger Pädosexualität liegen.
Ich denke häufig an den ca. 25-jährigen intelligenzgeminderten, aber liebenswürdigen Jürgen. Er hatte eine starke Neigung zu 12- oder 13-jährigen Knaben, wurde öfters vom Jugendamt, von Behörden und Gerichten belangt und gewarnt. Und er wurde rückfällig. Er saß vor mir und erzählte mir mit verzweifelter Miene und stark gestikulierend: »Jeden Tag, wenn ich aus dem Haus gehe, sage ich mir: ›Denk dran, Jürgen. Was hat die Mutti gesagt? Die Mutti hat gesagt: Nicht vor Schulen gehen, nicht auf Spielplätze gehen. Die Mutti hat auch gesagt: keinen Jungen ansprechen. Und die Mutti hat auch gesagt: Nicht lange draußen bleiben, schnell wieder nach Hause kommen.‹ Meist klappt das auch, aber manchmal schaffe ich das nicht. Und dann passiert es.« Als er das erzählte, brach er in verzweifeltes Heulen aus.
Oder ich denke an die Geschichte von Georg, der mehrmals wegen sexuellen Missbrauchs von Kindern verurteilt worden war und auch wiederholt im Maßregelvollzug gewesen ist. Und trotzdem wurde er immer wieder rückfällig. Er litt sehr darunter. Bei unserem letzten Gespräch gab es kaum einen Satz, bei dem er nicht weinte. Georg, der aus einer schweren Broken-home-Situation kam, wurde im Alter von sechs Jahren in einem Kinderheim aufgenommen. In diesem Alter machte er seine ersten sexuellen Erfahrungen. Mit dem Heimleiter und dem Heimarzt. Der Heimleiter bevorzugte Oralverkehr, der Heimarzt den Analverkehr. Das ging über drei Jahre. Dann kam er in ein anderes Heim, weil er inzwischen ein sogenanntes ADHS-Syndrom (Aufmerksamkeitsdefizit-Hyperaktivitäts-Syndrom) entwickelt hatte. Als er dorthin kam, war er neun Jahre alt, und es fanden keine sexuellen Übergriffe statt. Zwei Jahre später kam er in ein Spezialkinderheim mit einer angeschlossenen Hilfsschule. Dort wurde er wieder von Erziehern missbraucht. Im Laufe der Zeit wurde der sexuelle Missbrauch von ihm instrumentalisiert. Um bestimmte Begünstigungen zu erlangen, boten er und auch andere Kinder sich ihrem Peiniger an. Mit zunehmendem Alter missbrauchten die missbrauchten Kinder sich auch gegenseitig. Mit 18 Jahren wurde er aus dem

Kinderheim entlassen. Er hatte bis dahin keine andere Form der Sexualität erlebt als Missbrauch durch Erwachsene und homosexuelle Aktivitäten mit anderen Kindern. Er hat es so internalisiert, als ob es die sexuelle Normalität wäre.

Georg war eine schwache Persönlichkeit ohne Durchsetzungsvermögen, er war selbstunsicher, depressiv und ängstlich. Aber er zeigte keine hohe Aggressionsbereitschaft und keine Impulsivität. Er war voll in der Lage, seine eigene Schuld zu erkennen, er schämte sich für seine Taten, litt sogar darunter bis hin zu Selbstmordversuchen. Georg berichtete selbst von einem großen Drang, von dem zwanghaften Wunsch, mit Jungen sexuell zu verkehren. Die sexuellen Fantasien mit Kindern waren so stark und belastend für ihn, dass er versuchte, sich durch intensive Selbstbefriedigung davon zu befreien. Vergeblich. Er versuchte, mit Frauen sexuelle Kontakte aufzubauen, aber er konnte es nur sporadisch und formell. Bevor er mit einer Frau ins Bett ging, musste er sich mit pädophil-homophilen Fantasien stimulieren. Auch während des Verkehrs fantasierte er, dass der sexuelle Partner ein Junge wäre. Georg war vollständig von pädophilen Fantasien okkupiert. Obwohl er bei der Selbstbefriedigung mit Fantasien von Kindern einen Lustgewinn verspürte, erzeugen diese Fantasien bei ihm auch einen hohen Leidensdruck. Er war sich auch vollständig über die soziale Diskonformität im Klaren, die damit verbunden ist. Er kämpfte mit allen Mitteln dagegen an, um Kinder nicht anzusprechen, aber nicht immer mit Erfolg. Wenn er »kapitulierte«, wie er das selbst bezeichnete, dann war er anschließend tief betroffen. Er wurde mehrmals rückfällig und auch mehrmals verurteilt. Eine Behandlung im Maßregelvollzug wurde als erfolgreich bezeichnet. Allerdings mit einer Tücke: Er war frei von pädophilen Fantasien, solange er die pharmakologische Androcur®-Behandlung hatte. Dann wurde er entlassen und irgendwann wurde das Androcur® abgesetzt. Kurz darauf wurde er rückfällig.

Progredienz und Süchtigkeit sind bei Georg deutlich erkennbar. Es war weder für den Gutachter noch für das Gericht schwierig, eine erhebliche Beeinträchtigung der Steuerungsfähigkeit aufgrund einer progredienten süchtigen Pädophilie festzustellen und ihn in den Maßregelvollzug einzuweisen.

Oder der Fall von Thorsten. Die Prozessbeteiligten konnten kaum ihre Wutgefühle unterdrücken, als sie das Bildmaterial in der Gerichtsakte sahen: Videos und Fotos, die er während der sexuellen Misshandlungen der Kinder aufgenommen und dann auf seinem Computer gespeichert hatte. Jahrelang hat er seine leiblichen Kinder, die Kinder seiner Lebensgefährtin und die Kinder der Schwester seiner Lebensgefährtin missbraucht. Er wurde mehr oder weniger zufällig entdeckt, als einmal ein Freund an Thorstens Computer saß und die unglaublichen Bilder von ihm mit den Kindern fand. Diese zeigten, wie er mit den Kindern Oralverkehr und Analverkehr praktizierte, an und in den Körpern der Kinder manipulierte und verschiedene Gegenstände einführte.

Es waren Kinder verschiedenen Alters. Dabei war auch ein kleines Baby zu sehen, vielleicht vier oder fünf Monate alt, das den großen erigierten Penis von Thorsten im Mund hielt. Es war auch ein sechs Monate altes Baby zu sehen, bäuchlings auf dem Bett liegend und zwischen seinen Pobacken den großen erigierten Penis von Thorsten. Bei zwei Kindern hat der systematische Kindermissbrauch um den sechsten Lebensmonat oder etwas früher angefangen, bei einem anderen leiblichen Sohn mit dem dritten Lebensjahr, wie er selbst sagte. Man kann ihm nicht nachweisen, ob es auch hier nicht schon früher war. Die Kinder hätten freiwillig mitgemacht, sagte er mir. »Auch die Babys, die sechs Monate alt waren? Auch der Dreijährige?«, fragte ich. – Keine Antwort.

Um mehr Spielraum für seine Aktivitäten zu haben, trennte Thorsten sich räumlich von seiner Freundin; sie nahmen sich zwei getrennte Wohnungen. »Weil mir der Stress zu groß war«, so lautete die scheinheilige Erklärung. Damit hatte er die Möglichkeit, die Kinder jeden Tag zu sich zu holen. Mehr möchte ich über diese Bilder von den Babys nicht sagen. Aber über Thorsten möchte ich Ihnen noch einiges erzählen.

Er war bei einer Adoptivfamilie aufgewachsen. Der Adoptivvater war Diakon bei der evangelischen Kirche, die Mutter arbeitete als Kinderkrankenschwester. Die Schule hat er ohne große Probleme bis zur 9. Klasse besucht und anschließend eine Lehre als Elektriker gemacht. Nach dem Zivildienst in einem Pflegeheim hat er bis kurz vor seiner Inhaftierung in seinem gelernten Beruf gearbeitet.

Thorsten hat ein intensives, extensives und polymorphes Sexualleben. Mit zwölf Jahren begann er homosexuelle Beziehungen mit anderen Jugendlichen mit gegenseitigem Masturbieren und gegenseitigem Analverkehr, was er beides als sehr angenehm empfand. Mit 13 hatte er eine feste homosexuelle Partnerschaft, die drei Jahre gedauert hat. Als er 15 war, fing sein Sexualpartner eine Freundschaft mit einem Mädchen an. Da begann eine Dreierbeziehung mit gleichzeitigen homosexuellen und heterosexuellen Praktiken in verschiedenen Variationen. Einige Zeit später zog sein Freund dann in eine andere Stadt und er »übernahm«, wie er sagte, die Freundin aus der Dreierbeziehung. Das ging etwa drei Jahre, dann sei auch das Mädchen weggezogen.

Als 20-Jähriger missbrauchte Thorsten einen kleinen Jungen. Er wurde dafür zu einem Jahr und neun Monaten Haft auf Bewährung verurteilt. Kurz danach begann die Beziehung mit seiner jetzigen Lebensgefährtin, die drei Kinder von verschiedenen Vätern in die Beziehung mitbrachte. Die Frau war etwa genauso alt wie er. Er spricht von großer Verliebtheit. »Wir waren sehr verliebt gewesen. Wir sind noch sehr verliebt.« In den ersten Jahren der Beziehung hatten sie beide sehr intensiven sexuellen Verkehr miteinander, »bis zu 15 Mal am Tag in allen Variationen, vaginal, anal und oral«. Die Beziehung dauert inzwischen acht Jahre.

Seit vier Jahren jedoch haben sie auf Wunsch von Thorsten – wie schon erwähnt – zwei getrennte Wohnungen in der Nähe. Dadurch wurde auch der sexuelle Verkehr mit der Frau seltener, im letzten Jahr haben sie noch etwa zweimal in der Woche miteinander geschlafen. Parallel zu seinem intensiven Missbrauch der Kinder. Zusätzlich zum sexuellen Verkehr mit seiner Lebensgefährtin und zum sexuellen Missbrauch der Kinder betrieb er noch zwei- bis dreimal wöchentlich Autoerotik. Entweder als Bereicherung seines sexuellen Repertoires oder weil eben gerade weder Frau noch Kinder vefügbar waren. Die Bilder, die er von den Kindern gemacht hat, aber auch anderes kinderpornografisches Material und pornografisches Material mit Erwachsenen stimulierten ihn dabei. Auf den Kinderpornografien waren sowohl Jungen als auch Mädchen zu sehen, auf den Pornos mit Erwachsenen sowohl Frauen als auch Männer. Darüber hinaus benutzte er verschiedene autoerotische

Praktiken, er schob sich z. B. verschiedene Gegenstände in seinen After.
Seine Persönlichkeit weist viele Aspekte einer sogenannten Borderline-Persönlichkeitsstörung mit selbstunsicheren Elementen auf, die aber für seine Taten nicht determinierend waren. Er hätte also aufgrund seiner Persönlichkeit anders handeln können, als er gehandelt hat. Wir konnten bei ihm keine progrediente, süchtige Pädophilie feststellen. Er nahm ja alles. So wie Roland und Achim. Deswegen haben wir dem Gericht auch volle Schuldfähigkeit empfohlen. Er wurde zu acht Jahren und sechs Monaten verurteilt.
Ich brauche nicht lange zu diskutieren. Thorsten kann nicht in einen Topf mit Jürgen oder mit Georg geworfen werden. Unterscheiden wir also zwischen krankhafter Pädophilie und sonstiger Pädosexualität. Unterscheiden wir auch zwischen den Leuten, die – trotz allem – auch Mitleid erzeugen können, und Leuten, die nur Wut auslösen.

Urophilie und Koprophilie

Wenn ich die Geschichte von Christian erzähle, tauchen Begriffe wie Urophilie, Urolagnie, Uropotie, Koprophilie, Koprolagnie und Koprophagie auf. Ich versuche, sie zu erklären. Urophilie und Urolagnie werden weitgehend gleichbedeutend benutzt. Beide Bezeichnungen stammen aus den Griechischen (uron = Urin und philia = Liebe, Neigung, bzw. lagnia = Lustgewinn). Beide bedeuten Erzielung von sexuellem Lustgewinn durch die Beschäftigung mit dem Urin anderer, etwa durch Schmecken, Berühren oder auf den Körper gießen bzw. von einem Partner auf sich urinieren lassen und umgekehrt. Wenn man den Lustgewinn durch Urintrinken erzielt, etwa wie bei Christian, spricht man von Uropotie (vom Griechischen potia = das Trinken). Einige Sexualforscher sehen hier eine Sonderform oder Unterform des Masochismus, andere des Fetischismus – darüber später –, andere sehen einen übrig gebliebenen Reiz-Reaktion-Reflex auf frühkindliche Erlebnisse. Urophilie und Urolagnie sind manchmal mit Koprophilie und Koprolagnie (aus dem Griechischen kopros = Fäkalien, Exkremente) gekoppelt, so auch bei Christian. Einige Male findet man auch die Bezeichnung

Skatophilie und Skatolagnie, dies bedeutet das Gleiche (es kommt auch aus dem Griechischen: skaton bedeutet ebenfalls Fäkalien). Es beinhaltet dasselbe wie die Urophilie und die Urolagnie, nur werden hierbei Fäkalien benutzt. Christian musste die Fäkalien von jungen Frauen essen, um Lustgewinn davon zu haben. Dieses Phänomen ist eine besondere Form der Koprolagnie und heißt Koprophagie (aus dem Griechischen kopros heißt Exkremente, Fäkalien und phagia ist abgeleitet von essen). Manchmal findet man für das gleiche Phänomen die Bezeichnung »Skatophagie«. Die Erklärungen für ihre Entstehung entsprechen der Urolagnie und der Urophilie.

Kannibalismus

Bei Anton, Bernd und Christian wurde von Fachleuten wie auch von Laien die Diagnose »Kannibalismus« gestellt. Von Kannibalismus spricht man, wenn menschliches Fleisch gegessen wird. Zu Beginn der Geschichte war dies kein seltenes Phänomen. Im Lauf der Zivilisation entwickelte sich der Kannibalismus zurück.

In unserer Gesellschaft wird der Kannibalismus als eine sexuelle Abweichung verstanden, die in der Regel am Ende einer langen Entwicklung aggressiv-sadistischer Fantasien steht. Bei manchen beginnt der starke Wunsch, menschliches Fleisch zu essen, schon in der Kindheit, wie etwa bei Anton im zehnten Lebensjahr. Bei ihm folgte ein jahrzehntelanger Kampf bis zur Kapitulation in seinem 25. Lebensjahr. Fälle von sexuell bedingtem Kannibalismus sind in der Fachliteratur auch unter der Bezeichnung Anthropophagie (vom Griechischen anthropos = Mensch und phagia = essen) beschrieben. Sigmund Freud leitet seine Erklärung für den psychologisch-sexuell motivierten Kannibalismus aus dem kulturell bedingten Kannibalismus der Naturvölker ab. In seinem Werk »Totem und Tabu« schreibt er, dass Kannibalen glauben, dass sie so die Eigenschaften der gegessenen Person annehmen können. Wird ein tapferer Feind verzehrt, wird der Verzehrende ebenfalls tapfer im Denken und Gebaren. Unbewusste Konflikte und Absichten werden auch beim sexuell motivierten Kannibalismus unterstellt; so soll die Einverleibung eines anderen Menschen die Verschmelzung mit dem gemeinten »Objekt« auch symbolisch bzw. stellvertretend darstellen – in der Regel die Mutter.

Anton, Bernd und Christian haben alle versucht, Stücke der eigenen Haut zu essen. Es gibt dafür die Fachbezeichnung Dermatophagie bzw. Auto-Dermatophagie (auto = das Eigene, derma = die Haut, phagia = essen). Einige meinen, dass es sich hierbei um eine besondere Subform des Masochismus oder des Kannibalismus handelt. Bei der Exploration von Anton, von Christian und von Bernd habe ich einen anderen Eindruck gewonnen, nämlich dass es die Befriedigung einer Neugier war, wie die Haut eines Menschen schmecken würde. Ein direkter Lustgewinn war damit nicht verbunden, dieser entstand erst über den Umweg der Fantasie: dass man nämlich die Haut eines anderen Menschen esse. Es blieb bei einmaligen Ereignissen.

Vergleichbar war bei Bernd seine Neigung, den eigenen Samen zu essen. Das nennt man Spermatophagie (sperma = Samen und phagia = essen). Es gibt Berichte, dass dies bei nicht wenigen Menschen (vor allem, wenn sie oralen Verkehr bevorzugen und dadurch Sperma zu sich nehmen) als Bestandteil der gesamterotischen Aktivitäten zu sehen ist. Bernd und sein Freund praktizierten es gemeinsam. Für Bernd schien es eine Art Ersatz für seine kannibalistischen Fantasien zu sein. Auch das Essen des eigenen Samens verstand er so.

Autokannibalismus ist das Verzehren von Teilen des eigenen Körpers. Es wird von manchen auch als Erysichthon-Syndrom bezeichnet, nach einer Gestalt der griechischen Mythologie: Erysichthon, Sohn des Königs von Thessalien Triopas, hat die heilige Eiche der Göttin Demetra (lateinisch Ceres) gefällt. Die wütende Demetra hat ihn mit grenzenlosem Heißhunger bestraft, sodass er letztlich auch seine eigenen Glieder verzehrte und daran starb.

Beim Autokannibalismus sexueller Prägung gehört jedoch der Lustgewinn dazu. Ich werde Ihnen mehr darüber berichten, wenn ich die Geschichte von Christian erzähle.

Eng mit dem Kannibalismus verbunden ist der Wunsch einiger Leute, das Blut anderer Menschen zu trinken. So etwa bei Christian. Das ist das Phänomen des Vampirismus, das zu den Kategorien der sadistischen Rituale gehören soll. Es scheint, dass der berühmt-berüchtigte Hannoveraner Massenmörder der 20er-Jahre, Haarmann, auch eine Neigung zum Vampirismus hatte: Er biss in die Schlagader seiner homosexuellen Partner. Wahrscheinlich tötete er auf diese Weise 24 junge Männer. Die nachfolgende Zerstückelung der Leichen war im Sinne der Leichenbeseitigung zu verstehen. Bei Yvonne, deren Geschichte ich Ihnen erzählen werde, finden wir eine umgekehrte Form, nämlich die des Autovampirismus. Sie nahm sich selbst mit einer Spritze Blut ab, trank es und spürte dabei sexuelle Erregung.

Andere Formen sexueller Perversion

Yvonne hatte noch viele andere Neigungen. Unter anderem wollte sie immer mit einer »lieben, süßen Leiche« schlafen. Es wurde vermutet, dass sie ihren sehr viel älteren Mann getötet hat, um mit seiner Leiche sexuell zu verkehren. Dies ist das Phänomen der Nekrophilie (nekros = tot, Leiche). Damit wird der perverse Wunsch bezeichnet, sich mit Leichen sexuell zu befriedigen. Diese seltene Form der Perversion finden wir am ehesten bei Männern. Bei Frauen ist sie eine Ausnahme. Viele Nekrophile befriedigen ihren Sexualtrieb mit »Scheinleichen«, wenn etwa der sexuelle Partner im Sarg liegt, entsprechend gekleidet und geschminkt. Einige meinen, dass die Nekrophilie eine Sonderform des Fetischismus ist. Es scheint, dass diese Vorliebe nicht so selten ist, wie man bislang angenommen hat. Immerhin gibt es Eros-Center, die spezielle Räume und Arrangements für die Befriedigung nekrophiler Neigungen von Kunden eingerichtet haben!

Der Fetischismus ist eine sexuelle Perversion, bei der die sexuelle Erregung und Befriedigung an den Anblick, an Berührung, Riechen oder Fühlen von Gegenständen gebunden ist, die im Allgemeinen bekannte oder unbekannte Personen getragen haben. Dies können Strümpfe, Schlüpfer, Stiefel, Schuhe, aber auch Haare und andere Dinge sein. Im Grunde genommen kann jeder Gegenstand zu einem Fetisch werden. Als Fetisch wird in der Sprache der afrikanischen Naturvölker (auch der karibischen Völker afrikanischer Herkunft) ein Gegenstand bezeichnet, dem magische Kräfte zugeschrieben werden und der deshalb angebetet wird. Es gibt die merkwürdigsten Formen des Fetischismus, etwa den Lustgewinn bei der Beschäftigung mit scharfen Gegenständen (Aichmophilie, aus dem Griechischen aichme = Klinge). Bei Yvonne werden wir sehen, dass sie eine Vorliebe für Friedhofskreuze, Särge, rohes Fleisch, Maschinenteile usw. hatte.

Einige sprechen auch dann von Fetischismus, wenn bestimmte Teile des menschlichen Körpers Anlass zu erotischer Erregung geben. So sprechen sie etwa vom »Po-Fetischismus«, »Ohr-Fetischismus«, »Lippen-Fetischismus« usw. Das ist nicht ganz richtig, denn jeder Teil eines menschlichen Körpers ist in der Lage, erotische Assoziationen zu erzeugen. Es handelt sich dabei vielmehr um ein Phänomen, das man als »Partialismus« bezeichnen muss (vom lateinischen pars = Teil). Partialismus bedeutet also erotische Erregung durch spezielle Körperteile. Abweichend ist dies aber nur, wenn man ausschließlich oder vorwiegend auf diese Weise sexuelle Erregung und Befriedigung findet.

Ich habe nunmehr versucht, die häufigeren Formen der sexuellen Perversionen, die wir in dieser Erzählung antreffen, zu erklären. Andere Formen, die sporadisch auftreten, werde ich an der entsprechenden Stelle erklären.

Prinzipiell harmlos ist der Voyeurismus, also das Empfinden von sexueller Lust durch Betrachten von sexuell reizvollen Szenen oder Personen. Voyeurismus ist aber etwas, das bei jedem Menschen in mehr oder weniger ausgeprägter Form vorhanden ist. Als sexuelle Perversion ist er nur dann zu bezeichnen, wenn er die Dimension einer sogenannten Skopophilie (Beobachtungslust bzw. Beobachtungsliebe, aus dem Griechischen: skopein = schauen, beobachten und philia = Neigung, Liebe), wie es der große Pionier der Sexualwissenschaft Magnus Hirschfeld nannte, erreicht. Ein Voyeur ist also der volkstümlich genannte »Spanner«. Während der Beobachtung masturbieren die Betroffenen. In selteneren Fällen manipulieren sie an anderen Personen, und noch seltener führen sie Geschlechtsverkehr mit jemandem aus, während sie andere beobachten. Gefährlich kann der Voyeurismus vor allem in seiner skopophilen Ausprägung werden, wenn die Betroffenen dabei gestört bzw. angegriffen werden.

DIE BIZARRE FANTASIEWELT DER PERVERSION

Bernd: Ein bizarres Leben

Über seine Tat habe ich in der Zeitung gelesen. Es stand als Schlagzeile mit großen Buchstaben in allen Zeitungen, was der »Schlächter« gemacht hat:

Er hat Emanuel, einen jungen Mann, mit dem er sporadisch homosexuelle Beziehungen hatte, getötet, zerstückelt und versucht, von seinem Fleisch zu essen.

In diesen drei Zeilen fasse ich zusammen, was sich in fünf Stunden abgespielt hat, was in Dutzenden von Seiten eines dicken Gutachtens beschrieben worden ist. Es ist ja nicht Zweck dieser Erzählung, die sensationelle furchtbare Dramaturgie in Einzelheiten darzustellen. Nur hinweisende, globale Züge, und das ist schon genug. Wir wollen ja nur Leser, die uns verstehen.

Mit dieser Geschichte möchte ich Ihnen – unter anderem – Folgendes erzählen: Bernd hat viele Ähnlichkeiten mit Anton, es finden sich aber auch gravierende Unterschiede. Sein Bildungsniveau, seine Umgebung, seine Interessen sind anders als die von Anton. Er hat nicht seine Differenziertheit und nicht seine Introspektionsfähigkeit. (Damit bezeichnet man die Fähigkeit, in sich zu kehren, Zusammenhänge des eigenen Denkens und Handelns zu erforschen, eigene Schuld und Verantwortlichkeit zu erkennen. – Diesen Begriff werden wir häufiger treffen.) Bernds Sprache ist unstrukturierter als die von Anton. Sein Vokabular ist begrenzt, sein Horizont ebenfalls. Beim Sprechen stottert er häufig, fast in jedem dritten Satz. Bernd berichtete bereitwillig über alles, in allen Einzelheiten und ohne große Nachfrage. Er vermittelte weder mir noch dem anwesenden Psychologen das Gefühl, dass er darunter sehr litt. Er war offen und gleichzeitig verschlossen. In den vielen Stunden, die wir zusammengesessen haben, schilderte er seine Tat fast mechanisch, als ob jemand anderes sie begangen hätte, als ob sie ihn nichts angehe. Das Gefühl, das Anton vermittelte, unter der Last der Fantasiewelt und der Tat zusammenzubrechen und von ihr zerquetscht zu werden, hat Bernd nicht in uns erweckt. Er äußerte auch kein Mitleid mit dem Opfer, sondern Wut. Bernd war anders als Anton und ihm doch ähnlich.

Wer ist Bernd?

Als er seinen 19-jährigen homosexuellen Gelegenheitspartner tötete, war er 36 Jahre alt. Bernd ist der Sohn eines Beamten und einer Hausfrau. Inzwischen sind beide Eltern tot. Zu seinen Eltern und Geschwistern hatte er nie innige Beziehungen. In unseren Gesprächen war er nicht in der Lage, seine Eltern genauer zu beschreiben – was für Menschen sie waren, was für Persönlichkeiten sie besaßen, was für Eigenschaften sie hatten. Nichts davon. Und vor allem keine Wärme. Nicht von ihm aus und nicht von den Eltern aus. Er hat sie als neutral erlebt: »Ich habe mich nicht um meine Eltern gekümmert«, sagte er mir. Ob sich seine Eltern um ihn gekümmert haben, konnte er nicht mit Bestimmtheit sagen. Er ist seinen Eltern jedoch dankbar, dass sie ihn in Ruhe gelassen haben. Er konnte tun und lassen, was er wollte. Seine Eltern haben nie etwas mit ihm unternommen, etwa Ausflüge o. Ä. Sie haben niemals mit ihm gespielt, Geschichten hat er von seinen Eltern nie gehört. Auch in dem Garten, wo sich die Familie häufig aufhielt, war er ein Einzelgänger und hat alleine gespielt. Fragen und Probleme hat er nie mit seinen Eltern besprochen, seine Eltern auch nicht mit ihm.

Er spielte kaum mit seinen Geschwistern, obwohl es keine großen Altersunterschiede zwischen ihnen gab. Er wurde nicht von den anderen gemieden, sondern er wollte es selbst so. Er berichtete mir, dass er keine Lust auf Spiele mit den anderen hatte. Er hat nie Kontakt zu seinen Geschwistern gesucht, wurde aber auch nicht dazu aufgefordert. Die Distanzierung war gegenseitig.

Während seine Geschwister gemeinsam spielten, saß er nicht alleine zu Hause herum, sondern er ist hinausgegangen; »in die Wildnis«, wie er sagte. Das hat er bei jeder Wetterlage gemacht, Schnee und Regen störten ihn dabei nicht. Meistens war er ganz allein; auch schon als kleines Kind. Nur ganz selten hat er den einen oder anderen Schulkameraden auf diese Expeditionen mitgenommen.

Nach dem Kindergarten besuchte Bernd wegen seines Stotterns eine Sprachheilschule. Dort war er drei Jahre lang. Da sein Erleben und Verhalten während der Schulzeit eng mit seiner späteren Tat zusammenhängen, lasse ich Bernd selbst erzählen. Er beginnt mit den drei Jahren in der Sprachheilschule:

»Ich kann sagen, dass ich in diesen drei Jahren sehr häufig die Schule geschwänzt habe. Mit ›sehr häufig‹ meine ich fast jeden Tag. Zwar bin ich morgens normal zum Unterricht erschienen, jedoch ging ich zwischendurch einfach wieder, wenn es mir zu langweilig wurde. Zu Anfang haben die Lehrer deswegen noch mit mir geschimpft, aber später ließen sie mich ohne Beanstandungen gehen. Ich bin heute der Ansicht, dass sich die Lehrer damals wohl gedacht haben, dass sie mich lieber gehen lassen sollten, da ich sowieso unverbesserlich sei. Terror habe ich in der Schule nicht gemacht, es gab auch keinen Krach. Ich bin einfach still aufgestanden, habe meine Sachen genommen und bin dann gegangen.

Gesprochen habe ich in der Schule selten. Es gab sogar Zeiten, in denen ich tagelang gar nichts gesagt und nicht einmal einen Pieps von mir gegeben habe. Über mehrere Tage bin ich jedoch nicht so still gewesen, da habe ich manchmal ein bisschen erzählt, aber nicht sehr viel.

Während ich die Schule geschwänzt habe, bin ich meist auf Dächern herumgeklettert. Ich habe immer diesen Drang zum Klettern gespürt, andere Dinge habe ich auf diesen Dächern nicht unternommen, war immer bloß des Kletterns wegen dort. Einen Drang zum Gehen habe ich nicht, nur zum Klettern. Ich habe ständig das Bedürfnis, immer höher zu wollen. Daher bin ich auch ständig auf Bäume geklettert. Heruntergefallen bin ich bisher noch nicht. Außer dem Klettern ist eine weitere Leidenschaft von mir das Besichtigen alter, baufälliger Häuser von innen gewesen. Meist habe ich dort nach alten Geheimgängen oder Ähnlichem gesucht. In jedem Schuppen oder in jedem kleinen Verschlag, der schon etwas älter ausgesehen hat, habe ich nach etwas Geheimem gesucht. Dabei hatte ich Fantasien, in denen ich Schätze finde. Ich dachte dabei nicht an Piraten- oder Nazischätze, sondern ich wusste, dass das alte Schloss in der Nähe noch viel Verborgenes, wie alte Waffen usw., in seinen unterirdischen Gängen versteckte. Da suchte ich nach Schätzen. In diesen Situationen bin ich mir immer wie ein großer Entdecker vorgekommen.

In meinen Fantasien hatte ich jedesmal einen Begleiter bei mir, keine Sie, sondern immer einen Er. Diese Fantasien hatte ich bereits als kleinerer Junge. Ich habe als diese zweite Person, meine eigene Begleitperson, immer mich selbst gesehen. Ich sah diese Fantasien in der Regel wie einen Film vor mir, bei welchem meine Begleitperson immer das tat, was ich selbst gern einmal tun möchte. Zuerst musste diese zweite Person mir selbst behilflich sein, dann war es aber immer die andere Person, welche eigentlich den Ton angab und alles fand. Ich fand nie etwas, da ich immer an zweiter Stelle ging. Mein Begleiter lief demnach vornweg, was er auch freiwillig tat. Bei meinen jetzigen Fantasien ist es ebenfalls so, dass es eigentlich meine Begleitperson ist, die diese Dinge in meinen Vorstellungen vollzieht, und diese Begleitperson bin ich selbst.

Diese Fantasien gingen noch über die Zeit in der Sprachheilschule hinaus. Nach drei Jahren, als ich also zehn Jahre alt war, musste ich die Sprachheilschule verlassen, da diese lediglich bis zur dritten Klasse unterrichtete. Hiernach musste ich für ein Dreivierteljahr zur Beobachtung in eine psychiatrische Klinik. Grund war mein ständiges Schuleschwänzen. Nach meiner Entlassung aus dieser Klinik bin ich wieder in die Schule gekommen, in welcher ich wie gehabt und ohne eine Besserung weiter die Schule schwänzte, wenn mir die Lust vergangen war.

Weder zu meinen Erziehern noch zu den anderen Heimkindern hatte ich eine gute Beziehung. Während dieser Zeit ist die Sexualität von sehr großer Bedeutung für mich gewesen, aber ich habe keine sexuellen Erfahrungen mit den Heimkindern gemacht. Ich habe mich ständig zurückgezogen und mich allein beschäftigt, auch wenn ich dort, bezüglich meiner Neigung zu Jungen, die Gelegenheit hatte, sehr viele Jungen auf einmal zu finden. Weil mich die anderen immer gehänselt haben, entwickelten sich Kontaktschwierigkeiten meinerseits gegenüber diesen Jungen. Daher habe ich sie einfach links liegen gelassen und bin meiner eigenen Wege gegangen. Außerdem hätte ich mit Sicherheit noch viel mehr Schwierigkeiten bekommen, als ich bis dahin schon hatte, wenn jemand herausbekommen hätte, dass ich mit den anderen Jungen sexuellen Kontakt habe oder Ähnliches. Das wollte ich auf jeden Fall vermeiden.

In diesem Erziehungsheim habe ich mich bereits drei- bis viermal am Tag und zusätzlich noch zwei- oder dreimal während der Nacht selbst befriedigt. Damals brauchte ich jedoch noch nicht so lange dafür, nur ungefähr 15 bis 20 Minuten, es ging eben schneller. Meist habe ich mich nicht in meinem Zimmer, sondern draußen in der freien Natur selbst befriedigt. Dazu bin ich in der Regel in ein Gebüsch gegangen. Nachts habe ich es unter meiner Bettdecke gemacht, aber erst, wenn meine fünf Zimmergenossen schliefen. Da ich mich bei dieser Tätigkeit nicht erwischen ließ oder eben sehr selten, haben es die anderen nicht bemerkt. Zwischendurch habe ich ungefähr eine Stunde benötigt, um mich wieder zu erholen. Da schon um 20.00 Uhr die Nachtruhe begann, war es möglich, im Höchstfall vier Stunden am Abend für Selbstbefriedigung und das folgende Erholen zu nutzen, ohne meinen Schlaf zu beeinträchtigen. Sexuell missbraucht wurde ich in diesem Kinderheim von niemandem. Auch vor dieser Zeit, also während meiner Kindheit, wurde ich von niemandem sexuell missbraucht.

Mit 17 Jahren habe ich das Heim verlassen. Schreiben und Lesen kann ich, das habe ich gelernt. Nachdem ich das Kinderheim verlassen hatte, habe ich eine Lehre als Schweinezüchter begonnen. Damals hat dieser Beruf noch eine Zukunft versprochen, heute nicht mehr. Diese Tätigkeit hat mir viel Spaß gemacht, da ich sehr tierlieb bin. Die Schweine haben jedoch in meinen sexuellen Fantasien keine Rolle gespielt. Ich habe in dieser Beziehung keine Neigung zu Tieren.

Während meiner Lehre habe ich einen Teilabschluss der 10. Klasse gemacht. Ich war über zehn Jahre als Schweinezüchter tätig. Freunde habe ich während dieser Zeit nicht gehabt, lediglich ein paar Saufkumpane. Mit diesen drei oder vier Leuten, mit denen ich bereits die Lehre gemacht hatte, habe ich manchmal zusammen Bier und Schnaps getrunken, meist fünf oder sechs Stunden. Das ist bereits eine große Veränderung in meinem Leben gewesen, da ich ja bisher allein für mich gelebt hatte. Diese Kumpels hatten aber nichts mit meiner Sexualität zu tun, obwohl ich in der Lehre meine ersten sexuellen Kontakte zu anderen männlichen Personen geknüpft habe. Wenn ich meine ›Spielchen‹ betrieben habe, bin ich allein gewesen und habe mich in dunkle Ecken zurückgezogen, wo mich niemand stören konnte.

Nach den zwölf Jahren, die ich in der Schweinezucht tätig war, musste ich meinen Job aufgeben. Morgens bin ich erst aus dem Bett gekommen, wenn ich meine Befriedigung hatte. Daher erschien ich oft sehr spät zur Arbeit, wo ich als Ausrede Verschlafen angab. Manchmal bin ich gar nicht zu meiner Arbeit erschienen, weil ich mich selbst befriedigen musste, sodass ich wegen Arbeitsbummelei gefeuert wurde. Meine Kraft hat hierbei keine Rolle gespielt, die hat mir noch zur Genüge zur Verfügung gestanden.

Nach dieser Tätigkeit als Schweinezüchter hat mich unsere Gemeinde als Gemeindearbeiter beschäftigt. Von der Gemeinde bin ich aus denselben Gründen entlassen worden wie damals in der Schweinezucht. Auch hier kam ich oftmals verspätet zur Arbeit oder auch gar nicht, da ich zu Hause andere Dinge zu tun hatte, nämlich ›das Spielen‹. Es war für mich wie ein Zwang bzw. eine Sucht. Während meiner Arbeitslosigkeit habe ich von Unterstützungen wie Arbeitslosengeld oder Arbeitslosenhilfe gelebt. Ich habe zusätzlich diese kleine Nebentätigkeit auf dem Sportplatzgelände angenommen, wo ich lediglich dreißig Mark verdient habe.«

Wie hat alles angefangen?

Wie Anton hatte auch Bernd schon in der Kindheit ungewöhnliche Fantasien. Diese Fantasien hätten bereits vor der Einschulung angefangen, so ungefähr mit sechs Jahren. Es waren Fantasien über Quälereien von anderen Menschen. Dann begann er, diese Fantasien zu provozieren, wie er sagte, als Gute-Nacht-Geschichten, um einschlafen zu können! Im Alter von zehn Jahren hat er bemerkt, dass sich während der Beschäftigung mit diesen Fantasien sein Penis »veränderte«, etwas größer wurde und »wie geschwollen«

aussah. Er hat angefangen, damit zu spielen. Dann provozierte oder produzierte er diese Fantasien selbst, um die »Veränderungen« an seinem Glied zu erleben, die für ihn angenehmer Natur waren. Die Beschäftigung mit den Fantasien führte zum ersten Mal im Alter von zwölf Jahren zu einem Samenerguss, was er mit großer Freude aufnahm. Seitdem sind diese Fantasien Motor und ständiger Begleiter seines Sexuallebens, vor allem beim Onanieren, was er seit der Pubertät bis heute exzessiv praktiziert.
Er erzählte:

»... Während der Selbstbefriedigung kommen mir solche Fantasien. Es ist mir dabei gleichgültig, ob ich in Gedanken Männer, Frauen oder Kinder vor mir habe. Der gewisse Unterschied zwischen Frauen und Männern macht meiner Meinung nach nicht viel aus. Ich sehe währenddessen auch keine bekannten Leute vor mir, sondern gesichtslose Personen in unbestimmten Positionen.

Unterschiede zwischen Kindern oder Erwachsenen mache ich auch nicht. Kinder, ob Mädchen oder Knaben, kommen genauso dran wie Erwachsene. Das Alter der Kinder spielt keine Rolle, es können auch Babys bzw. Säuglinge sein, egal welchen Monats. Hinterher kommen sie ohnehin alle in die Bratpfanne. Bevor ich die Kinder brate, nehme ich sie aus. Hinterher kommen sie in einem Stück in die Bratpfanne. Ich gehe davon aus, dass es noch kleine Kinder sind, für welche ich nur eine kleine Pfanne benötige. Ich esse das menschliche Fleisch, umsonst kommen ja die Personen nicht in die Bratpfanne. Bei Erwachsenen verwende ich nur deren Zunge und die Geschlechtsteile zum Braten, die restlichen Körperteile kommen weg. Es kommt mir nämlich vor, als seien Zunge und Geschlechtsteile das zarteste Fleisch. Von den Frauen nehme ich nur die Scheide, von innen verwende ich nichts ...

Ich habe schon einmal probiert, ein Stückchen meiner eigenen Haut zu essen. Was ich noch für erwähnenswert halte, ist, dass ich meinen eigenen Samenerguss leckend zu mir nehme, also esse ...

In diesen Fantasien während meiner Heimzeit hat die zweite Person einen König eines anderen Planeten dargestellt, welcher auf die Erde gekommen ist, um Menschen zu fangen und mitzunehmen. Zum Schlachten und Fressen. Es sind dabei keine fremden Außerirdischen auf die Erde gekommen, sondern die zweite Person, die

Begleitperson meiner Fantasien, ist deutlich dieser Außerirdische gewesen, der die Menschen der Erde gefangen hat. Auch er machte keinen Unterschied zwischen Männern und Frauen, er hat alle gefangen und sie dann als Nahrungsmittel verwendet. Bei diesen Fantasien, die ich also schon damals gesehen habe, habe ich onanieren können. Nach dem Samenerguss ist die Geschichte zu Ende gewesen, meine Fantasien verschwanden.

Heute ist diese Art der Fantasien noch immer so stark wie damals. Ich habe alles in Farbe vor mir, natürlich auch das Blut. Was mir aufgefallen ist, ist, dass bei diesen Fantasie-Personen keine normalen Gesichtspartien, sondern nur Mundpartien vorhanden sind. Der obere Teil des Gesichtes ist nicht zu sehen. Sonst sind alle Glieder komplett, der Körper ist vorhanden und auch der Kopf. Ebenfalls habe ich eine Andeutung der Augen erkennen können, aber es ist kein deutliches oder klares Bild. Ich nehme immer nur wahr, dass sie ihren Mund aufreißen und schreien. Einen Ton kann ich nicht registrieren. Die Schreie kann ich also nicht hören, ich sehe sie lediglich. Meistens stehen sie direkt vor mir oder um mich herum, aber niemals hinter mir.

Die Fantasie-Personen unterhalten sich hierbei nicht direkt, sondern ich sehe die Bilder vor mir und spreche selbst flüsternd dazu. Da ich sie nicht höre, vermute ich, über was sie sich unterhalten. Dabei verstelle ich meine Stimme, wenn ich für die anderen Personen spreche, die lediglich die Lippen bewegen sollen. Ihre Körper sind meistens nackt. Dabei sehe ich ihre Körper grundsätzlich von vorn.«

Zuletzt brauchte Bernd seine Fantasien auch, um während des sexuellen Verkehrs mit seinen homosexuellen Partnern Befriedigung zu finden. Ohne die Fantasien ging es nicht mehr. Während des sexuellen Aktes stellte er sich vor, dass er seinen Partner zerstückelt, das Fleisch gebraten und gegessen hat. Nie hat er aber mit ihm darüber gesprochen. Den Partner hat er nicht eingeweiht.

Bis das Opfer in den Fluten von Bernds Fantasien verschwand.

VON SCHULD UND UNSCHULD

DAS PRINZIP DER SCHULDFÄHIGKEIT
DAS PROBLEM DER SCHULDUNFÄHIGKEIT

Wie Sie sehen, ist Bernd ganz anders als Anton und ihm trotzdem so ähnlich. Sexuelle Perversion ist eingebettet in die Gesamtpersönlichkeit eines Menschen, die trotz aller Typologien ihre Individualität wahrt. Sie wird durch Familie, soziales Umfeld und Bildung mitgeprägt. Die Perversion selbst, das Erleben der Perversion sowie der Umgang mit ihr sind in dieses Gefüge eingebettet. Anton wirkt zerquetscht und gebeugt von der Last seiner Erlebnisse, seiner Fantasien, seines Andersseins. Bernd wirkt nicht so. Er wirkt oberflächlich, als ob er überhaupt nicht darunter leide.
Ist das so? Oder kann er das nicht äußern? Kann er vielleicht nicht mitteilen, was ihn quält? Ist die Erschütterung bei ihm tief unter einer täuschenden Oberfläche, ist es ihm nicht gegeben, sie äußern zu können?
Bernd ist anders als Anton, aber es gibt eine ähnliche tief greifende Problematik der Persönlichkeit, des Gefühlslebens, der Kontaktfähigkeit, eine sehr ähnliche zerstörerische Dynamik. Wie stark wirkt diese Dynamik, die andere zerstört hat, auf die eigene Person? Setzt sie den eigenen Willen außer Kraft? Macht sie den Menschen zum Spielzeug ungebundener animalischer Kräfte? Macht sie den Menschen zur Marionette? Macht sie ihn schuldunfähig? War Bernd schuldunfähig?

Was heißt schuldunfähig?

»Wenn man ohne Schuld handelt«, lautet die Antwort des Gesetzes. Paragraf 20 des Deutschen Strafgesetzbuches sagt Folgendes: »Ohne Schuld handelt, wer bei Begehung der Tat wegen einer krankhaften seelischen Störung, wegen einer tief greifenden Bewusstseinsstörung oder wegen Schwachsinns oder einer schweren anderen seelischen Abartigkeit unfähig ist, das Unrecht der Tat einzusehen oder nach dieser Einsicht zu handeln.«

Das Gesetz kennt auch die verminderte Schuldfähigkeit. In Paragraf 21 des Deutschen Strafgesetzbuches heißt es: »Ist die Fähigkeit des Täters, das Unrecht der Tat einzusehen oder nach dieser Einsicht zu handeln, aus einem der in Paragraf 20 bezeichneten Gründe bei Begehung der Tat erheblich vermindert, so kann die Strafe nach Paragraf 49 Absatz 1 gemildert werden.«

Zunächst zu der nicht so einfachen Formulierung »Ohne Schuld handelt«: Was Schuld ist, beschäftigt die Menschheit seit Beginn ihrer Geschichte. Religionen und Philosophien, Rechtswissenschaft und Soziologie, Medizin und Psychologie befassen sich damit. Viel wurde darüber weltweit geschrieben, auch im Zusammenhang mit der Strafrechtsreform in Deutschland zu Beginn der 70er-Jahre. Es scheint eine endlose Diskussion zu sein. Die rechtswissenschaftlichen Argumente hat unter anderem der Göttinger Juraprofessor Hans-Ludwig Schreiber hervorragend zusammengefasst. Von der psychiatrischen Seite hat sich z.B. der Heidelberger Psychiatrie-Professor Werner Janzarik, einer der bekanntesten Vertreter der theoretischen Psychopathologie, damit beschäftigt.

Ich werde versuchen, den »Streit um die Schuld« für Sie verständlich darzustellen. Ich stütze mich dabei vor allem auf Fachbeiträge der genannten Fachleute. Sie sagen:

Der »Streit um die Schuld« ist umfassend, hochdifferenziert. Werner Janzarik macht darauf aufmerksam, dass die theoretische Diskussion vor einem philosophischen Hintergrund ein hohes Niveau erreicht hat. Im erfahrungswissenschaftlichen Bereich jedoch, das heißt in der Praxis, gibt es immer noch große Lücken. Viele Begriffe im Gesetz, wie etwa »Einsicht«, »Irrtum«, »Handeln«, »Tun«, »Unterlassen«, haben einen psychologischen Kern. Die Prüfung der Fähigkeit eines Menschen zu Einsicht oder zu steuerbarem Handeln wird deswegen auch der Psychiatrie und Psychologie überlassen. Die psychiatrischen und psychologischen Diagnosen sind aber einem Wandel unterworfen, sodass die Auseinandersetzung um die »richtige Diagnostik« kein Ende findet. Mit anderen Worten: Was heute richtig ist, kann morgen falsch sein. Was heute so ist, kann morgen anders werden. Damit ist auch die Frage der

Schuldfähigkeit vom Wandel der Gesellschaft, vom Wandel der Wissenschaft betroffen.

Das Prinzip der Schuld bildet die Basis unseres Strafrechts. »Keine Strafe ohne Schuld«, verlangt das Bundesverfassungsgericht. Strafe darf nur verhängt werden, wenn dem Täter sein Tun vorzuwerfen ist. Das heißt auch: Wenn er für sein Tun »nichts kann«, wäre seine Bestrafung ein Unrecht.

Wie hat Anton mir damals gesagt? »... Ich weiß, ich bin eine Bestie ..., aber was kann ich dafür?«

»Was kann ich dafür?« Das ist die Frage, die den forensischen Psychiater in diesen Fällen beschäftigt und die das Gericht von ihm beantwortet haben will. Es ist auch die Frage, die die Gesellschaft sich selbst stellt und worauf sie Antworten sucht. Eine Frage, die nicht immer leicht zu beantworten ist.

Von juristischer Seite wird betont, dass die Strafrechtsreform ausdrücklich am Schuldprinzip festhält als Bekenntnis zur Würde des Menschen als verantwortliche Person. Das Schuldprinzip ist die Grenze des staatlichen Strafrechts, insbesondere im Unterschied zum nationalsozialistischen Staat, der das Strafrecht zum Instrument unmenschlicher Abschreckungs- und Ausgrenzungsmaßnahmen gemacht hatte, so Hans-Ludwig Schreiber. Bedenken wir: Opfer des nationalsozialistischen Staates waren nicht nur Juden, Sinti und Roma, Kommunisten und Sozialisten, Widerstandskämpfer und Freiheitskämpfer, sondern auch Homosexuelle, psychisch gestörte Menschen und Behinderte.

Das Schuldprinzip ist aber nicht unumstritten. Kritiker meinen, das Schuldprinzip diene gesellschaftlichen Beruhigungsinteressen und Stabilisierungstendenzen. Es behindere die Einsicht in die sozialen Entstehungsgründe eines Verbrechens. Das Schuldprinzip isoliere die Straftat vom sozialen Zusammenhang ihrer Entstehung und vom Täter, sie isoliere gleichermaßen das Gericht vom Angeklagten und die Öffentlichkeit von Abweichlern. Trotzdem bleibt »Ohne Schuld keine Strafe« ein fundamentaler Grundsatz unseres Strafrechts und Grundstein einer freien demokratischen Gesellschaft.

Der Streit um die Schuld erschwert manchmal auch die Zusammenarbeit zwischen Richter und Psychiater, wenn es um die Klärung der Frage geht, was unter Schuld und Schuldfähigkeit verstanden werden soll. Der Bundesgerichtshof sieht die inneren Gründe des Schuldvorwurfs darin, dass der Mensch zu freier, verantwortlicher und sittlicher Selbstbestimmung fähig ist und sich deshalb für das Recht und gegen das Unrecht entscheiden kann. Dies kann er jedoch erst, wenn er die sittliche Reife erlangt hat. Wichtig für unser Thema ist: Nur soweit die Anlage zu freier, sittlicher Selbstbestimmung nicht durch krankhafte Vorgänge gelähmt oder auf Dauer zerstört ist, hat man diese Fähigkeit, die angesprochene »Reife«. Das setzt also voraus, dass der Täter aufgrund eigener Entscheidung auch anders hätte handeln können, als er gehandelt hat. Dass er die Freiheit hatte, anders zu entscheiden und anders zu handeln, als er zum Tatzeitpunkt gehandelt hat. Damit ist die Freiheitsfrage von zentraler Bedeutung.

Die schon theoretisch unlösbare Frage der Freiheit der Entscheidung sollen jetzt der forensische Psychiater und der Richter praktisch für einen einzelnen Täter rückblickend beantworten! Und zwar für die ganz konkrete Situation, für die ganz konkrete Tat. So viele Faktoren aber spielen dabei eine Rolle, etwa die psychische Verfassung des Täters, seine Absichten, seine Ziele, seine moralischen Vorstellungen, seine Lebenserfahrungen, seine Reaktionsmuster, seine Intelligenz, seine körperliche und psychische Gesundheit. Wurde er durch eine schwere psychische Störung zu der Tat getrieben beziehungsweise konnte er dadurch nicht daran gehindert werden? Hat er Alkohol oder Medikamente zu sich genommen? Kannte er das Opfer? War da möglicherweise eine Provokation, eine Eskalation der Situation mit Gefühlen der Bedrohung, Angst vor Konsequenzen usw. usw.

Die Bürde, die dem Psychiater und dem Gericht damit aufgeladen wird, ist erkannt. Doch wie löst man das Problem?

Mit einem Kompromiss! Er liegt im »pragmatischen sozialen Schuldbegriff«. Der besagt: Normabweichendes Verhalten – gesetzverletzendes Verhalten – macht schuldig! Voraussetzung aber ist ein »Dafür-Können«, dass ein »Anders-handeln-Können« überhaupt möglich ist. Dieses »Anders-handeln-Können« wird nach bestimmten Merkmalen beurteilt – nach pragmatisch orientierten Entscheidungsrichtlinien und allgemeingültigen wissenschaftlichen

Erfahrungen. Diese Merkmale sind – mit vielen Für und Wider – die vier Merkmale, die im Paragrafen 20 des Strafgesetzbuches (StGB) genannt werden:

»Ohne Schuld handelt, wer bei Begehung der Tat
a) wegen einer krankhaften seelischen Störung,
b) wegen einer tief greifenden Bewusstseinsstörung oder
c) wegen Schwachsinns oder
d) einer schweren anderen seelischen Abartigkeit
unfähig ist, das Unrecht der Tat einzusehen oder nach dieser Einsicht zu handeln.«

Der Psychiater hat also die Aufgabe, für das Gericht zu klären, ob die Einsichts- und/oder Steuerungsfähigkeit des Angeklagten zum Zeitpunkt der Straftat entweder voll aufgehoben oder erheblich vermindert war. Auch wenn die Merkmale des Gesetzes zutreffen und sie das Tun und Lassen des Täters bestimmten – determinierten, wie es in der Fachsprache heißt – entscheidet nie der Psychiater, ob jemand schuldfähig ist oder nicht! Das entscheidet ausschließlich das Gericht!

Es ist falsch, wenn man in der Presse liest, dass »der Psychiater den Täter als schuldunfähig bezeichnet hat«. Das kann allein der Richter, der Psychiater kann nur eine Empfehlung aussprechen, die auf sachverständigen Feststellungen basiert. Eine Empfehlung, die allerdings nicht unbedeutend, nicht ohne Weiteres zu ignorieren ist. Die Empfehlung des Psychiaters stützt sich auf die Feststellung oder das Nichtfeststellen von psychischen Störungen zum Tatzeitpunkt, die entweder die Einsichtsfähigkeit eines Menschen in das Unrecht seiner Tat oder seine Fähigkeit, sein Tun und Lassen zu steuern, beeinträchtigen können. Der Psychiater muss seine Feststellungen gegenüber dem Gericht und allen Prozessbeteiligten in nachvollziehbarer Weise begründen können.

Er muss dafür allgemeingültige wissenschaftliche Kriterien anwenden. Die Methoden des Psychiaters müssen überprüfbar sein. Er muss erläutern, wie er zu der Diagnose gekommen ist. Trotz der Individualität jedes Falles, trotz der Besonderheiten, die ein Individuum kennzeichnen, müssen die diagnostischen Kriterien verständlich und nachvollziehbar sein. Diagnostische Kriterien in der gerichtlichen Praxis werden häufig als pauschalisierend, verallgemeinernd kritisiert. Aber sie sind notwendig. Ohne sie wäre der Schritt zur »Privatdiagnose« nicht weit, der Willkür Tür und Tor geöffnet, mit allen möglichen Konsequenzen.

Der Psychiater muss kontrollierbar bleiben, weil er viel Macht besitzt und viel Macht ausüben kann. Deswegen ist es im Sinne der Allgemeinheit, im Sinne der freien Gesellschaft und im Sinne der Freiheit jedes einzelnen Menschen, dass sein Handeln überprüfbar bleibt.

Die Diagnose ist aber nur der erste Schritt. Sie reicht nicht zur Beurteilung aus, ob ein Mensch bei der Begehung seiner rechtswidrigen Tat schuldunfähig bzw. vermindert schuldfähig war oder nicht. Es erübrigt sich zu sagen, dass man nicht beurteilt, ob jemand generell schuldfähig oder schuldunfähig ist. Es wird lediglich die Schuldfähigkeit oder Schuldunfähigkeit eines Menschen in Bezug auf eine bestimmte Tat beurteilt.

Man vergleicht die Beurteilung der Schuldfähigkeit eines Menschen mit einem zweistöckigen Gebäude: Das erste Stockwerk stellt die Diagnose dar, man nennt es die »psychische« Ebene oder auch die »biologische« Ebene. Ich nenne sie »deskriptiv-phänomenologische« Ebene, das heißt »Beschreibungsebene«. Das präjudiziert keine psychologische oder biologische Verursachung der Störung. Es beschreibt lediglich, welche krankhaften psychischen Veränderungen stattgefunden haben. So wird eine Präjudizierung vermieden und eine kausale Neutralität bewahrt. Ob die diagnostizierte psychische Störung mit der aktuellen rechtswidrigen Tat in Verbindung zu bringen ist oder nicht, muss noch geklärt werden. Ein und derselbe psychisch gestörte Mensch kann für eine bestimmte Tat voll schuldunfähig und für eine andere voll schuldfähig sein.

Für die Beurteilung der Schuldfähigkeit benötigt man also ein zweites Stockwerk, die sogenannte »normative Ebene«. Das heißt, dass man beurteilen muss, ob die rechtswidrige Tat eines Menschen durch den ersten Stock des Gebäudes getragen wird, ob also die diagnostizierte Störung die rechtswidrige Tat bestimmt. Die Verbindung der zwei Stufen miteinander ist in der Regel der schwierigste Teil der ganzen Beurteilung. Die »deskriptiv-phänomenologische« Ebene, wie sie oben beschrieben worden ist, wird nur selten vom Gericht angezweifelt. Die zweite Ebene jedoch und ihre Verbindung zur ersten Ebene wird vom Gericht – zu Recht – häufig kritisch hinterfragt. Darauf liegt auch der Schwerpunkt der Diskussionen vor Gericht. Ein Grund mehr, warum die psychiatrische Beurteilung sehr überzeugend und transparent dargestellt werden muss.

Was kann die Schuldfähigkeit eines Menschen beeinträchtigen?

In der Öffentlichkeit entsteht manchmal der Eindruck, dass die Gerichte sehr großzügig mit der Anerkennung von Schuldunfähigkeit oder verminderter Schuldfähigkeit sind. Dieser Eindruck entsteht wahrscheinlich, weil viele dieser Fälle spektakulär sind. Totschlag, Mord oder Sexualdelikte sind Straftaten, auf die die breite Öffentlichkeit neugierig ist. Eben dies sind häufig die Fälle, wo man die Frage der Beeinträchtigung der Schuldfähigkeit untersuchen und diskutieren muss. Aber der allgemeine Eindruck täuscht. Die Fälle, bei denen das Gericht Schuldunfähigkeit anerkennt, betreffen eine verschwindend geringe Minderheit von Straftätern, ca. 0,1 Prozent. Auch die verminderte Schuldfähigkeit wird selten anerkannt: Es sind ca. 2,5 Prozent der Straftäter in den letzten Jahren. Eine kleine Minderheit, die jedoch häufig Furore macht und im Zentrum des öffentlichen Interesses steht.

Wenn das Gesetz also sagt: »Ohne Schuld handelt, wer bei Begehung der Tat wegen einer krankhaften seelischen Störung, wegen einer tief greifenden Bewusstseinsstörung oder wegen Schwachsinns oder einer schweren anderen seelischen Abartigkeit unfähig ist, das Unrecht der Tat einzusehen oder nach dieser Einsicht zu handeln«, heißt das, dass der Psychiater das erste Stockwerk der Schuldfähigkeit auf alle vier im Gesetz genannten Merkmale prüfen muss:

a) die krankhafte seelische Störung,
b) die tief greifende Bewusstseinsstörung,
c) der Schwachsinn und
d) die schwere andere seelische Abartigkeit.

Was versteht man darunter? Was haben Menschen, die das betrifft? Wie leben, wie denken sie, wie erleben sie, wie leiden sie, wie handeln sie? Erklärungen darüber machen den Weg verständlicher, den wir zusammen gehen.

Die »krankhafte seelische Störung«

In der Praxis werden unter »krankhaften seelischen Störungen« die sogenannten endogenen Psychosen und die körperlich begründbaren psychischen Störungen verstanden. Ich werde wieder einige psychiatrische Begriffe erläutern und wichtige Kriterien nennen, um das Handwerk des Psychiaters verständlich zu machen. Psychosen werden in der Regel schwere psychische Störungen genannt, die das Erleben, den Willen, die Gefühle, das Denken und den Antrieb eines Menschen vorübergehend oder dauerhaft beeinträchtigen und verändern.

Als »endogen« (vom Griechischen – »von innen entstanden«) bezeichnen wir Störungen, deren Ursache wir zwar nicht genau kennen, jedoch aufgrund des heutigen Wissensstandes annehmen, dass wir eine biologische Störung vermuten dürfen. Viele diagnostische Systeme verwenden die Bezeichnung »endogen« nicht mehr, weil sie die Diskussion über die mögliche Entstehung der Störung vermeiden wollen. Aber für unsere Erzählung ist der alte Begriff »endogen« nicht problematisch. Unter der Bezeichnung »endogene Psychosen« werden die sogenannten Schizophrenien, die Manien, die krankhaften Depressionen, die schizoaffektiven und die sogenannten atypischen Psychosen, aber auch psychoseähnliche Zustände, wie etwa bestimmte Formen von Wahnsyndromen, zusammengefasst.

Zuerst die Schizophrenie: Der Name Schizophrenie kommt aus dem Griechischen, schizo = spalten und phrenon = Verstand, also »gespaltener Verstand«. Ihr Namensgeber, der Schweizer Psychiater Eugen Bleuler, nannte sie zu Beginn des vorigen Jahrhunderts so, weil er ausdrücken wollte, dass die Menschen, die an so etwas erkranken, zwischen Realität und Irrealität nicht unterscheiden können und unter der »Spaltung« von verschiedenen psychischen Funktionen leiden.

Die Diagnose »Schizophrenie« stellt der Psychiater anhand bestimmter Kriterien, bestimmter Symptome. Die wichtigsten davon sind die sogenannten »produktiven« oder »positiven« Symptome. Sie heißen so im Unterschied zu den negativen und sind im normalen psychischen Leben nicht anzutreffen. Sie werden lediglich in bestimmten krankhaften Situationen »produziert«. Solche Phänomene sind Wahn, Halluzinationen und Ich-Erlebnis-Störungen.
Als Wahn wird die unkorrigierbare Überzeugung über oder von etwas bezeichnet. Der Wahn kann die verschiedensten Formen annehmen, wie etwa Verfolgungswahn, Vergiftungswahn, Beobachtungswahn, Größenwahn, Schuldwahn. Der Inhalt gibt den Namen. Derjenige, der Wahnvorstellungen hat, ist absolut überzeugt von der Realität ihres Inhaltes, egal wie absurd er erscheinen mag. Jemand will ihn mit absoluter Sicherheit vergiften oder umbringen, verfolgt oder beobachtet ihn. Nichts und niemand kann den Wahnkranken vom Gegenteil überzeugen. Dies ist wichtig zu wissen, auch für die Gerichte.
Schizophrene Menschen leiden häufig an Halluzinationen. Halluzinationen sind Wahrnehmungen, die ein Mensch ohne entsprechende Sinnesreize hat. Er hört z. B. Stimmen, ohne dass jemand gesprochen hat. Oder er sieht etwas, ohne dass tatsächlich etwas da ist. Oder er riecht, schmeckt oder spürt etwas, ohne dass ein entsprechender auslösender Reiz vorhanden ist. Für die Diagnose »Schizophrenie« sind die sogenannten akustischen Halluzinationen von Bedeutung, und zwar, wenn sie in der Form von Rede und Gegenrede auftreten. Ebenfalls wichtig sind die sogenannten imperativen Halluzinationen, also die Befehlshalluzinationen. Sie sind bei der Schizophrenie häufig und spielen gerade bei der Beurteilung der Schuldfähigkeit eines Menschen eine wesentliche Rolle: Manchmal besitzen sie so eine Macht über einen Menschen, dass er alles tut, was die Halluzinationen befehlen: »Bring dich um«, »Bring die anderen um« (was aber erfreulicherweise sehr selten ist), und der Mensch tut es!
Auch wichtig für die Diagnose der Schizophrenie sind die sogenannten Ich-Erlebnis-Störungen. Darunter werden Symptome verstanden, die die Grenzen des eigenen Ichs scheinbar auflösen. Das heißt, dass der Mensch in seinen eigenen Grenzen nicht ge-

schützt ist. Einige erklärende Beispiele: Man ist überzeugt, dass die eigenen Gedanken nicht mehr die eigenen Gedanken sind, sondern manipuliert werden; sie werden von draußen gelenkt, abgezapft, ausgebreitet, entzogen. Man spricht von Gedankenentzug, Gedankeneingebung, Gedankenausbreitung. Ebenso können die eigenen Gefühle oder der eigene Körper als von außen manipuliert erlebt werden. Diese Störungen haben immer den Charakter des Gemachten. Von draußen gemacht, von anderen gemacht.

Wenn schizophrene Menschen rechtswidrige Taten begehen, dann in der Regel unter dem Einfluss der Symptome, die ich schon genannt habe. Vor allem unter dem Einfluss von Wahnphänomenen und Halluzinationen. Jedoch muss noch einmal betont werden: Schizophrenie ist zwar ein Risiko für gewalttätiges Verhalten, aber nicht mehr schizophrene als gesunde Menschen werden gewalttätig!

Nicht nur die Merkmale, die ich vorhin beschrieben habe, lassen eine Schizophrenie vermuten, sondern auch viele andere. Die Diagnose »Schizophrenie« kann auch gestellt werden – allerdings unter viel größeren Schwierigkeiten und Vorbehalten – wenn nur die sogenannten »negativen« bzw. »aproduktiven« Symptome vorhanden sind. Diese werden so genannt, weil sie als Defizit oder Minderung von normalen psychischen Funktionen erscheinen: Darunter versteht man etwa Veränderungen des Denkens im Sinne von Zerfahrenheit, von Sperrung der Gedanken, großen Konzentrationsschwierigkeiten, sozialem Rückzug, schweren Veränderungen der Affekte, des Antriebes, des Verhaltens, der allgemeinen Leistungsfähigkeit sowie weitere Defizite und Störungen. Wie leicht zu erkennen ist, sind diese Symptome sehr unspezifisch. Sie können in normalen und auch schwer krankhaften Zuständen auftreten. Einzeln haben diese Symptome kaum eine diagnostische Bedeutung. Sie müssen in bestimmten Gruppierungen auftreten, damit die Diagnose »Schizophrenie« auf sie gestützt werden kann.

Schizophrene Menschen, die nur negative Symptome haben, sind in der Regel viel weniger gefährdet, aufgrund ihrer Erkrankung eine rechtswidrige Tat zu begehen, als jene mit sogenannten produktiven Symptomen. Wenn Halluzinationen befehlen, wenn wahnhafte Überzeugungen von einer Gefahr zur vermeintlichen »Notwehr«

zwingen ..., dann handelt der Mensch, dann setzt er sich zur Wehr. Auf Gesunde wirkt dies wie Einbildung, für den Kranken ist alles Realität.

Sexuell motivierte Delikte werden von schizophrenen Patienten selten begangen, wie wir später sehen werden.

Zu den schweren krankhaften seelischen Störungen gehört auch die schwere krankhafte Depression. Man nennt sie noch »endogene Depression«. Die Amerikaner nennen sie »major depression« – also »große Depression«, obwohl sie damit auch andere depressive Zustände bezeichnen. Die sogenannte »endogene Depression« ist eine schwere krankhafte traurige Verstimmung mit Lustlosigkeit, Freudlosigkeit, Antriebslosigkeit, Initiativlosigkeit, Appetitlosigkeit, Schuldgefühlen oder gar Schuldwahn, und auch Suizidalität.

Menschen mit einer schweren Depression sind in der Regel selbst gefährdet durch Suizidhandlungen, gefährden jedoch selten Fremde. Es gibt allerdings eine Ausnahme bei suizidgefährdeten depressiven Patienten. Das ist der »erweiterte Suizid«. Von erweitertem Suizid sprechen wir, wenn ein Mensch die Entscheidung trifft, sich selbst umzubringen und gleichzeitig jemand anders, in der Regel eine geliebte Person, mitzunehmen. Der depressive Mensch will die geliebte Person nicht alleine auf der vermeintlich schlechten, dunklen Welt der Traurigkeit zurücklassen.

Mit Ausnahme des erweiterten Suizids, der erfreulicherweise sehr selten ist, sind schwer depressive Menschen, wie gesagt, nicht gewalttätig. Sexualmotivierte Gewaltakte sind aufgrund der depressiven Erkrankung ausgeschlossen.

Eine weitere Form »endogener« Psychosen ist die sogenannte Manie. Die Manie ist relativ leicht zu diagnostizieren. Sie ist das Gegenstück zur Depression. Patienten, die an einer Manie leiden, zeigen eine gehobene Stimmungslage, die entweder euphorisch oder gereizt sein kann. Darüber hinaus zeigen sie eine Beschleunigung des Denkens, sodass man von »Ideenflucht« spricht. Sie sprechen ununterbrochen und schnell, sodass der Zuhörer Schwierigkeiten hat mitzukommen, man spricht in diesem Zusammenhang von »Redefluss«. Diese Patienten zeigen viele Aktivitäten, die jedoch unkoordiniert sind und deswegen auch kaum zu einem Ziel führen.

Sie geben in der Regel sinnlos große Geldbeträge aus, sie schließen Verträge ab ohne entsprechenden Hintergrund oder ohne Berücksichtigung der Konsequenzen. Sie kaufen Sachen, auch teure, wie etwa kostspielige Autos, ohne die entsprechenden Mittel zu besitzen. Sie sind überzeugt davon, dass sie das Geld haben, machen leichtsinnig Schulden und nehmen Kredite auf. Manische Menschen zeigen Enthemmung im sozialen Umgang, auch im Sexualbereich. Das Schlafbedürfnis ist sehr vermindert, das heißt, sie schlafen drei oder höchstens vier Stunden in der Nacht, ohne eine Beeinträchtigung zu spüren. Am nächsten Morgen sind sie wieder fit und überaktiv. Das Selbstwertgefühl ist unangemessen gestiegen und kann bis zum sogenannten Größenwahn reichen.

Manische Patienten beschäftigen unter Umständen die Gerichte, jedoch selten wegen der mit ihrer Gereiztheit verbundenen Gefahr der Körperverletzung; auch kaum wegen der Enthemmung und der damit verbundenen Gefahr, die sexuelle Selbstbestimmung anderer Menschen zu verletzen. Häufig stehen sie jedoch in finanziellen Angelegenheiten, also wegen ihrer Schulden, vor Gericht.

Die sogenannten »schizoaffektiven Psychosen« zeigen eine Mischung von Symptomen, die die Schizophrenie charakterisieren, und von Symptomen, die entweder zu der Depression oder zu der Manie gehören. Schizoaffektive Patienten können die Gerichte beschäftigen wie ein schizophrener, ein depressiver oder ein manischer Patient. Auch Patienten mit einer der vielen Formen sogenannter atypischer Psychosen gehören in diese Gruppe. Es gibt viele davon mit verschiedenen Bezeichnungen. Deren Darstellung ist an dieser Stelle nicht angebracht.

Die sogenannten »akuten vorübergehenden Psychosen« sind Psychosen, die so ähnlich wie die Schizophrenie aussehen, aber eine dramatische und turbulente Symptomatik aufweisen. Sie dauern jedoch nur kurz, in der Regel nur wenige Tage, und hinterlassen kaum Restsymptome, obwohl es möglich ist, dass sie häufig wieder auftreten.

Als »psychoseähnliche Zustände« werden vor allem verschiedene Wahnsyndrome, auch paranoide Syndrome genannt, bezeichnet. Es sind in der Regel lang andauernde, sogenannte »monothematische« Syndrome, also solche mit nur einer Form von Wahn. Man spricht von Eifersuchtswahn (unangemessene, unkorrigierbare Eifersucht), von Liebeswahn (nicht begründbare Überzeugung, von jemandem – in der Regel einem höherstehenden Menschen – geliebt zu werden), Querulantenwahn (unangemessene Überzeugung und kämpferische Einstellung für vermeintliche Rechte oder gegen vermeintliche Verletzung eigener Rechte) u. a. Diese und andere seltene Formen von Wahnsyndromen können mit den damit verbundenen aggressiven Elementen die Gerichte beschäftigen. In Abhängigkeit von dem Inhalt und der Intensität des Eifersuchts-, des Liebes- oder des Querulantenwahns kann es zu gewalttätigen Handlungen gegen Personen kommen, die im Wahnsystem eingeschlossen sind.

Die sogenannten »exogenen Psychosen« oder auch »organischen Psychosen« sind Störungen, die auf eine körperliche Erkrankung oder auf eine andere bekannte Ursache, wie etwa eine Vergiftung (z. B. Alkoholvergiftung) oder auf eine Gehirnerkrankung zurückzuführen sind. Der Begriff »exogen« (aus dem Griechischen = von außen verursacht), der in der internationalen Literatur nicht mehr gebräuchlich ist, wird häufig missverstanden. So auch von Medizinstudenten, die meinen, exogene Psychosen würden durch die soziale Umgebung hervorgerufen. Das ist falsch. Das bezeichnen wir als »reaktiv«. Eine »reaktive Depression« ist eine Depression, die als Reaktion auf eine Enttäuschung, eine Niederlage oder einen Verlust zurückzuführen ist. Eine »exogene« oder, wie sie meistens bezeichnet wird, »organische Depression« dagegen ist eine Depression, die auf bestimmte körperliche Erkrankungen, bestimmte Medikamente oder bestimmte andere Substanzen zurückzuführen ist.

Diese körperlich verursachten psychischen Störungen erscheinen in vielen Formen. Sie können einer Schizophrenie ähneln oder einer Depression oder einem psychoseähnlichen Zustand. Wenn sie akut sind, weisen sie in der Regel eine Bewusstseinstrübung als Hauptsymptom auf. Sind sie chronisch, dann sind sie vorwiegend durch Störungen des Gedächtnisses, der Kritikfähigkeit, des Urteilsvermögens, der Einsichtsfähigkeit, also der intellektuellen Funktionen, charakterisiert, auch durch Störungen der Affektivität, des Antriebes, der Fähigkeit, Impulse zu kontrollieren u. Ä.

Um eine organische psychische Störung feststellen zu können, braucht der Psychiater nicht nur die Psychopathologie, also die

Erfassung von Symptomen und Phänomenen, sondern auch die Hilfe von apparativen Methoden, wie etwa das Elektroencephalogramm (Ableitung der Hirnströme), Röntgenaufnahmen, vor allem des Schädels, und die Computertomografie des Gehirns (Röntgen-Schicht-Aufnahme) oder weitere Untersuchungen.
Mit organischen oder exogenen Störungen, vor allem, wenn sie alkoholbedingt sind, haben die Gerichte sehr häufig zu tun, vorwiegend im Rahmen von Gewalttätigkeiten. Viele Sexualstraftaten – Vergewaltigung, Kindesmissbrauch, sexuelle Nötigung, Exhibitionismus – werden unter der Wirkung von Alkohol begangen.

Die »tief greifende Bewusstseinsstörung«

Das zweite gesetzlich festgehaltene Merkmal, das eine Schuldunfähigkeit begründen kann, ist die tief greifende Bewusstseinsstörung. Diese Bezeichnung ist sehr umstritten, weil das Gesetz über den medizinischen Begriff der Bewusstseinsstörung hinausgeht. Die Bewusstseinsstörung ist in der Regel ein organisches Phänomen, das auf akute körperliche Erkrankungen oder Vergiftungen – sogenannte Intoxikationen – zurückzuführen ist. Man spricht von organisch – oder im zweiten Fall – von toxisch bedingter Bewusstseinstrübung.
Die wichtigsten Merkmale der Bewusstseinsstörung sind die Minderung bzw. der Verlust der Fähigkeit, die Umwelt bewusst wahrzunehmen, sowie Veränderungen des Erinnerungsvermögens. Das Spektrum reicht von der vollständigen Erinnerungslosigkeit über die schwere Erinnerungsschwäche bis zur pathologischen Verfälschung des Gedächtnisses, die vorwiegend auf Umwelt-Verkennungen basiert.
Solche Zustände können aber auch aus psychologischen Gründen entstehen, z. B. durch heftige Affekte. Hier spricht man von den sogenannten Affektdelikten. In unserem kürzlich erschienenen Buch »Affekttaten und Impulstaten« haben wir Affekttaten definiert als impulsiv-aggressive Handlungen, begangen im Zustand hoch gespannter Affektregung, gerichtet an einen relevanten anderen und gekennzeichnet durch eine spezifische Vorgeschichte der Tat, abgeleitet aus der Täter-Opfer-Beziehung. Da starke Af-

fekte oder andere psychische Faktoren die Bewusstseinslage nur kurzzeitig verändern, ist man häufig allein auf die Angaben des Täters angewiesen. Die nachträgliche Diagnose der tief greifenden Bewusstseinsstörung, wenn sie nicht organisch oder toxisch bedingt ist, ist also schwierig und wird nicht selten angezweifelt. Die sogenannten Affektdelikte gehören daher zu den schwierigsten Bereichen der Forensik.

Wir haben in diesem Buch auch die »Impulstaten« herausgearbeitet und wie folgt definiert: Als Impulstaten werden all diejenigen impulsiv durchgeführten, nicht geplanten aggressiven Handlungen bezeichnet, bei denen keine spezifische, aus einer relevanten Täter-Opfer-Beziehung abgeleitete Vorgeschichte der Tat vor der aktuellen Tatsituation bestanden hat.

Manche Sexualdelikte sind demnach als Impulstaten zu bezeichnen, wie mehrfach in diesem Buch erwähnt wird.

Der »Schwachsinn«

Wenn jemand »schwachsinnig« ist, kann er im juristischen Sinne vermindert schuldfähig oder voll schuldunfähig sein.

Wenn also eine verminderte intellektuelle Kapazität den Menschen daran hindert, das Unrecht seiner Tat einzusehen oder nach dieser Einsicht zu handeln, dann ist er schuldunfähig bzw. vermindert schuldfähig.

Die Diagnose eines »Schwachsinns« ist für den Psychiater relativ leicht. Er verwendet die klinische Exploration, die, wie wir uns erinnern, das Bemühen des Psychiaters beschreibt, durch ein Gespräch etwas über den Patienten zu erfahren, etwas aus ihm »herauszuholen«. Weiter werden auch verschiedene anerkannte Intelligenztests verwendet. Diese ermöglichen es, den sogenannten IQ, den Intelligenzquotienten, zu bestimmen. Es wird angenommen, dass der durchschnittliche IQ zwischen 85 und 115 liegt. Als pathologisch verändert bezeichnet man die Intelligenz, wenn der IQ unter 70 liegt. Der IQ gilt jedoch nur als Orientierungsgröße. Von viel größerer Bedeutung ist die Exploration, die Verhaltensbeobachtung, die vertiefte Analyse der Lebensgeschichte, der sozialen Entwicklung des Menschen und seiner Persönlichkeit.

Leider finden wir bei den »Schwachsinnigen« nicht selten Sexualdelikte, vor allem in der Form von Kindesmissbrauch oder Vergewaltigung, die auch mit Tötung enden können. Kompliziertere Formen sexueller Abweichung in Form von Perversionen sind – mit Ausnahme der Pädophilie – bei schwachsinnigen Menschen nicht so häufig. Sie werden es sehen, wenn ich die Geschichten von Ludwig, Jonas und Manfred erzähle.

Die »schwere andere seelische Abartigkeit«

Die vierte Kategorie, die das Gesetz für die Bewertung der Schuldfähigkeit nennt, ist die sogenannte »schwere andere seelische Abartigkeit«. Der Gesetzgeber hat mit dieser unschönen Bezeichnung versucht, die vielen anderen psychischen Abweichungen von der Norm zu berücksichtigen. Unter dieser Bezeichnung versteht das Gesetz, was die Psychiater als Neurosen, als Persönlichkeitsstörungen oder auch als sexuelle Abweichung diagnostizieren. Die Neurose oder nach der modernen Nomenklatur die dissoziative Störung ist auf unbewältigte innere Konflikte zurückzuführen. Als Persönlichkeitsstörungen bezeichnen wir eine schwere Abweichung der Persönlichkeitsstruktur von der Norm mit persistierenden Abweichungen im Erleben, Denken und Verhalten, unter der entweder der Betroffene selbst oder seine Umgebung leidet. Häufig ist es so, dass Neurose, Persönlichkeitsstörung und sexuelle Abweichung zusammenkommen. Bei den meisten Sexualgewalttätern wird eine Diagnose gestellt, die Merkmale der »schweren seelischen Abartigkeit« einschließt, ohne dass dadurch bereits etwas über die Schuldfähigkeit gesagt ist. Dies werde ich im Verlauf der Erzählung erläutern.

Wie schon oben gesagt wurde: Wenn der Psychiater eines dieser Merkmale des Gesetzes beim Angeklagten diagnostiziert und diese Diagnose begründet, hat er damit auf der psychisch-biologischen Ebene ein erstes Stockwerk für die Beurteilung der Schuldfähigkeit gebaut.

Nun muss er auf der sogenannten normativen Ebene das zweite Stockwerk errichten. Nur so kann er die Frage beantworten, ob der Beschuldigte, der ein oder mehrere der genannten vier Merk-

male des Gesetzes erfüllt, dadurch in seiner Einsicht- und/oder Steuerungsfähigkeit beeinträchtigt war oder nicht.
Dabei reicht es nicht aus, dass der Psychiater den psychischen Zustand des Beschuldigten zum Zeitpunkt seiner Tat beurteilt. Er muss auch Tatvorfeld und Tathergang genau betrachten und unter psychiatrisch-psychologischen Aspekten auswerten. Darüber hinaus ist das »postdelinquente« Verhalten, also das Verhalten des Beschuldigten nach der Tat, zu berücksichtigen. Wichtig für die Beurteilung der Schuldfähigkeit sind ebenfalls die Sexualvorgeschichte und die Gesamtbiografie, die Täter-Opfer-Beziehung und die Persönlichkeitsentwicklung und -struktur des Beschuldigten. Seine sogenannten Abwehrmechanismen und Abwehrstrategien (das heißt, wie er Konfliktsituationen bewältigt) müssen ebenso beachtet werden wie seine sonstigen lebensgeschichtlichen und sozialen Aspekte. Auch der körperliche Gesundheitsstatus und ein möglicher Substanzmissbrauch, insbesondere von Alkohol, sind zu untersuchen.
Die Rückführung der Tat auf eine psychische Störung ist oft schwieriger als das Stellen der Diagnose selbst. Der Psychiater muss vor Gericht überzeugend argumentieren, warum der Beschuldigte nicht »anders handeln konnte« als so, wie er gehandelt hat. Er muss begründen können, warum die Tat durch die psychische Störung bestimmt wurde.

Bernd: Die Beurteilung und das Urteil

Wie war es also bei Bernd? Wurde eine psychiatrische Diagnose gestellt? Wie wurde sie begründet? Und wie stand es um seine Schuldfähigkeit? Die Beantwortung dieser Fragen muss im Gerichtssaal stattfinden. Alle Voruntersuchungen sind wichtig und unentbehrlich. Gültigkeit aber besitzen nur die Informationen, die im Gerichtssaal oder bei einer richterlichen Vernehmung gewonnen oder bestätigt worden sind.
Bernd bot während der Hauptverhandlung ein sehr trauriges Bild. Er vermittelte das Gefühl einer unendlichen Einsamkeit. Er saß

allein neben seinem Verteidiger, ohne während der vielen Tage der Verhandlung mit ihm oder anderen mehr als ein paar Worte zu wechseln. Er schaute die Gerichtsbeteiligten zwar abwechselnd an, aber die meiste Zeit schaute er ins Leere. Als ob diese Verhandlung ihn nichts anging. Er beschrieb dem Gericht seine Tat bereitwillig in allen Einzelheiten, so wie er es bei der Exploration getan hatte. Aber wie bei der Exploration vermittelte er auch hier den Eindruck, als ob diese Tat von jemand anderem begangen worden sei und nicht von ihm. Bernds scheinbares Unbeteiligtsein, seine scheinbare Emotionslosigkeit bei der Schilderung des Tatablaufs, das ratlose Schweigen der Richter, die hilflos wirkende Verlegenheit des Staatsanwaltes, das leise »keine Fragen« der Verteidigung, all dies schaffte eine eigenartige, eine gespenstische Atmosphäre im Gerichtssaal.

Ich habe die Richter der verhandelnden Kammer in vielen Prozessen erlebt. Ganz besonders beobachte ich ihren Vorsitzenden Richter Blau. Manche Prozesse in seiner Kammer sind eine intellektuelle Herausforderung, eine Herausforderung zu intellektueller Akribie, was die Gutachtertätigkeit in seiner Kammer besonders interessant macht. Hinzu kommt seine besondere Art der Verhandlungsführung. Es gibt Momente, in denen er den Eindruck eines biblischen Richters vermittelt: streng, unnachgiebig, den Zorn Gottes personifizierend. Momente, in denen seine durch Prinzipien geleitete Konsequenz bis an die Grenze der Härte reicht. Und es gibt Momente, in denen Polizisten mit schlampiger Ermittlungsarbeit, Zeugen mit tendenziösen Aussagen und schlecht vorbereitete Anwälte ihn fürchten. Ich habe ihn immer in Verdacht, dass er es genießt, wenn ein Schuldiger eine gerechte Strafe – im Namen des Volkes – bekommt.

An diesem Tag aber, als er im Gerichtssaal Bernd zur Tat vernahm, wurde seine Stimme immer leiser, kamen die Fragen immer zögernder. Der blitzende Richter Blau – der Zeus des Gerichtssaals – wurde weich, war betroffen und hatte auch kein Interesse, es zu verbergen. Mein Eindruck war, dass er nicht nur vom Grauen über das, was mit Emanuel geschehen war, berührt war, sondern auch von Bernd selbst. Von seinem Schicksal, von seiner Einsamkeit, von der Tragik seiner Lebensgeschichte. Der Vorsitzende Richter

Blau war heute anders: betroffen, leise, langsam, weich. So, als ob er die Distanz zwischen sich und Bernd überwinden wollte. Als ob der Höhenunterschied zwischen Richterstuhl und Anklagebank ihn heute störte. Alle Richter der Kammer waren heute anders. Nicht nur der Vorsitzende Richter Blau.

Bernd erzählte bereitwillig alles, scheinbar unbeteiligt. Manchmal hatte ich den Eindruck, dass er ungeduldig war, dass er den Prozess irgendwie lästig fand, nach dem Motto: »Wann ist alles zu Ende?« Manchmal hatte ich auch den Eindruck, er will reden, reden, nur reden. Wenn auch stotternd. Er redete aber nur wenig. Und stotternd.

Aufgrund der Kriterien zur Feststellung einer psychischen Störung, wie ich sie vorher beschrieben habe, wurde ausgeschlossen, dass Bernd an einer Erkrankung litt, die man als »krankhafte seelische Störung« bezeichnen kann. Schwachsinn wurde bei ihm ebenfalls ausgeschlossen, ebenso eine tief greifende Bewusstseinsstörung. Sie denken sicherlich: Aber die schwere andere seelische Abartigkeit, die trifft doch zu? Doch wie kann man diese Frage beantworten?

Ich stelle hier die Vorgehensweise des psychiatrischen Sachverständigen am Beispiel Bernds etwas ausführlicher dar. Um die Frage der »schweren seelischen Abartigkeit« beantworten zu können, braucht der Psychiater eine Menge von Informationen:

- die Familien- und die Lebensvorgeschichte, insbesondere die der sozialen Entwicklung;
- die Art der Beziehung zu anderen Menschen oder Gruppen von Menschen (das sind die sogenannten Interaktionssysteme und Interaktionsstrategien eines Menschen), ganz besonders die Sexualvorgeschichte, insbesondere die Fähigkeit eines Menschen zur Entwicklung und Pflege von stabilen partnerschaftlichen Beziehungen;
- die Art der inneren Konfliktbewältigung, also die sogenannten Abwehrmechanismen oder auch Abwehrstrategien;
- die Täter-Opfer-Beziehung und
- alle psychopathologischen und psychologischen Befunde.

Bernds »schwere andere seelische Abartigkeit«: Der Weg von den bizarren Sexualfantasien zum makabren Sexualmord

Da die Straftat von Bernd zweifelsohne sexuell motiviert war, stelle ich Ihnen als ersten möglichen mitbestimmenden Faktor der Tat seine Sexualvorgeschichte dar.

Einiges hat er uns schon vorher erzählt. Sie haben sicherlich erkannt, dass viele seiner Sexualfantasien einen »sexual-sadistischen« und einen »sexual-kannibalistischen« Charakter hatten. Versuchen wir jetzt, es in eine Reihenfolge zu bringen: Bernds sexuelles Leben begann früh, zuerst in der Form von Fantasien. Die Gewaltfantasien fingen schon im Alter von ca. sechs Jahren an. Er entwickelte zuerst Folterfantasien mit Bestrafungsinhalten bzw. Quälereien mit mittelalterlichen Folterinstrumenten. Diese Fantasien hatten zunächst keinen sexuellen Zweck oder sexuellen Inhalt, sie brachten deswegen auch keinen eindeutigen sexuellen Lustgewinn. Sie übernahmen in den ersten Jahren die Funktion einer »Gute-Nacht-Geschichte«. Etwa im Alter von zehn Jahren merkte er, dass er bei der Beschäftigung mit diesen Fantasien ein angenehmes körperliches Gefühl und sexuelle Erektionen hatte. Er begann dann, in Verbindung mit den Folterfantasien an seinem Penis zu manipulieren.

Im Alter von etwa zwölf Jahren erlebte Bernd unter dem Einfluss solcher Fantasien seine erste sexuelle Befriedigung. Seit dieser Zeit wurden die Folterfantasien Voraussetzung und fester Bestandteil seines Sexuallebens. Die Selbstbefriedigung, die er intensiv betrieb und noch betreibt, gelingt ihm seit dem zwölften Lebensjahr vorwiegend unter dem Einfluss der genannten sexuellen Fantasien. Die Personen, die in seinen sadistischen wie auch kannibalistischen Fantasien Opfer seiner Folter und Quälereien sind, können Männer, Frauen oder Kinder sein. Es sind keine ihm bekannten Leute, sondern gesichtslose Personen mit einem offenen Mund, die aufschreien. Diese gesichtslosen Personen werden zuerst gequält und danach geschlachtet. Zum Schlachten hängt Bernd sie an den Beinen auf und nimmt sie auseinander, das heißt, sie werden zerschnitten bzw. »total zerstückelt«. Die Fantasiepersonen werden vorher nicht getötet, sondern müssen von Anfang an bis zum Ende alles bei vollem Bewusstsein durchstehen. Unterschiede zwischen Kindern oder Erwachsenen, Mädchen oder Knaben gibt es in seinen Fantasien nicht, es kommen auch Säuglinge vor. Nach der Zerstückelung der Opfer werden sie in einer Bratpfanne gebraten. Säuglinge und kleine Kinder werden als Ganzes gebraten, bei Erwachsenen nur die Zunge und die Geschlechtsteile. In Bernds kannibalistischen Fantasien stellen diese menschlichen Körperteile das zarteste Fleisch dar. Diese Fantasien sind auch heute noch die Voraussetzungen seiner Selbstbefriedigung.

Unabhängig von der Selbstbefriedigung entwickelte Bernd vor allem während seiner Kindheit und Jugend andere Fantasien, die ebenfalls zunächst keinen sexuellen Charakter oder sexuellen Zweck hatten. Diese Fantasien betrafen die Rolle des sogenannten »imaginären Spielkameraden«, also die eines Fantasiespielkameraden. Das heißt, dass Bernd in engem Zusammenhang mit seinem Einzelgängertum und seinen Isolierungstendenzen Fantasien entwickelte, welche die durch seine Eigenschaften entstandene soziale Isolierung ausgleichen sollten. In lebhafter Art und Weise, wirklichkeitsnah und mitwirkend erlebte er Expeditionsfantasien, in denen er zusammen mit anderen, in der Regel außerirdischen Personen, Schätze entdeckte. Häufig hatten diese Erlebnisse den Charakter von Größenfantasien in dem Sinne, dass er die zentrale, erfolgreiche und unbesiegbare Figur darstellte.

Im Verlauf der Zeit wurden auch diese zuerst harmlos klingenden Fantasien brutalisiert und sexualisiert: Die außerirdischen Gestalten, in der Regel gesichtslos mit Ausnahme des großen, zum Schrei geöffneten Mundes, massakrierten die Menschen und fraßen ihr Fleisch. Während dieser Fantasien, die auch sadistisch-kannibalistischen Charakter hatten, erlebte Bernd eine große sexuelle Erregung und befriedigte sich selbst.

Im Laufe der Zeit reichten ihm die bloßen Fantasien nicht immer, um zu einer Selbstbefriedigung zu gelangen. Er entwickelte deswegen verschiedene Praktiken, um die Selbstbefriedigung herbeizuführen. Einige Beispiele: Er zog sich eine Plastiktüte über den Kopf und schnürte sie am Hals zu, bis er kurz vor der Ohnmacht stand, dann öffnete er plötzlich die Plastiktüte und bekam gleichzeitig einen Orgasmus. Er wandte also die Methode der »Asphyxiophilie«, die ich bereits weiter vorn erklärt habe, an. Eine andere Methode war die Einführung von Gegenständen, wie etwa Besenstiele oder Flaschen, in seinen After. Einige seiner Praktiken waren kompliziert und lebensgefährlich. So band er etwa eine Schnur um seinen Penis, wickelte sie um seine Lenden, führte sie über den Rücken um den Hals herum und versuchte, sich zu würgen, bis er einen Zustand kurz vor der Bewusstlosigkeit erreichte. Kurz vor dem Verlust des Bewusstseins kam es zum Orgasmus, und er ließ die Schnur los. Dies ist auch eine Form der Asphyxiophilie.

Sexuelle Beziehungen zu einer Frau hat Bernd nie gehabt. Homosexuelle Beziehungen dagegen hatte er seit seinem 19. Lebensjahr. Aus den Beschreibungen seiner ersten homosexuellen Beziehung geht hervor, dass er die sadistischen und kannibalistischen Gewaltfantasien für die homosexuellen Praktiken nicht benötigte. Auch entstanden sie dabei nie spontan. Er hatte jedoch von Anfang an einige abweichende Erlebnisse. Diese betrafen sowohl optische als auch und vorwiegend taktile Reize. Er nahm etwa den Kopf seines Sexualpartners als den Kopf eines Kindes wahr, in dem Sinne, dass dieser kleiner war und eine weichere und jüngere Haut besaß. Auch wenn er zunächst »komischerweise nicht solche Gedanken oder Fantasien« hatte, was er selbst als unverständlich bezeichnete, waren die homosexuellen Beziehungen doch nicht in der Lage, seine Fantasien zu dämpfen. Wenn er allein war, begann er wieder zu onanieren mithilfe der Fantasien von der Zerstückelung und dem »Fressen« menschlichen Fleisches.

Allmählich aber änderte sich das Bild. Im Alter von 28 oder 29 Jahren beherrschten die sexuellen Gewaltfantasien seine erotischen Aktivitäten auch dann, wenn er mit einem Partner zusammen war. Das heißt, ohne die Gewaltfantasien war er nicht mehr in der Lage, sexuellen Verkehr zu haben. Seinen Partnern sagte er allerdings nichts. Diese ahnten nichts davon, dass sie in Bernds Fantasie zerstückelt und gegessen wurden.

Bis Bernd den später getöteten Emanuel kennenlernte, hatte er nur kurz andauernde sexuelle Beziehungen mit drei Männern gehabt. Diese Beziehungen waren nicht durch gefühlsmäßige Annäherung, geschweige denn durch Liebe gekennzeichnet, sondern es waren

rein sexuelle, »mechanische« Beziehungen. Als er Emanuel kennenlernte, der damals 13 Jahre alt war, reichte ihm die gegenseitige Animation für die sexuelle Erregung nicht mehr aus. Um eine Erektion in seiner Anwesenheit zu bekommen, brauchte er nun seine kannibalistischen Fantasien. Sie kamen in der Regel spontan, aber manchmal musste er sich auch darauf konzentrieren, sie aktiv in Gang zu setzen. Im Verlauf der Zeit praktizierte er mit seinem Sexualpartner auch die Gewaltpraktiken, die er bis dahin nur an sich selbst während des Onanierens angewendet hatte, wie etwa die Methode mit der Plastiktüte bis kurz vor Erreichen der Bewusstlosigkeit oder das Herumspielen mit einem Tuch oder einer Schnur um den Hals des Partners bis kurz vor dessen Bewusstlosigkeit.
Zum Zwecke der Selbstbefriedigung benutzte er in dieser Zeit eine lebensgroße Puppe aus einem Sexshop, vor allem für die Nachahmung des oralen Verkehrs. Die Puppe hatte einen Vibrator im Mund, der Zungenbewegungen imitierte. Er hatte die Puppe »geköpft« und benutzte nur den abgeschnittenen Kopf, während er den Rest des Körpers aufbewahrte. Er erklärte, dass der Rest des Körpers unappetitlich wirkte.

Ich habe die Entwicklung von Bernds Sexualleben so ausführlich dargestellt, um Ihnen zwei Aspekte zu zeigen: den Aspekt des Fortschreitens, der »Progredienz« also, und den der »Süchtigkeit«. Der Aspekt der Progredienz ist deutlich geworden, zum Aspekt der Süchtigkeit möchte ich noch etwas ausführen:

Bernd benutzte selbst die Bezeichnung »es war wie eine Sucht bei mir«. Direkt nach dem Aufwachen befriedigte er sich mithilfe seiner Gewaltfantasien selbst und wiederholte dies fünf- bis sechsmal im Verlauf des Tages. Dafür verwendete er eine Menge Zeit, weil das Ritual der Selbstbefriedigung jedesmal im Durchschnitt etwa eine Dreiviertelstunde dauerte. Er vernachlässigte seine Arbeit und verlor deswegen wiederholt seinen Arbeitsplatz. Wenn irgendwelche ungünstigen Faktoren seiner Lieblingsbeschäftigung, der Selbstbefriedigung, im Wege standen, etwa die Schule oder die Verpflichtungen am Arbeitsplatz, war er unruhig, hektisch, aufgeregt und reizbar. Dieser suchtähnliche Charakter führte dazu, dass Bernd die Selbstbefriedigung so häufig praktizierte, dass, wie er sagte, sein Penis sogar »wund« wurde.

Die sexuelle Perversion von Bernd steht in engem Zusammenhang mit einer Persönlichkeitsstörung. Die wurde vor Gericht wie folgt begründet: Bernd war ein Kind, bei dem das Erlernen oder Aneignen von sozialen Normen gestört und dessen emotionales Leben nicht ausreichend entwickelt war. Er zeigte sich abwechselnd autistisch (d. h. Ich-bezogen), passiv-aggressiv und egozentrisch. Er war unfähig, normgerechte soziale Verhaltensweisen zu entwicklen. Schon in sehr früher Kindheit begann bei ihm ein psychosozialer Rückzug. Eine Auseinandersetzung mit den Eltern wurde vermieden, als Bezugspersonen wurden sie sehr früh aufgegeben. Auch in der späteren Kindheit fehlte die Auseinandersetzung mit dem sozialen Bezugssystem, der massive Rückzug wurde bevorzugt. Die nicht stattfindende Auseinandersetzung transformierte in vernichtende, zerstörerische und aggressive Fantasien.
Ein Bündel von sadistischen und kannibalistischen Fantasien und Größenfantasien ersetzte Bernd die reale Welt und die realen Auseinandersetzungen. Die Fantasien wurden für ihn zur Zuflucht und später auch zur Quelle des Lustgewinns. Sie beherrschten allmählich vollständig sein Leben. Das Ausleben seiner Zerstörungs- und Vernichtungslust, der Lust an Überwältigung und der Beherrschung von anderen hatte gleichzeitig eine stabilisierende, eine stützende und schützende Wirkung, weil sie ihn von seiner psychischen Problematik entlastete (Entlastung des Ichs, wie es in der Fachsprache heißt) und zunächst eine unauffällige soziale Anpassung möglich machte.
So wird Bernd zu einem weichen, ängstlich-unsicheren, introvertierten Menschen, der nicht auffällt, der Auseinandersetzungen vermeidet und der unfähig zu offener Aggressivität ist. Er kann sich nicht wehren, obwohl er darunter leidet, dass alle ihn ausnutzen und in seiner Fantasie ein Komplott gegen ihn schmieden. Er braucht den Rückzug, die Zuflucht in die Fantasien, um dort gewalttätig, überlegen und beherrschend zu werden. Wenn er real von jemandem beleidigt oder ungerecht behandelt wird, »schlägt« er nicht zurück. Er zieht sich zurück, stellt sich vor, dass der Sessel oder die Kissen die Person, die ihn beleidigt hat, darstellen. Und dann nimmt er mit dem Messer Sessel und Kissen auseinander. Bis er sich wieder beruhigt hat. Niemand merkt etwas davon.

Darüber hinaus herrschten in seinem Inneren eine große Gefühlsarmut – fast bis zu einer Gefühlsleere – und ein hoher Egozentrismus mit fast vollständiger Abwehr und Ablehnung jeder zwischenmenschlichen Beziehung. Er ist völlig unfähig, Zärtlichkeitsgefühle oder Gefühle der Wärme zu empfinden oder auszudrücken. Er hat auch nicht das Bedürfnis danach. Ebenso wenig hat er das Bedürfnis, enge Freunde oder vertraute Personen zu haben oder sich in vertrauensvoller Weise auszudrücken. Seine soziale Anpassung besteht vorwiegend in einem passiven »Sich-Einfügen«. So ist Bernd weder durch Kriminalität noch durch andere Handlungen, die soziale oder rechtsstaatliche Gesetze verletzen, aufgefallen. Der körperlich unauffällige, eher jünger aussehende Mann mit der leisen Stimme und dem stotternden Sprechen tritt auch in seinem sozialen Rahmen als farblose Randfigur auf.

Eng verbunden mit Bernds Persönlichkeitsmerkmalen ist seine sexuelle Perversion. Zwar hat er eine polymorph-pervers geprägte Störung (also eine Perversion mit vielen Erscheinungsformen) entwickelt, die durch sadistische, kannibalistische, pädophile, homophile und ansatzweise auch uro-koprophile Elemente gekennzeichnet ist, aber das beherrschende Merkmal ist das sadistisch-kannibalistische. Das eigentlich Aufregende für ihn ist das Überwältigen des anderen, das Foltern, Treten und Schlagen, Schlachten, Zerstückeln, das Braten in der Pfanne, das Essen von Gliedern kleiner Kindern oder von Genitalien und Zungen erwachsener Männer und Frauen. Die sadistisch-kannibalistische Perversion ist eng mit Bernds Persönlichkeitsstruktur und seinen psychischen Abwehrmechanismen verbunden. Sie gehört zu ihm, zu seiner Persönlichkeit. Sie ist eine Art Bewältigungsmethode, ein Ausgleich für fehlende menschliche Wärme, ein Ersatz für menschliche Beziehungen.

Versucht man die bei Bernd diagnostizierten Abweichungen von der Norm und die Persönlichkeitseigenschaften in eine international anerkannte Typologie der Persönlichkeitsstörungen einzuordnen, etwa in die der Weltgesundheitsorganisation (WHO), dann stellt man fest, dass Bernd Merkmale und Symptome verschiedener Persönlichkeitsstörungen zeigt. Am deutlichsten jedoch sind Merkmale, die vom Erscheinungsbild her der Diagnose einer »schizoiden Persönlichkeitsstörung« in Verbindung mit einer »sexuellen Perversion« nahekommen.

Bevor ich das begründe, meine ich, ist es an der Zeit näher zu erläutern, was das ist – eine Persönlichkeitsstörung. Welche Formen davon kennen wir? Wie sehen sie aus?

Aber lassen Sie mich erst die Frage der Schuldfähigkeit von Bernd abschließen: Dass die sexuelle Perversion psychodynamisch durch seine Persönlichkeitszüge und psychischen Abwehrmechanismen bestimmt ist und einen festen Bestandteil seiner pathologisch-gestörten Persönlichkeit darstellt, habe ich ausführlich erläutert. Die bei Bernd festgestellte schwere Persönlichkeitsstörung kann somit uneingeschränkt in die vom Gesetz vorgesehene Kategorie »andere schwere seelische Abartigkeit« eingeordnet werden.

Erinnern wir uns nochmal an das zweistöckige Gebäude der Schuldfähigkeit. Die Frage, ob die auf der psychischen Ebene diagnostizierte schwere andere seelische Abartigkeit für die Straftat von Bernd auf der normativen Ebene des zweistöckigen Schuldfähigkeitsgebäudes bestimmend war, wurde bejaht. Von Bedeutung für das Gericht war

- die Betrachtung der festgestellten Perversion als psychische Symptombildung,
- die mit Sicherheit festgestellte progrediente Verlaufsform und
- die ebenfalls mit Sicherheit festgestellte »sexuelle Süchtigkeit« sowie
- der damit verbundene Drang und Zwang und damit die Beeinträchtigung der Steuerungsfähigkeit.

Das Gericht hat die Ausführungen des psychiatrischen Sachverständigen als überzeugend anerkannt, ist seiner Empfehlung gefolgt und hat bei Bernd eine verminderte Schuldfähigkeit wegen erheblicher Beeinträchtigung der Steuerungsfähigkeit anerkannt. Ich habe einen ungünstigen Verlauf prognostiziert. Aufgrund der gestellten Diagnose konnte ich eine Wiederholung der Tat nicht ausschließen. Eine psychiatrische Behandlung wurde dringend empfohlen. Das Gericht beschloss die Unterbringung von Bernd zu Zwecken der »Besserung und der Sicherung« in einer geschlossenen Anstalt des Maßregelvollzugs.

Zwölf Jahre nach seiner Einweisung in den Maßregelvollzug haben wir uns getroffen. Bernd hatte enorm zugenommen, hatte lange Haare, sprach wie damals scherzhaft und indolent. Er fühle sich wohl im Maßregelvollzug. Die Therapeuten haben ihm gesagt, dass er wahrscheinlich nie entlassen werden kann, aber das mache ihm nichts aus. Er will sich überraschen lassen.

Er berichtete, dass er die Gewaltfantasien seit ungefähr einem Jahr nicht mehr habe. Auch die Häufigkeit und Dauer der Selbstbefriedigung haben abgenommen. Erinnern Sie sich? Bis zum Tatzeitpunkt hatte er fast ständig onaniert und brauchte manchmal bis zu einer halben Stunde, bis er zur Befriedigung kam. »Jetzt geht es schneller«, sagte er. Dieses Mal war er kommunikativer, machte Scherze und war ganz anders. Wie gesagt, er fühlte sich sehr wohl im Maßregelvollzug. Auch wenn keiner wusste, wann bzw. ob er jemals entlassen wird.

Bevor ich einiges über Persönlichkeitsstörungen erzähle, soll an dieser Stelle noch etwas zum »Wissen des Gutachters« ausgeführt werden.

DAS WISSEN DES GUTACHTERS

Es ist die Pflicht des Sachverständigen, sich in möglichst einfachen Worten unparteiisch und nach bestem Wissen und Gewissen mitzuteilen. Die vielen griechischen und lateinischen Fachbezeichnungen muss er ins Deutsche übersetzen – auch wenn das irgendwie »vulgär« klingt. Tut er das nicht, wird er im Gerichtssaal fremd wirken, weil seine Sprache künstlich klingt, »elaboriert«, wie man sagt. Er selbst empfindet das nicht. Das ist ja seine Sprache. Aber es wird von denjenigen, die Entscheidungen zu treffen haben, so empfunden. Eine künstliche Sprache erweckt bei den Beteiligten Reaktionen, bewusste oder unbewusste, in der Regel schädliche. Theoretisch war mir das schon immer klar. Aber nach vielen Gesprächen mit Richtern, Staatsanwälten und Verteidigern wurde mir das auch von der praktischen Seite bestätigt.
Der Richter, der seine eigenen Reaktionen und sein Erleben reflektiert, befindet sich dann in einem Teufelskreis: Er versteht nicht immer, was der Sachverständige sagen will, und dieser kann es ihm nicht immer erklären. So entwickelt sich eine innere Abwehr gegen den Sachverständigen, gegen dessen Sprache und gegen dessen schwer verständliche Aussage. Diese ablehnende Haltung droht auch den Angeklagten zu umschlingen.
Der differenzierte und reflektierende Richter bekommt Angst vor seinen eigenen inneren Reaktionen, zumindest bemerkt er sie. Um nicht dem Angeklagten zu schaden, entsteht eine Art der Überidentifikation. Es kann nämlich dann zu einer unüberzeugten Akzeptanz der Aussagen des Sachverständigen kommen. Wird der Richter sich dieser Überidentifikation und der unüberzeugten Akzeptanz bewusst, beginnt er, seine Richtung zu korrigieren. Dann spürt er, dass er in die andere Richtung geraten ist und ... und ...
Ein Teufelskreis: Keine gute Atmosphäre im Gerichtssaal. Keine gute Voraussetzung für das Verfahren. Für niemanden.
»Nach bestem Wissen und Gewissen!« So soll der Psychiater sein Gutachten erstatten, denn: »Der Arzt ist zu affektiver Neutralität verpflichtet«. In diesem Falle heißt das, dass trotz der Erschütte-

rung durch die Tat, trotz der Mitleidsgefühle und Sympathie für Opfer und Angehörige, trotz der Mitleidsgefühle für Bernd der einzige Weg, den man gehen darf, der des Verstandes ist und nicht der des Herzens.

Ich weiß, wie schwer dies ist, Hirn und Herz gehören ja zu ein und demselben Menschen. Sie machen zusammen den Menschen aus. Das heißt, dass der Psychiater zu seinen Beurteilungen hauptsächlich aufgrund seines (nicht nur des) Wissens kommt. Das Wissen in der Psychiatrie ist – wie erwartet und wie in anderen Wissenschaften auch – nicht absolut und ist abhängig von den Fortschritten verwandter Disziplinen, etwa der Biologie, der Endokrinologie, der Neurowissenschaften, der Pharmakologie, der Epidemiologie, der Psychologie und der Soziologie. Auch die Psychiatrie wartet, bis die »Grundlagenwissenschaften« ihre Ernten liefern, sodass sie daraus Brot machen kann.

Aber selbst, wenn die Forschung Fortschritte macht, bleibt das psychiatrische Wissen gering. Das hat mit der Natur der Sache zu tun. Die Psychiatrie beschäftigt sich mit Störungen der menschlichen Psyche. Und wenn schon die Schwierigkeiten groß sind, die Psyche eines Menschen im normalen Zustand zu erfassen, wie ungleich schwieriger ist es dann, einen Menschen im »nicht-normalen« Zustand zu verstehen. Zu verstehen, warum er erkrankt, abweicht, leidet, manchmal sogar zerstört.

Auf jeden Fall ist der sachverständige Psychiater verpflichtet, das psychiatrische Wissen bei seinen Beurteilungen anzuwenden. Aber es ist unvermeidlich, dass er auch sein Wissen einfließen lässt. Es ist nicht nur so, dass der eine mehr weiß als der andere. Es ist auch so, dass der eine anderes weiß als der andere. Sie sollten sich den Sachverstand eines Psychiaters so vorstellen: Sein Wissen steht nicht in einem leeren, sterilen Raum. Es steht vielmehr in einem eng gedrängten Raum, zusammen mit seiner Persönlichkeit, mit seinen Lebenserfahrungen, mit seinen sozialen Orientierungen, mit seinen Überzeugungen, mit der Schule, aus der er kommt, mit der Praxis, die er schon hinter sich hat oder gerade ausübt.

Die Pflicht des sachverständigen Psychiaters ist es, den anderen Bewohnern dieses Raumes bei der Erstattung seines Gutachtens die Tür zu weisen. Und die Tür zuzumachen, sodass der Raum nur für das objektive Wissen zur Verfügung steht. Das ist nicht immer möglich. Der Sachverständige muss aber zumindest versuchen, alle anderen Bewohner des Raumes in die Ecke, dicht an die Wand zu treiben, sodass viel, viel Raum für das Wissen bleibt. Sein Wissen soll mit dem Wissen möglichst identisch sein. Wie schwierig das ist, erkennt man an den kritischen Stimmen. Manchmal sind sie übertrieben. Manchmal ist die Kritik gegen den Sachverständigen selbst von Ideologie getragen. Manchmal reflektiert die Kritik nur das eigene Wissen des Kritikers, der durch eine ganz bestimmte Brille sieht. Trotzdem darf die Kritik nicht ignoriert werden, da sie zutreffen kann.

Nach bestem Wissen und Gewissen also, mit affektiver Neutralität! Die forensische psychiatrische Gutachtertätigkeit ist – unter anderem – auch eine Mission. Sie bietet die Möglichkeit gesellschaftlicher Gestaltung. Sie kann Menschen schützen, an beiden Ufern des Stromes. Sie kann helfen, menschliches Handeln verständlich zu machen. Sie kann zu Gerechtigkeit beitragen, und sie kann auf wahrscheinliche Folgen menschlichen Handelns aufmerksam machen, um Leben, Gesundheit und Würde von Unschuldigen zu schützen. Um Gestörten zur Besserung zu verhelfen.

Manchmal versagen wir, und die Mission wird nicht erfüllt. Nicht immer hat das Versagen seine Wurzeln in unserer Schuld. Aber manchmal kann es doch so sein, wie einige Geschichten, die ich noch erzählen werde, zeigen. Und dann ist es für uns wichtig, Lehren daraus zu ziehen.

Gehen wir jetzt weiter, um die Persönlichkeitsstörungen kennenzulernen.

PERSÖNLICHKEIT UND PERSÖNLICHKEITSSTÖRUNGEN

VERSUCH EINER ANNÄHERUNG AN DAS UNGELÖSTE PROBLEM

Ich habe Ihnen versprochen, Persönlichkeitsstörungen zu erklären. Bei Anton wurde eine »Borderline-Störung« diagnostiziert. Bei Bernd eine »schizoide Persönlichkeit«. Bei anderen wurden andere Persönlichkeitsstörungen festgestellt. Was ist eine Persönlichkeitsstörung? Welche Beziehung hat sie zu den Taten, vor allem zur Tötung von Menschen? Wie wirkt sie sich auf die Sexualität des Gestörten aus? Wie viel Freiheit lässt sie dem Menschen für ein Anderskönnen? Gibt es ähnlich der »Diktatur der Sexualität« auch eine »Diktatur der Persönlichkeit«?

Wir haben gesehen, dass die Möglichkeiten des Betroffenen, anders zu handeln, geringer werden, je stärker die Perversion ausufert, je schneller die Schutzdämme brechen. Ist das auch bei den Persönlichkeitsstörungen so? Die Beantwortung dieser Frage ist oft viel schwieriger. Was eine Persönlichkeitsstörung ist, müssen wir fragen; ja, was ist überhaupt die Persönlichkeit eines Menschen?

Mindestens seit Beginn des letzten Jahrhunderts versucht man, diese Fragen wissenschaftlich zu beantworten. Aber bis vor kurzem blieben die Persönlichkeitsstörungen ein vernachlässigtes Gebiet der Psychiatrie. Ein Grund dafür mag die herrschende Meinung sein, dass diese Störungen schwer – wenn überhaupt – behandelbar sind. Sie weckten also kaum therapeutisches Interesse bei den Psychiatern und Psychologen. Angeblich gibt es noch einen Grund: Patienten mit Persönlichkeitsstörungen seien nicht so beliebt bei Psychiatern und Psychologen, weil sie häufig schwierig und manchmal unangenehm wären. Deshalb habe man sich auch nicht um die Persönlichkeitsstörungen gekümmert. In den letzten Jahren ist jedoch eine Umkehrung zu beobachten. Psychiater und Psychologen bemühen sich nun intensiver um die Persönlichkeitsstörungen.

Vor kurzem schrieb der Heidelberger Psychologie-Professor Peter Fiedler ein großes Werk über Persönlichkeitsstörungen. Daraus möchte ich Ihnen einiges referieren, weil dort in ausgezeichneter Weise der ganze Weg verfolgt werden kann, den Psychiatrie und Psychologie zur Erfassung und zum Verstehen von Persönlichkeitsstörungen bereits zurückgelegt haben. Dieses Buch beschreibt außerdem ausdrucksvoll die Wegstrecke, die wir noch zurücklegen müssen. Zwar sind wir in der Lage, relativ sicher eine Persönlichkeitsstörung festzustellen, aber wir wissen wenig darüber, wie eine solche entsteht. Und wir wissen sehr wenig darüber, wie wir sie effektiv behandeln können.

Von Persönlichkeit sprechen wir alle, fast jeden Tag. Aber wenn wir gefragt werden, was Persönlichkeit ist, haben wir Schwierigkeiten, diese Frage genau zu beantworten. Auch den Experten fällt es schwer. Das hängt damit zusammen, dass Persönlichkeit keine Funktion ist, wie etwa das Gedächtnis. Sie ist auch kein Merkmal. Persönlichkeit ist ein Konstrukt. Das heißt, dass verschiedene Merkmale oder Eigenschaften ein Gerüst bilden, das man Persönlichkeit nennt. Die Erklärungen, wie dieses Gerüst aufgebaut wird, hängen von den persönlichen Ansichten und vom theoretischen Hintergrund der jeweiligen Fachleute ab. Auf jeden Fall gilt, dass die Persönlichkeit einer Person eine unverwechselbare Individualität verleiht. Ihre Persönlichkeit ist mit meiner nicht verwechselbar, und meine ist nicht mit der Persönlichkeit eines anderen verwechselbar. Trotz dieser Individualität, also der Einzigartigkeit, gibt es einige Kernmerkmale, die viele Menschen gemeinsam haben. Sie erlauben eine gewisse Typologisierung der Persönlichkeit. Dies klingt unvereinbar mit der erwähnten Individualität. Aber, wie gesagt, die Beschreibung von Persönlichkeitstypen stützt sich auf Kernmerkmale; viele andere Nebenmerkmale gestalten die individuelle Persönlichkeit und verleihen ihr Einzigartigkeit.

Persönlichkeit also kann bezeichnet werden als eine Summe von Verhaltensweisen, Gestaltungsmustern und Erlebensweisen zwischenmenschlicher Beziehungen, und sie zeigt sich im Umgang mit den gesellschaftlichen Anforderungen und Erwartungen.

Jede Gesellschaft hat ihre eigenen Regeln, wie zwischenmenschliche Beziehungen generell aussehen sollen, wann ein Verhalten akzeptabel oder nicht akzeptabel, also konform oder nicht konform ist, und wie den Anforderungen einer Gesellschaft begegnet werden soll. Weichen die Eigenschaften einer Person von den Erwartungen der jeweiligen Gesellschaft ab, dann spricht man von abweichendem Verhalten und infolgedessen von abweichenden Merkmalen einer Persönlichkeit. Leidet die Person selbst oder leiden andere Leute darunter, spricht man von einer Persönlichkeitsstörung.

Man findet dafür auch die Bezeichnung »abnorme Persönlichkeit«. Früher nannte man diese Störung »Psychopathie« und denjenigen, der sie hatte, »Psychopathen«. Diese Begriffe wurden aufgegeben, weil sie stigmatisieren und wissenschaftlich nicht richtig sind. Sie werden heute nur noch als Schimpfworte gebraucht.

Um die Geschichte zu verstehen, die ich Ihnen erzähle, ist es wesentlich, Folgendes festzuhalten: Bei Persönlichkeitsstörungen sind das innere Erleben und das Verhalten eines Menschen dauerhaft gestört. Gestört in dem Sinne, dass Erleben und Verhalten von den gesellschaftlichen Erwartungen abweichen. Die Affekte, das Denken, das Erleben, die zwischenmenschlichen Beziehungen und die Fähigkeit, Impulse zu kontrollieren, sind – mal mehr, mal weniger – in Mitleidenschaft gezogen. Die Persönlichkeitsstörung beeinträchtigt den Menschen in seinem Befinden, im beruflichen und allgemeinen sozialen Leben und in seinen persönlichen Beziehungen. Persönlichkeitsstörungen sind hartnäckige Störungen. Sie erscheinen in jungen Jahren, und ihre Anfänge können bis in die Kindheit zurückverfolgt werden. Sie dauern lange, oft existieren sie lebenslang. Sie sind in der Regel auch schwer therapierbar.

Wenn also diese abweichenden Denk-, Erlebens- und Verhaltensmuster in solchen Maßen vorhanden sind, dass die eigene Person oder die anderen darunter leiden, dann sprechen wir von einer krankhaften Störung der Persönlichkeit. Die krankhaften Merkmale treten nicht immer in der gleichen Form auf, sondern in verschiedenen Kombinationen. Aufgrund der jeweiligen Kombination sprechen wir dann von einer spezifischen Persönlichkeitsstörung.

Ich werde Ihnen von Personen mit folgenden Persönlichkeitsstörungen erzählen:

- schizoide Persönlichkeitsstörung,
- emotional-instabile Persönlichkeitsstörung (Borderline-Persönlichkeitsstörung),
- dissoziale bzw. antisoziale Persönlichkeitsstörung,

- narzisstische Persönlichkeitsstörung,
- histrionische Persönlichkeitsstörung,
- selbstunsichere und ängstliche Persönlichkeitsstörung.

Aber wie viele Persönlichkeitsstörungen gibt es denn? Unendlich viele! Es kommt darauf an, welche Kombinationen von Merkmalen man wählt, von welchem Standpunkt aus man sie betrachtet. Peter Fiedler berichtet von über 200 Bezeichnungen. Wenn wir alle möglichen Merkmalskombinationen einzeln benennen würden, würde das Konzept ausufern. Die offiziellen diagnostischen Systeme beschränken sich heute auf 11 bis 16 Kategorien von Persönlichkeitsstörungen. Die Vielzahl der Möglichkeiten zeigt aber, dass die Individualität des Menschen auch im Störungsbereich erhalten bleibt.

Die Frage, was eine Persönlichkeitsstörung ist, hängt auch mit der Frage zusammen, was krankhaft ist und was nicht. Wo liegen die Grenzen zwischen Normalität und Störung? Die Frage stellt sich ähnlich wie bei den Perversionen, und sie ist nur eine der vielen schwierigen Fragen, auf die wir in dieser Erzählung treffen.

Die Antwort auf die Frage nach der Normalität basiert auf einem Kompromiss. Es wird, bildhaft gesprochen, aufgrund von Lebenserfahrungen, gesellschaftlichen Anforderungen und Vorstellungen, von psychologischem und medizinischem Wissen u. a. eine Linie gezogen. Alles, was über dieser Linie liegt, wird als krankhaft bezeichnet – alles was darunter liegt, als normal. Wenn die Persönlichkeitsmerkmale deutlich über der Linie liegen (also im krankhaften Bereich), sind die Schwierigkeiten geringer, sie als abweichend oder krankhaft zu bezeichnen. Je näher die Merkmale aber an der Linie zum Normalen liegen, desto größer sind die Beurteilungsschwierigkeiten. Da liegt vieles im Bereich des Ermessens. Das ist eine der Schwächen beim Diagnostizieren von Persönlichkeitsstörungen. Wie vieles andere in der Psychiatrie und Psychologie leidet auch der Bereich der Persönlichkeitsstörungen vor allem unter den unscharfen Grenzen. Grenzfälle bereiten immer Schwierigkeiten.

Wie entstehen Persönlichkeitsstörungen?

Es gibt eine Vielzahl von Theorien über die Entstehung von Persönlichkeitsstörungen. Es gibt die tiefenpsychologisch orientierten Theorien, die soziologischen, verhaltenstheoretischen, biologischen und genetischen (also erbbiologischen). Alle diese Theorien beleuchten jedoch nur einige Aspekte des Problems. Man ist sich heute einig, dass keine der vorhandenen Theorien das Problem der Persönlichkeitsstörung vollständig erklären kann. Trotz alledem werde ich versuchen, zusammenfassend, annäherungsweise und tastend, jene Persönlichkeitsstörungen und ihre Entstehung zu beschreiben, die uns in dieser Erzählung interessieren.

Die schizoide Persönlichkeitsstörung

Das Wort schizoid kommt aus dem Griechischen: schizo = spalten, die Endung ›id‹ heißt ähnlich. Der Begriff »schizoid« ist entstanden, weil man früher dachte, dass zwischen diesen Personen und Personen, die an einer schizophrenen Erkrankung leiden, fließende Übergänge bestehen.
Was kennzeichnet Menschen, die eine schizoide Persönlichkeitsstörung haben? Sie leben sehr zurückgezogen, fühlen sich in der Gesellschaft anderer unwohl. Sie wirken sehr isoliert und einsam. Sie haben kaum Freunde, wollen auch keine intensiven zwischenmenschlichen Beziehungen, weil sie keine Freude daran finden. In der Regel suchen sie sich Unternehmungen aus, die man allein machen kann. Sie hinterlassen einen kalten, unnahbaren Eindruck. Affekte äußern sie kaum. Ihnen fehlen warme, zärtliche Empfindungen für andere. Es herrscht eine Gleichgültigkeit gegenüber Emotionen. Personen mit einer schizoiden Persönlichkeitsstörung zeigen wenig oder kein Bedürfnis nach sozialer Anteilnahme, gewöhnlich sind sie Einzelgänger und haben, wenn überhaupt, nur wenige enge Freunde. Sie erscheinen reserviert, verschlossen, zurückhaltend, farblos und verfolgen gewöhnlich ausgefallene Hobbys und Interessen (auch im sexuellen Bereich). Diese Personen sind meist humorlos, langweilig, zeigen wenig Anteilnahme, gelten als kalt, egozentrisch und distanziert. Schizoide Personen sind häufig unfähig, Aggressivität oder Feindseligkeit auszudrücken. Stattdessen erleben sie diese oft in Fantasien. Sie sind mit sich selbst beschäftigt, abwesend und losgelöst von ihrer Umgebung.

Extensive und intensive Tagträume und Fantasien sind sehr häufig. Wegen des Mangels an sozialen Fertigkeiten sind diese Menschen nur passiv in die soziale Umgebung eingebunden, und in der Regel heiraten sie deswegen auch nicht.

Erkennen Sie jetzt Bernd wieder, wenn Sie all diese Merkmale hören? In seinem Buch verwendet Peter Fiedler ein Zitat von Franz Kafka, das zu diesen Personen gut passt:

> »Unfähig, mit Menschen zu leben, zu reden. Vollständiges Versinken in mich. Stumpf, gedankenlos, ängstlich. Ich habe nichts mitzuteilen, niemals, niemandem.«

In der Entstehung der schizoiden Persönlichkeitsstörung sehen die tiefenpsychologisch orientierten Theorien eine Form der Abwehr gegen zwischenmenschliche Nähe und intime Beziehungen. Es wird auch eine Unfähigkeit vermutet, Ärger und Feindseligkeit auszudrücken, obwohl Angst und Wut subjektiv erlebt werden können. Eine sehr frühe Beeinträchtigung der Mutter-Kind-Beziehung, wodurch dem Kind Erfahrungen von Intimität, Zuneigung und Liebe nicht oder nicht vollständig ermöglicht wurden, soll eine Voraussetzung dieser Störung sein.

Die Verhaltenstheorien sehen dagegen in der ablehnenden Grundhaltung des Betroffenen eine gelernte Strategie, Stress, Konflikte und Belastungserfahrungen zu vermeiden. Das heißt aber, dass der Mensch allmählich seine Fähigkeit verliert, differenziert mit Gefühlen, mit positiven und negativen zwischenmenschlichen Beziehungen umzugehen. Der Betroffene gerät so in eine Selbstisolierung und Vereinsamung, aus der er nicht herausfindet.

Bei einigen Patienten mit schizoiden Persönlichkeitsstörungen ersetzen Fantasien die Realität – bei Bernd wurde das eindrucksvoll deutlich. Wenn jemand eine schizoide Persönlichkeit hat, bedeutet das nicht, dass er automatisch bei einem Vergehen oder gar Verbrechen als vermindert schuldfähig gilt. Keineswegs! Erst muss bewiesen werden, dass die rechtswidrige Tat aus dieser krankhaften Persönlichkeitsstörung ableitbar ist. Es ist selten, dass ein Delikt, vor allem solch ein schweres Delikt wie bei Bernd, nur und alleine aus einer schizoiden Persönlichkeitsstörung abzuleiten ist. In der Regel kommen andere krankhafte Erscheinungen dazu, etwa eine sexuelle Perversion oder andere schwere neurotische

Störungen. Bernd oder Anton wurden nicht allein wegen der Persönlichkeitsstörung als vermindert schuldfähig bezeichnet. Dies geschah vielmehr aufgrund der festgestellten sexuellen Perversion, die wiederum aus der gesamtpsychischen Problematik ableitbar oder darin eingebettet war.

Die Borderline-Persönlichkeitsstörung

Diese Diagnose wurde bei manchen festgestellt, die in dieser Erzählung vorkommen: »Borderline« ist ein englisches Wort und bedeutet Grenzlinie. Die Bezeichnung hat inzwischen eine historische Bedeutung. Sie wurde eingeführt, um Störungen im Grenzbereich zwischen Persönlichkeit und Psychose zu beschreiben. Im Laufe der Zeit wurde diese Bezeichnung jedoch für eine bestimmte Persönlichkeitsstörung reserviert.

Wie erkennt man Menschen mit »Borderline-Persönlichkeit«?

Ihre zwischenmenschlichen Beziehungen zeichnen sich durch hohe Instabilität aus, sie haben große Zweifel an sich selbst und den eigenen Gefühlen. Darüber hinaus findet sich eine ausgeprägte Impulsivität, auch im Bereich der Sexualität. Man sieht bei diesen Menschen ein verzweifeltes Bemühen, das Alleinsein (real oder unbegründet) zu verhindern. Die zwischenmenschlichen Beziehungen sind zwar sehr intensiv, aber instabil und wechseln zwischen zwei extremen Polen: Überidealisierung und Abwertung der Beziehung. Die Identitätsstörungen sind sehr stark. Suizidgedanken oder sogar Suizidhandlungen finden sich nicht selten in der Vorgeschichte dieser Menschen. Es gibt starke Stimmungsschwankungen, die aber nicht lang dauern. So etwa starke Niedergeschlagenheit, Reizbarkeit, Angst. Diese Menschen haben fast ununterbrochen das Gefühl der Leere und Langeweile. Wutausbrüche oder Unfähigkeit, die Wut zu kontrollieren, gehören dazu. Häufig verdächtigen sie unbegründet andere Menschen oder erleben Situationen als extra für sie gestellt.

Die Borderline-Persönlichkeitsstörung ist eine besondere Form einer umfassenderen Störung, die man als emotional-instabile

Persönlichkeitsstörung bezeichnet. Wenn das oben beschriebene Erscheinungsbild im Vordergrund steht, dann spricht man vom »Borderline-Typus«. Wenn aber die Impulsivität, die Unfähigkeit, Aggressionen und Reizbarkeit zu beherrschen, ganz im Vordergrund steht und alle anderen Merkmale in den Hintergrund drängt, dann spricht man vom »impulsiven Typus«.
Mit der Entstehung der Borderline-Störungen haben sich vor allem die Psychoanalytiker lange beschäftigt. Sie vermuten eine sogenannte Frühstörung als Ursache. Die Störung soll nach psychoanalytischen Modellen schon in den ersten Lebensjahren angelegt werden. Der Betroffene denkt und erlebt in »schwarz-weiß«, »guten und bösen« Kategorien. Das ist ein psychischer Abwehrmechanismus, um Konflikte zu verarbeiten. Dieser Mechanismus, Spaltung genannt, hat die Funktion, reale oder irreale Bedrohungen abzuwehren. Verhaltenstheoretische Modelle sehen in den »Schwarz-Weiß-«, »Gut- und Böse-« Erlebens- und Denk-Kategorien einfach eine Unsicherheit im Bereich der zwischenmenschlichen Beziehungen und deren Abwehr.
Die Frage nach der Entstehung der sogenannten Borderline-Persönlichkeitsstörungen ist sicherlich noch längst nicht beantwortet. Es gibt inzwischen genetische Untersuchungen und Familienstudien, die eine enge Verbindung zwischen der Borderline-Störung und depressiven oder anderen psychischen Erkrankungen sehen.
Auf jeden Fall können gerade wegen der Unfähigkeit dieser Menschen, Impulse zu kontrollieren, und wegen der hohen Identitätsstörung und der Störung der sozialen und sexuellen Orientierung delinquente Handlungen – eben auch Sexualstraftaten – entstehen. Dann muss man ganz genau prüfen, ob die Fähigkeit des Patienten, anders zu handeln, während der Tat beeinträchtigt war.

Die dissoziale Persönlichkeitsstörung

Eine andere Form der Persönlichkeitsstörung, die in dieser Erzählung vorkommt, ist die dissoziale oder auch antisoziale Persönlichkeit. Die Frage der strafrechtlichen Verantwortlichkeit ist bei

Menschen, die diese Störung haben, schwer zu beantworten und zwar deshalb, weil die Grenzen zwischen dissozialer Persönlichkeitsstörung und Kriminalität sehr undeutlich sind. Obwohl es Kombinationen von antisozialer bzw. dissozialer Persönlichkeitsstörung und progredienter Form der Perversion gibt, sind andere Formen von sexuellen Gewaltakten bei dissozialen Persönlichkeitsstörungen häufiger. Die Tötung erfolgt als Impulsdurchbruch oder nach anderen Sexualgewaltakten, etwa nach Vergewaltigung oder Kindesmissbrauch. Sie ist zunächst nicht beabsichtigt, erfolgt dann aber ungeplant oder dient der Verdeckung.

Untersuchungen zeigen, dass viele Gefängnisinsassen eine dissoziale Persönlichkeitsstörung haben. Diese Störung allein mindert bis heute nicht die strafrechtliche Verantwortlichkeit. Aber gerade Menschen mit dissozialer Persönlichkeit sind ungeliebte Kinder sowohl der Psychiatrie als auch der Justiz und der Gesellschaft insgesamt. Die Psychiatrie hat sie ein Jahrhundert lang als »degeneriert«, als von Anfang an »kriminell veranlagt« bezeichnet. Und dann vergessen. Erst Ende der 1980er-Jahre begann man sich etwas differenzierter mit diesen Menschen zu beschäftigen. Heute weiß man, dass sich mehr Probleme hinter den kriminellen Handlungen einer dissozialen Persönlichkeit verbergen, als man früher annahm.

Die Diagnose einer dissozialen Persönlichkeitsstörung setzt laut der Weltgesundheitsorganisation folgende Symptome voraus: ein herzloses Unbeteiligtsein gegenüber den Gefühlen anderer; Verantwortungslosigkeit und Missachtung von sozialen Normen und Verpflichtungen und Unvermögen zur Beibehaltung längerfristiger Beziehungen; eine niedrige Schwelle für aggressives und gewalttätiges Verhalten; die Unfähigkeit, Schuldbewusstsein zu entwickeln und aus Erfahrung zu lernen, besonders aus Bestrafung; eine Neigung, andere zu beschuldigen oder vordergründige Erklärungen für sein Verhalten anzubieten. Keines dieser Merkmale allein reicht aus, die Diagnose einer dissozialen Persönlichkeit zu stellen. Es bedarf des Gesamtbildes.

Ich wiederhole noch einmal: Wenn ein Mensch eine dissoziale Persönlichkeitsstörung aufweist, bedeutet das keineswegs automatisch, dass er vermindert schuldfähig ist. In der Regel ist er es nicht. Im

Allgemeinen ist er in der Lage, das Unrecht der Tat zu erkennen und danach zu handeln. Es müssen noch andere psychische und situative Faktoren hinzukommen, um eine Beeinträchtigung der Schuldfähigkeit zu bewirken: etwa die Wirkung von Alkohol, aktuelle Konflikte, eine lang andauernde Zermürbungssituation, Affekte, psychische Krankheiten u. Ä.

Es ist schwer, die Taten von Menschen mit einer dissozialen Persönlichkeitsstörung »neutral« zu beurteilen. Die Ähnlichkeit mit gewöhnlichen Kriminellen ist so groß, dass die Unterscheidung »Störung/keine Störung« kompliziert, teilweise unmöglich ist.

Es scheint, dass die dissoziale Persönlichkeitsstörung auf einem Zusammenwirken erbbiologischer, psychologischer und soziologischer Faktoren beruht. Viele dieser Menschen haben eine erbliche Belastung mit Persönlichkeitsstörungen oder anderen psychischen Störungen. Oder sie kommen aus zerrütteten Familien, aus einer sogenannten »Broken-home-Situation«, das heißt, aus »zerbrochenen« Familienverhältnissen (früher Verlust der Eltern oder eines Elternteils durch Trennung, Scheidung oder Tod). Kriminalität und Alkoholsucht sind in den Familien solcher Kinder nicht selten anzutreffen. Man geht davon aus, dass viele Menschen mit einer dissozialen Persönlichkeitsstörung selbst Gewalt und Grausamkeit erfahren haben. Sie haben selbst erlebt, wie Gewalt zur Konfliktlösung eingesetzt wurde. Sie sind in Familien aufgewachsen, in denen das Erlernen von sozial akzeptiertem Verhalten und Konfliktlösungsstrategien nicht ermöglicht wurde. Auch die sonstige soziale Umgebung, in der diese Kinder aufwuchsen, bot dies in der Regel nicht.

Die narzisstische Persönlichkeitsstörung

Müsste man die narzisstische Persönlichkeitsstörung mit vier Begriffen beschreiben, würde man wahrscheinlich folgende wählen: egozentrisch, ausbeuterisch, unempathisch, überzeugt von der eigenen Überlegenheit. Die Bezeichnung »narzisstisch« kommt vom griechischen Mythos des Narkissos (des Narziss). Das war ein schöner Jüngling, der verliebt in sein eigenes Bild war. Gefühle anderer Menschen interessierten ihn nicht. Alles ordnete er seiner eigenen Bewunderung und Selbstverliebtheit unter.

Personen mit narzisstischer Persönlichkeitsstörung glauben, dass sie überlegen, besonders oder einzigartig sind, und erwarten von anderen, sie so anzusehen. Möglicherweise glauben sie, dass sie nur von solchen Menschen verstanden werden und auch nur mit solchen verkehren sollten, die besonders oder von hohem Ansehen sind, und schreiben denjenigen, mit denen sie verkehren, die Eigenschaften »einzigartig«, »perfekt« oder »begabt« zu. Menschen mit dieser Störung glauben, dass ihre Bedürfnisse außergewöhnlich sind und sich der Kenntnis gewöhnlicher Menschen entziehen. Ihr eigenes Selbstwertgefühl wird durch den idealisierten Wert, den sie denjenigen zumessen, mit denen sie verkehren, erhöht (d. h. »gespiegelt«). Es liegt nahe, dass sie darauf bestehen, nur von »Top«-Personen (Arzt, Anwalt, Friseur, Ausbilder) behandelt zu werden oder nur den »besten« Institutionen angegliedert zu werden; sie werten aber den Ruf derer ab, von denen sie enttäuscht wurden.

Betroffene mit dieser Störung verlangen im Allgemeinen nach übermäßiger Bewunderung. Ihr Selbstwertgefühl ist fast immer sehr brüchig. Sie sind meist sehr darum besorgt, wie gut sie funktionieren und wie positiv andere von ihnen denken. Dies nimmt häufig die Form eines Bedürfnisses nach ständiger Aufmerksamkeit und Bewunderung an. Sie erwarten, dass ihre Ankunft mit großem Hallo begrüßt wird, und sind erstaunt, wenn andere ihnen ihren Besitz nicht neiden. Sie können – häufig mit viel Charme – ständig auf Komplimente aus sein. Das Anspruchsdenken der betroffenen Personen wird deutlich in ihrer übertriebenen Erwartung an eine besonders bevorzugte Behandlung. Sie erwarten, dass man ihnen entgegenkommt, und sind erstaunt oder wütend, wenn dies nicht geschieht. So meinen sie zum Beispiel, dass sie sich nicht in einer Schlange anstellen müssen oder dass ihre Angelegenheiten so wichtig sind, dass andere sich ihnen fügen sollten, und sind dann verärgert, wenn andere es versäumen, ihnen »bei ihrer sehr wichtigen Arbeit« zu helfen. Diese Anspruchshaltung kann in Verbindung mit einem Mangel an Sensibilität gegenüber den Wünschen und Bedürfnissen anderer Menschen zu deren bewussten oder unabsichtlichen Ausnutzung führen. Sie erwarten, alles zu bekommen, was sie sich wünschen oder zu brauchen meinen, ungeachtet dessen, was dieses für andere bedeutet. Die betroffenen Individuen können zum Beispiel große Zuneigung von anderen erwarten und können sie überbeanspruchen ohne Rücksicht auf die Auswirkungen auf deren Leben. Sie neigen dazu, Freundschaften oder Partnerschaften nur dann einzugehen, wenn die Wahrscheinlichkeit besteht, dass die andere Person ihren Absichten dient oder aber ihr Selbstwertgefühl stärkt. Häufig reißen sie besondere Privilegien und Mittel an sich, die sie aufgrund ihrer Besonderheit zu verdienen glauben.

Personen mit einer narzisstischen Persönlichkeit können gleichzeitig auch eine dissoziale Persönlichkeit aufweisen. Diese gefährliche Mischung von Narzissmus und Dissozialität nennt man »malignen Narzissmus«. Darüber werde ich Ihnen ausführlich berichten, wenn ich die Geschichte von Achim erzähle. Personen mit einem »malignen Narzissmus«, also einem »bösartigen Narzissmus«, können häufig sehr schwere Gewaltdelikte begehen, z. B. Tötungsdelikte und Sexualdelikte.

Die histrionische Persönlichkeitsstörung

Histrionische und narzisstische Persönlichkeiten haben zumindest im Bereich des Ausdrucks vieles gemeinsam. Häufig finden sich bei ein und derselben Person sowohl Merkmale der histrionischen als auch der narzisstischen Persönlichkeitsstörung. Menschen mit einer histrionischen Persönlichkeitsstörung fühlen sich unwohl oder nicht gebührend beachtet, wenn sie nicht im Mittelpunkt der Aufmerksamkeit stehen. Oft sind sie lebhaft und dramatisch und neigen dazu, die Aufmerksamkeit auf sich zu ziehen, und können neue Bekannte anfangs durch ihren Enthusiasmus, durch ihre scheinbare Offenheit oder ihre Kokettheit bezaubern. Diese Qualitäten erschöpfen sich aber, da diese Personen ständig danach verlangen, im Mittelpunkt zu stehen. Sie übernehmen gerne die Rolle der Stimmungskanone. Wenn sie nicht im Mittelpunkt stehen, können sie etwas Dramatisches tun (wie z. B. Geschichten erfinden, eine Szene machen), um die Aufmerksamkeit wieder auf sich zu lenken. Dieses Bedürfnis zeigt sich oft in ihrem Verhalten beim Arzt (z. B. in Schmeicheleien, Geschenken, dramatischen Beschreibungen ihrer somatischen und psychischen Symptome, an deren Stelle bei jedem Arztbesuch neue Symptome treten).

Das Auftreten und Verhalten von Betroffenen mit dieser Störung ist in sexueller Hinsicht oft unangepasst provokant oder verführerisch. Dieses Verhalten richtet sich nicht nur auf Personen, an denen der Betroffene ein sexuelles oder emotionales Interesse hat, sondern es zeigt sich auch in einer Vielzahl sozialer oder beruflicher Beziehungen jenseits dessen, was in dem jeweiligen sozialen Zusammenhang angemessen ist. Der emotionale Ausdruck kann oberflächlich sein und rasch wechseln. Betroffene mit dieser Störung setzen ständig ihre körperliche Erscheinung ein, um die Aufmerksamkeit auf sich zu ziehen. Sie sind überaus darum besorgt, andere durch ihr Auftreten zu beeindrucken, und verwenden übermäßig viel Zeit, Energie und Geld für Kleidung und Körperpflege. Im Hinblick auf ihre Erscheinung sind sie einerseits auf Komplimente aus, andererseits sind sie leicht und heftig durch kritische Kommentare bezüglich ihres Aussehens oder durch eine Fotografie, die sie unattraktiv wiedergibt, zu verärgern.

Personen mit einer histrionischen Persönlichkeitsstörung können Schwierigkeiten haben, in emotionalen oder sexuellen Beziehungen echte emotionale Tiefe zu erreichen. Ohne sich dessen bewusst zu sein, spielen sie in ihren zwischenmenschlichen Beziehungen oft eine Rolle (z. B. das »Opfer« oder die »Prinzessin«). Sie können auf der einen Seite versuchen, ihre Partner durch emotionale Manipulation oder Verführung zu kontrollieren, während sie andererseits eine deutliche Abhängigkeit von diesen zur Schau stellen. Betroffene mit dieser Störung haben oft beeinträchtigte Beziehungen zu gleichgeschlechtlichen Freunden, da ihr sexuell provokanter zwischenmenschlicher Stil offenbar eine Bedrohung für die Beziehungen ihrer Freunde darzustellen scheint. Ebenso können sich diese Personen mit ihrer Erwartung nach ständiger Aufmerksamkeit von ihren Freunden entfremden. Oft reagieren sie deprimiert und gekränkt, wenn sie nicht im Mittelpunkt stehen. Sie können ständig auf der Suche nach Neuigkeiten, Stimulation und Aufregung sein und neigen dazu, durch die alltägliche Routine gelangweilt zu sein. Diese Personen sind oft intolerant oder frustriert in Bezug auf Situationen, in denen sie nicht gleich eine Bestätigung erhalten. Ihr Handeln ist häufig auf unmittelbare Befriedigung ausgerichtet. Obwohl sie eine Arbeitsstelle oder ein Projekt oft mit großem Enthusiasmus beginnen, kann ihr Interesse schnell nachlassen. Länger bestehende Freundschaften werden vernachlässigt, um Platz zu schafften für die Aufregung durch neue Beziehungen.

Die ängstlich-selbstunsichere Persönlichkeitsstörung

Bei einigen Sexualstraftätern wird die Diagnose einer ängstlich-selbstunsicheren Persönlichkeitsstörung gestellt. Es klingt paradox, dass gerade bei Sexualstraftätern, und zwar bei Tätern mit aggressiven Sexualdelikten wie Sexualmord, so eine Persönlichkeit diagnostiziert wird. Aber Sie wissen inzwischen aus den Beschreibungen der Perversion, was für Ängste, was für Unsicherheiten, was für Minderwertigkeitskomplexe bei vielen Sexualstraftätern vorhanden sind.
Wie sieht eine ängstliche und selbstunsichere Persönlichkeit aus? Bei diesen Menschen findet man andauernde Gefühle von Anspannung und Besorgtheit, die mehrere Bereiche des Lebens umfassen. Sie sind selbst überzeugt, dass sie im Vergleich zu anderen sozial unbeholfen, unattraktiv und minderwertig sind. Sie haben Angst, in bestimmten Situationen kritisiert oder abgelehnt zu werden. So reduzieren sie ihre persönlichen Kontakte auf ganz wenige Menschen, um zu vermeiden, dass sie kritisiert oder ausgelacht werden. So entsteht ein eingeschränkter Lebensstil, auch intime Beziehungen zu anderen Menschen sind eingeschränkt. Durch diese großen Unsicherheiten und Ängste erscheinen diese Menschen oft als Einzelgänger wie z.B. Christian, dessen Geschichte hier bald erzählt wird.
Nach den anerkannten psychologischen Theorien entwickelt sich eine ängstlich-selbstunsichere Persönlichkeit bereits in der Fami-

lie. Eingeschränkter Erziehungsstil ohne Lob und Anerkennung, wenig einfühlendes elterliches Verhalten werden von den Psychologen als die wichtigsten Ursachen gesehen. Biologische Theorien vermuten auch eine durch Anlage und Funktion des Nervensystems vorhandene Bereitschaft zu ängstlichen Reaktionen.

Exkurs: Die multiple Persönlichkeit

Ich wurde häufig vom Richter gefragt, ob bei einem Angeklagten eine sogenannte multiple Persönlichkeit vorhanden sei. Vor allem, wenn der Mensch vom Äußeren, von Beruf und Familie her unauffällig erschien, dann aber brutale Delikte beging. Der Richter wollte dann wissen, ob bei diesem Menschen zwei Persönlichkeiten vorhanden seien. Bis jetzt habe ich noch keinen Sexualgewalttäter kennengelernt, auf den das zutraf! Bei medizinisch-psychologischen Laien jedoch ist häufig die Rede von multipler Persönlichkeit.

Was ist eine multiple Persönlichkeit?

In der Fachsprache heißt diese Störung inzwischen »dissoziative Identitätsstörung«. Für diese Störung ist charakteristisch, dass eine Person von einem Persönlichkeitszustand in einen anderen hinüberwechseln kann. Sie denkt, fühlt und erinnert sich dann jeweils als eine Einzelpersönlichkeit. Die Persönlichkeit A kann sich an Taten, Gefühle und Gedanken der Persönlichkeit B überhaupt nicht erinnern und umgekehrt genauso. Personen, die an dieser Störung leiden, können über mehr als zwei »unterschiedliche Persönlichkeiten« verfügen. Peter Fiedler berichtet, dass bei Erwachsenen die beobachtete Zahl von »verschiedenen Persönlichkeiten« zwischen zwei und hundert variiert. Interessanterweise verfügen die »unterschiedlichen Persönlichkeiten« über eigene Verhaltensmuster, eigene Prinzipien, eigene Erinnerungen, eigene Denkweisen. Häufig sind die »unterschiedlichen Persönlichkeiten« oder – besser gesagt – »Persönlichkeitszustände« abwechselnd präsent und haben wenig oder gar keine Kenntnis voneinander.

Früher wurde diese Diagnose vor allem in Europa sehr selten gestellt, weil die Kriterien dafür sehr streng waren. Inzwischen sind die diagnostischen Kriterien lockerer geworden, sodass die multiple Persönlichkeit etwas häufiger diagnostiziert wird. Da die meisten Beschreibungen jedoch aus den USA kommen, vermutet man auch eine Kulturspezifität.

Interessanterweise findet man bei Patienten mit multipler Persönlichkeitsstörung sehr häufig sexuellen Missbrauch oder andere schwere traumatische Erfahrungen in der Kindheit. Daher wird die Entstehung der multiplen Persönlichkeit oft als psychodynamische Abwehr der damit verbundenen Ängste und der traumatischen Erlebnisse gesehen.

Wir werden noch sehen, dass bei einigen Menschen, die wegen eines sexuellen Gewaltaktes vor Gericht standen und von denen hier berichtet wird, eine andere Persönlichkeitsstörung diagnostiziert wurde als eine der oben dargestellten. Zum besseren Verständnis werde ich deshalb erst bei den jeweiligen Fällen die diagnostizierte Persönlichkeitsstörung beschreiben.

Mit dem, was bis jetzt über Persönlichkeitsstörungen gesagt worden ist, können wir weitermachen. Jetzt können wir das besondere Drama von Christian kennenlernen.

KANNIBALISMUS UND AUTOKANNIBALISMUS

EIN BIZARRES BÜNDEL VON PERVERSIONEN

Der Kannibale: »schwerst gestört und schuldfähig zugleich«. Der Fall des »Kannibalen von Rotenburg« führte die Justiz in den Grenzbereich des Strafrechts, wie Gisela Friedrichsen richtig, problematisierend, aber auch ratlos feststellte. Zwei Jahre später, nachdem der Fall eine juristische Odyssee hinter sich hatte, brachte sie im »Spiegel« repräsentativ für die gesamtdeutsche Presse die Ratlosigkeit von Justiz, Sachverständigen, Journalisten und der allgemeinen Bevölkerung wieder zum Ausdruck: »Opfer hoch abnorm, Täter hoch abnorm – aber voll schuldfähig. Ist der Fall des Kannibalen von Rotenburg nach den üblichen Kriterien zu beurteilen?«, fragte Gisela Friedrichsen und mit ihr viele andere, darunter auch Fachleute.

Armin Meiwes, der »Kannibale von Rotenburg«, hat sein Opfer im Jahr 2001 über das Internet kennengelernt. Dort wimmelt es offensichtlich von Kannibalen und Autokannibalen, von Sadisten und Masochisten, von Pädosexuellen und anderen. Neue Möglichkeiten zu Katastrophen und Tragödien werden dadurch eröffnet. Das Internet hat nicht nur ungeahnte und unschätzbare Möglichkeiten der Kommunikation und der Entwicklung der Menschen geöffnet, sondern auch gleichzeitig den Sack des Äolos, den Sack der wilden Winde, die zu Katastrophen führen. Auch im Bereich der sexuellen Kriminalität. Nicht nur Pädophile und Pädosexuelle beginnen in der globalisierten Welt, die Zahlen der kindlichen Opfer weltweit in die Höhe zu treiben, sondern jede Art der Perversion findet dort ihr Forum, ihre Bühne, ihren Realisierungsbeginn.

Was ich katastrophal finde, ist die Tatsache, dass dadurch Gefühle und Überzeugungen bei den Konsumenten entstehen, die mit Machbarkeit zu tun haben, mit breiter Akzeptanz, mit dem verschwörerischen Gefühl: »Wir sind viele – nicht nur ich –, die das wollen, die das tun, also ...« Der Sadist, der Koprophile, der Pädosexuelle fühlt sich einer größeren Gemeinschaft mit einem eigenen Forum, mit eigener Bühne, mit eigener Publizität zugehörig. So auch der Kannibale. Die »verbotenen« Fantasien brechen aus dem Privaten und Privativen (dem Individuellen und Abkapselnden) aus und werden öffentlich, von anderen akzeptiert. Und stimulieren: »Jemand, der dasselbe hat, der dasselbe will, hat das schon gemacht. Also ist es machbar. Was hindert mich also daran, es auch zu tun?« So denkt der kommunizierende und austauschende Konsument. Der bis dahin im Verborgenen Fantasierende betritt somit die Bühne des Dramas. Das griechische Wort »Drama« bedeutet »Agieren«. Dort sehe ich die große Gefahr. Man kann nur spekulieren, wie groß die Gefahr ist. Zahlen hat man ja nicht. Der Fall von Rotenburg jedoch muss Alarm schlagen.

Beide, der Kannibale und sein williges Opfer, verabredeten sich – nachdem sie sich über das Internet kennengelernt hatten – im März 2001 zum »Schlachtfest«. In Meiwes' Gutshof bei Rotenburg an der Fulda begann das kannibalistische Ritual. Meiwes schnitt dem Diplomingenieur aus Berlin absprachegemäß erst den Penis ab, und dann, nachdem das Opfer bewusstlos geworden war, stach er es ab und weidete die Leiche aus. Teile des Fleisches hatte er schon gegessen, andere hatte er eingefroren, um sie in den folgenden Tagen zum Essen zuzubereiten.

Zwei psychiatrische Gutachten bescheinigten dem Kannibalen eine schwere psychopathologische Auffälligkeit, aber keine Beeinträchtigung der Einsichts- und Steuerungsfähigkeit. So wurde er nicht in den psychiatrischen Maßregelvollzug eingewiesen, sondern kam lebenslänglich ins Gefängnis. Die beiden hoch geschätzten Gutachter haben nach den geltenden Richtlinien die Frage der Einsichts- und Steuerungsfähigkeit korrekt beantwortet. Im Rahmen des geltenden Systems, im Rahmen der geltenden Richtlinien. Das heißt nicht unbedingt, dass das geltende System auch die Frage der Schuldfähigkeit vor Gericht richtig beantworten kann. Zweifel bleiben.

Wie ist das denn mit dem Aspekt der Okkupation? Okkupation durch pathologische Inhalte mit hoher Dynamik und mit einer das Denken und Handeln einengenden Wirkung. Bleibt denn dann immer die Einsichts- und Steuerungsfähigkeit unbeeinträchtigt von der okkupierenden Dynamik? In einem so eingeengten Denk- und Handlungsrahmen?

Ich habe einige Jahre zuvor den Fall Christian anders beurteilt. Auch die Fälle von Bernd und Otto, die ebenfalls kannibalistische Elemente in ihrer Perversion hatten, habe ich anders beurteilt. Ähnlich wie bei Anton.

Christian: Von Selbstvernichtungsfantasien zur Fremdvernichtung

Die Geschichte von Christian ist eine ganz besondere Geschichte. Seine schwere Perversion führte wie bei Anton oder Bernd zu menschlichen Tragödien und Katastrophen. Sie ist auch von besonderem wissenschaftlichem Interesse, weil über einen langen Zeitraum selbstzerstörerische, »autokannibalistische« Aspekte existierten, die sich erst später in fremdaggressive und »heterokannibalistische« Handlungen umkehrten – also in das, was man eigentlich unter der Bezeichnung Kannibalismus gemeinhin versteht.

Jahr für Jahr nahm Christians Perversion neue Dimensionen an. Die Aspekte der »Progredienz« und der »Süchtigkeit«, die ich Ihnen schon erklärt habe, trafen dabei vollständig zu. Jahr für Jahr wurde sie grotesker, bizarrer, abweichender. Dann wurde sie fremdvernichtend in einer Weise, die kaum zu begreifen ist. Die Wende war keine abrupte, keine plötzliche, sondern eine langsame: Die Selbstvernichtungsfantasien bekamen als Begleiter Fremdvernichtungsfantasien. Sie entwickelten sich nicht parallel nebeneinander her. Sie verhielten sich umgekehrt proportional: In dem Maße, in dem die Selbstvernichtungsfantasien abnahmen, nahmen die Fremdvernichtungsfantasien zu, bis sie Christians Hirn und Herz vollkommen besetzt hatten. Sie wurden Wunsch und Drang. Sie wurden Macht und Ohnmacht. Sie führten in die Katastrophe.

Dies war der Weg zur Tat:

Christian hatte nach vielen Jahren der Urophilie und der Koprophilie den Wunsch entwickelt, von einem jungen Mädchen getötet zu werden. Das Mädchen sollte mit ihrem nackten Hintern auf seiner Nase und seinem Mund sitzen, um seinen Erstickungstod

herbeizuführen. Dann wollte er zerstückelt und in den Fleischwolf geworfen werden. Hackfleisch sollte aus ihm gemacht werden, um anschließend zubereitet und von dem Mädchen gegessen zu werden. Er fand eine Familie, die bereit war, dies für ihn zu tun. Er übernachtete bei dieser Familie, der Termin für seine Zerfleischung sollte der nächste Tag sein. Die Familie machte jedoch einen Rückzug, und der Plan wurde nicht verwirklicht. Von da an kehrte sich die Fantasie langsam um. Es entstand bei Christian der übermächtige Wunsch, ein junges Mädchen zu fangen, es mit vielen Stichen zu töten, es anschließend zu zerstückeln und zu essen. Einige Monate später fuhr er zusammen mit seiner Frau zu der besagten Familie zurück und nahm die Tochter der Familie und eine zufällig anwesende elfjährige Freundin, Jola, mit. Sie fuhren alle zusammen aufs Land. Nachdem er seine Frau und das andere Mädchen weggeschickt hatte, tötete er die kleine Jola mit einem schweren Werkzeug und zerfleischte sie mit einem Messer. Dabei onanierte er. Dann versuchte er, vom Fleisch des Mädchens zu essen. Anschließend fuhren er und seine Frau zu einem See und warfen die zerstückelte Leiche ins Wasser. Das andere Mädchen ließen sie zurück in dem Wald, in dem sich das Drama abgespielt hatte.
Genug! Die Tat dauerte Stunden! Ihre Beschreibung umfasst viele Seiten des umfangreichen Gutachtens.

Wer ist Christian?

Ich habe viele Stunden mit Christian verbracht. Er sprach fast ununterbrochen. Bei den Explorationen von Gutachtenpatienten mache ich nie Notizen, sondern nehme alles auf Tonbänder auf. Auch bei Christian. Ich möchte die Kommunikation zwischen mir und dem Betroffenen nicht stören, den Redefluss nicht durch Verständnisfragen oder, weil ich mit dem Schreiben nicht mitkomme, unterbrechen. Darüber hinaus versuche ich, im Gutachten die Sprachstruktur, den Wortschatz, die besonderen Ausdrücke des Betroffenen möglichst original wiederzugeben. Doch obwohl ich keine schriftlichen Notizen machte, sondern nur zuhörte, hatte ich Schwierigkeiten mitzukommen. Christian sprach schnell, viel, ununterbrochen, verlor sich in Einzelheiten. Er brachte vieles, das zunächst unwesentlich erschien, in Wesentliches ein und vermischte einiges.

Christian verhielt sich bei seinen Erzählungen anders als Anton und anders als Bernd. Er war nicht zerquetscht und verzweifelt wie Anton. Aber er war auch nicht eigenartig fremd wie Bernd. Er war überkommunikativ. Kein Zeichen der Bedrückung, kein Zeichen der Reue, kein Zeichen des Mitleids mit der getöteten Jola. Sein kindlich aussehendes Gesicht zuckte kein einziges Mal, seine Augen wurden nicht feucht. Er redete ununterbrochen. Er redete sich weg. Er ritt auf den Worten galoppierend davon. Seine verwirrte Psyche suchte diesen Ausweg, diesen Ausdruck.

So war es mitunter auch bei der Gerichtsverhandlung. Er kam mit seinem Babygesicht. Doch das Babygesicht konnte nicht die innere Unruhe, die hohe Ängstlichkeit, die in seiner Brust tobte, widerspiegeln. Er sprach viel und ununterbrochen, ohne Konzentration auf das Wesentliche. Vor derselben Kammer, vor der Bernd sich verantworten musste, musste sich auch Christian verantworten, vor demselben Vorsitzenden Richter Blau.

Aber die Atmosphäre war anders. Vor dem Gerichtssaal drängten sich Dutzende von Reportern, Kameramännern, Fotografen. Von der Regionalpresse, von überregionalen Zeitungen, von fast allen Privatsendern, auch aus dem Ausland. Schon am Tag vorher war in den Medien zu lesen: »Schlächter«, »Bestie«, »Kannibale«, »Sex-Zwerg«. Seine Geschichte wurde im Frühstücksfernsehen serviert, mit dem vollen Namen von Christian, dem des Opfers, dem des kleinen Dorfes, wo die Familie von Christian lebt. Draußen vor dem Gerichtssaal rasten Reporter und manche andere. Ab und zu hörte man bis in den Gerichtssaal hinein den schallenden Ausbruch von Lachanfällen. Wahrscheinlich wurden irgendwelche Scherze gemacht. Währenddessen erzählte Christian über die Tötung von Jola, über seine Tötungsfantasien gegen andere, gegen sich selbst. Er erzählte von seiner eigenartigen, bizarren Welt. Über seine eigenartigen Praktiken. Schnell, ununterbrochen. Mit vielen unwesentlichen grotesken Details. Wieder redete er sich weg.

Die Verhandlung im Schwurgericht war anders als bei Bernd. Gefühle, wie sie Antons Verzweiflung auslösten, Gefühle, wie sie die Fremdheit und die Einsamkeit von Bernd erweckten, wurden von Christian nicht wachgerufen. Auch die Richter verhielten sich anders. Richter Blau verhielt sich anders als bei Bernd, wobei er sich auch damals anders verhielt als sonst. Er war nicht der biblische Richter, nicht der blitzende Zeus, nicht der herausfordernde Intellektuelle. Er war nicht weich, aber auch nicht hart. Er sprach nicht mit leiser, betroffener Stimme wie bei Bernd, aber auch nicht zornig. Er war einfach korrekt. Er vermied bohrende Fragen. Wenn seine Sympathie für das Opfer auch von Mitleid für Christian begleitet war, dann geschah dies über und durch den Intellekt, meine ich. Man hatte den Eindruck, dass alle Beteiligten, nicht nur der Vorsitzende Richter Blau, alles bald hinter sich bringen wollten. Die ursprünglich vorgesehene Dauer des Prozesses von mehr als einem Monat schrumpfte auf drei Nachmittage. Angeklagter, Verteidigung, Staatsanwaltschaft und Gericht verzichteten auf Zeugen. Natürlich wurden die rechtsstaatlichen Prinzipien gewahrt. Aber der Fall war klar. Alle waren ungeduldig. Alle wollten die Verhandlung so bald wie möglich hinter sich haben.

Christian redete und redete. Als ob seine Worte nicht ausreichten, skizzierte er mir auch noch, wie seine autokannibalistischen Fantasien und später die heterokannibalistischen Fantasien aussahen. Er brachte mir Skizzen und Frauenbilder mit, auf denen er mit rotem Kugelschreiber die Stelle markierte, wo er hineingebissen hatte, um das Fleisch von Jola zu essen. Die Worte reichten nicht ...

Sein Babygesicht mit den kurzen bürstenartigen Haaren verriet seine Emotionen und seine Verwirrung nicht.

Christian ist ein sehr kleiner Mann, nicht einmal 160 cm groß, sehr rundlich und mit eben diesem Babygesicht. Während der vielen Stunden der Exploration und der Gerichtsverhandlung hinterließen seine Hände bei mir einen bleibenden Eindruck: Sie waren schneeweiß. Anders als sein rosa Gesicht.

Zur Tatzeit war Christian gerade 28 Jahre alt und verheiratet. Er stammt aus einem kleinen idyllischen Dorf am Ufer eines Sees, mit einer großen Burg auf dem Hügel mitten im Dorf. Jeder kennt jeden. Sein Vater ist Handwerker. Seine Mutter, eine Hausfrau, starb, als er acht Jahre alt war. Sein Vater wird von ihm als ein sehr fleißiger Mensch beschrieben, der nur selten weniger als 14 Stunden am Tag arbeitet. Die Beziehung zu seinem Vater bezeichnet er weder als gut noch als schlecht, sondern mit seinen eigenen Worten als »irgendwo in der Mitte«. Er beschreibt den Vater als verschlossen, beherrscht, keinen Widerspruch duldend.

An die Mutter hat Christian nur wenige Erinnerungen. Er weiß, dass sie Alkoholikerin war, und auch, dass sie deswegen in einem Psychiatrischen Landeskrankenhaus behandelt wurde. Er hatte mitbekommen, wie der Vater sie zornig verprügelte, wenn er die leeren Flaschen entdeckte. In der letzten Zeit vor ihrem Tod war die Mutter oft betrunken. Die Ausbrüche des Vaters häuften sich und wurden immer stürmischer. Christian hörte mit, wie er in seiner Wut die betrunkene Mutter schlug. Er bekam auch mit, dass die Mutter im betrunkenen Zustand häufig einnässte. Sein Vater reagierte auf das Einnässen der Mutter rabiat. Als Kind hat Christian sehr darunter gelitten.

Christian hat drei ältere Geschwister, zwei Brüder und eine Schwester. Der älteste Bruder starb im Alter von 40 Jahren an den Folgen übermäßigen Alkoholkonsums. Christians Beziehungen zu seinen Geschwistern während der Kindheit werden von ihm als neutral, als weder übermäßig gut noch übermäßig schlecht bezeichnet. Nach seiner Heirat wurden die Beziehungen zu seinen Geschwistern und vorübergehend auch zu seinem Vater abgebrochen, weil die Familie seine Frau nicht akzeptierte. Sie wurde als Nutte beschimpft.

Christian war ein sehr ängstliches Kind. Er hatte Angst vor der Dunkelheit, vor Krach, vorm Alleinsein. Vom Kindergarten bis zur Lehre wurde Christian benachteiligt und gehänselt. Er beschreibt sich selbst als schüchtern und zurückhaltend, als jemand, der sich immer als Außenseiter fühlte. Die Einschulung wurde ein Jahr zurückgestellt, weil er »zu schüchtern und viel zu ruhig« gewesen sei. In der Schule war er ein schlechter Schüler, »der Schlechteste«, wie er selbst sagt. Aber er blieb nie sitzen. Dass er der »Schlechteste« war, sei einer der wichtigsten Gründe gewesen, weshalb er in der Schule immer als »Depp« bezeichnet wurde.

Nach der Schulzeit machte er eine Lehre als Baufacharbeiter, die er mit viel Mühe und fremder Hilfe abschließen konnte. Nach der

Lehre arbeitete er einige Jahre als Kesselmaurer, danach hatte er viele kurzzeitige Jobs.

Beginn und Höhepunkt der eigenartigen Welt der eigenartigen Perversionen

Ich habe es schon gesagt: Sexuelle Orientierung, sexuelle Präferenzen und sexuelle Praktiken sind Geschmackssache (im Fall von Christian nicht nur metaphorisch, sondern auch in der Wirklichkeit); sie sind Privatsache und gehen niemanden etwas an, solange sie andere Menschen, deren Körper, deren Gefühle, deren Psyche nicht verletzen, nicht schädigen. Solange sie Privatsache bleiben, gehen sie niemanden etwas an, außer den Menschen, der das so will, und seinen Partner. So auch bei Christian mit seinem für viele Menschen abwegigen, ja abstoßenden Sexualverhalten.

Wie erzähle ich Ihnen von Christians Welt der Perversion? Sie haben erkannt, dass sie abstoßend wirkt, den Geschmack der Menschen strapaziert und unappetitlich ist. Ich hatte in meinem Kopf verschiedene Vorstellungen, wie ich Ihnen diese Welt näherbringen könnte. Ich habe es mit übersetzten Fachbegriffen versucht. Ich habe versucht, sie zusammenfassend darzustellen. Ich habe versucht, sie abgemildert darzustellen. Ich kam aber immer zu dem Schluss, dass ich Ihnen so das Eigenartige im Leben von Christian nicht wiedergeben kann. Auch nicht die Atmosphäre, die ich im Untersuchungszimmer und im Gerichtssaal erlebte. Also habe ich die Entscheidung getroffen, Christian doch einiges selbst erzählen zu lassen.

Wenn Sie meinen, das ist zu viel für Sie, das können Sie nicht ertragen, dann überspringen Sie die nächsten Seiten. Wenn Sie aber glauben, dass Sie sein Drama besser verstehen können, wenn Sie Christian ganz genau zuhören, dann folgen Sie dem, was Christian erzählt. Dies ist eine Zusammenfassung meiner Tonbandprotokolle in etwas veränderter Form:

»Mit ca. sieben Jahren habe ich bemerkt, dass ich durch Spielen mit meinem Geschlechtsteil angenehme Gefühle erzeugen kann.

Etwas später entdeckte ich, mehr oder weniger durch Zufall, dass ich ähnlich angenehme Erlebnisse haben konnte, wenn ich mich von Mädchen bespucken ließ. Ich habe das beim Spielen mit anderen Kindern entdeckt. Von Anfang an konnte ich erkennen, dass diese angenehmen Gefühle beim Bespuckt-Werden nur mit Mädchen zu tun hatten, nicht mit Jungen. Allmählich habe ich begonnen, sie zu provozieren. Ich habe beim Spielen die Mädchen so festgehalten, dass sie sich nur durch Bespucken befreien konnten.
Wenig später entdeckte ich, dass auch das Gebissen-Werden durch Mädchen angenehme Gefühle bei mir erzeugen konnte, sogar viel stärkere als das Bespuckt-Werden. Ich fing also an, das Gebissen-Werden von Mädchen zu provozieren, in ähnlicher Weise wie das Bespuckt-Werden, in dem Sinne, dass ich die Mädchen beim Spielen so lange festhielt, bis sie sich nur durch Beißen befreien konnten. Ich habe dies als eine Steigerung der angenehmen Gefühle im Körper erlebt, als ein Kribbeln in Bauch und Unterbauch. Eine sichtbare Erregung hatte ich dabei aber erst nach dem 13. oder 14. Lebensjahr.
Um das zehnte oder zwölfte Lebensjahr herum habe ich angefangen, mir Vorstellungen darüber zu machen, wie ich diese Erlebnisse steigern könnte. Ich überlegte, ob mir die Beschäftigung mit Urin und Fäkalien einen höheren Lustgewinn bringen könnte.
Während meiner Pubertät begann ich, Fantasien zu entwickeln, in denen ich von wilden Tieren gefressen wurde. Diese Fantasien waren für mich sexuell hoch erregend, und ich wollte sie realisieren, obwohl ich wusste, dass es die letzte sexuelle Fantasie in meinem Leben sein würde. Ich erhoffte damit eine Krönung meiner sexuellen Erlebnisse.
Als ich später hohe Schulden gemacht hatte und als einen möglichen Ausweg aus meiner fast aussichtslosen finanziellen Situation das Spenden von Organen sah, machte ich mehr oder weniger zufällig die Entdeckung, dass die Vorstellung, dass meine Organe herausgenommen werden, eine sexuell hoch aufregende Sache für mich war. Ich habe verschiedene Krankenhäuser und Arztpraxen in verschiedenen Orten der Bundesrepublik aufgesucht und mich als Organspender angeboten, natürlich zu Lebzeiten. Ich habe immer als Grund angegeben, dass ich Geld brauche. Bei einem Gespräch

mit einer jungen Ärztin habe ich entdeckt, dass mich das Erzählen über das Organspenden bzw. über das Herausnehmen meiner Organe in Anwesenheit der jungen Ärztin sexuell erregte.
Ich habe an den gewohnten Erlebnissen festgehalten; sie wurden ein Bestandteil meiner sexuellen Fantasien. Ich entwickelte sie in dem Sinne weiter, dass ich mir vorstellte, wie ein junges Mädchen mit ihrem nackten Hintern auf meinem Gesicht sitzt, damit meine Nase und meinen Mund verstopft und ich daran ersticke. Anschließend sollte mich das Mädchen zerstückeln, meine Organe und mein Fleisch durch einen Fleischwolf drehen, meine Knochen bis zur Auflösung kochen und aus dem gehackten Fleisch Frikadellen oder Ähnliches mit Gewürzen und anderen Zutaten zubereiten. Danach sollte mich die ganze Familie des Mädchens essen. Diese Fantasien waren mit hoher sexueller Erregung und anschließender Selbstbefriedigung verbunden. Natürlich wusste ich, dass auch dies meine letzte sexuelle Erregung sein würde, falls die Fantasien Realität würden, aber sie war die angestrebte und sehnsüchtig erwünschte Krönung und Vollendung meiner sexuellen Erlebnisse.
Schon in der Schule merkte man bald, dass ich gerne von Mädchen bespuckt und gebissen werden wollte. Die Kinder haben angefangen, mich zu hänseln. Als ich später keine Freundin hatte und schließlich mein einziger Freund auch eine Freundin fand und deswegen nur noch wenig mit mir zu tun hatte, haben die anderen angenommen, dass ich schwul bin. Deswegen habe ich versucht, mein Image zu retten, und begann, in Zeitungen zu inserieren, dass ich eine Partnerin suche. Der Inhalt der Annoncen war in einer unterwürfigen Form gehalten, wie etwa »Schüler sucht Lehrerin in der Liebe«. Ich habe sehr viele Antworten darauf bekommen. Meine spätere Frau hat auf eine solche Annonce geantwortet, und durch ihr energisches Auftreten hat sie mir mehr oder weniger eine Beziehung aufgedrängt. Es kam schon bald, also bereits am zweiten Tag, zu Zärtlichkeiten zwischen uns. Ich war damals ungefähr 23 Jahre alt, meine Frau ungefähr 20 oder 21 Jahre. Es war für mich jedoch nicht aufregend. Ich lag im Bett wie ein Brett und hatte auch Angst, weil ich ihr im sexuellen Bereich nicht geben konnte, was sie haben wollte. Erst nach vielen Tagen und viel Mühe, also nachdem mir meine damalige Freundin und spätere Frau das Alphabet

des normalen Verkehrs beigebracht hatte, kam es ab und zu zu einem einigermaßen vollendeten sexuellen Verkehr. Vor zwei oder drei Jahren haben wir das eingestellt und ich habe versucht, meine Frau zum Fremdgehen zu überreden, sodass sie auch eine sexuelle Befriedigung haben konnte.

Zur Heirat zwischen uns kam es mehr oder weniger aus Not: Als wir nämlich einige Tage im Urlaub waren, hat meine Frau ihr Kind, das damals ca. ein Jahr alt war und von einem anderen Mann stammt, einer Freundin überlassen. Da jedoch der Urlaub länger dauerte, als er geplant war, hat die Freundin das Kind einem Kinderheim übergeben. Das Kinderheim bzw. das Jugendamt machte jedoch zur Voraussetzung der Zurückgabe des Kindes an die Mutter, dass sie entweder einer beruflichen Tätigkeit nachgeht oder heiratet. Wir haben uns beide entschlossen, deswegen zu heiraten.

Im vorigen Jahr haben meine Fantasien, dass ich auch etwas von meinem Fleisch und meinen Organen esse, stark zugenommen. Ich habe über Methoden nachgedacht, wie ich das praktizieren könnte. Zuerst habe ich meine Frau innig gebeten, dies zu machen, also mich zu töten, zu zerstückeln, mich in den Fleischwolf zu werfen, dann ein Gericht aus rohem Hackfleisch zu bereiten und dies schließlich zu essen. Meine Frau hat das jedoch vehement abgelehnt. Sie war aber eingeweiht, dass ich das gerne wollte und dass ich vorhabe, es zu praktizieren.

Seit ca. einem Jahr fuhr ich häufig ins Ausland unter dem Vorwand, dass dort angeblich einige Sachen viel billiger sind, aber in Wirklichkeit, um an Mädchenurin und Mädchenfäkalien zu kommen und um die Verwirklichung meiner Zerstörungs-Fantasien zu erreichen. So bin ich auch in das Dorf der später von mir getöteten Jola gekommen.

Im Dorf von Jola habe ich mich zuerst mit einer Familie bekanntgemacht, die aus der ca. 40-jährigen Mutter, einer 14-jährigen Tochter, einer anderen etwa zwölfjährigen Tochter sowie einem Sohn von acht bis neun Jahren bestand. Ich konnte der Familie in einem langen Gespräch meinen Plan erklären, von der jüngeren Tochter der Familie getötet zu werden, indem sie sich mit ihrem nackten After auf meine Nase und meinen Mund setzen sollte, um dann von allen Familienmitgliedern zerstückelt, gehackt und gegessen zu werden. Bei meiner Tötung wollte ich ganz nackt im Bett oder auf dem Boden liegen, am liebsten aber auf dem Bett. Schließlich konnte ich die Familie dafür gewinnen. Wir haben sogar einen Zeitpunkt für die Tötung vereinbart, nämlich den nächsten Tag um 9.00 oder 10.00 Uhr. Ich übernachtete bei der Familie und sah in hoher sexueller Aufregung und sehr erwartungsvoll dem nächsten Tag entgegen. Am nächsten Tag teilte mir jedoch die Familie mit, dass es für sie zu gefährlich wäre und sie es daher nicht tun würden. Wütend habe ich die Familie verlassen.

Irgendwann, ungefähr ein halbes Jahr vor der Tötung von Jola, kehrten sich bei mir die Fantasien um. Nun wollte ich jemanden töten, zerstückeln und das Fleisch essen. Meine Gedanken habe ich auch meiner Frau erzählt. Sie hatte jedoch Bedenken und meinte, dass ich das nicht machen könne. Einige Monate vor der Tötung konkretisierten sich jedoch meine Vorstellungen. In meiner Fantasie begann ich schon, Merkmale des künftigen Opfers zu erarbeiten. Das Opfer sollte ein junges Mädchen sein, älter als 14 Jahre, aber nicht älter als 25. Alle, die jünger als 14 Jahre waren, kamen nicht in Frage, die waren Kinder. Dass das jüngste Mädchen der Familie erst zwölf Jahre alt war, habe ich nicht gewusst. Ich habe gedacht, sie sei 14 Jahre alt.

Was ich später mit Jola gemacht habe, habe ich früher in meiner Fantasie häufig erlebt. Das ganze Ritual habe ich mir im Verlauf der Zeit in allen Einzelheiten in meiner Fantasie erarbeitet. Diese Fantasien waren immer mit sexueller Erregung verbunden. Im Verlauf der Zeit verloren sie jedoch an Wirkung. Ich spürte, dass ich das jetzt durchführen musste. Dieser Gedanke gewann allmählich den Charakter der Besessenheit.

Nachdem ich meine Fantasien nicht mehr unter Kontrolle halten konnte, habe ich meine Frau, wie schon gesagt, eingeweiht und ihr meine Pläne ausführlich dargestellt. Meine Frau hat mir zwar zugehört, aber ich vermute, dass sie es zunächst nur geduldet hat. Ich meine aber, dass sie es, nachdem ich so häufig mit ihr über die Tötung und die Tötungsart gesprochen habe, endlich akzeptiert hat. Es gab auch Zeiten, wo wir jeden Tag darüber gesprochen haben. Diese Fantasien hatten Besitz von mir ergriffen, ich war fast ständig mit ihnen beschäftigt, und ich musste mit meiner Frau darüber reden.

> Während dieser Gespräche hat meine Frau auch mal den Gedanken geäußert, ob ich vielleicht zum Arzt gehen soll. Hierauf habe ich sehr aggressiv reagiert. »Ich bin doch nicht bekloppt! Ich brauche keinen Arzt!«, habe ich im Zorn geantwortet. Es kamen aber auch Äußerungen, die für mich irgendeine Zustimmung signalisierten, wie etwa die Frage: »Wie kann man das machen?« oder: »Meinst du, wir können das machen?« und Ähnliches. Obwohl sie auch Kritik an meinen Plänen äußerte, wie etwa, dass ich das nicht machen oder dass es schiefgehen könne, hat sie mich davon nicht abgehalten. Ich war der Überzeugung, letzten Endes akzeptierte sie das, was ich machen wollte. Zum letzten Mal habe ich mit meiner Frau nur drei Stunden vor der Tötung von Jola darüber gesprochen.«

Christian hat es gemacht.

Christian hat seine furchtbaren Fantasien in die Realität umgesetzt. Und er beschrieb seine Tat in vielen, vielen Einzelheiten. Allein die Beschreibung seiner Tat und ihres Umfeldes umfasste in meinem Gutachten mehr als 50 Seiten. Ich habe zu Beginn der Erzählung versucht, diese 50 Seiten umfassende Geschichte in wenigen Zeilen zusammenzufassen. Das genügt. Das ist entsetzlich genug.

Eine Interpretationsannäherung an das Drama, die Dramatik und die Dramaturgie

Ich habe versucht, für das Gericht die Persönlichkeit von Christian zu beleuchten, die Tat zu erklären. Inzwischen wissen Sie, welche Schritte ein Psychiater unternimmt, um die Schuldfähigkeit eines Menschen zu beurteilen. Ich sage hier nur, was Sie sicherlich schon erkannt haben: Bei Christian wurde eine schwere sexuelle Perversion mit einer schweren Persönlichkeitsstörung festgestellt. Also eine schwere andere seelische Abartigkeit im Sinne des Gesetzes.

Man nahm an, dass für die frühkindliche Entwicklung von Christian die Mutter bzw. seine Beziehung zur Mutter von zentraler Bedeutung war. Man darf vermuten, dass die frühkindlichen Erlebnisse, die er im Zusammenhang mit seiner Mutter hatte, von tragender Bedeutung für seine spätere psychosexuelle Entwicklung waren.

Durch Christians einfach strukturierte Persönlichkeit und seine geringe Differenziertheit ist leider die Erfassung der Bedeutung der Mutter für seine psychosoziale und speziell für seine sexuelle Entwicklung bzw. Fehlentwicklung sehr erschwert.
Die Beziehung zu seiner Mutter ist aus heutiger Sicht durch eine fast naiv anmutende Idealisierung gekennzeichnet. Bruchstücke der Mutter-Sohn-Beziehung werden aus der Erinnerung abgerufen und zum Bild einer idealen Beziehung zusammengefügt. Obwohl Christian, als sich der Alkoholismus seiner Mutter mit allen negativen körperlichen, geistigen und sozialen Folgen zuspitzte, erst ca. drei bis vier Jahre alt war und er sich naturgemäß kaum an diese Zeit erinnern kann, beschreibt er eine Mutter-Sohn-Beziehung, die durch Warmherzigkeit, Verständnis und andere positive Aspekte bestimmt war. Sie habe ihn nie geschlagen, sondern mit ihm gesprochen oder »diskutiert«, und wenn er selbst einmal einen Fehler gemacht habe, habe sie ihm geraten, wie er es besser machen könne. Sie habe ihn in den Arm genommen und gedrückt. Kann jemand tatsächlich solche Erinnerungen aus der frühen Kindheit an die schwer alkoholkranke Mutter haben?
Schlimm in seinen Erinnerungen ist dagegen das Verhalten seines Vaters der Mutter gegenüber. Er hat uns ja erzählt, dass der Alkoholismus bzw. die Folge- und Begleiterscheinungen des Alkoholkonsums seiner Mutter dazu führten, dass sie häufig bettlägerig war, einnässte und sich schmutzig machte. Er hat mitgekriegt, dass sein Vater sie sauber machte, die nasse Bettwäsche wegräumte und ihr die schmutzige Unterwäsche auszog. Er hat miterlebt, wie sein Vater den Urin der Mutter wegwischte bzw. das verschmutzte Bett säuberte. Dies ist in seiner Erinnerung jedoch nicht positiv besetzt, denn der Vater beschimpfte dabei die Mutter laut und schlug sie. Der kleine Christian erlebte sie als hilflos, als sehr krank, und er war sicher, dass sie nichts dafür konnte, dass sie eingenässt hatte und schmutzig geworden war. Christian spricht davon noch heute so. Er kroch damals immer in sein Zimmer und betete, dass der Vater bald aufhören solle, die hilflose Mutter zu beschimpfen, zu schlagen, zu bestrafen. Er erlebte den Zorn des Vaters als ungerecht. Der Vater setzte seine Überlegenheit ein, um die kranke, hilflose Mutter zu bestrafen. Das tat ihm sehr weh.

Man darf annehmen, dass diese Erlebnisse für Christian Schlüsselerlebnisse waren. Obwohl wegen der schon erwähnten Einschränkungen jede Interpretation vorerst gewagt ist, kann man doch in diesen Erlebnissen eine der wichtigsten Wurzeln der späteren psychosexuellen Entwicklung von Christian sehen.

Der Tod der Mutter prägte die Kindheit von Christian außergewöhnlich stark. Seine Schwester lief ihm entgegen, als er aus der Schule kam, und sagte: »Du, es ist was Fürchterliches passiert! Die Mutter ist tot.« Er konnte am Anfang nichts damit anfangen bzw. nicht reagieren. Als jedoch die Leiche abtransportiert wurde, begann er zu weinen, stundenlang. Auch in den kommenden Monaten waren die Erinnerungen an seine Mutter mit viel Weinen verbunden. Sein Verhalten änderte sich, wurde auffällig. Beispielsweise pflegte er abends lange den Kopf zu schütteln, bis er einschlief. Man sagte ihm, dass das Schütteln im Schlaf weitergegangen sei. Obwohl keine näheren Angaben darüber vorhanden sind, kann man davon ausgehen, dass es ein psychologisch ableitbares Verhaltensmuster war und nicht etwa ein epileptisches Geschehen. Als Kind war er sehr ängstlich, hatte vor allem Angst vor der Dunkelheit und vor dem Alleinsein. Nach dem Tod der Mutter wartete er stets, bis der Vater spät in der Nacht von der Arbeit nach Hause kam. Bis dahin konnte er nicht schlafen. Das »Nägelkauen« – Zeichen einer ängstlich-neurotischen Entwicklung – nahm in dieser Zeit zu und begleitete ihn lange. Ab und zu hat er das noch heute. Christian bestreitet, dass er Bettnässer war.

Seine Gedanken beim Abtransport der Leiche seiner Mutter berichtete er als ein Schlüsselerlebnis: »Ich möchte nie in einen Sarg kommen. Ich werde auch nie da rein kommen. Ich werde alles tun, um das zu vermeiden!«

Von Masochismus und Kontramasochismus

Sie haben sicherlich erkannt, dass viele Arten sexueller Perversionen, die ich vorher erklärt habe – und einige mehr – bei Christian vorhanden sind. Etwa Folgende:

Die Urophilie (lustvolle Neigung zu Urin), sowohl in der Form der Urolagnie (lustvolle Beschäftigung mit Urin) als auch in der Form der Uropotie (also lustvolles Trinken von Urin), die Koprophilie (lustvolle Neigung zu Fäkalien) sowohl in Form der Koprolagnie (lustvolle Beschäftigung mit Fäkalien) als auch in der Form der Koprophagie oder Skatophagie (lustvolles Essen von Fäkalien), die Algophilie (lustvolle Neigung zum Schmerzenerleiden), vor allem in der Form des »Gebissen-Werdens« mit Steigerung zur Thanatophilie (lustvoller Wunsch, zu sterben, getötet zu werden) bis zur Vernichtung durch autokannibalistische Rituale.

Algophilie und Thanatophilie können unter dem umfassenden Begriff des Masochismus zusammengefasst werden. Eine Form davon ist der klinisch-manifeste sexuelle Masochismus, also die masochistische Perversion. Es gibt viele verschiedene Formen des Masochismus, von der harmlosen Subordination bis hin zum schmerzvollen Erleiden. Die masochistischen Kernfantasien von Christian reichen von leichtem Beschimpft-Werden über die Fantasie, von Tieren gefressen zu werden, bis zur Zerfleischung, Zerstückelung und Auflösung des eigenen Körpers nach kannibalistischen Ritualen. Die Letzteren dominierten in zunehmender Weise seine sexuellen Fantasien.

Zur Entstehung des Masochismus gibt es einige Theorien, wie wir schon gesehen haben, als wir von Perversionen sprachen. Als Ergänzung zu dem schon Gesagten möchte ich erklären, dass tiefenpsychologisch-fundierte Interpretationen sich am ehesten dem Problem nähern. Hiernach scheint die Mutter-Kind-Beziehung die Kernproblematik zu sein, wie Leon Wurmser in seiner großen Monografie von 1993 dargestellt hat. Er beginnt sein 570 Seiten umfassendes Werk »Das Rätsel des Masochismus« mit dem Satz: »Was quälst Du, Mutter, meine Seele.«

Die tiefenpsychologischen Theorien sehen als eine der möglichen Ursachen des Masochismus den starken Wunsch nach Verschmelzung mit der Mutter. Es scheint, dass in diesem Bereich auch die Wurzeln von Christians Masochismus zu suchen sind. Eine genaue Analyse der Ursachen ist im Rahmen einer Begutachtung nur schwer möglich. Eine Analyse setzt die Anwendung tiefenpsychologisch fundierter Techniken über einen längeren Zeitraum voraus.

Aber selbst dann wäre es aufgrund der einfach strukturierten, wenig differenzierten und durch niedrige Intelligenz gekennzeichneten Persönlichkeit von Christian schwer, zu einem klaren Befund zu kommen.
Eine mögliche Interpretation könnte in den frühkindlichen Erfahrungen zu finden sein, als Christian erleben musste, wie seine hilflose und unschuldige Mutter von seinem dominanten Vater beschimpft, geschlagen und gequält wurde. Man kann in der späteren Erniedrigung Christians einen Versuch sehen, stellvertretend für den Vater Buße zu tun, um eine Versöhnung zu erwirken. Dies ist ein häufiges Phänomen beim Masochismus, wie unter anderem Leon Wurmser dargestellt hat.
Die Frage nach der Entstehung der masochistischen Perversion bei Christian ist eine. Davon unabhängig stellt sich die Frage, wie es denn zur Umkehrung der jahrelang existierenden masochistisch-autokannibalistischen Fantasien in sadistische kam.
Masochismus und Sadismus haben vieles gemeinsam, sie können auch gemeinsam als Sadomasochismus auftreten. Das ist sogar die häufigste Form. Masochismus und Sadismus sind die beiden Seiten einer sexuellen Situation mit komplementären Rollen, wie auch Schorsch und Pfäfflin geschrieben haben. Beide Formen haben als gemeinsames Merkmal die sexualisierte Destruktivität, beim Masochismus als Auto-Destruktivität, beim Sadismus als Hetero-Destruktivität. Bei beiden geht es um ein sexualisiertes Herrschaftsverhältnis. Beide Formen – Masochismus und Sadismus – treten unter Umständen viele Jahre unter der Dominanz der Gegenform nicht gemeinsam in Erscheinung. Demnach können viele Mechanismen zum Ausbruch der Hetero-Destruktivität führen, etwa wenn die Auto-Destruktivität nicht mehr ausreicht, um psychodynamische Funktionen zu erfüllen, oder wenn die Erfüllung unerreichbar scheint, sodass sie durch eine gegengerichtete Ritualisierung das Endziel sucht. Ob man hier von Sadismus sprechen darf, ist für den jetzigen Fall nur theoretisch von Bedeutung. Handelt es sich um eine Identifikation mit dem Opfer und ist demzufolge gemäß Leon Wurmser eher von »Kontramasochismus« zu sprechen? Mit »Kontramasochismus« bezeichnet Wurmser die Umkehrung der Passivität zur Aktivität ohne primäre sadistische Einstellung. Dies

scheint bei Christian der Fall zu sein, ist für die forensische Fragestellung aber nicht wichtig, sondern nur psychiatrisch-psychologisch interessant. Wichtig ist die Tatsache, dass die Kernfantasien während ca. eines Jahres eine Parallelität zwischen Auto- und Hetero-Destruktivität zeigten. Die Hetero-Destruktivität nahm im Verlauf dieser Zeit an Intensität zu, und einige Monate vor dem tragischen Geschehen entwickelte sie das Merkmal der Zwanghaftigkeit. Christian musste seinen kannibalistischen Plan verwirklichen, er war von dem Gedanken besessen. Er musste häufig mit seiner Frau darüber sprechen. In den letzten Wochen tat er dies fast bei jeder Gelegenheit, nicht Hilfe suchend, nicht mit Entsetzen, nicht um die Katastrophe zu verhindern, sondern um sie auszuleben, zu verwirklichen.

Christian wurde aufgrund seiner progredienten, suchtförmigen Perversion als vermindert schuldfähig bezeichnet. Eine erhebliche Beeinträchtigung seiner Steuerungsfähigkeit zum Tatzeitpunkt wurde ihm vom Gericht anerkannt. Er wurde zu zwölf Jahren Freiheitsstrafe verurteilt. Gleichzeitig wurde die Unterbringung im Maßregelvollzug angeordnet.

Ein Brief von Christian

Am Tag der Urteilsverkündung schrieb mir Christian einen Brief. Er hat mir erlaubt, diesen Brief zu verwenden, um seine Situation zu beschreiben. Er hat mich auch ermächtigt, alle seine Skizzen und Notizen zu verwenden, wovon ich aber hier keinen Gebrauch machen möchte. Durch den Brief wird einiges deutlich. Er spricht darin von der Verhandlung und den Fotos der zerfleischten Jola, die er in der Verhandlung gesehen hat. Es war das einzige Mal, dass ich ihn »mitgenommen« erlebt habe.

Alles, was nachfolgend kursiv gedruckt ist, ist im Originalbrief rot geschrieben. Alles andere ist unverändert, einschließlich der Schreibweise. Alle Namen und Ortsangaben wurden geändert.

»Sehr geehrter Herr Prof. Dr. Marneros,

Seid der Verhandlung, wo ich diese Fotos gesehen habe, habe ich

zu nichts mehr Lust. Man liegt hier in der Zelle auf den Bett und überlegt und heult, da man gar nicht so recht das faßt was man gedahen hat.
Nun hatte ich einen *Albtraum – die Realität die mir als Albtraum erschien*, der mich in meine Vergangenheit versetzte. In diesen Traum, es war am 07.07.1984 war ich wie jeden (Schul-)Tag in die Schule gegangen wir hatten Deutsch und Mathe bei Frau »K.« – (ich hoffe der Name ist richtig geschrieben!), in A. Während der Pausen spielten wir auf den großen Pausenhof. Wir warfen Steine auf das Kirchendach was gleich neben der Schule war. Ich tauschte mit meinen Schulkameraden mein Schulbrot (in einer Pause) da ich keine Leberwurst aß. Um etwa halb eins, also 12.30 Uhr war Schulschluß, und wir fuhren mit den Bus nach hause. Wo ich zuhause ankam war mir meine Schwester entgegen gelaufen. Weinent sagte Sie zu mir »Du kannst jetzt nicht herein, (meine) bzw. Mutter ist etwas Passiert«. Sie schickte mich zu den gegenüberliegenden, von der Küche, wo meine Mutter lag. Nach einer weile kam Sie zu mir ins Zimmer und sagte mir »das meine Mutter Tot sei!« Sie ist zwischen 9.30 – 10.00 gestorben an Herzschlag. *Wie versteinert saß ich auf »mein« Stuhl.* Dann kamen zwei Männer in schwarzen Anzug mit einen Sarg. Nun stellte ich mich ans Fenster, *denn ich wollte meine Mutter noch eineinziges mal sehen*. Nach einiger Zeit kamen diese zwei Männer mit den Sarg wieder heraus, und an den Fenster vorbei wo ich stand. *Ich wollte nur Ihr Gesicht noch einmal sehen, doch es war halt ein schwarzer Kasten, ohne Fenster.* Danach habe ich so geheult, daß ich bald ohnmächtig würde. Nach einiger Zeit kam dann die Urne nach S. zu uns. Wo ich diese Urne sah, waren meine gedanken »dort soll meine Mutter sein? Niemals, das gibts gar nicht, vieleicht ist Sie gar nicht Tot. Mein Vater frug ich nicht. Kurze Zeit darauf war Beerdigung. An ein Samstag. Da der Herr F., der das *Kreuz* tragen sollte nicht da war, weil Er Schicht hatte mußte ich das Kreuz tragen. Meine Geschwister, mein Vater, der Pfarrer Herr M. waren auf den Friedhof zusammen mit mir gegangen. Da ich das Kreuz trug, ging ich vornweck. In der »Leichenhalle« wurde bzw. hatten wir uns in Kreis um den Symbolischen Sarg gestellt. Mein Vater gab den Pfarrer die Urne und sie wurde vorn auf den Sarg abgestellt. Wo der Pfarrer mit seiner Predigt begann sand ich

rechts neben der Eingangstür. Bei den Worten etwa *hier Ruht Sie jetzt in Frieden bis in alle Ewigkeit*. Fing ich an zu so zuweinen, gab meinen Vater das Kreuz. Und wo Sie dann zu Grabe getragen wurde und jeder Erde drauf warf (eine Hand voll). Wurde mir klar, dies kleine Ding, dort ist meine Mutter drin. **So Schwur** *ich mir, niemals, niemals, möchte ich* **in** *so einen* **Sarg** *und schon gar nicht in eine* **Urne**. *Warum überhaubt so etwas trauriges, lieber möchte ich von wilden Tieren gefressen werden, als ürgendein Grab. So gibt es mich nicht mehr und meine Verwanden brauchen nicht zu heulen.*
In mir brach eine Welt zusammen und in jeden Film den ich sah stellte ich mir vor halt von solchen Tieren wie Sie in Film waren gefressen zu werden oder wie ein Indianer in Krieg sterben auf ein Schlachtfeld. Diese Filme kamen ja sehr selten. so das ich so nach und nach vergaß warum ich von wilden Tieren gefressen werden wollte, auch waren halt diese Zeitabstände von sollch Pfantasien sehr auseinander. ...
Nach der Wende konnte man ja sehr viel Fernsehfilme schauen, da halt eine reichliche Auswahl da war von Sendern. Dort *begannen wieder diese Pfantasievorstellungen von wilden Tieren gefressen zu werden*. Ja, und wo es mit den Schulden bergab ging, stieg dieser Tötungstrieb an zum Lustgewinn. Da ich auch Kanibalenfilme sah und ab 1993 also nach dem ich das Gespräch mit der Frau bzw. Ärztin von H. hatte, wegen der Organspende. Hatte ich mir ein Tötungsritual erstellt. Zuerst weithe ich meine Frau ein und die erste war halt die H. Da dies halt scheiderte entwickelte ich ein komplettes Ritual, das ich halt in V. verwirklichen wollte. Und ich ja auch nachher nach diesen Ritual die Jola versucht hatte zu zerstückeln nach den ich Sie ermordet hatte.
Nun bin ich 10 Monate in Haft, und wie ich berichtete auch meine Pfantasievorstellungen sind gestiegen. Ich las sehr viel Bücher, auch Tatsachenberichte und zum Schluß das Lexikon um mich mit mir zu beschäftigen was ja auch alles in positven war. War aber auch gerade in den Erregungsfasen diese Vorstellungen so groß, das *es jetzt eine große Maschine, also Fleischwolf ist, wo ich hineinpasse und eine Zeitschaltuhr. Und ich wollte mir meine Pulsartern aufschneiden, dies Blut sollte in ein Krug mit Wein laufen und nach einer halben*

Stunden sollte sich durch die Zeitschaltuhr diese Maschine in Bewegung setzen. So hätte diese Pfantasiefamilie (wie auf Bildern halt sind) nur noch diese Schüssel wecknehmen brauchen die darunter steht bzw. stehen würde. Eine Maschine mit 2kW Motor, so stellte ich mir vor würde mich inklusive Zähne und Knochen zermalen. Mein Magen u. den bzw. die Nieren hätte (so stellte ich mir weiter vor) ich mir mit bestimmten Medikamenten gereinigt.
Die zweite Variante wäre ich wär zu einen Fleischer/in gefahren und hätte Sie mit Geld und meinen Gesundheitsgutachten überredet was, in einen Pfantasievorstellung in Polen od. Spanien auch zum entsprechenden Erfolg führen würde. Dies reichte bis hin zu einen Urlaub wo ich eine entsprechende Familie mitnehme. Ich stellte mir vor in einen Gegend zu fahren wo halt einen so schnell keiner zu hilfe kommen kann, so das wenn halt das Auto kaput ging und (in meiner Pfanasie) keine Nahrungsmittel zu diesen entsprechenden Ausflug mitnehmen. Müßte diese Familie zwangsläufig zu Kanibalen werden, wo ich halt auch entsprechend weck wär. Nun muß es nicht mehr eine Frau sein bis 25 Jahre, dies geht jetzt hoch bis 50 Jahre wenn Sie noch hübsch und schlank ist, da Sie ja auch entsprechend viel Kinder hätte, unter umständen.
Auch ein Mann ist jetzt so blöd wie dies jetzt klinckt *nicht weckzudenken, denn er gehört nun mal zu einer kompletten Familie dazu Nur ist das halt, also dieser Mann nur als muß zu bedrachten. Sexuelle Erregung bringen natürlich Frau und Kinder.* Blos halt sind es auch einige male wo ich mir wieder vorstelle, vorstellte eine Frau nach gewissen Ritualen zu ermorden. Darum sagte ich auch vor Gericht und auch zu den Psychologen von Jugendhaus. Alle wissen davon Richter, Staatsanwalt und Prof. Dr. Maneros mit was vor *Horrorwahn* ich mich befriedige, und keiner gibt einen einen ***Tip***.
Nun am 31.07.95 habe ich eine völlig neue Selbsbefriedigsungsmethode gefunden. Also am den Tag wo ich diese *schrecklichen Bilder von Jola sah*. Mit dieser Methode tue ich mich seit ein paar Tagen also ab Dienstag befriedigen. Und das was ich alles über Organe gelesen habe ist darin vereint. *Dadurch das ich halt weder verbrannt, also in eine Urne kommen möchte. Noch möchte ich ein Sarg. Folglich soll halt nichts, aber auch gar nichts überbleiben von mir, so das halt*

auch kein Gab entsteht von mir. Ich stelle mir vor, meinen **gesamten Organismus** der Medizin zur verfügung zu stellen, nach mein ableben. Sofern dies durch ein Unfall geschieht **sollten soweit dies möglich ist**, *so viel wie nur möglich Organe gespendet werden die den jugendlichen* **Frauen** *ab den 16 Lebensjahr (da da der Körper weitgehend sich zum Entstadium entwickelt hat) bis hinauf zu den 50jährigen Frauen die halt eventl. noch in logischen Sinne in Frage kämen, also ehr in Frage kommen würden. ...*
Dadurch das ich die Jola ermordete, ob verminder oder nicht vermindert Schuldfähig ***Sie*** ist Tot und durch meine Hand gestorben. So möchte ich mich zuerst von meiner Frau scheiden lassen. Und dann soll all mein kleines Vermögen was ich habe, als kleiner Trost der M. überschreiben werden (nach meinen Ableben). Dies stelle ich mir so vor *(dies ist keine Pfantasiererei)* das ein Notar solch ein Schreiben für mich aufhebt. Gleichzeitig soll in das Schreiben das weil ich der Medizin meinen gesamten Organismus zu verfügung stelle *keine Urne, Sarg und auch folglich kein Grab entsteht*. Nun wird egal wie sauber und ausdrucksvoll ich dies auch Schreiben würde Er, aber auch Richter und Staatsanwalt würden denken, *ich habe nicht alle Löffel in Schrank*. Und warum!!! Weil keiner von denen verstehen kann und so recht auch wird, daß man halt hinter sich und der Welt verschließen möchte, also den Christian es nicht mehr gibt. Da mein Vater ganz anders Denkt, möchte und auch das ich ein gewisses Ritual als hundertprozentiges Ziel vor ***Augen*** habe, wenn der Tag **X** gekommen ist. *Mit diesen wenn es jetzt auch für Sie Herr Prof. Dr. Maneros, als auch einigen anderen* **ürrational** *oder* **makaber** *klinkt, ist es für mich der* **absolute Höhe***punkt für mich. WARUM!*
Weil wie ich laß, und meine Pfantasieritual gefressen oder gegessen zu werden, gesetz den Fall es würde es geben, nach einiger Zeit (etwa 2-4 Wochen) alle meine Kohlenhydrate, Eiweiße, zum teil auch Fette usw. letzlich, selbst von der aller hübschesden Frau ausgeschieden würden. Gut, letzlich wäre eins klar, ein Grab gäb es nicht. *Aber;* es gibt soweit ich laß in der Medizin Dinge, wo man halt dieses und jene Organ(e) *in Frauen Organismus* Platz finden die bis an Ihr *Lebensende* dort erhalten bleiben. Und Gesetz des Fall ich würde an Alterschwäche Sterben, so soll halt auch ein für mich gewisses

Ritual dasein, um nichts mehr von mir übrig zu lassen. (sollte ich an Altersschwäche Sterben, so kommt letzlich der M. Kind, daß jetzt etwa 2 Jahre als ist in Frage für mein Hinterbleibsel. Das es von der Mutter zu entsprender Zeit erfahren würde bzw. würd, das die Schwester ermordet worde)
Dies klinkt verdamt Blöd und noch blöder würde das für ausenstehenden Klinken. Nur, weis ich nicht vieviel Menschen es gibt die sich wünschen sich so zu vernichten das nichts über bleibt. Das es diese Menschen gibt habe ich gelesen auch in Jauchengruben haben sich Menschen gestürzt, die aber gefunden wurden und dann eine Grabstätte erhalten. Gut, es ist nicht immer gesagt, daß Sie Urne od. Sarg verabscheuen wie ich. Aber den Toden kann man nicht mehr Fragen jeder Selbstmörder sucht sein eigenes Selbstmordritual.
Warum ich die Jola ermordete, hat bei mir dieser Kanibalenhandlung ungeschlagen und auf Grund meiner sexuellen Erregung fiel die verstandesmäßige Kontrolle über mich aus. Uns so viel ich wie eine Bestie »(wildes Tier)« über die Jola her und ermordete Sie auf brutalste Weise. Nun weis keiner vieviel Reue ich tatsächlich zeige. In der USA hätte ich *Todestrafe* bekommen. Wenn es ein Gesetz in Deutschland geben würde, das wenn man ein Mörder »ist«, über sein Leben entscheiden kann, würde ich gezielt die Todesstrafe nehmen, aber mit einen bestimmten Ritual. Also als Organspender bzw. Organismusspender. Ich habe für den Tot keine Angst, da »ich« halt ein jeder einmal Sterben muß. Nur um mein Riutal *was jetzt umgeschlagen ist auf Organismusspende*, wäre ich zu jeder Zeit bereit, gerade in der Erregungsphase. Da ich ja bei Familie E. zu 100% überzeugt war an Abend, Sie wurden dies früh durchziehen, also mein Ritual. Weis ich da ist nur *»Angst« und Aufregung und sexuelle Erregung*. Die *Anst* ist aber nur das auch alles glabt, daß man in bzw. von die Menschen gegessen wird um sein *Ritual* gerecht zu werden. Die Organspende oder Organismusspende ist wie ich schrieb das absolute Ohmen, also der Höhepunkt, wo ich mich am Tag zwischen 3-5 mal befriedige. Bei diesen Ritual gibt nichts um, wie bei kanibalistischen Handlungen, darum möchte ich auch dieses soweit *und ich hoffe da um Ihre Mithilfe* ausbauen, und möchte Fachliteratur lesen. *Bei diesen jetzigen Ritual (so Blöd dies eventl. klingen mag) könnte ich auch die Frau Dr. A. in die*

Augen sehen. Nicht nur die, jede Frau. Was ich bei meinen kanibalistischen Horrorvorstellung nicht kann, und nicht werde, bis dies durch eine Therapie geheilt wird. N u r; Warum ich Sie Prof. Dr. Maneros dies Schreibe hat folgenden Grund. Sie wollen mir helfen, und ich will alle hilfe annehmen. D o c h, jede Therapie brauch eine gewisse lange Zeit, die ich auf dieser Art Organismusspende, mich befriedige.

J e d o c h, die Beste Therapie verläuft in Sand, wenn ich weis in Tag X muß ich in Sarg od. Urne. So stelle ich mir vor, daß Sie oder auch (in Ihren besein) Frau Dr. A. die Spanne erklärt, wo bzw. *wieviel oder welche Möglichkeiten es gibt (zwei, drei, fünf, neun, oder so), daß ich mir eine bzw. dies Specktrum aussuchen kann und sagen kann. Dieses Ritual käm für mich in Frage, dies wurde ich nehmen selbst wenn ich einmal an Altersschwäche Sterbe.*

***Bloß;** Besteht in der Medizin überhaupt sollch eine Möglichkeit, um werder verbrannt (wegen Urne) noch Sarg zu kommen ????????*

Ich möchte doch die die Therapie die Sie mir anbieten, Erfolg haben und von Kanibalen, wilden Tieren gefressen und Fäkalien usw. weckkommen. Doch d*arum das dieser abscheu* (Urne, Sarg, Grab) *ab den 8 Lebensjahr entstammt, und die sexuelle Fehlentwicklung mit etwa den 12 Lebensjahr entsprang.* Also den 21 bzw. 18jährigen langen Fehlentwicklungszeitraum. Das ist wie ein Vulkan, zu jeder Zeit wieder ausbrechen kann und Kanibalismus usw. in sollch einen Trichter fallen könnte, möchte ich diese 100%ig sichere Organismusspende, also ein gewisses sicheres Ritual haben. So nehm ich an, zwar bin ich nur Leihe und vor allen der Mörder wenn Sie bzw. Frau Dr. A. oder Dr. S. wer auch immer sagt dies und dies ist. *So wäre für mich so blöd dies auch für Sie Prof. Dr. Maneros oder halt die anderen Psychologen/in der* **Grundstein** *für ein festes* **Fundament**, *damit ich niemals in diese Abartigkeiten (Fäkalien, Jauchengrube springen, Kanibalismus usw.) fallen werde.*

Ich bin werder Schwachsinnig noch habe oder leide ich an Psychose (also Alkohol, Rauschgift usw.), habe demzufolge auch keine Schizophrenie und vor allen keine Dementia. ***Nur***, bin ich jetzt über die Hemschwelle hinweck mich zu schämen, nein ich sage alles so wie ich es denke, fühle und möchte. Und *vor allen die Wahrheit, so das Sie mir helfen können. Egal letzlich* Beispiel; ich wurde Tot sein

so das keine Organe mehr Verwendung finden. So komme ich in eine Universität wo halt Ärzte und *Ärztinen* an mir herumdoktorn. Danach könnte man ***ich*** mit entspenden Flüssigkeiten vielleicht zersetzt um die eine oder anderen Grundsubstanzen zu entnehmen und dann alles andere entsprendent entsorgen. Da Flüssigkeit, wird bzw. werde ich mit Sicherheit nicht verbrannt. *Klar ich stelle mir immer in dieser Richtung weiter wor, was unter umständen durchaus möglich wäre, daß meine Organe in Frauen Verwendung finden. Bis ich ürgendwan andere Gefühle aufbaue. Doch um Gefühle aufzubauen müßte ja auch zur entsprechenden Zeit meine Aneurysma Operativ entfernt werden. Da ich dies auf Grund meiner »Angst« vor Operation (da keine sexuelle Erregung) nur mit voll Narkose dies entfernen lassen möchte, könnte, ich betone könnte ein kunstfehler* der Ärzte oder ich wache halt nicht mehr aus den Koma auf, so das ich klinisch Tot bin und den Ritual den die Frauen letzlich zu gute kommen, gerecht wär. Mit anderen Worten, mein Leben wird nie, so! Es bzw. ich werde immer an Rande des Existenzninimums Leben. So das das gerade weil ich so ein grausamen Mord gemacht habe, nur wünschen würde. Ich würde *(nach sollch ein Ritual)* gern Sterben, doch diese Frau die Leben möchte, da sie Mann und Kinder hat muß Sterben. Wenn ich blos die C. nehme, die hat *Leukämie* oder gar Blutkrebs. Sie hat etwa den Charakter wie die Jola, ist gerade um die 20 Jahre und muß Sterben. Sie würde eine Familie gründen usw. Dies geht bei mir nie. A, wer will schon ein Mörder haben. B, mit 100.000 DM Schulden. C, mit sollchen Abartigkeiten, da ich Ihr ja logischer Weise die Wahrheit sagen würde, usw.
Klar ich werde kein Selbstmord machen, aber ich Bete jeden Tag und wünsche mir das dieser kunstfehler der Ärzte oder das nicht wieder auswachen aus den Koma, oder vielleicht ein Unfall wo ich halt gedrungen zum Organspender werden würde, nur herbei.
Nun weis ich mit Name, Ort bzw. Umgebung und etwa mein Alter wer mich wie Bespuckt, Gebißen usw. Es ist in mir alles wieder wach geworden. So das ich Ihn Prof. Dr. Maneros ein sehr genaues Bild von mir geben kann. Blos kann ich es unmöglich alles aufschreiben. *Doch das aller aller wichtigste habe ich in diesen Brief genaustens beschrieben. Der Sinn geht hier drin gans genau hervor, um mir auch die entsprechende Antwort und Therapie anzubieten.*

Auch werde ich Blut spenden. werde durch entsprende Überredungskünste andere mit dazu bewegen, meine Zukunft entsprecht stück für stück aufzubauen. *Nur spiele ich mit offenen Karten, was eventl. einige Patzienten nie sagen würden. Und auch Sie alle könnt mir das sagen wie Ihr das Denkt und sebt, Schocken kann mich nichts, aber auch gar nicht mehr!*

Vielen Dank, da ich weis Sie helfen mir.

Hochachtungsvoll!

Das letzte Mal habe ich Christian wenige Tage vor Fertigstellung dieses Buches gesehen, zwölf Jahre nach dem Geschehen. Er lebt noch im Maßrergelvollzug und wird dort voraussichtlich auch noch viele, viele Jahre bleiben müssen. Christian hat sich in vielerlei Hinsicht verändert. Er hat 40 kg zugenommen; der kleine Christian mit seinen 1,63 m wiegt jetzt 115 kg!

Christian hat seinen Namen geändert.

Christian hat auch seine Konfession geändert. Er war ein nicht praktizierender Protestant; nun hat er hat sich katholisch taufen lassen. Jeden Tag betet er, und er hat jede Menge religiöser Bilder in seinem Zimmer hängen.

Christian entwickelte erstmalig sechs Jahre nach der Tötung von Jola eine schizophrene Psychose.

Unter dem Einfluss der starken Antipsychotika haben auch seine kannibalistischen Fantasien etwas abgenommen, meinte er. Etwa vor einem Jahr habe er das bemerkt.

»Wie befriedigen Sie Ihre sexuellen Bedürfnisse?«, fragte ich bei unserem letzten Treffen.

»Mit Fäkalien«, antwortete er.

DER MAßREGELVOLLZUG

EIN RICHTIGER BLICK HINTER EINE RICHTIGE MAUER

Mit auffälligen Buchstaben auf der Titelseite einer großen deutschen überregionalen Zeitung wurde das Urteil des Gerichts gegen Christian so verkündigt: »Kannibale darf ins Sanatorium«. Ein großer roter Pfeil zeigte auf ein Foto von Christian. Es folgte ein Bericht über Christian auf einer anderen Seite derselben Zeitung. Diesmal drei Titel, die über fünf Spalten gingen. Schwarz umrahmt mit weißen Lettern las man: »150,- DM Taschengeld, mitten in einer schönen Gegend«. Und dann folgten zwei große Überschriften, diesmal mit schwarzen Buchstaben: »So lebt der Kannibale die nächsten Jahre«.

Wir lesen:

> »Er wird bereits Montag in das Landeskrankenhaus A. eingewiesen. In einem Waldgebiet einer wunderschönen Gegend. Um 06.30 Uhr wird er dort während der Woche freundlich geweckt, an Sonn- und Feiertagen natürlich erst um 08.30 Uhr. Für das Frühstück wird eine halbe Stunde gerechnet. Angeboten werden Brötchen, Wurst, Marmelade, Kaffee, Tee. Therapie ist von 08.00 Uhr bis 11.00 Uhr. Anschließend eine halbe Stunde Freizeit, z. B. Fernsehen im Gemeinschaftsraum.
>
> Um 11.30 Uhr bittet man zum Mittagessen, z. B. Nudelsuppe, Braten mit Kartoffeln, Pudding. Anschließend Mittagsruhe. Danach beginnt um 13.00 Uhr wieder die Therapie – 2 Stunden. Der Tag schließt mit 7 Stunden Freizeit für ihn, nur vom Abendessen unterbrochen. Für Spaziergänge steht die Parkanlage zur Verfügung. Ab 22.00 Uhr ist dann Nachtruhe. Sonntag darf er bis 23.00 Uhr aufbleiben. Er muss aber nicht. Der Pflegesatz pro Tag liegt bei 330,- DM. Das Land zahlt sogar noch 150,- DM Taschengeld.«

Über das, was hinter diesem Artikel steht, braucht man kein Wort zu verlieren. Was Form und Diktion dieses Artikels vermitteln wollen, ist klar. Doch der Maßregelvollzug ist kein Sanatorium! Der Maßregelvollzug ist das »Schlusslicht der Psychiatrie«, wie es die Psychiatrie-Enquete-Kommission des Deutschen Bundestages bezeichnet hat. Und dies nicht nur in Deutschland.

Nach dem entsprechenden Gerichtsurteil ändert sich der Status des Angeklagten oder Häftlings: Ist er offiziell im Maßregelvollzug untergebracht, wird er vom Häftling zum Patienten. Zumindest ist dies so im Sprachgebrauch. In Wirklichkeit ist er jedoch Patient und Häftling. Ein Doppelstatus für den Betroffenen – eine Doppelfunktion für das therapeutische Personal. Das Pendant des Patienten und Häftlings ist der Therapeut und Wächter. Ein Widerspruch in sich, diese Doppelrolle, diese Doppelaufgabe.

Über einen Ausweg aus diesem Dilemma wurde viel geredet, ohne dass bis jetzt einer gefunden worden wäre. Vielleicht gibt es auch keinen. Es ist ein Drama für sich, über das wir noch sprechen werden. Es gibt kaum eine Tagung, auf der sich nicht Mitarbeiter des Maßregelvollzugs über die schwierigen Zustände, mit denen sie zu kämpfen haben, bitter beklagen. Es sind schwierige Zustände sowohl für die Patienten als auch für das therapeutische Personal. Nicht nur räumliche, finanzielle, personelle und atmosphärische Probleme stellen sich, sondern auch Probleme, die die Untergebrachten selbst mitbringen.

Was im Maßregelvollzug geschieht, im positiven wie im negativen Sinne, ist der Öffentlichkeit kaum bekannt. Will sie es wissen? Die Öffentlichkeit nimmt in der Regel nur dann Notiz vom Maßregelvollzug, wenn etwas Schreckliches passiert: wenn ein gefährlicher Mörder ausbricht, wenn das Tragischste passiert, wenn ein Patient des Maßregelvollzugs rückfällig wird und vergewaltigt oder tötet. Dann sind die Medien voller Berichte über den Maßregelvollzug. In der Regel über die Mängel und die Defizite. Als der »Heidemörder« aus der Sicherheitsabteilung des Hamburger Maßregelvollzugs ausbrach, ging ein Aufschrei durch alle Medien. Zeigefinger wurden allerorten erhoben. Gewiss, die Sicherheit der Bevölkerung, das heißt die Sicherheit unserer Kinder, unserer Frauen, unserer Freunde und Bekannten, soll an erster Stelle stehen. Die Frage ist nur: Genügt der Aufschrei? Genügt der Zeigefinger?

Ich habe Verständnis für die Schweigemärsche der Einwohner von Eickelborn – wo der größte Maßregelvollzug der Republik steht – nach einem Sexualmord durch einen der Insassen. Ich muss gestehen, dass ich mich gut in den Anspruch »Sicherheit vor Therapie« der Einwohner an die Maßregelvollzugseinrichtungen hineinversetzen kann. Ich habe Verständnis dafür. Aber ich weiß, dass man auch darüber hinaus denken muss. Ich weiß, Aufschrei und Zeigefinger reichen nicht, bei allem Verständnis für die Ängste der Öffentlichkeit. Die Öffentlichkeit weiß leider wenig über den Maßregelvollzug. Auch für die Justiz ist er nur ein Randgebiet, ebenso für die allgemeine Psychiatrie.

Mit Beginn der 80er-Jahre vollzog sich eine Veränderung im Maßregelvollzug. Norbert Leygraf, ein forensischer Psychiater aus Münster und Essen, publizierte eine große Monografie und weckte damit ebenso das Interesse der Forschung wie der inzwischen emeritierte Berliner Professor Wilfried Rasch. Dieser hat für die Reform des Maßregelvollzugs wichtige Arbeit geleistet. Er hat darüber geforscht, publiziert und auch organisatorische und beratende Tätigkeiten übernommen, wie einem in diese Erzählung eingeflossenen Interview von Vera Schumann zu entnehmen ist. Die ersten Früchte der Reformen zeigten sich nach der Psychiatrie-Enquete des Deutschen Bundestages. Es wurde räumlich und organisatorisch experimentiert, etwa durch Umbau der alten Anstalten wie in Düren oder durch Neubau wie in Hamburg und Berlin. Differenzierte Therapien wurden eingeführt, unter anderem in Haina. Es freut mich auch, dass die manchmal katastrophalen Zustände in der neu gegründeten Einrichtung »Maßregelvollzug« in den neuen Bundesländern inzwischen durch neue, moderne Gebäude teilweise entscheidend gebessert wurden. Auch im Bundesland Sachsen-Anhalt, in dem viele der hier beschriebenen Dramen stattgefunden haben. Aber wir brauchen noch mehr, viel mehr Investitionen. Nicht nur in Gebäude. Und nicht nur in den neuen Bundesländern.

Eine der engagiertesten Sprecherinnen des Maßregelvollzugs ist die frühere langjährige Direktorin der größten Forensischen Abteilung Deutschlands – Lippstadt-Eickelborn – Vera Schumann. Sie wurde nie müde, bei Tagungen, in Publikationen und Interviews die Zustände im Maßregelvollzug in der Öffentlichkeit bekannt zu machen. Sie sprach von und für die Doppelstigmatisierten, für die psychisch Kranken und Straftäter.

Aus ihren Beschreibungen fasse ich zusammen: Das Maßregelvollzugsgesetz in Deutschland begann unter schlechten Vorzeichen. Im November 1933 trat es in Kraft – ein unheilvolles Jahr. Es war das Jahr der Nazis. Obwohl es ursprünglich kein nationalsozialistisches Gesetz war, wurde es dennoch in nationalsozialistischem Sinne angewandt, manchmal auch von Psychiatern gegen psychisch kranke Straftäter. Ein Teil der ca. 300 000 psychisch Kranken, die während der nationalsozialistischen Zeit getötet wurden, waren psychisch kranke Straftäter.

Zu Beginn des Maßregelvollzugs in Deutschland wollte die Psychiatrie also kaum etwas mit dessen Insassen zu tun haben. Vera Schumann betont, dass der Standard in den entsprechenden Anstalten noch 1979 unter jenem des Strafvollzugs lag! Sie beklagt, dass nach Ende des Krieges und bis in die 80er-Jahre hinein eine extreme Vernachlässigung der Maßregelvollzugseinrichtungen herrschte. Die Psychiatrie ließ die forensischen Patienten kaum an ihren Fortschritten teilhaben. Einrichtungen des Maßregelvollzugs befanden sich in den ältesten Gebäuden, hatten am wenigsten Personal und die geringsten Mittel. Erst zu Beginn der 80er-Jahre begann die Psychiatrie, sich mit diesen Patienten etwas intensiver zu beschäftigen, trotzdem muss sie sich fragen lassen, ob sie nicht noch immer diese Gruppe von Patienten übersieht, für die sie mitverantwortlich ist. So fragt Vera Schumann, so fragen viele. Aber leider sind es meist nur »Insider«, nur Eingeweihte.

Was macht den Maßregelvollzug so problematisch? Nach Meinung von Experten, sind – außer den materiellen und personellen Gegebenheiten – unter anderem die folgenden zwei Faktoren ausschlaggebend:

1. Wegen Behandlungsbedürftigkeit allein darf nach dem Gesetz kein psychisch gestörter Straftäter in den Maßregelvollzug eingewiesen werden. Es muss eine Gefährlichkeit vorhanden sein. Ein Mensch befindet sich nicht im Maßregelvollzug, weil er krank ist (er ist zwar krank, aber er ist nicht deswegen dort), sondern weil er gefährlich ist! Dieses Dilemma verursacht dem therapeutischen Team große Probleme: Es hat mit Patienten zu tun, bei denen trotz ihrer Krankheit die Gefährlichkeit im Vordergrund steht.

2. Wie steht es mit der Verantwortung derjenigen, die entscheiden müssen, ob ein Patient noch gefährlich für die Allgemeinheit ist oder ob er entlassen werden kann? Welche Konsequenzen können sich für den Verantwortlichen ergeben, wenn sich seine Entscheidung als falsch erweist? Wie gefährlich ist es für ihn, im moralischen, atmosphärischen, juristischen und beruflichen Sinne?

Maßnahmen zur Besserung und Sicherung: Das Tor zum Maßregelvollzug

»Hat jemand eine rechtswidrige Tat im Zustand der Schuldunfähigkeit oder der verminderten Schuldfähigkeit begangen, so ordnet das Gericht die Unterbringung in einem Psychiatrischen Krankenhaus an, wenn die Gesamtwürdigung des Täters und seiner Tat ergibt, dass von ihm infolge seines Zustandes erhebliche rechtswidrige Taten zu erwarten sind und er deshalb für die Allgemeinheit gefährlich ist.«

Das ist der berühmt-berüchtigte Paragraf 63 des deutschen Strafgesetzbuches, der die Einweisung in den Maßregelvollzug regelt. Menschen, die aufgrund einer psychischen Störung eine Straftat begangen haben, werden statt ins Gefängnis in ein speziell dafür eingerichtetes Krankenhaus eingewiesen und haben dort so lange zu bleiben, wie noch eine Gefahr für die Allgemeinheit besteht. Damit trägt der Gesetzgeber zwei Zielen Rechnung: Besserung und Sicherung. Für das therapeutische Team ist diese Kombination eine schwere Belastung seiner Arbeit. Besserung bedeutet Therapie. Sicherung bedeutet Verwahrung und Bewachung. Wie kann ein Therapeut gleichzeitig Vertrauensperson und Wächter desselben Menschen sein! Die Geschichte von Peter macht das Problem sofort deutlich: »Ich habe meiner Therapeutin gesagt, dass mich Entweichungswünsche beschäftigen, und ich wurde sofort gefesselt!«

Der Psychiater, der dem Gericht die Empfehlung der Unterbringung gibt, und die Richter, die seiner Empfehlung folgen, tragen in jedem Fall eine große Verantwortung. Empfiehlt der Psychiater nicht den Maßregelvollzug, gehen Therapiechancen verloren. Noch schlimmer: Wird Gefährlichkeit übersehen, sind möglicherweise neue Opfer zu beklagen. Sie werden es an einigen der Lebensgeschichten sehen, die ich noch erzählen werde. Hätte der Psychiater anders empfohlen und der Richter anders entschieden, dann wäre dies oder jenes nicht passiert. So kann man im Nachhinein sagen. Aber empfiehlt der Psychiater und entscheidet der Richter die Unterbringung im Maßregelvollzug, tragen sie auch die moralische Verantwortung für einen möglicherweise ungerechtfertigten lebenslangen Freiheitsentzug, falls doch keine Gefährlichkeit von dem Angeklagten ausgeht. Das eine Dilemma löst das andere ab. Aber die Grenzen des Gesetzes sind eng.

Der Psychiater empfiehlt und der Richter entscheidet. Der Richter sollte sich auf die Empfehlung des Psychiaters verlassen können. Das bedeutet, dass der Psychiater eine zutreffende Prognose erstellen muss. Prognose kommt aus dem Griechischen und heißt wörtlich übersetzt: das Wissen im Vorhinein. Das Wissen, was jetzt, was in der Zukunft, auch in der fernen Zukunft, passieren kann. Eine Unmöglichkeit? Auf jeden Fall eine Bürde für denjenigen, der diese Verantwortung trägt.

Man benötigt dafür nicht nur Fachwissen, sondern auch persönliche Erfahrung im Umgang mit der zugrunde liegenden Störung. Und man muss individuell entscheiden können, das heißt, jeden Fall mit allen seinen Besonderheiten zu berücksichtigen. Manchmal ist die Prognose leicht zu stellen. Es gibt z. B. keinen Zweifel daran, dass bei der progredienten, also der fortschreitenden und suchtartigen Form der Perversion, die Gefährlichkeit als gegeben betrachtet werden muss. Bei einmaligen Impulshandlungen ist die Wiederholbarkeit der Tat nicht ausgeschlossen, aber auch nicht wahrscheinlich. Bei bestimmten Fällen von sexueller Nötigung unter Alkoholeinfluss und anderen ähnlich entstandenen Delikten kann man die Wiederholbarkeit der Tat nur schwer bejahen. Aber sie ist auch schwer auszuschließen. Die Bücher, die ein Psychiater gelesen hat, helfen hier kaum. Der bekannte Psychiater Werner Janzarik schrieb: »Ein Psychiater, der nicht sein 100. Gutachten in foro (vor Gericht) verteidigt hat, ist noch kein Erfahrener in der forensischen Psychiatrie.«

Wir haben schon über die Schwierigkeiten geredet, die Psychiater, Psychologen und andere Mitglieder des therapeutischen Teams im Maßregelvollzug haben. Wir haben gesagt: Besserung bedeutet Therapie. Sicherung bedeutet Verwahrung und Bewachung. Ich habe mir die Frage vieler Therapeuten im Maßregelvollzug gestellt: Wie kann ein Therapeut gleichzeitig eine Vertrauensperson und ein Wächter desselben Menschen sein? Dies ist nicht nur für die Therapeuten ein Problem, sondern auch für viele Patienten. Bei Prognosebegutachtungen ist das deutlich zu erkennen. Proteste, oppositionelle Haltungen und Misstrauen der Patienten wurden häufig durch die dem therapeutischen Personal zugewiesene Bewacherrolle verursacht. Diese Doppelfunktion – widersprüchlich, fast irrational – ist einer der großen Nachteile des Maßregelvollzugs. Und die größte Schwierigkeit, die die Therapeuten zu bewältigen haben.

Eine Lösung dieses Konflikts ist nicht in Sicht. Der behandelnde Arzt, der Psychologe, die Leitung der Klinik haften und sind verantwortlich, wenn die Bewachung nicht funktioniert. Nicht nur juristisch, sondern auch moralisch und atmosphärisch. Moralisch in dem Sinne, dass der Arzt damit zu kämpfen hat, wenn ein »Entwichener« seine Tat wiederholt. Auch wenn er juristisch entlastet wird. Und wer kennt nicht die Berichte der Presse? Kritisch, oft polemisch, manchmal berechtigt, manchmal ungerecht. Auch andere Probleme sind mit dieser Regelung verbunden. Wir sprechen später noch einmal darüber.

Berüchtigt und gefürchtet ist das Gesetz der Besserung und Sicherung auch deshalb, weil es keine Fristen setzt. Dies bedeutet, dass ungewiss ist, wann ein Untergebrachter den Maßregelvollzug verlassen kann. Die Entlassung ist abhängig von den Erfolgen der Therapie, von der Prognose, ob der Grund der Unterbringung, also die Gefährlichkeit für andere Menschen, beseitigt ist. Wann dieser Erfolg eintreten wird, ob er überhaupt eintreten wird, ist ungewiss. Diese Ungewissheit macht den Patienten Angst. Ich habe viele Angeklagte gesehen, die vehement dafür kämpften, ins Gefängnis zu kommen und nicht in den Maßregelvollzug. Der wichtigste Grund dafür sind die nach oben offenen Fristen der Unterbringungsgesetze für den Maßregelvollzug. Dabei ist die

Dauer der Unterbringung im Maßregelvollzug nicht abhängig von der Schwere des Deliktes. Nicht die Schwere der Tat, sondern ihre Wiederholbarkeit ist das Kriterium. Die potenzielle Gefahr für die Allgemeinheit ist maßgebend.

Ich war sehr betroffen vom Schicksal eines Patienten, eines einigermaßen »harmlosen« Exhibitionisten. »Harmlos« in dem Sinne, dass er nie gewalttätig geworden war, sondern »nur« gerne Kindern seinen entblößten Unterkörper zeigte und dann schnell, schnell verschwand. Nie haben irgendwelche aggressiven Handlungen seine Exhibitionen begleitet. Nie hat er versucht, Kinder zu verführen. Dafür sitzt er – mit nur kurzen Unterbrechungen – seit über 25 Jahren im Maßregelvollzug! Bei jeder Entlassung wurde er rückfällig. Eine Aufhebung der Unterbringung durch das Gericht wegen »Unverhältnismäßigkeit« brachte ihm nur eine zehntägige Freiheit. Dann zeigte er seinen Unterkörper Kindern auf dem Markt und wurde wieder untergebracht. Wieder im Maßregelvollzug.

Ich habe über 70-jährige Menschen gesehen, die wegen Sexualdelikten von vor mehr als drei Jahrzehnten untergebracht wurden, und sie sitzen jetzt noch im Maßregelvollzug. Keine einfache Sache, der Maßregelvollzug mit seinen nach oben offenen Grenzen. Offen?

Ein anderes Problem bei der Therapie von psychisch kranken Straftätern ist deren Besonderheit. Sie sind in vieler Hinsicht anders als die allgemein-psychiatrischen Patienten: Sie haben im Durchschnitt eine geringere Bildung, stammen oft aus zerbrochenen Familien und zeigen andere negative soziale Merkmale. Unter anderem sehen und erleben sie die Welt häufig in Schwarz-Weiß, in Böse und Gut. Sie spalten die Welt in Gegensätze ohne Übergänge auf. Das ist auch ein psychischer Abwehrmechanismus, jedoch gerät dabei das therapeutische Personal in diese Schwarz-Weiß-Kategorien, was keine gute Voraussetzung für eine Therapie ist.

Es gibt Gesetze, die die Dauer der Unterbringung regeln. In bestimmten Abständen muss das Gericht prüfen, ob die Ziele des Maßregelvollzugs erreicht worden sind: Der Untergebrachte kann bedingt entlassen werden, »sobald verantwortet werden kann zu erproben, ob er auch außerhalb des Maßregelvollzugs keine rechtswidrigen Taten begehen wird«. Das ist die Bürde der Verantwortung, die die Ärzte des Maßregelvollzugs tragen. Wie kann man sicher sein, dass keine rechtswidrigen Taten begangen werden? Wie kann man aber auch verhindern, dass diese Patientengruppe lebenslang im Maßregelvollzug leben muss? Wie kann man erreichen, dass keine »Betriebsblindheit« bei den Therapeuten entsteht, durch die Gefährlichkeit übersehen werden könnte? Einige Bundesländer versuchen es mit einem neutralen, fremden Gutachter. So verlangt z.B. Nordrhein-Westfalen, dass ein untergebrachter Patient alle drei Jahre von einem weiteren Gutachter untersucht wird, der zur Gefährlichkeit des Patienten Stellung nehmen muss. Vielleicht kann man auf diese Weise der »Betriebsblindheit« entgegenwirken. Allerdings muss dann auch der Prognosegutachter die Verantwortung übernehmen.

Wann kann jemand aus dem Maßregelvollzug entlassen werden?

Ist die Frage im Falle eines Sexualmörders überhaupt zu beantworten? Die Tötung von Menschen aus sexuellen Motiven hat viele Hintergründe, die alle berücksichtigt werden müssen. Und immer bleibt ein hohes Restrisiko. Es kommt vor, dass unter Berücksichtigung aller Faktoren die Entlassung eines Patienten vom Gutachter empfohlen wird, und doch geschieht eine neue Straftat. Oder man sieht von der positiven Empfehlung ab und weiß nie, ob man nicht doch einem Ungefährlichen die Freiheit geraubt hat.
Es gibt viele Studien über die Rückfälligkeitsgefahr bei Sexualstraftätern. Aber die Realität ist bitter: kein Instrument, keine Methode ist zuverlässig genug, um die Rückfälligkeitsgefahr für eine bestimmte Person über einen längeren Zeitraum mit Sicherheit voraussagen zu können. Statistische Befunde reichen nicht, um das individuelle Risiko auszuschalten. Ich habe für mich und meine Mitarbeiter als grobe Orientierungshilfe folgende Kriterien entwickelt:

- Aufgabe der Gewaltfantasien (aber wie ist es, wenn der Patient nur keine solchen mehr zugibt, wenn sie nicht explorierbar sind?);

- affektive Einstellung des Täters zu der Tat, d. h. affektive Betroffenheit;
- die ernsthafte, glaubhafte, tiefe Auseinandersetzung mit der Tat und ihren Vorbedingungen;
- keine Tendenz zur Bagatellisierung oder Reduzierung des Tatgeschehens und der eigenen Schuld;
- keine Tendenz, sich ins »bessere Licht« zu setzen;
- problemlose Akzeptanz der Normen und Regeln des Maßregelvollzugs;
- Entwicklung von sozial akzeptablen Normen;
- Offenheit;
- Vorhandensein von stabilisierenden sozialen Haltestrukturen außerhalb des Maßregelvollzugs;
- und andere ...

Auch diese Orientierungspunkte können falsch eingeschätzt werden. Ein Restrisiko bleibt immer. Wir dürfen uns nichts vormachen: Es wird immer wieder Sexualstraftäter geben, die viele Jahre, sogar Jahrzehnte oder lebenslang im Maßregelvollzug bleiben. Einige sind schwer therapierbar, manche vielleicht auch gar nicht. Wir werden noch darüber sprechen.

Es wird immer wieder betont, dass die gesellschaftlichen Vorurteile gegenüber dem Maßregelvollzug so stark sind, dass ein toleranter Umgang mit seinen Patienten nicht möglich ist. Die schon zitierte Vera Schumann sagte zu Recht, dass diese Vorurteile nicht nur außerhalb, sondern auch innerhalb der Psychiatrie bestehen. Die doppelt stigmatisierte soziale Randgruppe der im Maßregelvollzug Untergebrachten hat keine Lobby. Sie hat auch nicht die volle Akzeptanz der Allgemeinpsychiatrie. Die universitäre Psychiatrie spielt in der Regel nur die Rolle der »einweisenden« Psychiatrie, das heißt, sie gibt dem Gericht die Empfehlung, einen psychisch gestörten Straftäter in den Maßregelvollzug einzuweisen.

Menschen wie Anton, Bernd oder Christian haben es doppelt schwer im Maßregelvollzug. Sie haben nicht einmal die Akzeptanz ihrer Mitpatienten. Sie werden isoliert und bekämpft. Anton erlebte das: Mitpatienten schrieben Flugblätter, in denen mit deutlichen Worten beschrieben wurde, was er getan hatte. Es gab einen Aufstand, sodass er gefährdet war. Er musste in einer anderen

Anstalt untergebracht werden. Die Schlagzeile »Kannibale darf ins Sanatorium« ist falsch! Der Täter geht einen steinigen Weg ins Ungewisse, aber gewiss nicht ins Sanatorium.

»Wohin mit den Sexualmördern?« Wir werden uns auch weiterhin damit auseinandersetzen müssen.

DER SEXUALMÖRDER, DIE LEBENSLANGE FREIHEITSSTRAFE, DER ERFOLG

Ich werde hier auch von Versäumnissen der Justiz, der Verantwortlichen, aber auch selbstkritisch von unseren eigenen Fehlern, den Fehlern der Gutachter, erzählen, in der Hoffnung, dass sie seltener werden.

»Kannibale darf ins Sanatorium«. Ich wiederhole die Schlagzeile der Zeitung anlässlich der Unterbringung von Christian im Maßregelvollzug. Der Vorsitzende Richter erhielt nach der Urteilsverkündung böse Briefe aus der Bevölkerung. Das Urteil sei eine Unverschämtheit. Der Taxifahrer, der mich zum Flughafen fuhr, verkörperte Volkes Stimme: Er war empört, dass Christian nicht ins Gefängnis kam, er habe dafür kein Verständnis.

Dabei ist der Maßregelvollzug sicherer als das Gefängnis, denn im Gefängnis gibt es kaum Chancen auf Besserung! Nach der Entlassung, nach Verbüßung der Strafe, ist der Mensch oft ganz alleine mit seinen Problemen. Und auch andere Menschen sind alleine mit diesem allein gelassenen Menschen. Häufig hat er dann noch mehr Probleme als vorher und ist entsprechend stärker gefährdet. Manchmal gefährdet er erneut andere. Der Maßregelvollzug ist nicht nur wegen der Besserung wichtig, er ist auch sicherer. Sowohl für die potenziellen Opfer als auch für den potenziellen Wiederholungstäter. Übrigens werden aus dem Maßregelvollzug Entlassene viel seltener rückfällig als aus dem Gefängnis Entlassene.

David: Dreimal lebenslänglich – 40 Jahre hinter Gittern

In diesem Zusammenhang beschäftigt mich die Geschichte von David. Ich möchte sie Ihnen erzählen, weil sie einzigartig ist. Nicht nur wegen seiner besonderen Biografie, sondern aus vielerlei anderen Gründen.

David wurde zu lebenslänglicher Haft verurteilt, nachdem er einen Sexualmord begangen hatte. Im Gefängnis beging er einen weiteren Sexualmord und wurde erneut lebenslänglich verurteilt. Diesmal kam er in ein Hochsicherheitsgefängnis, wo er wieder seinen Sexualpartner massakrierte. Das Urteil lautete zum dritten Mal lebenslänglich. David wurde in ein anderes Gefängnis verlegt: Immer wieder schob man ihn ab, von Gefängnis zu Gefängnis. Fast 40 Jahre lang.

Kann David außerhalb des Gefängnisses leben, ohne andere Menschen zu gefährden?

Er selbst meinte – ja! Er schrieb deswegen an den Bundespräsidenten. Er trug seine Bitte um Entlassung den Ministerpräsidenten der Länder vor, in denen er die Verbrechen begangen hatte. Kirchliche Organisationen, Menschenrechtsorganisationen und Bürgerinitiativen »Für Demokratie und Menschenrechte« unterstützten ihn zuerst nach dem Motto: »25 Jahre Gefängnis sind genug!« und dann »40 Jahre sind genug!«

Genug? Was ist genug? Für wen? Für David? Für die Opfer?

Das Wort »genug« riecht nach Genugtuung. Das Wort »genug« riecht irgendwie nach Rache. So etwa: »Er hat genug gekriegt, jetzt reicht's!« Ist es das, was wir wollen? Ist das der Zweck?

Eines Tages kam ein Brief vom Justizminister des Landes, in dem David im Gefängnis saß: Ich sollte meine »sachverständige« Meinung dazu äußern, ob eine Gefahr bestehe, wenn David nach 25 Jahren Gefängnis entlassen werde.

Ich erzähle Ihnen die Geschichte von David, und Sie entscheiden selbst, »ob 25 Jahre genug sind«, ob »40 Jahre genug sind«, ob hier überhaupt die Frage richtig gestellt wurde und ob »genug« das zutreffende Wort ist.

David wurde in Westdeutschland geboren. Er hat bruchstückhafte, negative Erinnerungen an seine Kindheit: etwa die an eine riesengroße Wohnung, in der nur ein Stuhl stand; oder die, dass er und seine Geschwister häufig allein waren, weil die Mutter nicht da war. Es sei ihm »dreckig« gegangen.

Davids Eltern wurden geschieden, als er noch ein Kleinkind war. Mitte der Fünfzigerjahre verließ sein Vater Westdeutschland und siedelte in die damalige DDR über. Danach heiratete er noch mehrere Male, wahrscheinlich drei Mal. Die Kinder wurden ihm zugesprochen und kamen ebenfalls in die DDR. Die Beziehung zwischen Vater und Sohn beruhte laut David »auf einer Pflichtbasis«. Er hat vorwiegend negative Erinnerungen an seinen Vater, da dieser ihn verprügelte und jähzornig und unbeherrscht war. Trotzdem berichtet David auch über positive Eigenschaften seines Vaters. Etwa, dass er sehr hilfsbereit gewesen sei, dass er ruhig mit ihm gesprochen habe und da gewesen sei, wenn er ihn brauchte. Seit seiner Inhaftierung hat er keinen Kontakt mehr zu seinem Vater.

Besondere Beziehungen zu seiner Mutter oder Erinnerungen an sie kann David nicht nennen. Er kann seine Mutter überhaupt nicht beschreiben. Er war vermutlich drei bis vier Jahre alt, als er von ihr getrennt wurde. Nach der Scheidung der Eltern wurde er mit seinen Geschwistern in einem Waisenhaus untergebracht, bis er zum Vater in die DDR zog.

Drei Jahre, nachdem er zu seinem Vater gekommen war, wurde er in einem Heim für schwer erziehbare Kinder untergebracht. Er vermutet, dass der Hauptgrund für die Heimeinweisung Schuleschwänzen gewesen ist. Die Erziehung im Heim bezeichnet er als hart. Es gab Strafen und Prügel. Als er einmal sitzen blieb, musste er das Heim wechseln.

Er schloss die Schule mit der siebten Klasse ab und begann danach eine Teilfacharbeiterlehre. Dort hatte er Schwierigkeiten und musste viele Schikanen miterleben. Deswegen versuchte er einmal, sich mit Tabletten das Leben zu nehmen. Der Vater war aber zufällig da und brachte ihn ins Krankenhaus. Kurz danach wurde David mit 17 Jahren wegen versuchter Republikflucht verurteilt. Er wollte in den Westen zurück. Dafür bekam er acht Monate Gefängnis. Zwei Monate nach der Entlassung versuchte er noch einmal, die DDR zu verlassen, was ihm weitere 21 Monate Gefängnis eintrug.

Zehn Wochen nach der Entlassung tötete er Monika.

David hatte diverse alkoholische Getränke in einer Gaststätte getrunken. Er hatte sich dort amüsiert und mit verschiedenen Frauen getanzt. So auch mit Monika. Beim Verlassen der Gaststätte gegen 1.00 Uhr morgens nahm sie sein Angebot, sie zu begleiten, nach einem gewissen Zögern an. Unterwegs kam es zu Zärtlichkeiten. Den Wunsch von David, in den Wald hineinzugehen, um ungestört zu sein, lehnte sie mit einem konsequenten »Nein« ab. Daraufhin wandte David Gewalt an, die zur Tötung von Monika führte. Vier Tage danach wurde David verhaftet.

Die darauf folgende nervenärztliche Begutachtung ergab normale neurologische, röntgenologische und elektroenzephalografische Befunde. Ebenso wurden Kritikvermögen, Urteilsfähigkeit, affektive Steuerungsfähigkeit und die Intelligenz als normal bezeichnet. Der Gutachter stellte eine Neigung zur Selbstbemitleidung fest. Darüber hinaus zeige sich »eine starke Oppositionstendenz gegenüber seiner Umwelt mit der Neigung zum Querulantentum und zum Aggravieren« (Aggravation kommt aus dem Lateinischen und heißt so viel wie Beschwerden und Symptome zweckgerichtet übertreiben). Trotz alledem verneinte der Gutachter eine abnorme Persönlichkeitsentwicklung mit Krankheitswert. Er kam zu dem Ergebnis, dass es bei dem »psychopathischen Angeklagten« keine Anhaltspunkte gebe, die auf völlig aufgehobene oder erheblich verminderte Zurechnungsfähigkeit zur Zeit der Tat schließen ließen – außer der durch den Alkoholgenuss bedingten psychischen Beeinträchtigung.

David wurde zu einer lebenslangen Freiheitsstrafe verurteilt.

Während seiner Inhaftierung wurde er zum zweiten Mal lebenslänglich verurteilt, weil er seinen Mitgefangenen und Sexualpartner Arnold getötet hatte. Den Gerichtsakten ist zu entnehmen, dass seit einigen Jahren ein Verhältnis zwischen David und Arnold bestanden hatte. Arnold war ihm zu einem festen Freund geworden, mit dem er über das sexuelle Verhältnis hinaus auch andere Bindungen entwickelt hatte. Dennoch hatten beide auch anderweitige sexuelle Beziehungen. Als ab August des Tatjahres Arnold versuchte, seine Beziehung zu David zu lockern, bekam dieser Angst, seinen Freund zu verlieren, und reagierte nervös und gereizt. Auf die Verlegung von Arnold in einen anderen Verwahrraum reagierte er depressiv. Gleichzeitig erfuhr David, dass sein Vater sich erhängt hatte, seinetwegen, wie die Gerüchte sagten.

Schon Wochen vor der Tat äußerte David pessimistische Gedanken. Er sprach von Mord und Selbstmord und versuchte mit allen Mitteln, ein Zusammentreffen mit Arnold zu organisieren. Als er es endlich geschafft hatte, kam es zum sexuellen Verkehr. Unmittelbar danach stach er mit einem vorbereiteten Dreikant auf Arnold ein. Arnold versuchte schreiend zu fliehen. David verfolgte ihn und stach weiter auf ihn ein, bis er mit 20 Stichwunden tot auf dem Boden liegen blieb.

Das Gericht ging von einer vorsätzlichen Tötung aus. Eine nochmalige psychiatrische Untersuchung wurde für unnötig gehalten, weil das erste Verfahren keine Anhaltspunkte dafür ergeben hatte, dass David für seine Tat nicht voll strafrechtlich verantwortlich sei und weil seine Fehlentwicklung schon durch das erste Gutachten festgestellt worden war.

Während seines Gefängnisaufenthaltes wurde David zum dritten Mal wegen versuchten Mordes und wegen Nötigung zu sexuellen Handlungen zu einer lebenslangen Freiheitsstrafe verurteilt.

Das Gericht hielt Folgendes fest: David lud seinen Mitgefangenen Hans in seinen Verwahrraum ein. Er signalisierte, dass er mit ihm Zärtlichkeiten austauschen wolle. Als Hans dies ablehnte, holte David sein Besteckmesser aus dem Schrank und zwang Hans zum Analverkehr und anschließend zum Oralverkehr. Danach warf David Hans auf das Bett, fesselte ihn und versuchte ihn zu würgen. Mit einer Schere stach er gegen Kopf und Hals des Gefesselten. Als David feststellte, dass Hans noch lebte, stach er ihm noch zweimal in den Hals, bis er dachte, er sei tot. Hans konnte mit insgesamt sieben Stich- und Schnittverletzungen an Hals und Kopf überleben.

Diesmal fand eine neue psychiatrische Begutachtung statt. Der Gutachter stellte fest, dass David wohl »psychopathisch abnorm im Sinne von egozentrisch und haltlos« sei, dass dies aber nicht den Stellenwert einer schwerwiegenden abnormen Persönlichkeitsentwicklung mit Krankheitswert habe. Nachdem das Gericht von der vollen strafrechtlichen Verantwortlichkeit Davids ausging, wurde er noch einmal, zum dritten Mal, zu einer lebenslangen Haftstrafe verurteilt. Wieder wurde er in ein anderes Gefängnis verlegt.

Wie steht David nach so vielen Jahren zu seinen Taten, werden Sie sicher fragen. So viele Jahre, so viel Leid. In den vielen Stunden der Exploration stellte David die Dinge ganz anders dar, als die Zeugen sie berichtet hatten und als das Gericht die drei Taten rekonstruiert hatte. Teilweise stimmte sein Bericht auch nicht mit dem überein, was er selbst damals erlebt und ausgesagt hatte. Er versuchte, mich von einer anderen Realität zu überzeugen.

Zuerst bestritt David die Vergewaltigung und Tötung von Monika. Er beschrieb die Vergewaltigungsszene als einen freiwilligen Akt. Monika habe keinen Widerstand geleistet und sei von ihm nicht mit Gewalt über den Boden gezogen worden. Die besonderen Vernehmungsmethoden der DDR hätten dazu geführt, dass er das damals anders berichtet habe. Erst auf wiederholte Nachfragen begann er zögerlich zuzugeben, dass Monika doch nicht ganz freiwillig mitgekommen sei, auch wenn sie sich nicht von Anfang an geweigert habe, mit ihm in das Waldstück zu gehen. Monika habe gedroht, ihn wegen Vergewaltigung bei der Polizei anzuzeigen, wenn er sie nicht nach Hause bringe. Um dem zu entgehen, habe er sie erwürgt. Anschließend habe er die Leiche versteckt und sei nach Hause gegangen.

Auch die Tötung von Arnold stellt David jetzt ganz anders dar. Die Beziehung zwischen ihm und Arnold sei nicht so intensiv gewesen. Von Liebe sei keine Rede gewesen. Es habe sich vorwiegend um Triebbefriedigung gehandelt. Eine Eifersuchtsproblematik habe es nie gegeben, ebenso wenig Ankündigungen von Mord und Selbstmord. Der wahre Grund sei gewesen, dass Arnold ihn wegen Besitzes von Falschgeld bei der Stasi denunziert habe. Die Tötung von Arnold sei Notwehr gewesen: Nach dem sexuellen Verkehr stellte David Arnold wegen der angeblichen Denunziation zur Rede. Im Lauf der verbalen Auseinandersetzung soll Arnold Davids Dreikantschaber genommen und ihn gegen David gerichtet haben. Dabei kam es zu einem Kampf, bei dem sich David wehrte und Arnold verletzte. Er stach solange auf ihn ein, bis dieser auf dem Boden lag.

Seine Tat findet er schlimm, ebenso aber die Denunziation und die angeblichen Falschaussagen der Zeugen. Er beharrt auf der Notwehrthese.

Den versuchten Mord an Hans sieht er jetzt auch anders als damals. Der Auslöser seiner Tat seien die Verhältnisse im Gefängnis, in der »Stasi-Anstalt«, gewesen. Während der Zeit der Inhaftierung befand er sich sehr oft im Arrest oder in Einzelhaft. Er meinte, dass der Grund der häufigen Isolationen seine Bemühungen gewesen seien, in Kontakt mit Inhaftierten aus dem Westen zu kommen (dies deckt sich allerdings nicht mit den Aktenunterlagen). Sein Verhältnis zum Personal war sehr schlecht. Er fühlte sich vom Gefängnispersonal drangsaliert und schikaniert. Mit Bezeichnungen wie »Schwuler« oder »er hat geklaut« oder »er ist Analphabet« sei Rufmord an ihm begangen worden. Von den beiden Morden war keine Rede.

David berichtete, dass er während der Zeit im Gefängnis mit Schlaftabletten »vollgestopft« worden sei. Es habe ihn zwar niemand gezwungen, diese Tabletten zu nehmen, aber sie seien ihm verschrieben worden. Im Verlauf der Exploration relativierte er jedoch diese Freiwilligkeit dahingehend, dass jemand kontrolliert habe, ob er die Tabletten auch einnehme. Dass es sich dabei auch um allgemeine Vorsichtsmaßnahmen gehandelt haben könnte, um das Sammeln von Tabletten für einen eventuellen Suizid zu verhindern, wurde von David nicht in Betracht gezogen.

Die dritte Tat bezeichnete David als »Geiselnahme«. Als Motive dafür gab er Folgendes an: Nachdem er sehr viele Beschwerden und Eingaben geschrieben habe, sei er noch viel mehr schikaniert worden. Da alle seine Bemühungen keinen Erfolg hatten, habe er die Entscheidung getroffen, Hans als Geisel zu nehmen, um Aufmerksamkeit zu erzwingen. Dies schien ihm Erfolg zu versprechen, da der Vater von Hans ein »hohes Tier« in der SED gewesen sei.

David schilderte den Vorgang so: Nachdem Hans in seine Zelle gekommen sei, habe David ihm gesagt, dass er beabsichtige, ihn als Geisel zu nehmen. Er habe ihm auch die Gründe dafür erklärt. Dieses Gespräch sei in ruhigem Ton geführt worden, und Hans habe freiwillig gemacht, was David von ihm verlangte. Es sei nicht zum sexuellen Verkehr gekommen, David habe dies auch nicht verlangt. Den vom Gericht festgestellten Anal- und Oralverkehr bezeichnete er als Lüge. Freiwillig habe sich Hans auf das Bett gelegt und sich fesseln lassen. Mit dem Messer habe David die Fußfesseln durchschneiden wollen, da Hans ihn darum gebeten habe. Zu seiner Überraschung sei er danach plötzlich von Hans attackiert worden. Aus Notwehr habe er Hans mit dem Messer drei- bis viermal verletzt, dann aber damit aufgehört. Er habe nicht beabsichtigt, auf den Gefesselten mit einem Messer einzustechen, er habe ihn nur mit der Hand schlagen wollen. Zufälligerweise mit der Hand, die das Messer hielt. Eine Schere habe er nicht gehabt. David will nicht mitbekommen haben, dass der Kehlkopf von Hans und die oberen Luftwege verletzt worden sind. Er habe die damaligen Vernehmungsprotokolle unterschrieben, weil er unter Tabletteneinwirkung gestanden habe und weil er geschlagen und schikaniert worden sei. So erzählte er es mir.

Nach der dritten Verurteilung wurde David erneut in einer anderen Haftanstalt untergebracht. Es folgten Isolierhaft und verschiedene Schikanen – bis zur politischen Wende neun Jahre später. Seither sei seine Situation erträglicher, berichtete er. Trotzdem brach er 1991 aus dem Gefängnis aus. Er war vier Wochen lang auf der Flucht und lebte in verschiedenen Städten Westdeutschlands, bis er verhaftet wurde. Nach einer Übergangszeit begannen Haftlockerungen, er konnte z. B. in Begleitung von Beamten in die Stadt gehen. Diese Ausgänge mussten eingestellt werden, als er wieder versuchte zu entweichen.

Während der Zeit, in der er Ausgang hatte, entwickelte er eine Beziehung zu einer Frau, die jedoch nach seinem letzten Fluchtversuch nicht weitergeführt werden konnte. Jetzt hofft David, entlassen zu werden.

Ein Vierteljahrhundert nach Davids Inhaftierung musste ich das Justizministerium beraten, ob David ohne Gefährdung der Allgemeinheit entlassen werden könnte. Diese Frage ist noch viel schwieriger zu beantworten als die Frage nach der Entlassung von Patienten des Maßregelvollzugs! Denn da gibt es eine Einweisungsdiagnose und einen großen Zeitraum, in dem der Patient von Fachleuten behandelt, geführt und beobachtet wurde. Aber für einen Gefängnisinsassen wie David gibt es nichts Derartiges, nur ein Vierteljahrhundert Gefängnis in Herz und Hirn. Keine

Therapie, sondern jahrelange Isolation. Keinen Therapeuten, nur einen Bewacher. Keine Auseinandersetzung mit dem Verbrechen, nur Vorwürfe.
Vergessen wir die Appelle der Öffentlichkeit nicht.

Der Mörder, die Öffentlichkeit und die Entscheidung

Erscheint Ihnen das nicht auch merkwürdig, dass die Öffentlichkeit sich nie für einen Sexualmörder im Maßregelvollzug einsetzt? Niemand würde wie bei David sagen: »25 Jahre sind genug« und später »40 Jahre sind genug«. Vielleicht ist das auch gut so. Die Fachleute, die im Maßregelvollzug die Verantwortung tragen, sollen ihre Entscheidung nach bestem Wissen und Gewissen treffen, ohne Druck von draußen. Falls jemand »vorzeitig« aus dem Maßregelvollzug entlassen wird und etwas passiert, ist die Kritik der Öffentlichkeit gnadenlos. Die Aufgabe war klar definiert: Die Unterbringung im Maßregelvollzug sollte für Besserung und Sicherung sorgen.
Anders bei Gefängnisinsassen. Es scheint, dass – anders als bei Patienten des Maßregelvollzuges – die langjährige Haft bei vielen Leuten Solidarität mit dem Gefängnisinsassen erzeugt. Dies scheint ein Zeichen einer liberaleren Einstellung gegenüber Menschen, die »Fehler« gemacht haben, zu sein. Das ist prinzipiell auch gut so. Gefängnisinsassen werden nicht als krank betrachtet, sondern als Menschen, die Fehler gemacht haben und ihre Strafe verbüßen. Aber ist tatsächlich keiner von ihnen krank? Ist tatsächlich niemand, der im Gefängnis sitzt, psychisch gestört? Auch hier ist die Grenze durchlässig.
Dabei geht es nicht nur um den Täter, sondern auch um die Opfer. Das fängt schon mit der Entscheidung: »Maßregel- oder Strafvollzug« an. Durch die langjährige Behandlung des Straftäters im Maßregelvollzug ist immer die Hoffnung auf Besserung vorhanden, ebenso bedingt durch die Struktur und die Bestimmungen dieser Maßnahmen, bei denen auch die Sicherung viel größer ist als im Rahmen einer Gefängnisstrafe. Nach der Statistik und den Expertenberichten liegt die Rückfallquote bei entlassenen Gefängnisin-

sassen weit über der von Entlassenen aus dem Maßregelvollzug mit vergleichbaren Delikten. Es geht also sowohl um die Täter als auch um mögliche zukünftige Opfer bei der Entscheidung: »Wohin mit den Sexualmördern?«

Aufgrund meiner langjährigen Erfahrungen und Verlaufsbeobachtungen komme ich zu dem Schluss, dass in jedem Sexualmörder zuerst ein psychisch gestörter Mensch gesehen werden muss, sowohl in seinem eigenen Interesse als auch in dem der anderen! Auch wenn er nach dem Gesetz voll schuldfähig ist. Auch wenn eindeutige Symptome einer psychischen Erkrankung fehlen, ist der Psychiater verpflichtet, bei jedem aggressiven Sexualtäter psychische Zusammenhänge zu suchen.

Ich befürchte, dass bei David damals in der DDR, die andere Maßstäbe hatte als die jetzigen und die Institution des Maßregelvollzugs nicht kannte, die Suche zu oberflächlich verlief. Nachdem David seinen ersten Mord begangen hatte, wurde er psychiatrisch begutachtet. Eine äußerst knappe Begutachtung mit einer mageren Beurteilung. Die Länge eines Gutachtens ist nicht immer ein Beweis für dessen Qualität. Aber sie ist zumindest ein Hinweis darauf, wie intensiv der Gutachter sich mit der Problematik auseinandergesetzt hat. Ob er vieles untersucht hat, möglichst alles. Wenn man die turbulente und traurige Lebensgeschichte von David kennt, wenn man die brutale Vergewaltigung von Monika vor Augen hat, ist der Verdacht berechtigt, dass das knappe Gutachten sich nicht ausreichend mit Davids Fall auseinandergesetzt hat.

Ich bin der Letzte, der ein Anathema, einen Stein des Abstoßes, gegen die DDR-Gutachten werfen will. Aber es muss auch gesagt werden, dass die dünnen, mageren forensisch-psychiatrischen Gutachten zu DDR-Zeiten nach meinen persönlichen Erfahrungen nicht die Ausnahme, sondern die Regel waren. Der letzte Satz in manchen Gutachten (vor der Unterschrift des Gutachters) lautete »mit sozialistischen Grüßen«! Andere Zeiten, andere Systeme, andere Einstellungen.

Bei mir verstärkte sich der Verdacht auf eine Mischung von gutachterlichen DDR-Gepflogenheiten und oberflächlicher Auseinandersetzung mit den kriminogenen psychologischen Konstellationen, nachdem ich die Akte gelesen hatte. Dieser Eindruck wurde auch

von David bestätigt, der selbst seine Begutachtung als sehr oberflächlich erlebt hatte. Der damalige Gutachter hat festgestellt, dass die neurologischen, röntgenologischen und elektoenzephalografischen Befunde normal waren. Er konnte »Geisteskrankheit« und »Schwachsinn« ausschließen. Das ist richtig und ist auch heute noch gültig. Die Zusammenfassung des Gutachters lautete danach so, wie ich es weiter oben wiedergegeben habe. Er bestritt das Vorhandensein einer abnormen »Persönlichkeitsentwicklung mit Krankheitswert«, und er sah infolgedessen keine medizinisch-psychologisch begründbare Beeinträchtigung der Zurechnungsfähigkeit. Er vermutete nur, dass der Alkohol eine erheblich verminderte Zurechnungsfähigkeit hervorgerufen habe. Dieser Einschätzung ist auch das Gericht gefolgt. Aber nach Meinung des Gerichtes hatte David sich vorsätzlich in solch einen Zustand versetzt, und so stellte es fest:
»Die Ursache für diese Verhaltensweise (die Vergewaltigung und die Tötung von Monika) ist nach Ansicht des Senats in einer die gesellschaftliche Disziplin, die Würde der Frau sowie das Leben und die Gesundheit anderer missachtenden Einstellung des Angeklagten begründet, für deren Herausbildung er jedoch allein die Verantwortung trägt.« David wurde trotz der verminderten Steuerungsfähigkeit (weil er sich vorsätzlich in diesen Zustand versetzt haben soll) zu lebenslanger Freiheitsstrafe verurteilt. Darüber hinaus sind ihm die staatsbürgerlichen Rechte auf Dauer aberkannt worden.
Weder diese psychiatrische Begutachtung noch dieses Gerichtsurteil konnten das Leben von Arnold oder das des nächsten Opfers schützen oder die brutale Tat gegen Hans, das übernächste Opfer, verhindern.
Vergewaltigung und Tötung können niemals »normal« sein oder einer »normalen« Psyche entspringen. Es handelt sich nicht um eine kurze Episode im Leben eines Menschen, die wie ein Gewitter vorbeigeht. Ich möchte damit nicht sagen, dass jeder Vergewaltiger, jeder Mörder im klassischen Sinne psychisch krank ist. Ich selbst habe während meiner Sachverständigentätigkeit nicht wenige Mörder, nicht wenige Vergewaltiger, nicht wenige Kinderschänder als voll schuldfähig bezeichnet. Aber ich habe auch die Erfahrung gemacht, dass fast jeder, der einen Sexualmord begeht, eine bedeut-

same psychische Problematik hat, die ihn die Tat wiederholen lassen kann, wenn er nicht vor sich selbst geschützt wird und wenn die anderen nicht vor ihm geschützt werden. So ein Mensch braucht auch Hilfe. Zu seinem Schutz und zum Schutz der anderen.

Die Strafe für David war hart, die Bedingungen ebenfalls. Und doch tötete er wieder. Erst nach der brutalen Attacke gegen Hans fand eine zweite psychiatrische Begutachtung statt. Der damalige Gutachter bestätigte im Großen und Ganzen die Befunde seines Vorgängers. David kam für neun Jahre in Isolierhaft.

Ich hatte eine schwierige Frage zu klären: Konnte David aus dem Gefängnis (wohlverstanden: nicht aus dem Maßregelvollzug) entlassen werden? Ich fasse meine Gedanken folgendermaßen zusammen: David hat keine der »klassischen« psychischen Erkrankungen. Die Frage, ob bei ihm eine »schwere andere seelische Abartigkeit« vorhanden sei, konnte nur unter dem Vorbehalt beantwortet werden, dass er seit 40 Jahren, mehr als die Hälfte seines Lebens, in einem künstlichen Milieu lebt, nämlich in Gefängnissen. Die vorgegebenen starren Strukturen der Haft sowie der Entzug der Freiheit und die damit fehlende Möglichkeit der Persönlichkeitsentwicklung und Eigeninitiative erschweren meine Beurteilung. Die Störungen, die mit der Definition »schwere andere seelische Abartigkeit« erklärt werden, sind am besten anhand der Interaktionen mit anderen Menschen zu beurteilen. Diese sind aber nur in einer freien sozialen Umgebung gegeben. Nur in Freiheit sind Bewältigungsstrategien in »natürlichen« Konfliktsituationen erkennbar, nicht im Gefängnis.

Die Auseinandersetzung mit Ursachen, Motiven und Folgen seiner Delikte hat David nur mangelhaft vollzogen. Sehr bedenklich stimmten mich seine eingeschränkte Introspektionsfähigkeit, seine Tendenz, Schuld und Verantwortung zu verschieben, seine unreife und infantil anmutende Beurteilung von sozialen Faktoren in ihrer ursächlichen Wirksamkeit. Die Tatsache, dass er bis jetzt versucht, seine Tötungsdelikte und andere Delikte zu bagatellisieren, zu rationalisieren, zu reduzieren sowie seine Verantwortung abzuladen, sind beunruhigend. In den vielen langen Jahren der Haft hat es David nicht geschafft, klare Konsequenzen aus seinem damaligen Tun zu ziehen.

Die entscheidende Behörde möge – so habe ich geschrieben – auch Folgendes berücksichtigen: Zwar sei in Appellen an Behörden und politische Personen sowohl von David selbst als auch von anderen Personen und Organisationen von einer »Stabilisierung der Persönlichkeit« die Rede, die erwähnten Faktoren sprächen jedoch dagegen, wenn man damit eine reife, introspektionsfähige, empathische (d. h. die Gefühle anderer respektierende und nachvollziehende) und konsequent im normativen Bereich handelnde Persönlichkeit meint. Es müsse aber auch die negative, deformierende Wirkung der langjährigen Haft berücksichtigt werden.
Meine Vermutung ist, dass die Entwicklung von David eine andere hätte sein können, wenn er nicht im Straf-, sondern im Maßregelvollzug gewesen wäre: Auch wenn keine »klassische« psychische Störung vorhanden war, hätten die mangelnde Affektbeherrschung, die unangemessene Reaktion auf situative Faktoren, die Labilisierung der Persönlichkeit und anderes die Einweisung in den Maßregelvollzug gerechtfertigt. Diese Faktoren hätten im Maßregelvollzug gebessert werden können.
Diese Frage stellt sich jetzt nicht mehr. Sie hätte damals gestellt werden müssen. Dann hätte die über die Entlassung von David entscheidende Behörde es heute leichter.
Auch David hätte mehr geholfen werden können.

Vierzig Jahre Haft – und Probleme mit der Justiz

Fast zehn Jahre nach unserer ersten Begegnung, fast 35 Jahre nach seiner Inhaftierung musste ich mich wieder mit David beschäftigen. Es ging wieder um die Frage: »Wie geht es mit ihm weiter? Ist er noch gefährlich für die Allgemeinheit? Kann er entlassen werden?«
Die Beantwortung dieser Frage war noch schwieriger geworden. Als ob sie nicht schon vor zehn Jahren schwierig genug gewesen wäre. Nicht nur, weil aus den ursprünglich 15 Jahren inzwischen 35 Jahre Haft geworden waren, sondern auch aus anderen Gründen. Vor allem deswegen, weil sich David dieses Mal ganz anders

präsentierte als bei der ersten Begegnung. Bei der Auseinandersetzung mit seinen Taten stellte er sich diametral anders dar als damals. Er verschonte und beschönigte nichts. Er nannte den Mord »Mord« und die Vergewaltigung »Vergewaltigung«. »Nein«, sagte er diesmal, »ich bin schuld an allem, was geschehen ist. Ich habe alles zu verantworten.«

Jawohl, David präsentierte sich dieses Mal diametral anders als vor zehn Jahren. Er »präsentierte« sich! Das ist es! Das ist der problematische Begriff. Was der Gutachter nämlich in einigen Stunden Exploration sieht, muss im Zusammenhang mit der ganzen Entwicklung gesehen werden. Das heißt also, dass der psychiatrische Gutachter die dokumentierte Entwicklung auswerten und bewerten muss. Er muss sie in Zusammenhang mit seinen eigenen Befunden bringen und vergleichen. So, wie er das für Verläufe von Sexualstraftätern des Maßregelvollzugs macht.

Aber im Falle von David versagte das System. Wir haben im entsprechenden Gutachten die Gefängnisleitung und die Verantwortlichen des Justizvollzugs, in dem David sitzt, scharf kritisiert, weil eben diese Dokumentation fehlte. Kaum ein Verlauf, kaum eine Entwicklung ist registriert. Der letzte »Therapiebericht«, handschriftlich und uns erst nach Aufforderung zugeschickt, war inzwischen zwei Jahre alt. Nichts Wesentliches wurde in den letzten zehn Jahren dokumentiert. Nichts Wesentliches wurde getan. Er wurde nur verwahrt. Wir haben bei der ersten Begutachtung das DDR-Gericht dafür kritisiert, wie es mit der Sache umgegangen ist. Und jetzt, in der freiheitlichen Demokratie der Bundesrepublik, die die Unantastbarkeit der Würde des Menschen als oberstes Gebot ansieht? Wir haben die Justizvollzugsbehörden auch deswegen scharf in die Kritik genommen, weil Veränderungen von Einstellungen, Haltungen und Persönlichkeitseigenschaften eines Menschen nicht von einem Tag zum anderen – nach dem Umschaltprinzip – passieren. Das ist ein langer Prozess. Das ist ein langer Weg, der mit kleinen Schritten gegangen wird. Dieser Weg muss nachvollziehbar sein, muss sichtbar sein. Und das ist die Aufgabe der Verantwortlichen. Hier ist im Fall von David aber kaum etwas geschehen. Wir sehen es als einen unschönen Versuch mancher Verantwortlicher der Justiz an, bei nicht getaner Arbeit die Verantwortung auf die Psychiatrie zu schieben. Die Beantwortung der Frage, ob jemand nach 35 Jahren Gefängnis und nach solch einer strafrechtlichen Entwicklung wie bei David nach der Entlassung ungefährlich für die Allgemeinheit ist, kann sich nicht nur auf die Befunde von wenigen Stunden stützen. Sie ist das Resultat einer langen, schwierigen, geduldigen und gut dokumentierten Arbeit.

Wir haben die Frage an die Justiz zurückgegeben. Wir haben nur unseren Teil beantwortet: dass bei David keine schwere psychische Erkrankung vorliegt, die zu kriminellen Handlungen führen kann. Seine Persönlichkeitsstruktur ist nur ein Faktor unter vielen anderen, der für einen Rückfall sprechen kann. Und alle anderen Faktoren sind eben von den zuständigen Justizbehörden nicht erfasst und dokumentiert worden.

Die Justiz hat die Frage auf ihre Weise beantwortet: Dann eben keine Entlassung! Der Fall hat auch den Landtag von Mecklenburg-Vorpommern beschäftigt. Aber David sitzt immer noch. Ich habe mich vor kurzem erkundigt, wann er denn voraussichtlich entlassen werden wird. Jemand von der zuständigen Justizbehörde hat mir die Antwort gegeben: »Nicht vor dem Entlassungstermin.« Das wäre im Jahr 2010. Genau 40 Jahre nach dem Beginn seiner Inhaftierung. Der damals 20-Jährige wird als über 60-Jähriger entlassen werden. Wenn überhaupt. Wenn nichts dazwischen kommt.

LEBENSLÄNGLICH UND ENTLASSUNG

Emil: Die Entlassung eines Sexualmörders aus dem Gefängnis

Noch einmal zu manchen Schwächen von Systemen und Personen ... – zu unseren Schwächen:

Es war kurz vor Weihnachten, als ich mit einer Mitarbeiterin ins Gefängnis ging, um Emil zu untersuchen. Eine junge, warmherzige Gefängniswärterin holte uns von der Pforte ab und begleitete uns durch den Gefängnishof, um uns in die Untersuchungsräume der Justizvollzugsanstalt zu führen. Sie wusste, warum wir da waren, und sie sagte uns unterwegs: »Seien Sie nett zu unserem Sensibelchen!«

Als Sensibelchen bezeichnete sie Emil. Es überraschte mich sehr, das von einer Frau zu hören. Ich kannte Emils Vorgeschichte und die neue Anklageschrift. Als ich mein Erstaunen über die Bezeichnung »Sensibelchen« äußerte, blieb die Gefängniswärterin bei dieser Bezeichnung. Ich fragte sie, ob sie denn wisse, was er getan habe. »Ja«, sagte sie, »ich weiß es. Aber er ist trotzdem ein Sensibelchen.«

Emil hatte vor 16 Jahren ein 16-jähriges Mädchen getötet, das sich gegen seinen Vergewaltigungsversuch wehrte. Er wurde psychiatrisch untersucht, für voll schuldfähig befunden und zu lebenslanger Freiheitsstrafe verurteilt. Wegen guter Führung wurde er als ungefährlich eingeschätzt und nach 15 Jahren aus dem Gefängnis entlassen. Nach einer erneuten Gewalttat wurde er wieder eingesperrt.

Trotzdem meinte die Gefängniswärterin, Emil sei ein »Sensibelchen«. Was heißt das? Schauen wir uns seine Geschichte an.

Emil kommt aus einer Arbeiterfamilie. Den Vater beschreibt er als ungerechten, gewalttätigen Alkoholiker, während die Mutter als hilfsbereit und ihm gegenüber »gut« charakterisiert wird. Die Mutter-Kind-Beziehung wird von Emil positiv erlebt und realistisch dargestellt. Die Beziehungen zu seinen zwei Brüdern bezeichnet er als unauffällig.

Emil fing schon in der Schule an, sich selbst und anderen Probleme zu machen. Er schwänzte häufig die Schule, störte den Unterricht, und seine Leistungen waren schlecht. Er verließ die Schule nach der 8. Klasse und begann eine Lehre als Maurer. Kurz danach wurde er wegen Körperverletzung, Erpressung und Betrugs zu zwölf Monaten Freiheitsstrafe verurteilt. Wenige Monate nach seiner Entlassung aus dem Gefängnis wurde er erneut wegen Rowdytums verurteilt. Ein Jahr nach der zweiten Entlassung aus dem Gefängnis tötete er das junge Mädchen.

Damals fand eine knappe psychiatrische Begutachtung statt. Das Gutachten umfasste nicht einmal zehn Seiten. Entschuldigen Sie bitte, dass ich das wieder so formuliere; nach einer fast 15-jährigen Tätigkeit in den neuen Bundesländern beschäftigt mich das offensichtlich weiter: ein Gutachten nach DDR-Justiz-Gepflogenheiten. Die Veränderungen, die nach der Wiedervereinigung auch auf diesem Gebiet sichtbar geworden sind, bereiten mir umso größere Freude. Umso mehr möchte ich aber auch immer wieder den Unterschied zwischen gestern und heute in Erinnerung bringen. Im alten Gutachten des alten Systems wurden das sexuelle Leben, die sexuellen Fantasien, das mögliche Vorhandensein einer Perversion kaum erwähnt. Die Möglichkeit einer sexuellen Impulshandlung wurde nicht einmal besprochen. Emil wurde als voll schuldfähig bezeichnet. Das Gericht folgte dem Gutachten und verurteilte ihn aufgrund eines sogenannten Verdeckungsmordes. Mit der Vermutung eines Verdeckungsmordes sollte ein Psychiater sehr vorsichtig sein, denn viele seiner Kollegen, viele Sexualforscher sehen in einem sogenannten Verdeckungsmord die Komplettierung einer Impulshandlung.

Als ich Emil 16 Jahre später wegen einer erneuten sexuellen Gewalttat untersuchen musste, bejahte ich aufgrund meiner neuen Exploration die Möglichkeit einer Impulshandlung zur damaligen Zeit. Emil kam nach der Tötung des Mädchens zur Verbüßung einer lebenslangen Haftstrafe ins Gefängnis. Er durfte nicht »ins Sanatorium«, d. h. in den Maßregelvollzug.

Im Gefängnis schien er völlig angepasst. Es gab keine Probleme, keine Auseinandersetzungen. Von Therapie keine Spur. Wegen guter Führung wurde er nach 15 Jahren entlassen. Gebessert?

Wenige Monate nach seiner Entlassung attackierte er eine 75-jährige Frau mit einem Messer, verlangte den Oralverkehr und ließ sich von ihr, die fast zu sehr wie ein »liebenswürdiges Großmütterchen« aussah, oral und manuell befriedigen. Nur eine halbe Stunde später kehrte er wieder zu seiner Freundin zurück.

Die Exploration von Emil war schwierig. Er verschwieg vieles, versuchte, sich zu entlasten. Er bat ständig unterwürfig, fast weinend um Gnade. Mit zitternder Stimme beschwor er mich, dass er alles wieder gutmachen wolle. Er wolle der beste Mensch sein, ein normales Leben führen und sich so gerne bei der alten Frau entschuldigen. »Bitte, bitte, geben Sie mir eine Chance.« Ein Sensibelchen, tatsächlich, aber mit gefährlichen Problemen, das viel Hilfe brauchte.

Trotz aller Schwierigkeiten während der Exploration zeigten sich Sexualgewaltfantasien, die zwar nicht in der ganzen Intensität zugegeben wurden, aber eine starke Dynamik vermuten ließen. Diese Fantasien hatte Emil seit seiner Jugend. Sie kamen zum Ausbruch bei der Tötung des 16-jährigen Mädchens und bei der ziellosen, zufälligen Gewalttat gegen die 75-jährige Frau.

Es wurde eine sexuelle Impulshandlung diagnostiziert. Emil hat eine ausgeprägte Schwäche, seine Impulse zu kontrollieren. Nicht einmal die positiven Assoziationen, die man mit einer alten Frau, einer Oma, in Verbindung bringt, waren in der Lage, korrektiv zu wirken. Die Wiederholbarkeit der Tat musste ich bejahen. Emils labile Persönlichkeit, seine Unfähigkeit, Impulse zu kontrollieren, wurden dadurch verstärkt, dass es in der Beziehung zu seiner Freundin kriselte. Es ist ja typisch, dass Menschen wie Emil in krisenhaften Situationen mit einer Impulshandlung reagieren können: Kurz vor dieser zweiten Tat hatte er erfahren, dass seine Freundin sich trotz ihres intensiven sexuellen Lebens, trotz der »Frische« dieser Beziehung, für Geld an andere Männer verkaufte. Während der Gerichtsverhandlung bat Emil wiederholt um Hilfe. Er fürchtete selbst, dass er Ähnliches wieder machen könne. Das Gericht nahm die Empfehlung des psychiatrischen Sachverständigen an, der eine erhebliche Beeinträchtigung der Steuerungsfähigkeit feststellte und die Unterbringung im Maßregelvollzug empfahl, um ihm zu helfen und um zukünftige Opfer zu schützen. Emil wurde im Maßregelvollzug untergebracht.

UNTERGEBRACHT EIN LEBEN LANG?

Florian: Der alte Mann im Maßregelvollzug

Ich habe über die wütenden Reaktionen der Presse berichtet, über die empörten Briefe an die Richter, über das Misstrauen gegen Psychiater, wenn ein Sexualmörder nicht lebenslang verurteilt und ins Gefängnis gesteckt wird. Aber auch der Maßregelvollzug kann in manchen Fällen »lebenslang« bedeuten – lebenslang im wahrsten Sinne des Wortes! Auch wenn das Verbrechen kein Sexualmord ist, sondern viel »leichter«, etwa Exhibitionismus. Auch wenn das »Verhältnismäßigkeitsprinzip« im Strafvollzug und im Maßregelvollzug gleichermaßen gilt. Ein Mörder, der »lebenslänglich« ins Gefängnis gesteckt wird, hat in der Regel gute Chancen, nach 15 Jahren entlassen zu werden, wie etwa Emil. Ein jugendlicher Mörder wie Zacharias, von dem Sie noch hören werden, verbringt sogar höchstens zehn Jahre im Gefängnis. Aber wer in den Maßregelvollzug eingewiesen wird, weiß nicht, wann er entlassen wird.
Ich erzähle Ihnen jetzt die Geschichte von Florian. Als ich Florian – im Maßregelvollzug – kennenlernte, war er schon 72 Jahre alt. Er erweckte keine Sympathie, kaum Mitleid. Seine Lebensgeschichte war schon vor seiner Unterbringung nicht Sympathie erweckend.
Bis zur Beendigung der Volksschule war er völlig unauffällig, auch seine Herkunft zeigt keine Besonderheiten. Das änderte sich mit der Pubertät. Mit 15 Jahren nötigte er ein neunjähriges Mädchen sexuell. Er erhielt eine Jugendstrafe von sechs Monaten Gefängnis, die er jedoch nicht zu verbüßen brauchte. Stattdessen wurde er in einer Erziehungsanstalt untergebracht. Mit 17 Jahren wurde er entlassen und schloss gleichzeitig eine Gesellenprüfung ab.
Nach dem Krieg lebte er vorwiegend von Schwarzmarktgeschäf-

ten und »Hamsterfahrten«, die er zusammen mit seinem Bruder unternahm. Er heiratete, aber die Ehe wurde nach vier Jahren geschieden. Der Grund dafür war seine Brutalität gegen seine Frau, die er einmal so sehr würgte, dass sie nur knapp dem Tod entging. Unmittelbar nach der Trennung heiratete er wieder. Aber auch diese Ehe dauerte nur drei Jahre. Aus der ersten Ehe hat er ein Kind, aus der zweiten Ehe zwei Kinder.

Es folgten Bestrafungen wegen wiederholter Verletzung der Unterhaltspflicht, wegen Verkehrsdelikten, wegen Unterschlagung, wegen Untreue, wegen wissentlich geäußerter falscher Anschuldigungen u. Ä. Dann wurde er wegen Zuhälterei in Tateinheit mit Nötigung zu einer Freiheitsstrafe von einem Jahr und acht Monaten verurteilt.

Nach der Entlassung aus dem Gefängnis lernte er eine Frau kennen, die zwei Mädchen im Alter von acht und zwölf Jahren hatte. Es entwickelte sich eine Beziehung, und Florian zog bei ihr ein. Bald zeigte sich jedoch, dass er kein Interesse an der neuen Lebensgefährtin hatte, sondern vielmehr an den beiden Mädchen. Ein Jahr lang missbrauchte er sie, bis dies entdeckt und er verurteilt wurde. Eine psychische Störung wurde nicht diagnostiziert, auch keine »schwere andere seelische Abartigkeit«. Infolgedessen kam er nicht in den Maßregelvollzug, sondern ins Gefängnis.

Die Strafe hatte er nach drei Jahren verbüßt. Kaum entlassen, machte er genau das Gleiche wieder. Er hatte Schwierigkeiten, mit einer erwachsenen Frau sexuell zu verkehren, und wandte sich acht- bis zehnjährigen Mädchen zu. Er versprach ihnen Geschenke und andere schöne Sachen, lockte sie in abgelegene Gegenden, wo er sexuelle Handlungen an ihnen vornahm.

Einige Zeit nach seiner zweiten Entlassung wurde Florian wegen Entführung und Unzucht mit Kindern in mehreren Fällen, wegen schweren Diebstahls in 14 Fällen und wegen Betruges erneut zu acht Jahren Gefängnis verurteilt. Das Gericht zog erneut einen sachverständigen Psychiater zu Rate. Aber selbst nachdem ihm so viele Kinder zum Opfer gefallen waren und obwohl festgestellt worden war, dass er nicht mit erwachsenen Frauen, sondern nur mit Kindern geschlechtlich verkehren konnte, wurde die Notwendigkeit der Unterbringung im Maßregelvollzug nicht erkannt.

Es wurde zwar darauf hingewiesen, dass Florian auch in Zukunft eine große Gefahr für Kinder sei und dass die Wiederholungsgefahr mit hinreichender Wahrscheinlichkeit bejaht werden müsse. Aber weil der Psychiater nicht in der Lage war zu begründen, inwieweit bei Florian eine »schwere seelische Abartigkeit« vorlag, konnte dieser auch nicht im Maßregelvollzug untergebracht werden. Und doch war da eine »schwere seelische Abartigkeit«, die sich vor allem in der Form der Pädophilie, der krankhaften sexuellen Neigung zu Kindern, zeigte.

Im Gefängnis zeigte Florian pathologische Haftreaktionen, die an eine Wahnerkrankung erinnerten. Die Ärzte waren sich jedoch nicht sicher, ob es sich tatsächlich um eine solche handelte. Er wurde deswegen auch nicht behandelt.

Nach sieben Jahren wurde er entlassen. Kurz darauf musste die achtjährige Ingrid dies mit ihrem Leben bezahlen. Er fuhr mit Ingrid zu einem Ausflugsort und ging mit ihr in den Wald. Er versuchte, das Mädchen zu vergewaltigen. Ingrid wehrte sich, wollte weglaufen, schrie. Florian bekam Angst und tötete sie.

Drei Wochen später wurde die Leiche von einem Spaziergänger entdeckt. Aufgrund seiner Vorgeschichte geriet Florian in den Kreis der Verdächtigen. Diesmal wurde er von zwei Psychiatern begutachtet. Beide Psychiater stellten nun eine »schwere seelische Abartigkeit« fest. Diese hat er immer gehabt! Sie stellten fest, dass eine große Wiederholungsgefahr bestehe. Darüber hinaus wurde die Wahnerkrankung, die die Ärzte in der Haftanstalt nicht sicher diagnostizieren konnten, bestätigt. Jetzt endlich wurde er im Maßregelvollzug untergebracht. Wäre die Unterbringung früher erfolgt, hätte Ingrid gerettet werden können!

Ich traf Florian als alten Mann, zwanzig Jahre, nachdem er Ingrid getötet hatte. Ich musste feststellen: Der Aufenthalt in der forensischen Abteilung hatte eindeutig und vorwiegend verwahrenden Charakter. Eine therapeutische Arbeit, die sich auf eine Auseinandersetzung mit der Problematik und den Versuch der Konflikt- und Problemlösung konzentrierte, hatte nicht stattgefunden. Die Gründe dafür lagen in Florians Persönlichkeit, in seiner Einstellung und seiner Therapiebereitschaft. Die Einzelgespräche oder sogenannten Therapiegespräche beschränkten sich vorwiegend auf alltägliche, oberflächliche, problemfremde Aspekte. Florian erlaubte keine therapeutischen Bemühungen und keinen Zugang zu ihm, im Gegenteil, er kapselte sich ab, flüchtete in sein sehr persönlich eingerichtetes kleines Zimmer und versuchte, einen Ersatz für seine emotionalen Bedürfnisse bei seinen Goldfischen zu finden. Auch eine medikamentöse Behandlung seiner Wahnerkrankung lehnte er immer strikt ab, was mit seiner fehlenden Krankheitseinsicht zu tun hatte. Ich musste feststellen, dass es keinen Therapieerfolg gab, weil keine richtige Therapie stattgefunden hatte, nicht stattfinden konnte.

Die Beurteilung, ob er entlassen werden könne oder nicht, war mit einigen Problemen verbunden: Mit seinen 72 Jahren ist Florian so alt, dass man erwarten kann, dass die Sexualität größtenteils inaktiviert ist. Dies trifft allerdings nicht für alle Menschen zu. Es darf hier auch nicht der theoretisch-statistische, es muss der individuelle Aspekt bewertet werden. Aufgrund der schwierigen Exploration war ich überzeugt, dass bei Florian noch sexuelle Fantasien aktiv waren. Er berichtete mir, dass er noch bis vor wenigen Monaten sexuelle Wünsche gehabt habe. Selbst wenn seine Aussage zutraf, waren einige Monate zu wenig, um sich darauf zu berufen. Der körperliche Zustand von Florian verriet, dass er noch recht agil und vital war. Seine fehlende Einsicht erhöhte die Gefahr einer möglichen Umsetzung vorhandener Fantasien in die Realität. Eine Auseinandersetzung mit seinen Delikten hatte nie stattgefunden, ebenso wenig war eine sichtbar erlebte Reue zu erkennen. Er leugnete vieles. Die Beschuldigungen und Strafen wertete er als das Ergebnis eines Komplottes. Florian hatte nach wie vor Wahnideen.

Es ist hervorzuheben, dass seine pädophilen Handlungen und Fantasien nicht Bestandteil der Wahnerkrankung waren. Sie bestanden unabhängig davon. Sie gehörten zu seiner krankhaften Persönlichkeitsstruktur und seinen gestörten Konfliktbewältigungsstrategien. Man spricht in diesen Fällen von »Komorbidität«, was so viel heißt wie »Zusammentreffen von mehreren Störungen«.

Einige Jahrzehnte seines 72 Jahre langen Lebens verbrachte Florian in Erziehungsanstalten, in Gefängnissen und im Maßregelvollzug. Seine Fähigkeiten und Kapazitäten, in einer normalen Umgebung zu leben und zu überleben, sind nahezu verschwunden. Er hat draußen keine Haltestrukturen mehr. Kein Mensch ist für ihn da. Auch er ist für niemanden mehr da. Florian benötigt leider immer noch die Anstalt. Eine Verlegung in die allgemeine, nicht geschlossene Psychiatrie erschien mir noch problematischer, weil seine sexuellen Fantasien nicht völlig geklärt und vor allem wahrscheinlich noch nicht erloschen waren. Zudem ist ein Wechsel der Umgebung für einen so alten Mann nicht leicht. Es bräuchte eine lange Vorbereitung. Unter Berücksichtigung der Vorgeschichte, des Krankheitsverlaufs, der Einstellung zu den Delikten und zur Therapie ließ sich nicht ausschließen, dass Florian nach wie vor Kinder gefährden würde.

Deshalb blieb er mit seinen und trotz seiner 72 Jahre im Maßregelvollzug.

DAS PROGNOSTISCHE DILEMMA: ENTLASSUNG AUS DEM MAßREGELVOLLZUG – JA ODER NEIN

Gerd: Die Geschichte mit den vielen Botschaften

Eines Tages kommt sie, die Stunde der Wahrheit. Die Stunde, wo die Verantwortlichen sich der Aufgabe stellen müssen »zu erproben, ob der Untergebrachte außerhalb des Maßregelvollzuges ein straffreies Leben führen kann«.
Aber was probieren? Und wenn der Versuch, das Probieren negativ verläuft? Jeder Test, jeder Versuch, jedes Probieren kann positiv oder negativ verlaufen. Das gehört zur Natur der Sache. Ein negativer Ausgang kann allerdings in unserem Fall schlimme Konsequenzen haben. Es ist wirklich die Stunde der Wahrheit. Darüber werden wir etwas später noch einmal sprechen.
Eine Botschaft, die ich mit der nachfolgenden Geschichte vermitteln will, betrifft das diagnostische und prognostische Dilemma.
Manchmal bringen die Untersuchungen kein Ergebnis, das heißt, man ist bei der Diagnose nicht ganz sicher oder verschiedene Psychiater haben unterschiedliche Meinungen zu der Frage, ob dem Gericht das Gefängnis oder der Maßregelvollzug zu empfehlen ist. Trotzdem muss sich der Richter für die eine oder die andere Empfehlung entscheiden. Wie bei Gerd.
Ein weiteres Dilemma entsteht bei der Frage der Entlassung aus dem Maßregelvollzug. Auch wenn ein Täter seit fast zwei Jahrzehnten keine weiteren Straftaten begangen hat, ist die Entlassungsfrage nicht eindeutig zu beantworten. Dieses prognostische Dilemma stellte sich auch bei Gerd. Ich erzähle Ihnen seine Geschichte. Gerd wurde kurz vor Kriegsende als jüngstes von drei Kindern geboren. Zu seinen Geschwistern hat er keinerlei Kontakt mehr. Seine Eltern konnte er nicht bewusst kennenlernen, da sie in den letzten

Kriegsjahren starben. Der Vater fiel als Soldat, die Mutter kam bei einem Bombenangriff ums Leben.

Er wuchs bei seiner Großmutter auf, die mit der übrigen Familie nach Kriegsende nach Norddeutschland umzog. Die frühkindliche Entwicklung verlief nicht normal, vor allem, weil er Gesichtsanomalien hatte. Die Folgen waren Störungen bei der Nahrungsaufnahme und der Sprachentwicklung. Er litt sehr unter dem Gespött der anderen Kinder. Gerd konnte zwar die Volksschule besuchen, blieb aber wegen Lernschwierigkeiten in der fünften Klasse sitzen und wurde schließlich aus der siebten Klasse entlassen.

Die Erziehung von Gerd oblag im Wesentlichen seiner Großmutter. Sie war ihm gegenüber nachgiebig und gutmütig. Aber im Haushalt wohnte auch seine Tante, die er als abweisend-verletzend, kühl und beherrschend erlebte. Zwischen ihr und ihrem Ehemann, der Alkoholiker war, ergaben sich häufig tätliche Auseinandersetzungen, unter denen Gerd litt. Als er 15 Jahre alt war, starb seine Großmutter, wodurch seine Lage sich verschlechterte und er zunehmend vereinsamte. Nach der Schulentlassung fing er verschiedene Lehren an. Seine Schwierigkeiten beim Rechnen und Schreiben führten jedoch immer zum Lehrabbruch.

Nach diesen persönlichen Misserfolgen begann Gerd, sich dem Alkohol zuzuwenden. In der Folgezeit wurde er wiederholt im Zusammenhang mit Alkoholmissbrauch straffällig. Er wurde wegen seines Alkoholproblems nicht einmal mehr als Hilfsarbeiter beschäftigt. Auf Antrag seiner Tante, die nach dem Tod der Großmutter zum Vormund bestellt worden war, wurde er schließlich in vorläufige Fürsorgeerziehung überwiesen und in einem Jugendheim untergebracht. Später arbeitete er außerhalb des Heimes bei einem Bauern.

In der Sexualität war Gerd von Anfang an stark gehemmt. Er masturbierte häufig, wobei sich seine sexuellen Fantasien immer auf Jungen richteten. Er sprach aber mit niemandem darüber. Erste reale erotische und sexuelle Erfahrungen machte er im Jugendheim. Er erlebte dort eine sowohl sexuelle als auch emotional erotische Beziehung zu einem etwa gleichaltrigen Jungen.

In den Folgejahren hatte er zunächst keine weiteren erotischen Kontakte. Seine Sexualität beschränkte sich wegen seiner Kontakt- und Beziehungsschwäche auf den Bereich von Fantasie und Masturbation.

Obwohl er von Anfang an homosexuell-pädophil, das heißt auf Knaben fixiert war, versuchte er gleichwohl Beziehungen zu Frauen anzuknüpfen. Es kam zu mehreren Kontakten zu jungen Mädchen und Frauen, auch einige wenige Male zum Geschlechtsverkehr. Er empfand dabei jedoch keine echte Befriedigung. All diese Beziehungen blieben ohne wirklichen Einfluss auf seine weitere Entwicklung.

Seit er bei Schaustellern aushalf, hatte er wiederholt sexuelle Beziehungen zu Jungen. Diese verliefen immer nach dem gleichen Muster: Wenn er Jungen kennenlernte, sprach er sie an und fragte sie, ob sie gegen Geld zärtlich mit ihm seien und ihn »ein bisschen lieb hätten«. Wenn die Jungen im Verlaufe der oft wechselseitigen sexuellen Handlungen nicht weitermachen wollten, ließ er von ihnen ab und entschuldigte sich. Es kam nie zu aggressiven Handlungen, allerdings hatte er stets ein »schlechtes Gewissen«.

Eines Tages versuchte Gerd bei einem Blutalkoholgehalt von etwa 2,2 Promille, einen siebzehnjährigen Jungen auf einer Parkbank zu sexuellen Handlungen zu zwingen. Als dieser um Hilfe schrie, drückte ihm Gerd den Hals zu und versuchte, ihn zu vergewaltigen. Das Opfer wurde durch Passanten befreit.

Am gleichen Tag traf Gerd den elfjährigen Torsten, den dreizehnjährigen Rolf und den neunjährigen Hendrik. Zuerst versuchte er, sich Torsten sexuell zu nähern. Dieser lehnte ab und lief weg, ohne dass Gerd versucht hätte, ihn zurückzuhalten. Auch bei einem zweiten Versuch lief der Junge weg. Minuten später traf Gerd den dreizehnjährigen Rolf. Er fragte ihn, ob er Geld verdienen wolle, was Rolf bejahte. Beide begaben sich hinter einen Zirkuswagen, wo es zu wechselseitigem Onanieren kam. Rolf ging weg und wenig später kam Hendrik vorbei, der damals neun Jahre alt war. Gerd fragte den Jungen, ob er sich 10 DM verdienen wolle. Er müsse dafür etwas »Persönliches« machen. Er solle ihn »so ein bisschen lieb haben«. Der Junge ging mit.

Als Gerd den Jungen küssen und auch im Schritt über die Hose streicheln wollte, wehrte dieser sich. Gerd jedoch wollte im Zustand sexueller Erregung nicht damit aufhören. Gegen den Willen von

Hendrik wollte er Schenkelverkehr mit ihm haben. Hendrik schrie um Hilfe, leistete jedoch kurz darauf keinen Widerstand mehr. Er war leblos, und Gerd führte den Analverkehr aus. Während dieser Handlung fiel plötzlich Hendriks Kopf ganz zur Seite, und Gerd begriff endlich, dass der Junge tot war. Er deckte ihn mit Heu zu. Wenig später stellte er sich der Polizei.

Bei den anschließenden Vernehmungen gab Gerd das Tatgeschehen in allen Einzelheiten zu, wies jedoch die Unterstellung, dass er Hendrik von vornherein habe töten wollen, energisch zurück. Er habe den Jungen aus Angst mit all seiner Kraft gewürgt.

Wenn Psychiater streiten ...

Der damalige Gutachter stellte bei Gerd viele Merkmale fest, die auf eine »schwere andere seelische Abartigkeit« im Sinne des Strafgesetzbuches hinwiesen, wollte aber keine Beeinträchtigung seiner Steuerungsfähigkeit zugestehen. So sei Gerd zwar in seiner sozialen Integrationsfähigkeit beeinträchtigt, finde schwer Kontakt, weise eine intellektuelle Minderbegabung auf, sei haltlos, ohne Lebensplan, stimmungsabhängig, depressiv, antriebsarm, weichmütig und ich-zentriert. Auch fülle ihn die sexuelle Problematik weitgehend aus, dennoch könne dies alles nicht als »schwere andere seelische Abartigkeit« bezeichnet werden. Eine affektive Ausnahmesituation war nach Meinung des Gutachters nicht gegeben. Zwar habe bei Gerd eine ängstliche Erregung wegen der befürchteten Entdeckung vorgelegen, jedoch müsse selbst unter Berücksichtigung des erheblichen Alkoholgehaltes im Blut angenommen werden, dass eine tief greifende Bewusstseinsstörung nicht vorgelegen habe. Von einer verminderten Schuldfähigkeit wollte er nicht sprechen. Das bedeutete: keine Unterbringung im Maßregelvollzug, sondern im Gefängnis.

Das Gericht war mit dieser Empfehlung nicht zufrieden. Ein zweiter Gutachter wurde angehört. Dieser stellte im Unterschied zum ersten Gutachter fest, dass es sich bei Gerd sehr wohl um eine hoch abnorme Persönlichkeit handele, und das in Kombination mit einer sexuellen Perversion, nämlich der Pädophilie. Gerd wurde als sexuell pervers mit antisozialen Persönlichkeitszügen bezeichnet. Er wurde als homophil-pädophil, also auf Knaben fixiert, diagnostiziert. Bei Gerd müsse man von einer generell verminderten Selbstkontrolle der Triebimpulse ausgehen, meinte der zweite Gutachter. Diese nehme in Versuchungs- und Versagungssituationen zu. Darüber hinaus stellte der neue Gutachter eine schwache Selbstkontrolle fest, die durch keine bedeutsamen intellektuellen Reserven gestützt bzw. stabilisiert werde. In der Tatsituation sei es zum Durchbruch seiner zerstörerischen Impulsivität gekommen, die einen Zusammenbruch der Abwehrmechanismen im Zustand hoher innerer Erregung und Anspannung zur Folge hatte. Die kontrollschwächende Wirkung des Alkohols erleichterte den aggressiven Durchbruch beträchtlich. Der zweite Gutachter empfahl eine Unterbringung im Maßregelvollzug, weil er die Möglichkeit einer Wiederholungstat sah und weiteren Missbrauch von Kindern befürchtete.

Die Strafkammer musste zwischen den beiden gegensätzlichen Auffassungen entscheiden. Verminderte Schuldfähigkeit und damit Unterbringung im Maßregelvollzug – oder volle Schuldfähigkeit und damit Unterbringung im Gefängnis? Das Entscheidungsdilemma war auch ein diagnostisches Dilemma. Das Gericht entschied sich für den Maßregelvollzug.

Aber es folgte noch ein anderes Dilemma. Das prognostische Dilemma.

18 Jahre danach: Das nächste Dilemma

18 Jahre später musste ich Gerd untersuchen; er war noch im Maßregelvollzug. Ich musste die Frage beantworten, ob er für die Allgemeinheit noch gefährlich sei.

Bei der Darstellung von Gerds Entwicklung während der 18 Jahre nach der Tötung des Jungen kann ich zwei Abschnitte abgrenzen: Der erste Abschnitt dauerte lange, fast 15 Jahre. In dieser Zeit bewegte sich kaum etwas. Äußere Merkmale wie Alkoholrückfälle,

Entweichungen, Widerstand gegen jegliche Therapie illustrieren die Probleme. Die Behandlung musste sich in dieser Zeit vorwiegend auf soziotherapeutische Aktivitäten und milieutherapeutische Maßnahmen beschränken. Therapeutische Maßnahmen mit disziplinierendem Charakter wurden von Gerd als Kränkungen und als Bestrafungen erlebt.

Der zweite Abschnitt betrifft die letzten drei Jahre. In dieser Zeit vollzog sich eine Veränderung, die sich in einer Stabilisierung der Verhaltensmuster zeigte: kein Alkoholmissbrauch, keine Entweichungen, keine aggressiven Ausbrüche, keine Impulshandlungen. Gerd entwickelte positive Verhaltensmuster, wie etwa hohe Kooperationsbereitschaft und Zuverlässigkeit im Rahmen der »offenen« Behandlung.

Bei meinen Untersuchungen musste ich jedoch feststellen, dass nach wie vor viele unbearbeitete und unverarbeitete »Flecke« in der Persönlichkeitsproblematik geblieben waren. Besorgniserregend fand ich die Tatsache, dass Gerd seine sexuellen Neigungen nicht als etwas »Ureigenes« empfand, sondern in gewisser Hinsicht immer noch als persönlichkeitsfremd erlebte: Er glaubte oder berichtete zumindest, dass er heterosexuell veranlagt sei. Er beschrieb seine angeblichen heterosexuellen Ambitionen als »wunderschön«. Er könne sich unter Umständen vorstellen, eine heterosexuelle Dauerbindung einzugehen, sogar zu heiraten.

Gleichzeitig jedoch, fast in einem Atemzug, berichtete er über seine homosexuellen Beziehungen in der Anstalt. Dass er mit keiner Frau eine Bindung eingegangen sei, führte er sowohl auf Hemmungen und Befürchtungen als auch auf äußere Umstände zurück. Problematisch fand ich seine Erklärung, wie es zu den homophil-pädophilen Handlungen gekommen sei: Der Alkohol sei schuld daran gewesen. Nur der Alkohol. Also ein anderer, nicht er. Weil Gerd noch nicht zu seiner früh fixierten homosexuellen Neigung stand, sah ich hier eine potenzielle Gefahrenzone. Ich befürchtete eine gefährliche Selbsttäuschung in dem Sinne: »Ich bin ja seit längerer Zeit weg vom Alkohol, also bin ich nicht gefährdet und nicht gefährlich.«

Meiner Meinung nach führte dies zu einer Selbstüberschätzung von Gerd, die auch in seinem Umgang mit den Kindern der Verwandtschaft deutlich wurde. Die Verschiebung der Problematik, eine Externalisierung also, auf seinen Alkoholkonsum – der Alkohol wurde bei seiner Darstellung sogar als der Feind personifiziert –, der ständige Hinweis auf die dreijährige Rückfallfreiheit deuteten auf eine mangelnde Einsicht in die Konfliktsituation und die Konfliktdynamik hin, von der ich im Kapitel über die Pädophilie sprach. Das bedeutete, dass es auch nicht zu einer ausreichenden Problembewältigung und Konfliktlösung gekommen war, was die Gefahr einer Entgleisung in Stresssituationen erhöhte. Durch Gerds wirre sexuelle Orientierung potenzierte sich diese Gefahr noch: »Ich mag die Frauen, ich möchte eine Frau haben, ich fühle mich aber wohl mit Männern – Kinder nehme ich nur, wenn ich alkoholisiert bin.«

Wie Sie sehen, stellt uns die Prognose vor ein schwieriges Dilemma: ein Dilemma für Gerd, für das therapeutische Team der Klinik und für den Prognosegutachter. Es entsteht durch den Widerspruch zwischen der äußeren Stabilisierung und der noch vorhandenen inneren Problematik.

Wie kann man damit umgehen? Was fällt am meisten ins Gewicht? Was soll von ausschlaggebender Bedeutung für die prognostische Entscheidung sein? Die Antwort soll zweifelsohne auf der Entwicklung in den letzten drei bis vier Jahren basieren: Sie muss Rückfallfreiheit, Alkoholabstinenz, kooperatives und zuverlässiges Verhalten würdigen, gleichzeitig aber ungelöste psychologische Probleme bedenken. Im Übrigen musste auch berücksichtigt werden, dass weitere Restriktionen über die 18 Jahre Unterbringung hinaus bei Gerd mit Enttäuschung, Kränkung und dadurch mit Rückfällen verbunden sein könnten: Rückfall als Protest und Reaktion.

Nach reiflicher Überlegung, nach Abwägung aller »Für und Wider« und nach Berücksichtigung aller Orientierungsrichtlinien empfahl ich eine langzeitige offene Begleitbehandlung. Diese solle dazu genutzt werden, die sozialen Strukturen außerhalb des Maßregelvollzugs für Gerd zu festigen. Allerdings empfahl ich wegen der unzureichenden Konfliktverarbeitung eine engmaschige psychotherapeutische Begleittherapie. Bevor diese Langzeitbeurlaubung unter den oben erwähnten Bedingungen nicht abgeschlossen sei, könne nicht erprobt werden, ob Gerd für die Allgemeinheit ungefährlich sei.

Ist dadurch das Dilemma gelöst?

DER HOSPITALISMUS

Nicht alle wollen den Maßregelvollzug verlassen

Die nachfolgende Geschichte hat, wie fast alle Geschichten, viele Botschaften, doch soll hier die Gefahr des Hospitalismus im Vordergrund stehen. Mit dem Begriff Hospitalismus bezeichnet man das Phänomen, dass chronische Patienten an das Leben einer Anstalt so angepasst sind, dass sie sich kein anderes Leben mehr vorstellen können, sich in der Anstalt sogar wohlfühlen und Angst vor »draußen« haben. Manchmal ist es auch einfach bequem für sie da »drinnen«. Manchmal kommt alles zusammen.
Ich habe viele Straftäter kennengelernt, die das Gefängnis dem Maßregelvollzug vorzogen. Ich habe auch Verteidiger kennengelernt, die darauf hinarbeiteten, dass ihr Mandant ins Gefängnis kam statt in den Maßregelvollzug. Ich habe Richter kennengelernt, die lange darüber nachdachten, wie der Maßregelvollzug zu vermeiden sei. Nicht immer sind solche Einstellungen und Handlungen berechtigt und nachvollziehbar.
Die meisten der Insassen von Einrichtungen des Maßregelvollzugs, bei denen ich die Frage der Entlassung zu beantworten hatte, wollten verständlicherweise unbedingt freikommen. Doch nicht alle teilten diesen Wunsch. Ich lernte auch solche kennen, die große Angst vor der Entlassung, vor der Freiheit, vor dem ungeschützten Leben hatten. Einige befürchteten, dass sie trotz aller positiven Entwicklungen eines Tages rückfällig werden könnten. Andere konnten sich inzwischen kein anderes Leben mehr vorstellen als das im Maßregelvollzug. Waren ihre Fähigkeiten, selbstständig zu leben, verschwunden? Das Phänomen ist auch aus der allgemeinen Psychiatrie oder aus anderen medizinischen Bereichen, wo chronische Erkrankungen behandelt werden, bekannt. Man bezeichnet es als Hospitalismus.

Holger: Angst vor der Freiheit

Holgers Problem war vor allem die Angst vor seiner Ängstlichkeit, die Angst vor der Freiheit.

Holger wurde als Sohn eines selbstständigen Handwerkers und einer Hausfrau geboren. Bei seiner Geburt gab es Komplikationen, sodass Holger als sogenanntes »blausüchtiges« Kind zur Welt kam. Davon abgesehen, traten in seiner frühkindlichen Entwicklung keine Auffälligkeiten in Erscheinung. In der Volksschule konnte er bei knapp durchschnittlichen Leistungen immer versetzt werden.

In dem streng religiösen Elternhaus genoss Holger nach eigenen Angaben wenige Freiheiten. Insbesondere durfte nicht über Fragen aus dem Sexualbereich gesprochen werden. Die strenge Erziehung bereitete Holger Schwierigkeiten. Er lief deswegen als Kind auch einmal von zu Hause weg. Nach der Schulentlassung kam er zunächst für ein halbes Jahr in ein Erziehungsheim. Anschließend begann er eine Lehre als Handwerker, die er mit der Gesellenprüfung abschloss.

Obwohl Holger bereits mit 19 Jahren unter Alkoholeinfluss erstmals straffällig wurde, stieg sein Alkoholkonsum ständig. Im Alter von 24 Jahren wurde er erstmals wegen eines Sexualverbrechens inhaftiert. Im Vollrausch vergewaltigte er seine Verlobte und misshandelte sie. Im Verlauf des Strafverfahrens stellte sich heraus, dass Holger bereits mit 20 Jahren im alkoholisierten Zustand ein damals 16-jähriges Mädchen belästigt hatte. Er hatte sie auf seinem Moped verfolgt, sie vom Fahrrad gerissen und in einen Seitenweg gezerrt. Er verfolgte und schlug das flüchtende Mädchen, ließ dann jedoch wegen ihres Widerstandes von ihr ab. Eine strafrechtliche Verurteilung dieses Vorfalls erfolgte nicht, da Holger sich bei der Geschädigten entschuldigte und ein Schmerzensgeld zahlte. Nachdem Holger zwei Drittel der Strafe aus dem Urteil wegen Vergewaltigung seiner Verlobten verbüßt hatte, wurde er aus dem Gefängnis entlassen. Er arbeitete in seinem Beruf. Mit 26 Jahren heiratete er. Aus dieser Ehe, die später geschieden wurde, gingen zwei Kinder hervor. Hauptgrund für die Scheidung war seine Brutalität gegen seine Frau.

Nachdem Holger ein weiteres Mal eine Frau vergewaltigt und misshandelt hatte, wurde er erneut zu einer Freiheitsstrafe von drei Jahren und sechs Monaten verurteilt. Wieder musste er ins Gefängnis und nicht in den Maßregelvollzug. Nach seiner bedingten Haftentlassung fand er durch Vermittlung seines Bewährungshelfers einen Arbeitsplatz. Drei Monate später wurde er wieder inhaftiert: An einem Rosenmontag hatte er in alkoholisiertem Zustand von einem Mädchen sexuellen Verkehr verlangt und es bei dem Angriff gefährlich verletzt. Wieder musste Holger ins Gefängnis. Es fand abermals keine psychiatrische Begutachtung statt, noch wurden Maßnahmen der Besserung und Sicherung in Betracht gezogen.

An einem Sommertag nach seiner Entlassung, als er schon morgens angefangen hatte, Alkohol zu trinken, begegnete ihm in einem Freibad der siebenjährige Heiko. Er nahm den Jungen mit in einen Wald und zwang ihn durch Drohungen und unter Anwendung von körperlicher Gewalt, mit seinem Glied zu spielen. Das Kind wehrte sich, und Holger tötete das Kind.

Während des Kampfes verlor Holger seine Brille. Vier Jahre lang konnte Holger seine Tat verbergen, bis er nach einer öffentlichen Fahndung im Rahmen einer Fernsehsendung identifiziert und verhaftet wurde. Eine Nachbarin erkannte die im Fernsehen gezeigte Brille.

Endlich wurde ein psychiatrisches Gutachten in Auftrag gegeben. Das Gutachten bescheinigte Holger eine pathologische Persönlichkeitsstruktur, die zusammen mit der Hirnschädigung bei seiner Geburt und dem Alkohol eine erhebliche Beeinträchtigung seiner Steuerungsfähigkeit bewirkte. 17 Jahre nach der Tat, 13 Jahre nach der Unterbringung im Maßregelvollzug musste ich die Frage seiner Entlassung prüfen. Ich stellte fest, dass Holger noch viel zu lernen hätte, bis er in der Lage sein würde, ein sozial akzeptables und straffreies Leben zu führen.

Besorgniserregend war für mich die Tatsache, dass er selbst noch im Maßregelvollzug Alkohol trank, obwohl dies selbstverständlich verboten ist. Mangels Möglichkeit geschah dies natürlich nicht in exzessiver Art und Weise. Besorgniserregend war für mich auch die Dynamik, die hinter seinem gelegentlichen Alkoholgebrauch stand. Alkohol hatte bei Holger eine Angst lösende Wirkung, was

dazu führte, dass er ihn als Mittel zur Konfliktbewältigung einsetzte, wenn es darum ging, seine Ängstlichkeit zu bekämpfen. Ich musste vermuten, dass er in Konfliktsituationen außerhalb der Klinik schnell wieder zum Alkohol greifen würde. Da er alle schweren Delikte unter Alkoholwirkung begangen hatte, musste ich von dem Versuch abraten, herauszufinden, ob er außerhalb des Maßregelvollzuges straffrei leben kann.
Aber auch er selbst wollte keinesfalls entlassen werden – aus Angst vor seiner eigenen Persönlichkeit, seiner Unsicherheit und Ängstlichkeit. Er hatte vor allem Angst vor der Freiheit und erkannte, dass er noch eine lange Therapie brauchen würde. Seine positive Einstellung zur Therapie und die Einsicht in ihre Notwendigkeit verbargen aber auch eine große Gefahr: die des Hospitalismus. Holger berichtete mir von der Geborgenheit und Sicherheit in der Klinik, die ihn vor einer bedrohlichen Außenwelt bewahre. Ich wies in meinem Gutachten eindringlich darauf hin, dass der Gefahr des Hospitalismus begegnet werden müsse.
Holger wollte keinesfalls aus dem Maßregelvollzug entlassen werden, weil er Angst vor sich selbst hatte.

DER BEQUEME RICHTER

Isidor: Minderwertigkeitskomplexe, Schwachsinn, Hirnschädigung, Alkohol …

Wir haben schon mehrfach auf Versäumnisse und Schwächen der Justiz, der Gutachter und der Verantwortlichen hingewiesen. Gewiss, niemand von uns ist unfehlbar. Aber manches können wir eventuell doch vermeiden. Isidors Geschichte gibt mir die Möglichkeit, Ihnen einiges über den bequemen Richter, den zu mutigen Rechtsmediziner und den abwesenden Psychiater zu erzählen.

Als ich Isidor kennenlernte, war er 51 Jahre alt und schon seit 19 Jahren im Maßregelvollzug. Er kam dahin, *weil er mit sexuellen Absichten eine 68-jährige Frau getötet hatte. Zwei Jahre zuvor war er bei dem anderen Versuch, eine Frau zu töten, von deren Sohn erwischt worden. Das damalige Urteil lautete auf schwere Körperverletzung. Das Gericht hatte damals eine psychiatrische Untersuchung abgelehnt. Noch früher, fünf Jahre vorher, hatte Isidor schon einmal eine Frau während des Sexualaktes getötet. Er konnte den Geschlechtsverkehr nicht vollziehen und fühlte sich deshalb von der Frau beleidigt.*

Auch damals hatte das Gericht seine Unterbringung im Maßregelvollzug abgelehnt.

Isidor stammte aus schwierigen familiären Verhältnissen. Er war das zweitälteste Kind. Der Vater, ein einfacher Arbeiter, wurde schon in jungen Jahren aus gesundheitlichen Gründen arbeitsunfähig. Er hatte wohl Alkoholprobleme. Die Mutter war Hausfrau. Ein Kind war in früheren Jahren verstorben. Ein jüngerer Bruder leidet, wie auch Isidor selbst, an epileptischen Anfällen. Es gab keine große Wärme und Harmonie in der Familie. Isidor hatte es besonders schwer.

Er war als Kleinkind in seiner körperlichen Entwicklung so weit zurückgeblieben, dass er zunächst für ein Jahr vom Schulbesuch zurückgestellt wurde. Er besuchte dann die Volksschule, wurde deren Anforderungen aber nicht gerecht, sodass er in die Sonderschule wechseln musste. Mit 14 Jahren wurde er aus der 4. Klasse entlassen, nachdem er auch in der Sonderschule mehrfach nicht versetzt werden konnte. Er hatte große Lernschwierigkeiten wegen seiner intellektuellen Minderbegabung.

Isidor war zart und klein, was für ihn zeitlebens ein Problem blieb. Bereits während der Schulzeit versuchte er, dies durch turnerische Leistungen wettzumachen. In den folgenden Jahren setzte Isidor seine Energie gezielt ein, um sich körperlich zu stärken. Er erlernte Karate und versuchte so, die mangelnde körperliche Größe auszugleichen.

Seine Beziehungen zu Frauen wurden von Hemmungen und Minderwertigkeitsgefühlen bestimmt. Einmal nannte ihn eine Frau, mit der er zu flirten versuchte, einen »Gartenzwerg«. Das verletzte ihn sehr, und er brauchte lange, um darüber hinwegzukommen. Selbst heute – wenn er angetrunken ist – erzählt er weinend und klagend davon. Seine Frauenkontakte beschränkten sich auf Kontakte mit Prostituierten.

Der erste Mord. Das erste Versäumnis

In einer Sommernacht zog er von Bar zu Bar und lernte eine Frau kennen, die ihn mit in ihre Wohnung nahm. Dort wurde weiter Alkohol konsumiert, bis beide sehr betrunken waren. Die nachträgliche Schätzung des Alkoholgehaltes im Blut ergab bei Isidor mindestens 3,7 Promille und bei der Frau ca. 2,3 Promille. Die beiden tauschten Küsse und Zärtlichkeiten aus. Die Frau versuchte, Isidor sexuell zu animieren. Sein Glied wurde jedoch nicht steif. Isidor versuchte immer verzweifelter, aber erfolglos, eine Erektion zu bekommen. Die Frau war wegen ihrer vergeblichen Bemühungen enttäuscht und reagierte mit einem Wutausbruch. Sie stieß ihn zurück und schrie, er sei kein Mann, er sei ein »Schlappschwanz«, ein »Scheißhaufen« und wirklich ein »Gartenzwerg«. Ein »Gartenzwerg«! Dieses Stichwort traf ihn besonders und aktivierte seine

Minderwertigkeitsgefühle. Blitzschnell, ohne jegliche Überlegung, ging er auf die Frau los und würgte sie zu Tode. So sein Bericht. Isidor verließ daraufhin die Wohnung und saß etwa eine Stunde auf einer Parkbank, um zu sich zu kommen. Danach irrte er in den Straßen umher und machte die Bekanntschaft eines jungen Mannes, dem er von seiner Tat erzählte. Der glaubte ihm jedoch nicht. Isidor beschloss daraufhin, sich der Polizei zu stellen.

Das Schwurgericht erkannte, dass Isidor, als er den Mord beging, aufgrund des Alkohols erheblich in seiner Steuerungsfähigkeit beeinträchtigt war. Seine Minderbegabung und die Hirnschädigung wurden jedoch nicht berücksichtigt, ebenso wenig die Tatsache, dass sein Handeln durch Minderwertigkeitsgefühle und akute Affekte bestimmt war.

Ohne dass ein psychiatrischer Sachverständiger gehört worden wäre, wurde Isidor zu vier Jahren und sechs Monaten Freiheitsstrafe verurteilt, nachdem das Gericht es abgelehnt hatte, Isidors Unterbringung im Maßregelvollzug oder in einer Entziehungsanstalt für Alkoholiker anzuordnen. Solche Entscheidungen trifft die Justiz leider nicht so selten, da nicht immer der sachverständige Rat eines Psychiaters eingeholt wird. Manchmal, weil die Notwendigkeit nicht erkannt wird. Manchmal aus Spargründen (!). Und manchmal auch – erfreulicherweise selten – aus ganz persönlichen Gründen. Ein Staatsanwalt, der sich mit Gewalt und Sexualdelikten befasste, lehnte es »aus Prinzip«, wie er selbst sagte, ab, ein psychiatrisches Gutachten in Auftrag zu geben. Dies holte in der Regel später das Gericht nach. Übrigens wurde dieser Staatsanwalt eines Tages aus dem Dienst entlassen: wegen pädosexueller Aktivitäten. Einigen Richtern genügt schon der Rat eines »Alkoholsachverständigen«. Dieser ist in der Regel ein Rechtsmediziner.

Nach vier Jahren wurde Isidor aus dem Gefängnis entlassen, in demselben Zustand, mit den gleichen Problemen und Gefährdungen wie vor dem Gefängnis.

Im Maßregelvollzug wären – wie ich schon erwähnt habe – die Besserung und vor allem die Bannung der Wiederholungsgefahr maßgebend für die Entlassung gewesen und nicht die Beendigung der Strafzeit, wie im Gefängnis.

Von Therapierbarkeit und Wiederholbarkeit

Keine 20 Tage nach der Entlassung aus dem Gefängnis versuchte Isidor wieder, eine Frau zu töten.

Dies verlief folgendermaßen: Drei Tage nach der Entlassung aus dem Gefängnis lernte Isidor eine 35-jährige Frau kennen. Sie hatte sich an dem Tag krank gefühlt und deswegen ihre Arbeitsstelle um 01.00 Uhr verlassen, um nach Hause zu gehen. Unterwegs musste sie sich übergeben und stand noch bei einem Gebüsch, als Isidor sie ansprach und fragte, ob er ihr helfen könne. Er sei Sanitäter und Krankenpfleger und könne sie nach Hause bringen. Die Frau war einverstanden. Dort fragte Isidor sie, ob er bei ihr übernachten könne, womit sie ebenfalls einverstanden war, und sie machte ihm im Wohnzimmer ein Bett. Am anderen Morgen beobachtete sie Isidor, wie er mit ihrem ältesten Sohn spielte (die Frau hatte zwei Kinder im Alter von drei und zwei Jahren). Die alleinerziehende Mutter hoffte, dass Isidor kinderlieb und in der Lage sei, sich um ihre Kinder zu kümmern. Sie machte ihm das Angebot, bei ihr zu bleiben. Isidor war einverstanden. Es klappte auch sexuell zwischen den beiden.

Etwa eine Woche später sah die Frau nachts, dass Isidor völlig verkrampft neben ihr im Bett lag. Er schlug mit einem Arm um sich, sah sie mit starrem Blick an und stöhnte laut. Dabei biss er sich auch auf die Zunge, die anfing zu bluten. In seinen Mundwinkeln war Schaum. Es war ein epileptischer Anfall! Isidor war Epileptiker, was bis dahin niemand gewusst hatte, auch er selbst nicht. Dies wurde später ärztlich bestätigt. Bis heute nimmt Isidor deshalb antiepileptische Medikamente.

Eines Abends, zwei Wochen nach dem Beginn ihres Zusammenlebens, hatte die Frau ihre Kinder ins Bett gebracht und für sich und Isidor das Abendessen bereitet. Dazu tranken sie Cola mit Rum. Es kam zum Geschlechtsverkehr. Kurz danach wollte Isidor erneut mit ihr schlafen, wozu die Frau aber zu diesem Zeitpunkt nicht bereit war. Isidor packte sie und schlug sie, um sie gefügig zu machen. Sie wollte aber nicht, was Isidor immer wütender werden ließ. Er schlug die Frau blindlings mit mehreren heftigen Faustschlägen auf den Kopf und rief: »Ich bringe dich um.« Die

Frau, in Todesangst, rief um Hilfe. Die Kinder wurden wach. Das ältere lief zu der bedrängten Mutter, was Isidor veranlasste, von ihr abzulassen.
Das Schwurgericht erkannte auch bei diesem zweiten Vorfall verminderte Schuldfähigkeit aufgrund des Alkoholgenusses an. Aber wieder wurden weder die Hirnschädigung noch die Besonderheiten seiner Persönlichkeit berücksichtigt.
Das Gericht lehnte erneut eine Unterbringung im Maßregelvollzug mit der Begründung ab, dass Isidor wegen seiner Minderbegabung behandlungsunfähig sei. Es ist aber nicht die Therapierbarkeit, die für die Unterbringung im Maßregelvollzug von Bedeutung ist, sondern die Wiederholbarkeit der Straftat. Nicht die Störung selbst, sondern nur die Gefahr, die von der Störung ausgeht, ist für die Unterbringung im Maßregelvollzug bedeutsam.
Das Gericht lehnte es auch ab, ihn in eine Entziehungsanstalt zu schicken. Isidors Alkoholisierung sei eine »vorübergehende« Störung gewesen. Eine Alkoholabhängigkeit sei bei ihm nicht festzustellen. Dabei stellt bereits der »Hang« zu alkoholischen Getränken eine Gefahr dar, es muss dafür keine Abhängigkeit vorliegen. Das Gericht verwarf also wieder die Möglichkeit, Isidor im Maßregelvollzug unterzubringen. Stattdessen wurde eine Freiheitsstrafe von einem Jahr und sechs Monaten verhängt.

Das nächste Drama, das zum richtigen Handeln zwang

Keine drei Monate nach der erneuten Entlassung aus dem Gefängis tötete Isidor wieder eine Frau!
Es war ein Donnerstagabend im Januar, als Isidor nach langer Zeit einen Schulkameraden aus der Sonderschule wiedertraf. Es kam zu einem langen Gespräch. Weil es kalt war und sie noch etwas trinken wollten, gingen die beiden in die Wohnung des Freundes. Vorher kaufte jeder noch zwei Flaschen Bier. Im Reihenhaus des Schulfreundes wohnte auch dessen 68 Jahre alte Mutter. Diese lag wegen einer Erkältung meist auf der Couch im Wohnzimmer. An diesem Tage war sie mit Büstenhalter, Hüfthalter und Strümpfen

sowie einem Morgenmantel bekleidet. Sie kannte Isidor noch aus früheren Jahren. Zu dritt sahen sie sich das Fernsehprogramm an, die beiden Männer tranken das mitgebrachte Bier. Dann ging Isidor, um neues Bier zu holen. Weil er alte Bekannte in einer Bar traf, mit denen er auch trank, dauerte es sehr lange.

Mutter und Sohn warteten zunächst vergeblich auf die Rückkehr von Isidor. Dann nahm der Sohn zwei Schlaftabletten und legte sich im ersten Stock ins Bett. Wegen der Kombination von Alkohol und Schlaftabletten schlief er sofort ein und wachte auch in der Nacht nicht mehr auf. Als Isidor wiederkam, setzte sich die Mutter des Freundes gemeinsam mit ihm ins Wohnzimmer und unterhielt sich mit ihm, während Isidor die mitgebrachten vier Flaschen Bier konsumierte. Bei diesem Gespräch kam es weder zu Streitigkeiten noch zu Tätlichkeiten zwischen den beiden. Doch plötzlich war Isidor sexuell erregt, und als die Frau in die Küche ging, überfiel er sie. Der Kampf endete mit ihrem Tod.

Der Sohn schlief währenddessen in seinem Zimmer. Alkohol und Schlaftabletten trennten ihn von dem Drama. Isidor verließ erst in den Morgenstunden die Wohnung, nachdem er sie gründlich durchsucht und verschiedene Sachen entwendet hatte. Er suchte eine Gaststätte auf, wo er wenig später verhaftet wurde.

Diesmal bestellte das Gericht gleich zwei Sachverständige: einen Rechtsmediziner für die Bestimmung der Alkoholkonzentration und einen Psychiater zur Beurteilung des psychischen Zustandes. Der Psychiater sollte Stellung nehmen zur Persönlichkeit Isidors, zu seinen Affekten, aber auch zum Einfluss des Alkohols auf seine Psyche. So hätte es richtigerweise von Anfang an sein sollen!

Diesmal erkannte das Schwurgericht, dass auch die beiden anderen schweren Straftaten auf eine krankhafte Aggressionsbereitschaft zurückzuführen waren. Eine krankhafte Aggressivität, die eng mit der Sexualität zusammenhing. Der Psychiater sprach von aggressiv-sexuellen Komponenten, von sexualisierter Aggressivität, von mit Sexualität verbundenen Minderwertigkeitsgefühlen. Ergänzend kamen nach Auffassung des Gutachters der »Schwachsinn«, die Epilepsie und der Alkohol hinzu. Diesmal sprach auch das Gericht von der starken Rolle des »Schwachsinns«, von »Persönlichkeitsstörung« und von »starker aggressiver Sexualität«. Diesmal erkannte auch das Gericht, dass Isidor an einer »schweren seelischen Abartigkeit« litt.

Ich untersuchte ihn 19 Jahre später im Maßregelvollzug. Trotz eines relativ positiven Therapieverlaufs und erfolgreicher sozialer Wiedereingliederung sah ich doch die Rückfallgefahr, sowohl bezüglich des Alkohols als auch der Fremdaggressivität. Dies begründete ich nicht nur mit seiner intellektuellen Minderbegabung, sondern auch mit der noch nicht vollständig gelösten psychischen Problematik, insbesondere mit seinen Minderwertigkeitsgefühlen. In meinen prognostischen Überlegungen wies ich darauf hin, dass in krisenhaften Lebenssituationen immer noch die Voraussetzung für die Wiederholung ähnlicher Straftaten gegeben sei. Ich empfahl, ihn nicht ohne Auflagen zu entlassen, sondern ihn langfristig (als Langzeitbeurlaubung aus der Anstalt) in einem geschützten Wohnheim unterzubringen, wo die Möglichkeit der Beobachtung und des Eingreifens in krisenhaften Situationen gegeben ist.

DER DIAGNOSTIZIERENDE RICHTER UND DER ZU MUTIGE RECHTSMEDIZINER

Bequemlichkeit, die töten kann

Marie-Luise ist das Opfer eines Sexualmörders. Sie ist im Alter von neun Jahren von einem Insassen des Maßregelvollzugs getötet worden. Die Eltern von Marie-Luise sind bewundernswert: »Der Mörder ist ja krank. Wir haben Verständnis dafür. Aber welche Maßnahmen haben die Verantwortlichen getroffen, um das Drama zu verhindern? Darauf möchten wir eine Antwort haben!«, schrieben mir die Eltern, als ich Kontakt mit ihnen aufnahm. Aber lässt sich eine ähnliche Frage nicht auch bei Isidor stellen? Welche Maßnahmen zur Besserung und Sicherung hat die Justiz nach Isidors ersten Taten getroffen? So viele Fragen sind nicht Ausdruck einer billigen Polemik! Nein, das sind gut gemeinte Fragen, die der Selbsterkenntnis der Verantwortlichen dienen sollen und auf uns eventuell als Korrektiv wirken können.

Man kann darüber streiten, ob nicht schon das auffällige Leben des intellektuell minderbegabten, von Minderwertigkeitsgefühlen geplagten und dem Alkohol zugeneigten frühdelinquenten Isidor Anlass genug gewesen wäre, sich Gedanken über Maßnahmen zur langfristigen Besserung und Sicherung zu machen. Die Justiz ist Isidor vor den Tragödien häufiger vor Gericht begegnet. Aber wie wir wissen, wurde nicht erkannt, dass Isidor etwas anderes als das Gefängnis brauchte, und dass die zukünftigen Opfer nicht durch Gefängnismauern geschützt werden konnten. Nun, wie gesagt, man kann darüber streiten, ob es richtig gewesen wäre, ihn schon damals »in die Psychiatrie zu stecken«. Aber wie war das denn nach dem ersten Mord? Wie schon gesagt: Solche Fragen sind nicht billige Polemik. Sie sind Ausdruck des Nachdenkens darüber, wie wir es besser machen können.

Isidors Lebensgeschichte und seine Störungen sowie die Umstände der ersten Tötung waren dem Gericht bekannt – trotzdem lehnte es ab, Maßnahmen zur Besserung und Sicherung anzuordnen. Es wurde argumentiert, dass die Behandelbarkeit der Störungen von Isidor gering sei. Aber wie schon erwähnt ist der Grund für eine Unterbringung im Maßregelvollzug nicht in erster Linie die Behandelbarkeit, sondern die Gefahr der Wiederholung von schweren Straftaten. Dazu kommt, dass langfristig therapeutische Besserungen doch zu erreichen waren, wie wir später sehen werden.

Auch nach dem zweiten Aggressionsdelikt wurde eine Unterbringung im Maßregelvollzug oder in einer Entziehungsanstalt abgelehnt! Mit ähnlichen Argumenten. Erst nach der Tötung der 68-jährigen Frau wurde ein Psychiater gehört. Persönlichkeit, Biografie, Erkrankungen und psychische Störungen wurden erst dann berücksichtigt.

Im Falle Isidor geschah, was man leider nicht selten erlebt. Bei Verbrechen und Delikten unter Alkoholeinfluss gibt es manche Richter, die ohne fachkundige Beratung entscheiden, ob verminderte Schuldfähigkeit oder gar Schuldunfähigkeit vorliegt oder nicht. Das ist bequem, einfach und preiswert, aber falsch. Niemand kann von einem Richter erwarten, dass er psychiatrische oder psychologische Kompetenz besitzt. Aber man kann von ihm verlangen, dass er eine sachverständige kompetente Meinung einholt und diese berücksichtigt.

Im Falle Isidors kam hinzu, dass bei seinen ersten zwei aggressiven Delikten zwar ein Sachverständiger gehört wurde, dieser aber ein sogenannter »Alkoholsachverständiger«, ein Rechtsmediziner war. Es gibt Rechtsmediziner, die diese psychiatrische Verantwortung übernehmen, zu beurteilen, ob eine krankhafte, abweichende psychische Reaktion eines Menschen auf den Blutalkoholkonzentrationswert zurückzuführen ist. Für manche Richter ist dies bequem und einfach, denn es ermöglicht ihnen ein schnelles Urteil! Das Problem ist aber, dass der Rechtsmediziner nur sagen kann, ob die Blutalkoholkonzentration einen schweren, einen mittelschweren oder einen leichten Rausch hervorrufen kann oder nicht. Er kann Angaben über die Motorik, etwa über Schwanken, Lallen usw. berücksichtigen. Viel mehr kann er nicht. Das Verhalten und die Reaktionen eines Menschen sind auch im alkoholisierten Zustand abhängig von der Persönlichkeit, den Affekten, dem sozialen

Hintergrund, der Psychopathologie, eventuellen hirnorganischen Schädigungen, der Intelligenz, dem Vorhandensein einer sexuellen Problematik, der momentanen psychologischen Situation und der eventuell krisenhaften spezifischen Vorgeschichte – nicht nur von der Menge des Alkohols.

All diese Faktoren kann der Rechtsmediziner keineswegs beurteilen. Er besitzt weder die Fachkompetenz noch die klinische Erfahrung im Umgang mit diesen Menschen. Zwar kann ein bequemer Richter die Entscheidung »verminderte Schuldfähigkeit« treffen, wenn ein Rechtsmediziner meint, dass der konsumierte Alkohol ausreicht, um einen mittelschweren Rausch hervorzurufen, und ein bequemer Richter kann sogar »Schuldunfähigkeit« annehmen, wenn der Rechtsmediziner sagt: »Das waren genug Promille, um einen schweren Rausch zu erzeugen«, aber was dann? Was geschieht dann? Wohin mit dem Verurteilten?

Wo bleiben die Überlegungen zu Maßnahmen der Besserung und Sicherung? Wer beurteilt die Prognose, die psychiatrische Prognose? Der »Alkoholsachverständige« kann nicht sagen, welche therapeutischen Maßnahmen zur Behandlung der gesamten psychischen Problematik erforderlich wären. Nein, das ist keine Polemik. Das ist Ausdruck tiefer Sorge. Und im Klartext: ein deutlicher Hinweis auf einen deutlichen Fehler mancher bequemer Richter.

Der Rechtsmediziner müsste in solchen Fällen sagen: »Von toxikologischer Seite ist es so oder so. Aber es sind noch weitere Faktoren zu berücksichtigen: die Biografie, die Psychopathologie, die psychischen Abwehrmechanismen, die affektive Lage ... Diese Faktoren kann ich nicht beurteilen, das kann nur der Psychiater.« Und das Gericht muss dann die »Unbequemlichkeit« auf sich nehmen, alle nötigen Fachleute zu hören.

Wenn man die Gerichtsurteile in Deutschland – vor allem die der Amtsgerichte – anschaut, erkennt man, dass nicht selten von Schuldunfähigkeit oder verminderter Schuldfähigkeit gesprochen wird, ohne dass ein psychiatrischer Sachverständiger angehört worden ist. Das ist bequem, aber gefährlich, wie z. B. der Fall Isidor zeigt.

Es gibt sogar Fälle, wo ein Richter zum diagnostizierenden Richter wird. Solche haben wir hie und da getroffen, in diesen Geschichten und auch in anderen Fällen, die hier nicht erzählt werden. Der diagnostizierende Richter verkündet: »Ich konnte keine Auffälligkeiten beim Angeklagten feststellen. Also kein psychiatrisches Gutachen!« Oder er stellt fest: »Es ist alles nur auf den Alkohol zurückzuführen!« Psychiatrische Untersuchungen lehnt er ab. Er erkennt selbst, ohne fachlichen Rat, dass keines der vom Gesetz verlangten psychiatrischen Merkmale zur Feststellung der Schuldunfähigkeit vorhanden ist. Es kommt sogar vor, dass der diagnostizierende Richter ohne sachverständige Beratung Prognosen stellt: Keine Gefährlichkeit, keine Wiederholungsgefahr, also gute Prognose! Der diagnostizierende Richter ist ein gefährlicher Richter!

Die Notwendigkeit eines Psychiaters

Ist die Anwesenheit eines Psychiaters denn eine Garantie für richtige Entscheidungen? Werden mit seiner Hilfe immer richtige Entscheidungen getroffen? Nicht immer! Zuerst einmal ist der Psychiater nur sachverständiger Ratgeber. Es ist der Richter, der die Entscheidungen trifft. Und es gibt nicht wenige Verhandlungen, bei denen die Meinung des Psychiaters angezweifelt oder vom Gericht nicht akzeptiert wird.

Außerdem gibt es noch ein weiteres Problem, das ich hier ansprechen möchte, nämlich das Problem mit dem Psychiater. Also mit uns. Er hat sein Gutachten nach bestem Wissen und Gewissen zu erstatten. Aber das Gewissen ist Privatsache, also schwer zu beurteilen, und auch das Wissen ist keine absolute Größe.

Richter und Journalisten, Handwerker und Verkäufer, alle haben unterschiedliche Fähigkeiten, so auch die Ärzte, so auch die Psychiater. Viele kritisieren das. Ich meine, wir – die Psychiater – müssen uns damit auseinandersetzen: In unserer Ausbildung gibt es manche Defizite. Einige davon haben mit dem System zu tun, andere mit der Persönlichkeit, der Initiative, den Interessen, mit dem Ehrgeiz des jeweiligen Psychiaters.

Die Forensik – also die Beschäftigung mit Problemen psychisch gestörter Straftäter – ist nicht das beliebteste Fachgebiet der Psychiatrie. Das schlägt sich auch in der Ausbildung der jungen Psychiater nieder. In vielen Ausbildungsstätten wird kaum oder überhaupt nicht über Forensik gesprochen. Systematisch gelehrt wird sie nur in wenigen. Selbst in den Universitäten wird nicht überall eine Forensikausbildung angeboten. Forensisch-psychiatrische Veranstaltungen gehören nicht einmal zum Ausbildungs-Repertoire jeder Universitätsklinik, geschweige denn zu dem städtischer, privater oder kirchlicher Krankenhäuser. Viele von uns sind in der Forensik mehr oder weniger Autodidakten. Wir haben also das vorhandene Wissen mit unterschiedlichem Erfolg aus eigener Initiative vertieft, weil das, was wir gelernt haben, nicht ausreichen kann, um eine Verantwortung für Gutachten zu übernehmen.

Kenntnisse über klinische Psychopathologie (die Lehre von den psychischen Störungen), den Verlauf von psychischen Erkrankungen und deren Beeinflussung durch geeignete Therapien sind die wichtigsten Grundlagen von Diagnose und Prognose. Ohne gute psychopathologische, ohne gute klinische Kenntnisse gibt es keine gute forensische Psychiatrie – so wenig wie ohne dauernde Weiterbildung. Ich erinnere in diesem Zusammenhang häufig an den Satz des bekannten Psychiatrie-Professors Werner Janzarik, den ich an dieser Stelle wiederholen möchte: »Bevor ein Psychiater sein hundertstes Gutachten in foro (also vor Gericht) verteidigt hat, ist er noch kein erfahrener forensischer Psychiater.«

Jeder wächst in seiner Rolle und in seinem Beruf. Dies gilt für den Richter, den Journalisten, den Arzt, den Handwerker und auch für den Psychiater. Trotzdem ist selbst ein sehr guter klinischer Psychiater mit vielen forensischen Erfahrungen nicht unfehlbar. In dieser Erzählung kommt auch die Geschichte eines sehr renommierten Psychiaters vor, der gegen mehrere andere Vorgutachten die Entlassung eines Sexualtäters empfahl, der kurz darauf wieder jemanden tötete.

Der Gerichtsjournalist Gerhard Mauz kommentierte den Bericht über einen bekannten älteren Psychiatrie-Professor, der eine falsche Empfehlung gegeben hatte, mit der Bemerkung: »Es ist so, ein Arzt, der 999 Menschen geholfen hat, kann für einen 1000. Patienten ein schlechter, der falsche Arzt sein.« Das kann jeden von uns betreffen.

Psychiater vor Gericht haben eine schwierige Rolle. Der Psychiater ist Arzt, Arzt für alle Menschen, auch für den Angeklagten, den Sexualtäter und für den Mörder. Er muss für jeden da sein, ohne anderen zu schaden, auch ohne den Opfern zu schaden – den vergangenen und den möglichen zukünftigen.

Die Justiz verlangt von dem sachverständigen Psychiater, dass er nicht nur Arzt, sondern auch »Gehilfe des Gerichts« ist. Schon diese Bezeichnung »Gehilfe des Gerichts« ist problematisch. Einige Ärzte sagen: »Das ist falsch. Wir sind für die Bedrängten da.« Andere meinen: »Sind wir nicht auch Gehilfen der Gerechtigkeit? Ist dies nicht die Pflicht eines jeden Menschen?« Genauso wird die Rolle des Psychiaters vor Gericht ganz unterschiedlich verstanden. Manchmal führen das Verständnis der Arztrolle und die Erwartungen des Gerichtes zu Konfrontationen und Konflikten. Einige von uns haben damit schmerzliche Erfahrungen gemacht. Trotzdem kann der anwesende Psychiater dem Gericht eine größere Entscheidungssicherheit vermitteln, auch wenn er keine Garantie für eine richtige – und das heißt niemanden gefährdende – Entscheidung bieten kann.

EIN ALBTRAUM WIRD WAHR: SEXUALMORD WÄHREND DES AUFENTHALTES IM MAßREGELVOLLZUG

Jonas

Eigentlich wollte ich Ihnen die Geschichte von Jonas erst später im Zusammenhang mit der Diskussion über »schwachsinnige« Sexualmörder erzählen. Über diese Gruppe von Sexualmördern werden wir gesondert sprechen müssen, weil ihre Charakteristik anders ist als jene der Menschen mit komplizierten sexuellen Perversionen. Sie sind ganz andere Typen als Anton, Bernd, Christian oder Richard, Otto oder Quincy, von denen Sie noch hören werden.

Ich habe mich dennoch entschieden, die Geschichte von Jonas an diese Stelle zu setzen, weil sie weitere Probleme des Maßregelvollzugs beleuchtet.

Wir wissen bereits, dass der Maßregelvollzug kein Sanatorium und mit vielen Problemen verbunden ist. Er bietet aber größere Sicherheit als das Gefängnis. Beispiele habe ich Ihnen genug genannt, auch die Statistik belegt das. Noch einmal: Entlassene des Maßregelvollzugs sind weit weniger rückfallgefährdet als Entlassene des normalen Strafvollzugs. Dennoch hängt ein Damoklesschwert über dem Maßregelvollzug, das für jeden Verantwortlichen ein Albtraum ist.

Der Maßregelvollzug ist ja nicht irgendeine theoretische Größe. Er findet mitten unter uns statt, mitten im Leben der Menschen. Manchmal etwas abseits der Städte, doch nah an oder auch mitten in Wohngebieten. Die Bediensteten des Maßregelvollzuges wohnen meist in unmittelbarer Nähe der Einrichtung, manchmal sogar in der Anstalt selbst. Es gibt Nachbarschaften mit spielenden Kindern, spazierenden Mädchen, arbeitenden Frauen. Es gibt Leben in der Nähe des Maßregelvollzugs. Manchmal ist dies ein Risiko.

Dieses Risiko ist allen bekannt, sowohl denjenigen, die die Verantwortung tragen, als auch denjenigen, die mit Angst, Argwohn,

Misstrauen oder auch als Unbeteiligte von außen den Maßregelvollzug betrachten. Rein statistisch gesehen ist eine klare Aussage möglich: Mord im Maßregelvollzug, Mord aus dem Maßregelvollzug heraus passiert selten, sogar sehr selten. Aber es kann vorkommen, dass der Albtraum wahr wird. In diesem Zusammenhang erzähle ich Ihnen zwei Geschichten. Zuerst die Geschichte von Jonas: Jonas war weit über 40 Jahre im Maßregelvollzug.

Jonas hatte versucht, ein Mädchen zu vergewaltigen. Dabei tötete er es. Dies geschah während seines Aufenthaltes im Maßregelvollzug wegen anderer Sexualdelikte.

Jonas ist geistig behindert und stammt aus einer Familie, die mehrfach mit Oligophrenie belastet ist. Oligophrenie ist eine Fachbezeichnung für »Schwachsinn«. Seine ebenfalls geistig behinderte Mutter kam nach einem Bombenangriff ums Leben. Er wuchs zum Teil bei seiner auch oligophrenen Großmutter auf. Seinen Vater hat er nie kennengelernt. Er wurde nichtehelich geboren und besuchte eine Sonderschule für geistig Behinderte. In der Hilfsschule blieb er zweimal sitzen und wurde schließlich vorzeitig entlassen. Danach versuchte er, als landwirtschaftlicher Hilfsarbeiter etwas Geld zu verdienen. Er war aber nicht in der Lage, selbstständige Arbeit zu leisten. Er musste immer unter Aufsicht und Anleitung des Bauern arbeiten.

Schon im Alter von 15 Jahren zeigte Jonas Auffälligkeiten im Sinne von strafbaren sexuellen Handlungen. Er belästigte mehrere kleine Mädchen sexuell und wurde deswegen angeklagt. Aufgrund seiner schweren intellektuellen Minderbegabung wurde er als schuldunfähig betrachtet und wegen Wiederholungsgefahr im Maßregelvollzug untergebracht. In den ersten Jahren gab es ein paar kleine Probleme, vor allem Streitereien mit anderen Insassen des Maßregelvollzuges. Im Laufe der Zeit bewährten sich jedoch Lockerungsmaßnahmen, sodass er vier Jahre nach seiner Unterbringung ohne Aufsicht auf einem Hof arbeiten durfte.

An einem Sommertag machte die Familie, bei der Jonas arbeitete, einen Tagesausflug. Er war allein auf dem Hof. Gegen Mittag kam ein Nachbarskind, die neunjährige Gabi, um etwas abzuholen. Sie redeten miteinander. Während des Gespräches spürte Jonas eine sexuelle Erregung und überfiel das Mädchen. Gabi wehrte sich, wurde aber von Jonas überwältigt und starb. Jonas saß deswegen über 40 Jahre im Maßregelvollzug!

34 Jahre danach ... Der gleiche Albtraum
Ein anderer Täter – ein anderes Opfer

Ich las in den Zeitungen, dass ein neunjähriges Mädchen, das mit seinen Eltern in der Nähe einer Maßregelvollzugsanstalt wohnte, von einem Insassen missbraucht und getötet worden war. 34 Jahre nach der Tötung von Gabi durch Jonas. Es war Marie-Luise, das Mädchen mit den bewundernswerten Eltern. Meine Betroffenheit und meine Anteilnahme waren groß: Anteilnahme an dem Schicksal des Kindes, Anteilnahme am Leid der Eltern und der Familie – aber auch Anteilnahme an der Betroffenheit der Ärzte, der Psychologen, der Sozialarbeiter, der Pfleger und Schwestern des Maßregelvollzugs. Ich kenne ihre Verantwortung, ihre Ängste und die Gefahren, die sie begleiten.
Der Täter war ein junger Mann, dessen Persönlichkeit, Intellekt und soziales Verhalten schwer gestört waren. Er hatte als Kind und Jugendlicher körperlich und psychisch sehr gelitten, fügte aber auch selbst als Jugendlicher und Erwachsener anderen viel Leid zu. Nach langen Jahren im Maßregelvollzug wurden die Sicherungsmaßnahmen gelockert, und er erhielt Ausgang.
Viele haben das – nach der Tat – kritisiert: die Presse, die Eltern des getöteten Kindes, eine Bürgerinitiative. Wie konnte jemand mit so einer schweren Störung Ausgang erhalten? Die Eltern des Kindes waren dabei großartig in ihrem Schmerz. Differenziert. Kein Aufschrei nach Vergeltung, sondern Verlangen nach mehr Sicherheit.
Andere haben die Maßnahmen verteidigt: die Presse, die Klinikleitung, Ärzte, Psychologen, Sozialarbeiter, das therapeutische Team. Sie argumentierten, dass immer ein Restrisiko bleibt, dass manchmal die Gefahr nicht zu erkennen ist – wie in diesem Fall.
Im Nachhinein sind wir alle weiser und fühlen uns zu Ratschlägen berechtigt. Aber diesen Weg wollen wir hier nicht gehen. Ich möch-

te Ihnen hier nochmals zeigen, wie schmal der Grat ist, den die Verantwortlichen gehen. Was für ein tiefer Abgrund sich rechts und links auftut. Ein leichtes Rutschen, und schon ist die Katastrophe da. Dann reagiert die Öffentlichkeit, wie sie immer reagiert: mit einem Aufschrei und dem Ruf nach Konsequenzen. Aber was für Konsequenzen sollen gezogen werden?

Natürlich ist zu prüfen, ob die Verantwortlichen Fehler gemacht, ob sie Schuld auf sich geladen haben, ob ihnen Versäumnisse vorzuwerfen sind. Das ist richtig und muss auch so sein. Die Forderung nach mehr Sicherheit für die Kinder, die Frauen, für die Menschen der Umgebung ist ohne Zweifel berechtigt. Die Frage ist aber: »Wie macht man das? Wie schafft man das?« Sie wird wahrscheinlich nie endgültig beantwortet werden können.

»Wohin mit den Sexualstraftätern?«, fragte der Gerichtsjournalist Gerhard Mauz im »Spiegel«. Ja, wohin denn? Wir sprechen später noch einmal darüber. An dieser Stelle möchte ich noch auf etwas anderes hinweisen. Die Umgebung des Maßregelvollzugs, die Stadt, das Dorf mit seinen Einrichtungen und seinen Menschen, hat auch eine therapeutische Funktion. In dieser Umgebung werden die Insassen des Maßregelvollzugs teilweise »resozialisiert«. Hier finden sie »zurück in die Gesellschaft«. Beabsichtigt oder nicht wird ein großer Teil dieser Aufgabe der Umgebung übertragen. Diese Funktion darf von der Öffentlichkeit nicht unterschätzt werden. Die Menschen dieser Umgebung verdienen es – nicht zuletzt deswegen –, aufmerksam angehört zu werden. Und vor allem, geschützt zu werden.

DER ALBTRAUM DER ERPROBUNG

Kurt: Seine Geschichte, sein Fall

Ich werde nicht nur die Geschichte von Kurt, sondern auch den Fall Kurt erzählen. Sie werden selbst erkennen, warum es gleichzeitig eine Geschichte und ein Fall ist. Ich werde von Kurt etwas ausführlicher berichten, weil Sie ihn dann besser verstehen werden. Auch Kurts Geschichte hat mehr als eine Botschaft.

Kurt stammt aus einer Arbeiterfamilie. Zwei Jahre nach seiner Geburt starb der Vater. Die Mutter und ihre Eltern kümmerten sich um Kurt und seine Schwester. In der Schule zeigte sich eine Intelligenzschwäche. Kurt musste nach zwei Volksschuljahren in die Sonderschule wechseln und wurde dort aus der 4. Klasse entlassen. Anschließend begann er eine Handwerkerlehre. Diese konnte er jedoch nicht abschließen, weil er in den theoretischen Fächern versagte. Mit 18 wurde er wegen Notzucht und Gewaltanwendung zu einer Jugendstrafe von drei Jahren verurteilt.

Dann folgten vier Vergewaltigungen innerhalb weniger Monate: Er hatte versucht, eine 23-jährige Frau zu vergewaltigen. Drei Monate später lockte er eine andere Frau an eine einsame Stelle und vergewaltigte sie, weitere fünf Monate später machte er dasselbe mit einer anderen Frau. Vier Monate darauf vergewaltigte er ein 19-jähriges Mädchen. Schließlich wurde er verhaftet und vor Gericht gestellt.

Im Rahmen jenes Verfahrens wurde Kurt auf seine Schuldfähigkeit hin untersucht. Der Sachverständige bejahte aufgrund eines »groben Schwachsinns in Verbindung mit einer psychopathischen sexuell triebhaften Grundstruktur« eine verminderte Schuldfähigkeit. Aber der Gutachter hielt einen Rückfall für unwahrscheinlich und verneinte deshalb die Notwendigkeit einer Unterbringung im Maßregelvollzug. Er sollte sich leider geirrt haben.

Wenige Monate nach der Entlassung wurde Kurt vom Landgericht erneut wegen aggressiv-sexueller Handlungen gegen Frauen verurteilt.

Auch in jenem Verfahren wurde Kurt auf seine strafrechtliche Verantwortlichkeit untersucht. Dieser psychiatrische Sachverständige widersprach der Meinung seines Kollegen und prognostizierte eine hohe Wiederholungsgefahr. Er stellte erhebliche intellektuelle und emotionale Ausfälle bei Kurt fest. Ferner diagnostizierte er eine affektive Steuerungsschwäche und eine gesteigerte sexuelle Triebhaftigkeit mit Krankheitswert. Das Gericht bejahte daraufhin die Voraussetzungen der verminderten Schuldfähigkeit und die Wiederholungsgefahr. So kam es zu Kurts erster Unterbringung im Maßregelvollzug.

Neun Jahre danach wurde er mit der Auflage entlassen, sich regelmäßig einer Injektionsbehandlung mit dem triebhemmenden Medikament Androcur® – ich berichte später mehr über diese Behandlungsmethode – zu unterziehen. Während der ersten Zeit fand er in seiner Familie Aufnahme und unterzog sich auch der triebdämpfenden Behandlung. Vier Jahre nach seiner Entlassung wurde er durch Gerichtsbeschluss von dieser Auflage entbunden.

Weitere vier Jahre später lernte Kurt eine 35-jährige Frau kennen und verlobte sich mit ihr. Sie verstarb im folgenden Jahr an einer Alkohol- und Medikamentenvergiftung. Sie war süchtig.

Wenige Tage nach dem Tod seiner Verlobten vergewaltigte Kurt eine Frau.

Auch in diesem Verfahren wurde er von einem psychiatrischen Sachverständigen untersucht. Dieser kam zu dem Ergebnis, dass Kurt »nach wie vor ein aggressives Sexualverhalten zu eigen ist und ihm zugestanden werden müsste, dass triebdynamische Steuerungsmängel in der Tatsituation seine Schuldfähigkeit und Willensbestimmung erheblich beeinträchtigten«. Eine Wiederholungsgefahr hielt er für gegeben, weshalb Kurt wieder im Maßregelvollzug untergebracht wurde.

Drei Jahre nach seinem letzten und 32 Jahre nach seinem ersten Delikt musste ich ihn begutachten. Ich musste die Frage, die Sie inzwischen gut kennen, beantworten: ob es zu verantworten, zu erproben sei, ob er außerhalb des Maßregelvollzugs rückfallfrei leben könne. Ich beantwortete sie mit »Nein«.

Ich gebe etwas aus meiner damaligen Beurteilung wieder (den Grund werden Sie bald erkennen): »Die Behandlung im Maßregelvollzug nach der letzten Unterbringung ist durch eine therapeutische Stagnation gekennzeichnet. Obwohl Kurt ein angepasster und durch Konformität gekennzeichneter Patient ist, findet sich kein Anhaltspunkt, der auf die Bearbeitung seiner seelischen Problematik hinweist. Er versucht, dem therapeutischen Team den Eindruck zu vermitteln, dass er durch die bisherigen Behandlungen genügend gelernt habe. Er brauche nicht mehr zu lernen, ein erneuter Rückfall komme für ihn nicht in Frage, meint er. Die letzte Tat will er sich nicht als Vergewaltigung zugestehen.« Bei der Exploration versucht er zwanghaft, mir durch »Normalität« zu imponieren. »Normalität« auch im sexuellen Bereich. Seine Selbstkritik und Vertiefungsfähigkeit sind eingeschränkt. Die Introspektionsfähigkeit (die Fähigkeit, sich selbst zu betrachten und die eigene Verantwortung und Schuld zu erkennen) ist nicht sehr ausgeprägt. Seine Persönlichkeit ist einfach strukturiert, zudem ist er minderbegabt. Deshalb war es nicht zu verantworten, zu erproben, ob Kurt außerhalb des Maßregelvollzugs straffrei bleiben würde.

In ihrer letzten Stellungnahme sah die Klinik keinen Anlass für eine gute Prognose. Kurt wird als ein Patient bezeichnet, der im Rahmen der forensischen Abteilung als geordneter Mensch erscheint, der auch im Alltagsleben durchaus in der Lage ist, mit den aggressiven Anteilen seiner Persönlichkeit umzugehen. Daneben erlebt das therapeutische Team ihn jedoch weiterhin als aggressionsgehemmt und sieht in den fehlenden Veränderungen eine Wiederholungsgefahr.

Ein Jahr nach der Begutachtung musste ich im Fernsehen sehen, *dass Kurt eine Krankenschwester getötet hatte, die eine Wohnung suchte. Kurt hatte sich bereit erklärt, ihr zu helfen. Er hatte inzwischen Ausgang im Rahmen von Lockerungen, die die Klinik glaubte verantworten zu können. Er hatte versucht, die Krankenschwester zu vergewaltigen. Sie wehrte sich. Er tötete sie.*

Das war die Stunde der Erprobung, die scheitern kann. Es war die Stunde der Wahrheit. Es war die gefürchtete Stunde.

DER SCHWACHSINNIGE SEXUALGEWALTTÄTER

Der »Feuerteufel« und die »Liebesuchenden von der traurigen Gestalt«

»Schwachsinn« und »Schwachsinnige« sind hässliche Bezeichnungen. Hässlich, weil sie in der Umgangssprache diskriminierend gebraucht werden. Es sind Schimpfwörter. Aber das Gesetz benutzt diese Bezeichnungen und beschreibt damit einen Zustand, bei dem die Intelligenz eines Menschen erheblich niedriger ist als bei der durchschnittlichen Bevölkerung. Die Medizin hat dafür auch andere Begriffe: »intellektuelle Minderbegabung«, »geistige Behinderung« oder »Oligophrenie« (aus dem Griechischen: oligon = wenig, phrenon = Verstand).

Mit »Oligophrenie« oder »geistiger Behinderung« ist ein angeborener Zustand intellektueller Minderbegabung gemeint. Die Intelligenz kann aber auch im Laufe des Lebens abnehmen, wenn das Gehirn geschädigt wird. Dann spricht man von Demenz (vom lateinischen de = un-, wenig, niedrig und mens = Verstand). Demenz ist also eine erworbene Minderung der Intelligenz. Man könnte sagen: Der Oligophrene ist von Geburt an arm. Der Demente dagegen war einmal reich und verlor später seinen Reichtum.

Weil die Demenz auf eine spätere Hirnschädigung zurückzuführen ist, gehört sie nach dem Gesetz zu den »schweren krankhaften seelischen Störungen«. Deswegen meinen wir, wenn wir von dem »schwachsinnigen« Täter sprechen, immer den von Geburt an geistig behinderten Menschen.

Geistig behinderte Menschen haben selten Perversionen im engeren Sinne des Wortes. Möglicherweise ist ihre innere Welt für die komplizierte Problematik, die einer Perversion zugrunde liegt, nicht differenziert genug.

Es gibt aber geistig behinderte Menschen, die unter bestimmten Umständen aggressive Sexualdelikte begehen. Es handelt sich in der Regel um Delikte, die aus ihrer besonderen psychologischen und sozialen Situation heraus entstehen. So werden geistig Behinderte oft abgelehnt oder sogar ausgelacht, wenn sie sexuelle Wünsche äußern. Nicht selten werden sie beschimpft oder beleidigt. Wenn geistig Behinderte aggressive Sexualdelikte begehen, richten diese sich häufig gegen Kinder oder gegen Frauen, von denen sie abgelehnt wurden. Von Kindern erhoffen sie sich einen leichteren Zugang, weil die Kommunikation mit ihnen für einen geistig Behinderten leichter ist als mit einem Erwachsenen. Nicht selten ist ihre Welt die eines Kindes. Sie erhoffen sich manchmal aber auch sexuelle Befriedigung und liebevolle Zuwendung, weil sie die von Erwachsenen oft nicht haben können. Manchmal ist der schwachsinnige Sexualstraftäter nichts anderes als ein Liebesuchender, dessen Hoffnungen in einer Katastrophe enden.

Ich habe erwähnt, dass in der Medizin für Schwachsinn das griechische Wort Oligophrenie benutzt wird, das mit »wenig Verstand« übersetzt werden kann. Interessanterweise heißt »phrenon« auf Griechisch aber nicht nur »Verstand«, sondern auch »Bremse«. Das bedeutet, dass man die Bezeichnung »Oligophrenie« auch als »schwache Bremse« übersetzen könnte. Für uns ist das bedenkenswert, weil geistig Behinderte sich tatsächlich wenig »bremsen«, d. h. wenig steuern können. Diese Fähigkeit ist in Ausnahmesituationen, wie z. B. in kränkenden Situationen, manchmal sogar erheblich beeinträchtigt.

Wenn ein Minderbegabter ein aggressives Sexualdelikt begeht, treffen in der Regel verschiedene ungünstige Faktoren zusammen. Die Minderbegabung ist nur eine von vielen Bedingungen. Die Tötung des Opfers findet zuweilen zufällig statt, etwa im Rahmen eines Kampfes zwischen Täter und Opfer. Oder der intellektuell minderbegabte Täter bekommt Angst, dass er entdeckt wird, und dann vollendet er die Tragödie. Manchmal ist die Katastrophe das Ergebnis einer unbeherrschten Reaktion auf eine Situation, die der minderbegabte Mensch als Provokation, Beleidigung, Beschimpfung erlebt. Eine Impulstat. Wie bei Isidor.

Brandstiftung

Viele Sexualdelikte intellektuell minderbegabter Menschen sind gewaltlose Delikte: etwa der Exhibitionismus oder die Verführung von Kindern durch Geschenke oder Spielereien. Auffällig ist eine andere Form abweichender sexueller Befriedigung, die manche minderbegabte Menschen – aber auch manche »normalbegabte« – praktizieren. Ich spreche von der Brandstiftung.

»Was hat die Brandstiftung mit der Sexualität zu tun?«, werden Sie fragen. Einiges, obwohl nicht jede Brandstiftung mit Sexualität zu tun hat. Im Gegenteil: Nur wenige Brandstifter erleben dabei sexuelle Lust. Die meisten Brandstiftungen sind laut Statistik eindeutig kriminelle, aus finanzieller Profitsucht begangene Handlungen. Außerdem kommen Brandstiftungen als abnorme Erlebnisreaktionen vor, als Impulsdurchbrüche. Schließlich gibt es Menschen, die einen krankhaften Drang oder Zwang haben, Feuer zu legen. Das sind die sogenannten Pyromanen (aus dem Griechischen pyr = Feuer und mania = in diesem Zusammenhang als Drang oder Zwang verstanden). Ich habe viele Pyromanen untersucht, bei wenigen davon waren Pyromanie und Sexualität eng verbunden. Darunter fanden sich auch intellektuell Minderbegabte.

Ich erzähle jetzt die Geschichte eines solchen pyromanen jungen Mannes, der keinen Namen erhielt, weil er nicht zur Gruppe der »Sexualmörder«, deren Geschichten hier erzählt werden, gehört. Ich erzähle von dieser Form eines sexualitätsgebundenen Vernichtungsaktes nur zur Information. Die Presse nannte ihn einen »Feuerteufel«. Er gestand, in insgesamt 19 Fällen Feuer gelegt zu haben. In den letzten Wochen vor seiner Verhaftung hatte er eine Schweinemastanlage, einen Lkw, ein leer stehendes Wohnhaus und eine Scheune in Brand gesetzt. Er erklärte mir das so:

> »... Ich empfinde sexuelle Erregung. Es überkommt mich. Wenn ich das Feuer sehe, spüre ich erstmal gar nichts. Wenig später kommt die sexuelle Erregung. Mein Glied wird steif, wenn ich das Feuer sehe. Dann geht mir einer ab. Ich nehme das Glied in die Hand und befriedige mich. Wenn ich das Feuer sehe, dann kommt es bei mir zweimal, dafür muss ich das Feuer aber die ganze Zeit sehen. Wenn ich das Feuer nicht sehe, geht es nicht mit der Selbstbefriedigung.

Ich bleibe beim Feuer, bis ich mich zweimal befriedigt habe. Anders kann ich mich nur sehr schwer befriedigen, das Feuer muss fast immer dabei sein. Nur ab und zu, aber selten, brauche ich kein Feuer für die Selbstbefriedigung. Am leichtesten geht es aber bei Feuer. Wenn ich mich anders befriedige, sehe ich mir dabei höchstens einen Pornofilm an, die nehme ich auch selbst auf. Dazu habe ich einen Videorekorder und leere Videokassetten. Dann nehme ich vom Fernsehen Pornofilme auf, dort gibt es viele Pornofilme. Aus der Videothek leihe ich mir keine aus, die sind mir zu teuer. Wenn ich Feuer lege, bin ich meist angetrunken. Ich habe nur dreimal Feuer gelegt, ohne angetrunken zu sein. Mal mache ich es, ohne betrunken zu sein und mal, wenn ich betrunken bin. Häufiger bin ich dabei aber betrunken. Ich muss drei Bier trinken, um betrunken zu sein. Mehr Bier brauche ich nicht, das reicht mir schon aus. Schnaps trinke ich dabei nicht. Nach dem Trinken kommt die Lust, irgendwo einen Brand zu legen.

Ich weiß nicht mehr, ab welchem Alter das Feuer für mich anfing, aufregend zu werden. Sexuelle Aufregung bei Feuer habe ich mit ca. 14–15 Jahren erlebt.

Es begann so: Bei mir zu Hause hat es einmal gebrannt. Als ich diesen Brand gesehen habe, bin ich dann das erste Mal bei Feuer sexuell erregt worden. Es war ein Zufall. Ich habe damals in der alten Scheune etwas verbrannt. Dort hat altes Stroh gelegen, und ich bin mit dem Traktor durchgefahren. Das Kabel von der Batterie im Traktor ist abgegangen. Es hat dann zufällig gebrannt. Als ich dann dort eine Weile gestanden habe und das Feuer immer größer wurde, ist mein Glied immer steifer geworden. Ich habe das zufällig entdeckt. Nachdem das Glied steif war, habe ich mich vor dem Feuer selbst befriedigt. Ich habe damals gedacht, dass ich das nächste Mal selber das Feuer lege, um mich zu befriedigen. Das habe ich ein paar Monate später auch gemacht. Dabei habe ich den Lkw verbrannt. Ich habe den Lkw mit Benzin übergossen und dann mit einem Streichholz angezündet.

Die Aufregung beginnt meistens ein paar Minuten nach dem Legen des Brandes. Dann beginne ich, mich selbst zu befriedigen. Wenn andere Leute dazukommen, verstecke ich mich vor denen und beobachte sie. Mehr als mich zweimal zu befriedigen, schaffe ich nicht. Das Feuer ist dann weg. Ich habe nie zwei- oder dreimal an einem Tag Feuer gelegt. Es war immer nur einmal. In der Regel war zwischen den Bränden ein Abstand von einigen Wochen.

Ich mache das schon seit 14 Jahren. Verurteilt worden bin ich noch nie. Ich stehe jetzt das erste Mal vor Gericht. Die Leute haben nie bemerkt, dass ich diese Brände gelegt habe. Ich bin auch nie erwischt worden.

Es ist ein großes Verlangen für mich, fast wie ein Zwang, ein Feuer zu legen. Es überkommt mich plötzlich und ich kann nichts anderes tun. Ich muss das dann unbedingt tun. Vor der Tat bin ich sexuell nicht erregt. Der Zwang, Feuer zu legen, ist aber da. Ab und zu kann ich auch dagegen kämpfen. Ich habe es dann einige Male geschafft, einen Brand zu verhindern. Andere Male ist der Zwang übermächtig geworden, und ich habe es nicht verhindern können. Es überkommt mich einfach mit einem Mal. Es ist auch vorgekommen, dass ich Feuer gelegt habe und mich dabei nicht sexuell befriedigen konnte. Das Feuer war dann zu klein. Es muss ein großes Feuer sein. Wenn das Feuer zu klein ist, klappt es nicht. Zu Hause habe ich aber nie Feuer gelegt. Ich bin immer dort gewesen, wo keine Leute waren.«

Der »Feuerteufel« – wie die Medien ihn tauften – war ein isoliertes Kind, hatte keinen Kontakt mit anderen Kindern. Auch später, in seiner Jugend, war er ein Einzelgänger. Von seiner Mutter weiß ich, dass er in der Schule nicht mitgekommen ist. Rechnen und schreiben konnte er nicht sehr gut. Jetzt kann er es, wenn auch mit vielen Fehlern. Er hatte mit seinen 27 Jahren noch nie eine Beziehung mit einer Frau gehabt, auch keine platonische.

Ich stellte bei ihm eine rein sexualisierte pyromanische Störung fest. Im Einklang damit befinden sich Persönlichkeitszüge wie Kontaktarmut, Ängstlichkeit, Selbstunsicherheit. Sie zeigen sich in den geringen sozialen Kontakten und Aktivitäten, in der großen Unsicherheit, ja Ängstlichkeit beim Umgang mit dem anderen Geschlecht. Seine sexuellen Aktivitäten beschränkten sich auf die Befriedigung durch sexuell motivierte Pyromanie und in geringerem Maße auf Onanieren beim Anschauen von Pornofilmen. Die Armut der sozialen Beziehungen, die sich durch seine ganze Biografie zieht, ist ein Teufelskreis: Unfähigkeit, heterosexuelle

Kontakte anzuknüpfen, Flucht in die Isolierung, Ausweg in die Selbstbefriedigung – vor allem durch die Brandstiftung – dadurch weitere soziale Isolierung.
Das Gericht erkannte eine verminderte Schuldfähigkeit an und wies ihn in die forensische Abteilung einer psychiatrischen Klinik ein.
Auch eine Brandstiftung kann zu einer Tragödie über die Zerstörung von Eigentum oder die Gefährdung von Menschenleben hinaus führen. Die Katastrophen und Tragödien, von denen wir hier sprechen, sind andere. Wir reden von Tötungen im Rahmen der sexualisierten Aggressivität oder aggressiven Sexualität. Die Tötung von Menschen während oder nach sexuellen Handlungen.
Ich erzähle Ihnen noch zwei weitere Geschichten von Menschen mit intellektueller Minderbegabung, die zu Sexualmördern geworden sind.

Ludwig

Ludwigs Eltern wurden geschieden, als er noch klein war, sodass er kaum konkrete Erinnerungen an seinen Vater hat. Sein Stiefvater war Alkoholiker und zwang auch die Mutter, Alkohol zu trinken. Sowohl Ludwig als auch seine Halbgeschwister konnten nur die Sonderschule besuchen. Er war aber auch dort überfordert, so wechselte er in eine Spezialschule für geistig Behinderte. Er hat bis heute Lesen und Schreiben nicht richtig gelernt und kann lediglich seinen Namen schreiben und Schilder, etwa Straßenschilder, lesen. Darüber hinaus hatte Ludwig während seiner Kindheit und Jugend eine körperlich wie psychisch schwache Konstitution: kein Durchhaltevermögen, kein Stehvermögen. Schon als Kind begann er zu stehlen. Als Jugendlicher entwendete er Fahrräder und Mofas, um sie weiterzuverkaufen. Nach der Entlassung aus der Sonderschule hatte er wegen seiner schwachen körperlichen und psychischen Konstitution und wegen seiner begrenzten intellektuellen Fähigkeiten nur für kurze Zeit einen Arbeitsplatz.
Wegen seiner Minderbegabung musste Ludwig viele soziale Benachteiligungen auf sich nehmen. Er wurde von klein auf in der

Nachbarschaft gehänselt. Er war als der »doofe Ludwig« bekannt, worunter er sehr litt. Er wehrte sich dagegen mit Weglaufen oder durch Schläge. Seine ersten sexuellen Erfahrungen machte er mit einem elfjährigen Mädchen, als er dreizehn Jahre alt war. Die Initiative kam vonseiten des Mädchens. Nachdem jedoch einige Zeit später die Mutter des Mädchens starb, musste es in ein Kinderheim, und die Beziehung ging zu Ende.

Im gleichen Alter kam Ludwig erstmalig mit Alkohol in Berührung. Bald trank er sehr viel, fast unkontrolliert. Schon auf dem Weg von der Schule nach Hause trank er sechs oder sieben Flaschen Bier.

Mit 19 Jahren tötete Ludwig eine junge Frau.

An diesem Tag hatte Ludwig gerade Bekleidungsgeld vom Sozialamt erhalten. Damit ging er in die Stadt, wo er einen Bekannten traf, mit dem er Bier trank und der die Idee hatte, nachträglich seinen Geburtstag zu feiern. Von dem Bekleidungsgeld war etwas übrig geblieben, sodass er sich dies leisten konnte. Mit einem weiteren Bekannten und zwei Mädchen (darunter auch die später getötete 15-jährige Lora) feierten sie an verschiedenen Imbissbuden.

Inzwischen war es bereits nach 19.00 Uhr, und die Mädchen mussten nach Hause. Unterwegs alberten sie herum, stellten sich z. B. gegenseitig ein Bein, sodass alle mehrmals hinfielen. Im Verlauf dieser Albereien umklammerte Ludwig Lora von hinten und umfasste ihre Brüste mit beiden Händen. Lora ließ sich das gefallen. Ludwig spürte sexuelle Lust und erklärte den anderen, dass er Lora alleine nach Hause begleiten wolle. Lora war damit einverstanden. Zusammen machten sie sich auf den Weg zu Loras Wohnung. Sie nahmen allerdings nicht den direkten Weg, sondern machten an einem Parkplatz halt, wo sie durch ein Gebüsch vor neugierigen Blicken geschützt waren. Dort kam es zum Austausch von Zärtlichkeiten.

Ludwig wurde immer zudringlicher. Als er von Lora den Geschlechtsverkehr verlangte, wies sie ihn zurück. Die alkoholisierte junge Frau – sie hatte 1,4 Promille Alkohol im Blut – wehrte sich, indem sie Ludwig ihr Knie in die Hoden stieß. Dabei beschimpfte sie ihn als den »doofen Ludwig«, »der nur die Doofenschule besucht hat und nicht mal lesen und schreiben kann«. Ludwig geriet in Wut und versetzte Lora einen Faustschlag ins Gesicht. Lora fiel rücklings hin. Ihr Kopf schlug auf die steinerne Einfassung eines Pflanzenbeetes auf. Sie blieb regungslos liegen, aber Ludwigs Wut war noch nicht verraucht. Er kniete neben Lora nieder und schlug ihr weiter ins Gesicht und an den Kopf. Als er sah, dass ihr Kopf voll Blut war, bekam er Angst, dass sie ihn anzeigen könnte. Es lief schon ein Strafverfahren gegen ihn wegen Körperverletzung, und wenige Wochen zuvor hatte er auch wegen Diebstahls vor dem Jugendrichter gestanden. Er beschloss, Lora zu erwürgen.

Am nächsten Morgen wurde die Leiche entdeckt. In der Tasche ihres Anoraks fand man Ludwigs Portemonnaie mit seinem Ausweis. Lora hatte es ihm in der Imbissstube gestohlen. Aufgrund seiner geistigen Behinderung und der Wirkung des Alkohols wurde vom Gericht eine verminderte Steuerungsfähigkeit anerkannt und eine Unterbringung im Maßregelvollzug angeordnet.

Ich sah ihn zehn Jahre später. Wieder musste ich die Frage beantworten, ob es nach dieser zehnjährigen Unterbringung im Maßregelvollzug zu verantworten wäre, Ludwig probeweise zu entlassen. Ich musste die Fortschritte, die Ludwig in diesen zehn Jahren gemacht hatte, beurteilen.

Trotz seiner erheblich eingeschränkten intellektuellen Fähigkeiten war er in der Lage, das therapeutische Angebot der Klinik zu nutzen. Die Therapie war jedoch schwierig und wurde von vielen Rückfällen begleitet. Die Klinik berichtete über misslungene Versuche der Wiedereingliederung, mangelnde Arbeitskontinuität, Alkoholrückfälle, mangelnde Offenheit und Ähnliches. Seine emotionale Erregbarkeit und Reizbarkeit, seine Neigung zu heftigem Ausagieren von Affekten waren weiterhin schwer zu beeinflussen.

Trotzdem hatte Ludwigs Resozialisierungsprozess in den letzten Jahren bedeutsame Fortschritte gemacht: Er hatte während des Maßregelvollzuges geheiratet und sorgte für seine Frau und die zwei Kinder. Inzwischen wohnte er in einem mit dem Maßregelvollzug assoziierten geschützten Heim. Er arbeitete fest bei einer Firma und hatte es bis zum Vorarbeiter gebracht. Von nicht geringer Bedeutung war die Tatsache, dass Ludwig seit mehreren Jahren alkoholabstinent war.

Selbstverständlich bleibt die Minderbegabung eine Minderbegabung. Auch die psychischen Traumatisierungen, die Ludwig in der familiären Umgebung, in der Sonderschule und in seiner früheren sozialen Umgebung erlitten hat, sind nicht verschwunden. Sie stellen weiterhin eine Belastung für seine Entwicklung dar. Unter Berücksichtigung des Gesamtverlaufes und der Stabilisierung des Resozialisierungsprozesses kam ich zu dem Schluss, dass kaum eine Gefahr für die Allgemeinheit von Ludwig ausgehen werde. Ich empfahl, dass er weiterhin mit seiner Familie unter betreuten Bedingungen leben sollte, aber in einer eigenen Wohnung.

Erinnern Sie sich an Isidor? Damals hatte der Richter gesagt, ohne den Psychiater angehört zu haben: »Er ist ja minderbegabt. Es gibt keine Hoffnung, dass er sich bessert – also kein Maßregelvollzug!« Es kann doch auch anders gehen, wie der Fall von Ludwig zeigt.

EINE GRATWANDERUNG

Manfred: Eine Geschichte dazwischen

Manfreds Geschichte ist mit jenen von Ludwig und Jonas verwandt:

Auch Manfred hat getötet, ebenfalls ein Kind, ebenfalls während einer Sexualhandlung, weil das Kind sich wehrte.

Auch Manfred ist oligophren. Er lebte über 20 Jahre im Maßregelvollzug.

Manfred stammt aus einer Großstadt. Als er drei Jahre alt war, starb sein Vater. Er wuchs im Haushalt seiner Mutter zusammen mit einem zwei Jahre älteren Bruder auf. Er besuchte die Sonderschule, hatte aber kaum Lernerfolge: Nach insgesamt vier Jahren Sonderschule kann er lediglich bis zehn zählen und kaum schreiben. In der Sonderschule fiel er des Öfteren durch Unbeherrschtheit und Tätlichkeiten gegenüber anderen Schülern auf. Wegen dieser und anderer Auffälligkeiten wurde er in einem Fürsorgeheim untergebracht. Dort besuchte er weiter die Sonderschule, wurde aber aus der zweiten Klasse entlassen. Während des Heimaufenthaltes wurde er von älteren Jungen zu homosexuellen Handlungen verführt. In der Folgezeit hatte er mit verschiedenen Partnern im Heim homosexuelle Beziehungen. Nach vier Jahren Erziehungsheim kehrte er zu seiner Mutter zurück. Er war inzwischen 16 Jahre alt und versuchte, Geld als Gelegenheitsarbeiter zu verdienen.

Er blieb ein Einzelgänger. Er hatte zu niemandem freundschaftliche Beziehungen außer zu seinen vielen Haustieren. Schon bald nach seiner Entlassung aus dem Erziehungsheim nahm Manfred Kontakte zu kleinen Jungen auf, die er sexuell missbrauchte. Einen sich wehrenden Jungen schlug er einmal mit der Faust auf das Auge. Denselben schlug er noch einmal, als dieser andere Kinder vor ihm warnen wollte. Einige Zeit vor seiner Unterbringung im Maßregelvollzug lernte er einen schwachsinnigen Jungen kennen. Ihm gab er 5 bis 10 Mark und zeigte ihm Pornohefte. Als Gegenleistung verlangte er von ihm den Analverkehr. Diese Beziehung dauerte ein ganzes Jahr, wobei es regelmäßig, ein- bis zweimal pro Woche, zu sexuellen Handlungen kam. Gleichzeitig missbrauchte er auch andere Jungen. Dann wurde er erwischt und angezeigt. Die in der Anklageschrift beschrieben Fälle sind zahlreich. Das Gericht stellte fest, dass er mindestens 30 Jungen sexuell missbraucht hatte. Manfred wurde zu einer Gefängnisstrafe verurteilt.

Wundern Sie sich ein bisschen, dass nach so vielen Sexualdelikten an Kindern kein Maßregelvollzug angeordnet wurde? Fragen Sie sich, ob das Gericht schon wieder eine Entscheidung ohne psychiatrische Beratung getroffen hat, ob ein diagnostizierender Richter am Werk gewesen ist? Nein, so war es nicht, das Gericht hatte einen Psychiater als Sachverständigen bestellt. Nach seiner Anhörung wurde aber die Unterbringung von Manfred im Maßregelvollzug mit folgender Begründung abgelehnt: »Eine Gefahr, dass Manfred eine homosexuell bedingte Gewalttat begehen könnte, kann nach der Überzeugung der Kammer in Übereinstimmung mit dem Sachverständigen ausgeschlossen werden. Hierfür fehlt Manfred die Energie.«

Kurz nach Manfreds Entlassung aus dem Gefängnis zeigte er, dass er doch Energie besaß:

Der siebenjährige Sigi wehrte sich gegen einen Annäherungsversuch. Manfred tötete Sigi.

Manfred stand wieder vor Gericht. Der neue Gutachter stellte im Gegensatz zum Vorgutachten doch eine Wiederholungsgefahr fest. Er begründete dies mit Manfreds geistiger Behinderung und seiner sexuellen Fixierung.

Ich untersuchte ihn fast 20 Jahre später, um die Frage zu beantworten, ob es zu vertreten wäre, ihn aus dem Maßregelvollzug zu entlassen. Als ich ihn traf, bestritt Manfred, Sigi getötet zu haben. Alles sei ein Justizirrtum gewesen. Trotz der langen Jahre der Therapie musste ich Tatverdrängung sowie mangelnde Introspektionsfähigkeit feststellen. Noch jetzt rationalisierte Manfred enorm, suchte er »logische« Entschuldigungen für seine Taten – etwa:

> »... die Schweine im Heim haben das mit mir gemacht, haben mich sexuell missbraucht, und deswegen habe ich das mit anderen gemacht.«

Oder: »... ich habe Mist gebaut, ich musste dafür bestraft werden, ich wurde bestraft, Schluss jetzt!«

Diese Form der Auseinandersetzung mit seinen Taten wies auf eine unzureichende Verarbeitung seiner Probleme hin. Sie zeigte auch ein großes Defizit beim Aufbau von tragfähigen psychologischen Bahnen für Gegenwart und Zukunft. Hier könnte eine Gefahr für die Zukunft liegen. Keine Entlassung also?

Andererseits musste man auch die Tatsachen betrachten: Manfred war seit zwei Jahrzehnten in Behandlung. Während dieser langen Zeit ist er rückfallfrei geblieben. Er versicherte glaubwürdig, dass in diesen letzten 20 Jahren keine pädophile Handlung stattgefunden hatte, weder direkt noch indirekt. Mit indirekten pädophilen Handlungen sind Handlungen gemeint, die etwa durch Filme, Fotos und Ähnliches provoziert werden und als Ersatz für reale Handlungen dienen. Außerdem unterzog sich Manfred seit fast 20 Jahren einer Androcur®-Behandlung. Androcur® ist ein Medikament, das eine Dämpfung des sexuellen Verlangens bewirkt. Es wird aggressiven Sexualstraftätern auf freiwilliger Basis gegeben. Diese Art der Therapie ist umstritten, da keine psychologische Verarbeitung des Konfliktes stattfindet. Doch bei oligophrenen Sexualstraftätern kann sie hilfreich sein.

Manfred machte diese Androcur®-Behandlung trotz der Nebenwirkungen mit. Damit ist vor allem die Gynäkomastie gemeint, die Manfred auch sozial behinderte. Gynäkomastie ist die Entwicklung von Brüsten wie bei einer Frau (vom Griechischen gyne = Frau und mastos = Brust). Manfred war z. B. gern schwimmen gegangen, musste aber wegen der Gynäkomastie darauf verzichten. Er tat es, um therapiekonform zu bleiben. Weiterhin musste man berücksichtigen, dass Manfred inzwischen ein sozial angepasstes Leben führte. Er war seit sechs Monaten vom Maßregelvollzug beurlaubt. Diese sechs Monate der Erprobung waren erfolgreich verlaufen. Alle Lockerungen bewältigte Manfred komplikationsfrei. Auch waren die Beurteilungen und letzten Stellungnahmen der Klinik ausnahmslos positiv.

Entlassung also? Ja, aber!

Die intellektuellen Kapazitäten, die Introspektionsfähigkeit, die tief greifende Auseinandersetzung mit der Tat sind bei ihm doch nur beschränkt vorhanden. Andererseits zeigte Manfred den eindeutigen Willen, ein straffreies Leben zu führen. Seine Entschlossenheit war unverkennbar. Fast 20 Jahre lang war er ohne Rückfall, ohne »Symptom«. Ich wog alles ab. Sollte ich wegen der eingeschränkten Fähigkeit zur tief greifenden Auseinandersetzung mit der Tat die Fortsetzung der Unterbringung empfehlen? Für wie lange? Wie lange müsste er rückfallsfrei, »symptomfrei« bleiben, um uns von seiner Entlassungsfähigkeit zu überzeugen? Und wenn er nach der Entlassung wieder ...? Eine Gratwanderung!

Ich empfahl, nach weiteren sechs Monaten Erprobungsphase den Maßregelvollzug auszusetzen. Bis heute, also etwa 16 Jahre nach der Entlassung, habe ich nicht davon gehört, dass er rückfällig geworden sei.

SCHIZOPHRENE SEXUALTÄTER

Im Zusammenhang mit der Frage der Schuldfähigkeit habe ich Ihnen schon einiges über die Schizophrenie erzählt. Ich habe berichtet, dass die Schizophrenie zu den »schweren krankhaften seelischen Störungen« im Sinne des Gesetzes zählt. Unter Umständen können solche psychischen Störungen die Schuldfähigkeit eines Menschen erheblich beeinträchtigen oder gar aufheben. Ich habe auch aufgeführt, welche Symptome ein Mensch hat, der an einer Schizophrenie leidet, wie diese Symptome sein Tun und Lassen bestimmen können. Ich habe dargestellt, dass einige Menschen mit schizophrenen Erkrankungen unter dem Einfluss von Halluzinationen oder von Wahn rechtswidrige Taten begehen können, manchmal auch Gewalttaten. Aber ich habe auch darauf hingewiesen, dass schizophrene Patienten im Vergleich zu den Gesunden viel seltener gewalttätig sind. Das gilt insbesondere für Sexualstraftäter.
Wenn schizophrene Patienten Sexualdelikte begehen, dann in der Regel aus sozialer Isolation heraus, wegen Verarmung der zwischenmenschlichen Kontakte oder wegen krankheitsbedingter Veränderungen der Persönlichkeit. Diese sind bei chronisch schizophrenen Patienten – die im Allgemeinen schwer therapierbar sind – manchmal Anlass für Sexualdelikte. In diesem Zusammenhang möchte ich Ihnen die Geschichte von Norbert erzählen.

Norbert

Er stammt aus einer Vertriebenenfamilie. Die in der Landwirtschaft tätige Mutter war geistig zurückgeblieben und hatte die Volksschule mit Abschluss der dritten Klasse verlassen müssen. Die Eltern wurden geschieden, als Norbert keine fünf Jahre alt war. Mit sechs kam er zum ersten Mal in ein Heim. Bis zu seinem 17. Lebensjahr lebte er in verschiedenen Kinder- und Jugendheimen. Seine schulischen Leistungen waren schlecht, und er konnte wiederholt nicht versetzt werden. Vergeblich versuchte er, eine Lehre anzufangen.

Er zog durch verschiedene Städte Westdeutschlands und arbeitete in der Regel als Hilfsarbeiter.
Norbert kam wegen einer schizophrenen Erkrankung für fünf Monate in eine psychiatrische Klinik. Diese Erkrankung hinterließ schwere Persönlichkeitsveränderungen. Nach der Entlassung aus dem Krankenhaus bemühte sich Norbert um Kontakte zu Frauen. Er gab Heiratsanzeigen auf und antwortete auf Anzeigen in Zeitungen und Zeitschriften. Er bat auch Bekannte aller Art wiederholt, ihm eine Frau zu »besorgen«. Mit Männern unterhielt er sich vorwiegend über geschlechtliche Dinge, wobei er jeweils zum Ausdruck brachte, dass er gerne einmal mit einer Frau Geschlechtsverkehr hätte, weil er dies noch nicht erlebt habe.
Eines Tages war Norbert mit einer Bekannten auf der Suche nach Schrottsachen. Er spürte Lust zu sexuellem Verkehr und bat seine Bekannte um Zustimmung. Nach längerem Zureden und inständigem Drängen war sie schließlich dazu bereit. Norbert hatte aber keine Erektion. Das so lange ersehnte Erlebnis war zum Greifen nahe: Er war 28 Jahre alt, hatte große Sehnsucht und hatte viele Frauen ohne Erfolg bedrängt. Jetzt endlich lag eine Frau vor ihm. Die erste, die »Ja« sagte. Und es klappte nicht!
In seiner Wut und Enttäuschung nahm Norbert eine in der Nähe liegende leere Weinflasche, schlug damit auf seine Bekannte ein und erwürgte sie.
Erst fünf Monate später wurde ihre Leiche entdeckt. Unmittelbar danach wurde Norbert festgenommen. Die Psychiater, die ihn untersuchten, stellten fest, dass er unter einer Schizophrenie mit schweren Persönlichkeitsveränderungen leide, sodass er für seine Tat nicht verantwortlich zu machen sei.
Ich lernte Norbert nach 31 Jahren ununterbrochener Unterbringung im Maßregelvollzug kennen. Ich sollte Stellung zu der bekannten Frage nehmen, ob Norbert in der Lage sei, außerhalb des Maßregelvollzuges straffrei zu leben.
Als er in den Maßregelvollzug kam, war er 28 Jahre alt. Als ich ihn sah, war er fast 60. Seine Persönlichkeitsveränderung hatte sich leider verfestigt. Bei meinen Untersuchungen fand ich eine Fülle von psychopathologischen Befunden: akustische Halluzinationen, Wahn und Beeinflussungserlebnisse. Norbert fühlte sich

von fremden Mächten beeinflusst. Sein Denken und Handeln sei gelenkt, seine Gedanken würden abgezapft. Darüber hinaus fanden sich Eigentümlichkeiten und Verarmung der Sprache, eine deutliche Verminderung des Antriebes, starke Abnahme der Interessen und Aktivitäten, soziale Isolation, schwere Beeinträchtigungen des Denkens und der Konzentration, monotone Affekte, geringes Urteilsvermögen und verminderte Kritikfähigkeit. Nur bei einigen wenigen schizophrenen Patienten ist dieser Zustand von Dauer. Leider gehörte Norbert zu dieser Gruppe mit schweren, unheilbaren Veränderungen.

Aufgrund dieser Befunde empfahl ich Folgendes: Es sei nicht zu erwarten, dass sich der psychopathologische Zustand von Norbert in Zukunft wesentlich verändern werde. Man dürfe also davon ausgehen, dass ihm die Dynamik bzw. der Antrieb für Gewalttaten fehle. Meine Hauptüberlegung war jedoch: »Was geschieht mit diesem Menschen, wenn er nicht mehr für die Allgemeinheit gefährlich ist?« Theoretisch wäre eine Verlegung in die allgemeine Psychiatrie außerhalb des Maßregelvollzugs gerechtfertigt. Doch Norbert hatte eine starke Hospitalismussymptomatik entwickelt und würde sich voraussichtlich nur schwer in eine neue Umgebung einfinden. Eine Verlegung in die allgemeine Psychiatrie würde ihm wahrscheinlich nicht helfen, sondern eher schaden. Es könnte allerdings versucht werden, ihn für kurze Zeit und stundenweise in eine allgemeinpsychiatrische Station desselben Krankenhauses zu verlegen. Das müsse erprobt werden. Dort oder in einer anderen Institution würde er wohl auf Dauer bleiben müssen.

Norbert kann nicht mehr allein leben. Er braucht ständig die Institution: auch eine Form des Hospitalismus.

EINIGE WOLLEN REDEN, ABER NIEMAND WILL IHNEN ZUHÖREN

Otto: Seine Geschichte und die Geschichte einer Begutachtung

Otto, zum Zeitpunkt der Begutachtung 25 Jahre alt, begann in seinem 15. Lebensjahr, Kinder zu missbrauchen. Am Anfang versuchte er, Kinder (immer Jungen) mit Geschenken zu verführen. Dann wendete er immer brutalere Methoden an.

Zwischen seinem 15. und 25. Lebensjahr missbrauchte er über 50 Kinder. Bei den meisten von ihnen wendete er lebensgefährdende Gewalt an.

Drei Jahre vor dem hier beschriebenen Delikt wurde Otto wegen Kindesmissbrauch angezeigt und verhaftet. Ein Psychiater untersuchte, ob eine Beeinträchtigung der Schuldfähigkeit vorliegt. Er stellte keine »krankheitswertige Störung« und keine Wiederholungsgefahr fest. Er sah deswegen auch keine Notwendigkeit der Unterbringung in einer psychiatrischen Anstalt. Otto wurde zu vier Jahren Jugendstrafe verurteilt. Sein Verteidiger ging erfolgreich in Revision, und so bekam er ein Jahr weniger. Nach zwei Jahren wurde er auf Bewährung entlassen.

Wenige Tage nach der Entlassung begann er, mit einem Messer, einer metallischen Schlinge und Klebeband Jungen aufzulauern, sie zu überfallen, sadistisch zu quälen und zu missbrauchen.

Zweieinhalb Jahre nach der ersten Begutachtung musste ich Otto wegen der neuen Straftaten untersuchen. Seine Geschichte weckte viele Fragen. Mindestens zwei davon haben mit dem Gutachter zu tun: Stimmen seine Feststellungen? Und wie kam er dazu?

Eine Perversion und eine Persönlichkeitsstörung, die immer da waren

Zur Beantwortung der ersten Frage müssen wir das sexuelle Leben und die Persönlichkeitsentwicklung von Otto berücksichtigen. Diese stellten sich in der Exploration wie folgt dar: Seit der Pubertät entwickelte Otto ein auffälliges sexuelles Leben. Seine erste Erektion hatte er mit zwölf Jahren beim gegenseitigen »Angucken« des Penis mit anderen Knaben. Mit 14 Jahren begann er zu masturbieren, ca. dreimal in der Woche. Als er 15 Jahre alt war, bemerkte er, dass er kein Interesse an Mädchen hatte, sondern an Jungen. Im gleichen Jahr hatte er erste sexuelle Erfahrungen mit gleichaltrigen Jungen.

Sein erstes diesbezügliches Erlebnis hatte er mit einem guten Freund, mit dem er zu Hause spielte. Während des Spielens fesselte er ihn ans Bett. Die Bemühungen des Freundes, sich von der Fessel zu befreien, erregten Otto sexuell. Nicht nur die »schöne Figur« des Freundes, sondern vor allem sein Kampf, sich aus den Fesseln zu befreien, erregte ihn, wie er selbst sagte. Otto zog dem Freund die Hose aus und nahm sexuelle Handlungen an ihm vor. Der Widerstand des Freundes hielt ihn nicht davon ab, sondern animierte ihn erst recht. Im Laufe der Zeit kam es auch zu einvernehmlichen gegenseitigen sexuellen Handlungen. Es entwickelte sich eine homosexuelle Beziehung, die ca. ein Jahr dauerte.

Zur gleichen Zeit hatte er parallele homosexuelle Beziehungen zu drei anderen Schulkameraden, die auch während der Lehre fortbestanden. Die drei wussten aber nichts voneinander. Mit der Zeit festigte sich seine homosexuelle Entwicklung. Wenn Otto zum Beispiel andere Männer unter der Dusche beobachtete, onanierte er dabei oder anschließend. Er begann auch eine homosexuelle Beziehung zu einem Leichtathletiktrainer.

Im 15. Lebensjahr beging Otto die erste »voll« aggressive Handlung gegen Fremde: Er packte einen achtjährigen Jungen mit Gewalt und streichelte ihn gegen seinen Willen. Der Junge erregte ihn, weil er »einfach gut ausgesehen hatte«.

Mit 17 Jahren wurde er zum ersten Mal wegen eines sexuellen Deliktes verurteilt, obwohl es noch »etliche andere Fälle gegeben hat«, die nicht aktenkundig sind. Dieses Delikt hatte deutliche aggressive Elemente: Er hatte einen Jungen um den Hals gefasst, zugedrückt und verlangt, dass er sich nackt ausziehen solle. Der Junge leistete Widerstand und schrie laut. Andere wurden aufmerksam, und Otto ließ daraufhin von dem Jungen ab. Er wurde damals zu einer Bewährungsstrafe verurteilt. Ein Jahr später nötigte er mit Gewalt einen zehnjährigen Jungen zu sexuellen Handlungen. Damals fand die schon erwähnte Begutachtung statt.

Die aggressiven sexuellen Handlungen und Fantasien nahmen im Verlauf der Zeit an Häufigkeit und Intensität zu. Auch in seinen Selbstbefriedigungsfantasien dominierte die Gewalt als Auslöser sexueller Erregung und Quelle seiner Lust. Die Angst, die seine Opfer in seiner Fantasie zeigten, und ihre Bemühungen, seiner Gewalt zu entfliehen, erregten ihn. In den letzten Jahren kam er nicht mehr ohne Gewaltvorstellung, etwa Würgen, Strangulation oder Tötung eines Kindes, zum Orgasmus.

Einige seiner sexuellen Präferenzen entdeckte er nach seinen eigenen Angaben zufällig: Als er seine Oma beim Hühnerschlachten beobachtete, wurde er so heftig sexuell erregt, dass er schnell ins Bad laufen musste, um sich zu befriedigen. Die hohe sexuelle Erregung wurde durch das aus dem Hals der Hühner spritzende Blut erzeugt.

Bei der Selbstbefriedigung stellte er sich allerdings Kinderhälse vor.

Einmal tötete er eine Katze: Er packte sie, quälte sie und dachte dabei an einen Knaben. Als er die Kehle der Katze mit einem Messer durchschnitt und das spritzende Blut sah, bekam er einen Orgasmus. Eine auf Tiere orientierte Perversion konnte jedoch nicht festgestellt werden. Er berichtete selbst, dass die Hühner und die Katze nichts anderes waren als Stellvertreter für Kinder.

Wie Sie erkannt haben werden, handelte es sich um sexuellen Sadismus.

Otto berichtete, dass die Angst, die er bei den Kindern erzeugt, eine der wesentlichen Voraussetzungen für seine sexuelle Erregung sei. Die Bemühungen der Kinder, sich zu befreien, die Demütigung, das Gefügigmachen gehörten zu den Voraussetzungen für seinen Lustgewinn. Auch das Würgen und die raffinierte Methode der

Strangulation, die er entwickelt hatte, gehörten zu dem Lust bringenden sexuellen Ritual. So auch das Ansetzen des Messers und das Streicheln des Halses der Kinder mit dem Messer.

Ob bei Otto auch das Element des Masochismus vorhanden war (die vollständige Form des Sado-Masochismus also), konnte man zu dem Zeitpunkt weder definitiv ausschließen noch bestätigen. Zwar waren die Rituale und Präferenzen vorhanden, die ansatzweise an Masochismus erinnerten, jedoch fehlten auch Kriterien, die zu dieser Diagnose berechtigt hätten.

So berichtete Otto, dass er zufällig entdeckt habe, dass er, wenn andere Kinder ihm den Hals zudrücken, sexuell erregt wurde. Später praktizierte er eine Form der Selbststrangulation. Er legte dabei eine Schlinge um seinen Hals und zog daran, bis er das Gefühl der Benommenheit hatte. Dann ejakulierte er entweder spontan oder durch zusätzliche manipulative Handlungen. Er versuchte es auch mit Plastiktüten, jedoch war das Gefühl bei der Selbststrangulation viel aufregender für ihn. Wir kennen diese Form der sexuellen Perversion als Asphyxiophilie (aus dem Griechischen asphyxia = ersticken und philia = Neigung, Liebe): Wir haben sie bei Bernd kennengelernt.

Ich möchte noch einmal daran erinnern, dass einige Sexualforscher diese Form der sexuellen Befriedigung für eine Form des Masochismus halten. Andere vertreten die Auffassung, dass eine sexuelle Erregung wie die Asphyxiophilie durch biologisch-chemische Veränderungen entsteht: Bestimmte kurz vor dem Eintreten der Bewusstlosigkeit ausgeschüttete körpereigene Substanzen können sexuellen Lustgewinn erzeugen.

Otto hat bis heute nur eine heterosexuelle Beziehung gehabt. Diese Beziehung kam durch die Initiative eines Freundes zustande und nicht durch seine eigene. Die Beziehung mit dem damals 16-jährigen Mädchen war durch mehr »Unterbrechungen als Bestand« gekennzeichnet, sagte er. Es war keine tiefere innere Beziehung. Obwohl er auch den heterosexuellen Verkehr, den er mit seiner Freundin praktizierte, »nicht schlecht« fand, bevorzugte er eindeutig Jungen. Bei dem sexuellen Verkehr mit seiner Freundin stellte er sich häufig vor, dass er dabei nicht mit ihr, sondern mit einem Jungen verkehre. Vor allem bestimmte Positionen, wie etwa der

Oralverkehr oder der Vaginalverkehr »von hinten« erleichterten diese Fantasien.

Otto berichtete, dass er selbst zweimal als Kind missbraucht worden sei, das erste Mal im Alter von zehn Jahren. Er wurde in einem Keller von einem Mann überfallen, der an seinem Glied spielte. Der Mann onanierte beim Spielen mit Ottos Glied und verschwand dann. Obwohl Otto damals Angst bekam, konnte er nach seinen eigenen Angaben dieses Erlebnis relativ schnell entaktualisieren, sodass es ihn nicht weiter beschäftigte. Das zweite Mal wurde er mit 14 Jahren von einem älteren Mann überredet, sexuelle Handlungen an sich vornehmen zu lassen. Der ältere Mann wandte keine Gewalt an. Nach einigem Zögern willigte Otto ein und ließ sich oral befriedigen. Otto empfand die damit verbundenen Gefühle als angenehm, »sogar sehr angenehm«. Der Mann gab ihm 10 Mark und meinte, wenn es ihm gefallen habe, könnten sie sich noch einmal treffen. Dazu kam es aber nicht.

Die sexuelle Entwicklung von Otto belegt eindeutig, dass die Kriterien des Sadismus, kombiniert mit der homophil-pädophilen Neigung erfüllt sind. Die sadistische Konstellation beinhaltet auch einige kannibalistische Elemente. Als homophile Pädophilie wird die sexuelle Neigung zu gleichgeschlechtlichen Kindern bezeichnet. Otto bezeichnete sich zwar selbst als bisexuell (da er eine Beziehung mit einer Frau gehabt hatte), aber seine sexuellen Aktivitäten und Fantasien sind spätestens seit seinem 14. Lebensjahr homosexuell orientiert.

Otto weist nicht nur im sexuellen Bereich schwerwiegende Abweichungen auf. Auch andere Bereiche seiner Persönlichkeit sind schwer gestört. Schauen wir uns seine Biografie und seine Gesamtpersönlichkeit an:

Otto kam aus sehr problematischen familiären Verhältnissen. Vor allem die Beziehung zu seinem Vater war von Anfang an gestört. Die frühe Vater-Sohn-Beziehung war nicht durch Liebe und Zuneigung gekennzeichnet, sondern durch Spannung, Härte und Bestrafung. Der Vater wird von ihm als ungerechter, prügelnder und bestrafender Mensch erlebt. Er wurde von ihm häufig so schwer misshandelt, dass seine Mutter ihn gesund pflegen musste. Als Otto 17 Jahre alt war, kam es zu einer Schlägerei mit dem Vater.

Seitdem sprechen die beiden nicht mehr miteinander, obwohl sie noch zusammen wohnen. Er hat starke Hassgefühle seinem Vater gegenüber.

Otto beschreibt seine Mutter eher positiv, obwohl keine intensive Beziehung zwischen den beiden erkennbar ist. Seit dem 10. Lebensjahr wurde er von der Mutter nicht gestreichelt, geküsst oder umarmt, er klagt aber nicht darüber. Die Mutter-Sohn-Beziehung kann als eine durchschnittliche Beziehung ohne emotionale Tiefe gekennzeichnet werden. Seine Beziehung zu seiner einzigen jüngeren Schwester ist ebenfalls oberflächlich. Die Geschwisterrivalität führte zu einer eindeutigen Distanzierung zwischen den beiden.

Das schulische Leben von Otto war auch sehr problematisch. Er zeigte unterdurchschnittliche Leistungen, entwickelte bald ein oppositionelles Verhalten, störte den Unterricht und hatte schlechte Beziehungen zu seinen Lehrern. Seine Verhaltensauffälligkeiten in der Schule führten dazu, dass er sich einer längerfristigen ambulanten psychologischen Behandlung unterziehen musste. Nach einer Zunahme der Verhaltensauffälligkeiten wurde er ohne Erfolg vier Wochen in einer Klinik für Kinder- und Jugendpsychiatrie stationär behandelt. In der 4. Klasse blieb er sitzen. Nach der 8. Klasse musste er die Schule verlassen, weil er »versetzungsgefährdet« war.

Beruflich sah es nicht anders aus: Eine Lehre als Montageschlosser konnte er zwar abschließen, anschließend war er jedoch arbeitslos. Verschiedene bezahlte Tätigkeiten gab er nach kurzer Zeit auf. Längere Zeit lebte er nur vom Arbeitslosengeld. Aus der Bundeswehr desertierte er. Danach meldete er sich nicht wieder arbeitslos, um nicht gefasst zu werden. Er beging zahlreiche Straftaten: Körperverletzungen, Diebstähle, Einbrüche, Betrugs- und Straßenverkehrsdelikte u. a.

Die Exploration und die testpsychologischen Untersuchungen zeigten ein pathologisches Persönlichkeitsprofil: Otto lebt zurückgezogen, mag die Gesellschaft anderer nicht, ist isoliert und einsam, hat keine Freunde und keine intensiven zwischenmenschlichen Beziehungen. Er macht einen unnahbaren Eindruck, bis hin zu einer affektiven Kälte, und zeigt eine große Gleichgültigkeit gegenüber den Gefühlen anderer Menschen. Er selbst ist auch nicht in der Lage, Gefühle zu äußern. Darüber hinaus missachtet er soziale

Normen und Verpflichtungen. Seine Fähigkeit zur Pflege langfristiger Beziehungen erscheint sehr eingeschränkt. Es besteht eine hohe Aggressionsbereitschaft und ein geringes Schuldbewusstsein. Dieses Persönlichkeitsprofil passt zu einer sogenannten kombinierten Persönlichkeitsstörung. In Ottos Fall fanden sich Persönlichkeitsmerkmale der schizoiden und der dissozialen Persönlichkeitsstörung. Das heißt also, dass bei Otto zwei schwere Störungen vorhanden sind, nämlich:

a) sexueller Sadismus (mit latenten kannibalistischen Elementen und homophil-pädophilen Neigungen) und
b) eine kombinierte Persönlichkeitsstörung mit schizoiden und dissozialen Merkmalen.

Eine konträre Feststellung und ein Kommentar des Betroffenen

Diese Feststellungen standen eindeutig im Gegensatz zu jenem Gutachten, das ungefähr zweieinhalb Jahre zuvor erstellt worden war. Der damalige Gutachter hatte festgestellt:

»Zusammenfassend ergab die ambulante psychiatrische und körperliche Untersuchung, dass es sich bei Otto um einen gesunden jungen Mann handelt. Psychisch fanden sich keine Anzeichen für eine krankhafte seelische Störung, eine tief greifende Bewusstseinsstörung, einen Schwachsinn oder eine schwere andere seelische Abartigkeit. Insbesondere lassen sich die homosexuellen Neigungen mit pädophilen Tendenzen nicht als krankheitswertige Perversion qualifizieren, die die Voraussetzungen tatbezogener Schuldfähigkeit beeinträchtigen können.«

Wie kann es zu solch konträren Feststellungen kommen?

Die Antwort gab Otto selbst. Er sagte:

»Als die Anordnung des Gerichtes für eine psychiatrische Untersuchung und Beobachtung kam, dachte ich, dass die mich sicherlich mit so einer gefährlichen Störung direkt dabehalten werden. Die Untersuchung dauerte eine oder anderthalb Stunden. Ganz wenig wurde ich über die Sexualität gefragt. Ich wollte ja darüber reden, aber niemand wollte etwas darüber hören. Als ich fragte, ob ich dableiben sollte, lachte der Arzt und sagte, es sei nicht nötig. Ich wusste schon damals, dass ich töten kann. Von mir selbst aus konnte ich aber darüber nicht sprechen. Ich wartete, dass mich jemand fragt. Aber es hat mich niemand gefragt. Nach anderthalb Stunden musste ich meinen Koffer nehmen und musste zurück in die Untersuchungshaft. Ich habe mich amüsiert während der Gerichtsverhandlung, als ich hörte, dass der Arzt keine Perversion bescheinigte.«

Ottos Bemerkungen sind Kommentar genug!

Die Folgen einer Fehldiagnose

In der Haftanstalt tobten die Gewaltfantasien weiter. Die Fantasie der durchschnittenen Kehle eines Kindes brachte Otto zum Orgasmus. Als er nach zwei Jahren entlassen wurde, begann er wenige Tage danach mit den Sexualgewalttaten, die am Anfang dieser Geschichte dargestellt wurden. Und dann kam es zu dem schlimmen Fall, der zu seiner Inhaftierung und der darauf folgenden Begutachtung führte.

Sein letztes Opfer, einen zehnjährigen Jungen, hatte er entführt, gefesselt und ihm eine metallische Schlinge um den Hals gelegt. Er hat ihn an verschiedene Orte transportiert und wiederholt sexuell misshandelt, u. a. mit sadistischen Ritualen. Drei Stunden lang wusste das Kind, dass es am Ende sterben sollte, denn Otto hatte es ihm gesagt. Zur Tötung brachte er das Kind an einen Fluss, um anschließend die Leiche im Wasser zu beseitigen. Er stellte dem zehnjährigen Jungen drei Tötungsarten zur Wahl: Erwürgen, Erstechen, oder Sich-selbst-Erhängen. Da der Junge nur um sein Leben bettelte, entschloss sich Otto, ihn zu erwürgen. Nachdem »eklige Geräusche« aus dem Körper des Kindes kamen, unterbrach er seinen Tötungsversuch. Das Kind wurde gerettet.

Otto erzählte bereitwillig alle Details, völlig emotionslos. Es war eine unerträgliche Kälte im Explorationszimmer. Otto berichtete, dass seine Fantasien jetzt weitergehen und mit der Tötung der Kinder enden. Er erzählte, dass er sich damals sehr gewundert habe, dass er nicht für lange Zeit untergebracht worden ist. Er berichtete uns, dass er nur in einer Therapie eine Chance sehe. »Wenn so was zu therapieren ist«, sagte er.

Ich habe das Gericht auf Ottos Gefährlichkeit und Therapiebedürftigkeit hingewiesen, da es sich um eine schwere Perversion mit allen Merkmalen der progredienten Form und der Süchtigkeit handelte. Otto selbst widerlegte den vorigen Sachverständigen. Dessen Gutachten umfasste nur fünfeinhalb Seiten. Sehr wenig für so viel.

Wir Gutachter müssen zuhören können, fragen können, Sorge und Befürchtungen um andere haben können. Fehler können jedem von uns passieren. Aber zuhören, fragen, Sorge tragen – das müssen wir alle können. Nach seiner Unterbringung im Maßregelvollzug schrieb mir Otto allerdings viele Briefe, alle nach dem Motto: Seine Unterbringung im Maßregelvollzug sei ein Fehler gewesen. Es werde ihm dort nicht geholfen, der Maßregelvollzug entspreche nicht seinen Ansprüchen.

EINIGE REDEN UND REDEN ...
MANCHE VERSUCHEN ZU ÜBERREDEN

Peter war nicht zerquetscht

Meine Erzählung ist inzwischen fortgeschritten. In ihrem Verlauf haben Sie Menschen kennengelernt, die in der bizarren Welt der Perversion aufwuchsen, die von ihr mitgerissen wurden. Sie haben aber auch Menschen kennengelernt, die durch geistige Behinderung, Hirnschädigung oder durch eine chronische, die Persönlichkeit verändernde Psychose zur Tat getrieben wurden. Sie haben erkannt, dass es den Sexualmörder bzw. den Sexualtäter nicht gibt.

Viele Menschen, viele Individuen, auch viele Typen von Sexualstraftätern. Einige können trotz des Grauens, das sie erregen, Mitleid, Traurigkeit, Betroffenheit, Ratlosigkeit, sogar Solidarität und Fürsorge erwecken – nicht nur bei den Ärzten und Psychologen und nicht nur bei den Sozialarbeitern und Krankenschwestern. Andere aber erwecken nur Wut, Zorn und Ohnmachtsgefühle – und das nicht nur bei den Laien oder im unmittelbaren Kreis der Opfer.

Peter ist eine Gegenfigur zu Anton, psychisch und körperlich. Er ist riesengroß, hat grobe, knochige Gesichtszüge, breite Schultern, lange Arme mit großen, knochigen Händen. Er spricht mit langsamer, tiefer Stimme. Er bewegt sich auch langsam. Als ich Anton sah, dachte ich: ›Er sieht aus wie ein Theologiestudent.‹ Als ich Peter sah, dachte ich: ›Der sieht aus wie ein Schauspieler in den einschlägigen Kinofilmen.‹

Peter überfiel in drei Jahren vier Frauen. Zwei Frauen tötete er. Bei einer dritten dachte er, er habe sie getötet. Eine vierte Frau konnte buchstäblich in der letzten Sekunde entfliehen. Die zwei getöteten Frauen hatte er schwerstens massakriert, bevor er sich sexuell befriedigte.

Peter erzählte mir seine Geschichte, als ob es die Geschichte eines anderen wäre, und doch war die Atmosphäre anders als bei Bernd,

der ja auch berichtete, als ob jemand anderes die Taten begangen hätte. Bernd erzählte so, als ob er »entpersonalisiert«, wie eine Marionette gesteuert gewesen wäre, dem Schicksal hoffnungslos ausgeliefert. Bernd erweckte irgendwie Mitleid. Peter nicht.
Ich untersuchte ihn, zwölf Jahre, nachdem er von einem Gericht zu lebenslanger Strafe und Unterbringung im Maßregelvollzug verurteilt worden war, 16 Jahre nach dem ersten Sexualmord. Da waren kaum Fortschritte in der Therapie, kaum Bereitschaft zur Kommunikation, kaum tief greifende Auseinandersetzung mit dem Schrecklichen zu erkennen. Solche Fälle gibt es auch. Und Peter gehört zu diesen Ausnahmen!
Als er zum ersten Mal tötete, war er gerade 17 Jahre alt.
Das Opfer war die Mutter eines Freundes, eine Nachbarin. Er war mit ihrem gleichaltrigen Sohn zusammen in einer Jugendgruppe. Dadurch hatten sie Bekanntschaft geschlossen. Sie war geschieden, ihre drei Kinder lebten bei ihr. Peter hatte sie auch schon vor der Tötung besucht. Als er hörte, dass sie ein »lockeres Leben« führe, entstand bei ihm der Wunsch, mit ihr sexuell zu verkehren.
Er besuchte sie, als er wusste, dass sie alleine war. Die Frau ließ den Freund ihres Sohnes ohne Bedenken ins Haus. Als Peter seine Wünsche deutlich äußerte, lehnte sie es ab, ebenfalls sehr deutlich: »Du musst erstmal erwachsen werden!« Als sie aufstand, um den Fernseher einzuschalten, griff er ihr ohne jegliche Vorwarnung mit beiden Händen von hinten um den Hals. Er rief dabei, dass er mit ihr schlafen wolle. Die Frau wehrte sich, es kam zu einem Kampf. Er warf sie auf den Boden und versuchte mit Gewalt, den Geschlechtsverkehr zu vollziehen. Das gelang ihm nicht. Er wollte aber auch nicht aufgeben. Er würgte sie und stach mehrere Male mit einer Schere auf sie ein. Anschließend wusch er sich die Hände. Mit einem Handtuch wischte er alle Gegenstände ab, von denen er glaubte, dass er sie in der Hand gehabt hatte. Im Wohnzimmer, wo die Getötete lag, fand er eine Weinflasche. Er trank Wein, rauchte eine Zigarette, drückte sie im Aschenbecher in der Essdiele aus und wischte alle Fingerspuren ab, die er auf der Weinflasche und auf dem Aschenbecher hinterlassen hatte. Gegen Mitternacht kehrte er nach Hause zurück. Dort saßen sein Vater und seine Mutter zusammen. Es war der Geburtstag seiner Mutter. Er unterhielt sich

ein bisschen mit ihnen, ging dann zu Bett und schlief. Niemand verdächtigte ihn. Jahrelang nicht.

Wie konnte man auch? Der junge Freund der Familie aus der Nachbarschaft, der jeden Tag an dem Haus vorbeiging. Nein, der konnte es nicht gewesen sein. Es zeigte sich keine Veränderung in seinem Leben, er zeigte auch keinerlei Gefühlsregung. Er selbst bezeichnet seine damalige Haltung als »kaltschnäuzig«. Der Sohn der gut situierten Familie aus der Nachbarschaft mit den zwei beruflich erfolgreichen, netten Geschwistern.

Obwohl der Vater aus beruflichen Gründen kaum zu Hause war, erlebte Peter ihn positiv. Zu seiner Mutter hatte er eine sehr enge Beziehung, die heute noch in der gleichen Intensität besteht. In der Schule fühlte er sich überlegen. Von den Schulkameraden war er immer gerne vorgeschoben worden. Seit seiner Einschulung war er einen Kopf größer als seine Mitschüler gewesen. Deswegen hatten ihn alle anderen als den »King« akzeptiert. Nach der Tötung der Nachbarin ging für ihn das Leben weiter. Er schloss seine Ausbildung als Handwerker ab und wurde anderthalb Jahre später zur Bundeswehr eingezogen.

Während seiner Grundausbildung versuchte er ohne Vorwarnung, ein Mädchen nachts auf offener Straße zu vergewaltigen.

Er umschlang mit seinen großen Händen den Hals des Mädchens, das um Hilfe schrie. Er drückte stärker zu und forderte sie auf aufzuhören, sonst würde sie sterben. Er befahl ihr, sich auszuziehen und versuchte, sie zu vergewaltigen. Er hatte jedoch keine Erektion. Daraufhin befahl er dem Mädchen, sich wieder anzuziehen. Er nahm aber ihre Bluse, drehte sie zu einer Art Schnur und bewegte sich auf das Mädchen zu. In diesem Moment konnte es fliehen.

Zu dieser Zeit hatte er eine feste Freundin. Seine erste feste Freundin, ein 17-jähriges Mädchen, hatte er drei Monate nach dem ersten Mord kennengelernt. Die Beziehung zu ihr dauerte ein Jahr. Sie wurde durch die Bundeswehrzeit beendet. Die Erlebnisse mit seiner ersten Freundin beschreibt er als »Hochgefühl«, als »Euphorie«. Dann schloss er Freundschaft mit einem anderen Mädchen, ohne jedoch sexuell mit ihr zu verkehren. Danach hatte er wieder eine intensive Beziehung, die zum Zeitpunkt der zweiten Tat noch bestand. Seine Freundin verließ ihn, als Peter wegen dieser zweiten Tat verhaftet und zu einem Jahr Freiheitsstrafe verurteilt wurde – die Tötung der Nachbarin war noch nicht aufgeklärt. Niemand verdächtigte ihn deswegen, er musste nur für die versuchte Vergewaltigung sechs Monate ins Gefängnis.

Sieben Tage nach seiner Entlassung tötete er eine 66-jährige Frau.

An jenem Tag saß Peter zusammen mit Bekannten in einem Lokal und trank einige Gläser Cola mit Rum. Gegen 23.00 Uhr verließ er das Lokal. Unterwegs sah er die 66-jährige Frau, die aus einem Lokal, wo sie in der Küche aushalf, nach Hause ging. Er verfolgte sie und stellte fest, wo sie wohnte. Er drang durch das Fenster des Badezimmers in das Haus ein und versuchte, sie zu vergewaltigen. Es kam zu einem Kampf. Die Frau kratzte ihn im Gesicht. Er riss ihr mit Gewalt das Nachthemd vom Leib und schlug sie. Die 66-jährige Frau wehrte sich immer noch. Er tötete sie mit mehreren Messerstichen. Anschließend nahm er Wein und Gebäck aus den Vorräten der Frau und verließ die Wohnung. Unterwegs wusch er die Blutspuren an einem Brunnen ab, trank den Wein und aß das Gebäck. Als er am anderen Morgen auf die Kratzspuren im Gesicht angesprochen wurde, antwortete er, dass er sich mit einer »Wildkatze« angelegt hätte. Auch diesmal verdächtigte ihn niemand.

Aber Peters Leben wurde unruhiger, unsteter und desorientierter. Mit nichts wurde er fertig. Er wurde immer einsamer. Allein mit seinen ausufernden Problemen verlor er seine Arbeit und setzte sich von zu Hause ab. Dabei nahm er das Auto einer Bekannten mit.

Unterwegs traf er sein nächstes Opfer. Eine 61-jährige Frau.

Er versuchte mehrmals vergeblich, sie zu vergewaltigen – vergeblich, weil er keine Erektion bekam. Anschließend würgte er sie und stach mit einem Messer mehrere Male auf sie ein, bis er dachte, dass sie tot sei. Aber sie überlebte. Peter fuhr weiter durchs Land.

Seine Bekannte hatte ihr Auto als gestohlen gemeldet. Bei einer Routinekontrolle entdeckte die Polizei das Auto, und man nahm Peter wegen des vermuteten Autodiebstahls fest. Nach Klärung des Sachverhaltes wurde er wieder entlassen. Anlässlich der Festnahme hatte man ihm jedoch seine Fingerabdrücke abgenommen, es waren dieselben, die in der Wohnung des 66-jährigen Opfers gefunden worden waren. Peter gab zuerst nur die zwei ihm nachgewiesenen Straftaten zu. Aber er wurde auch der ersten Tat überführt.

Peter und die gespaltene Meinung der Justiz und der Psychiatrie

Wie steht die Medizin, wie steht die Psychiatrie, wie steht die Psychologie zu Peters Taten? Er wurde von vielen Professoren untersucht. Von Psychiatern, Psychologen, Rechtsmedizinern, Genetikern und Sexualmedizinern. Ob eine bei ihm festgestellte Chromosomenanomalie etwas mit seinem Verhalten zu tun habe? Diese Frage kann man nicht beantworten. Die meisten Menschen, die eine solche Anomalie haben, führen ein ganz normales Leben.
Die Experten richteten ihr Augenmerk vor allem auf die Persönlichkeitsentwicklung, die Sexualproblematik und die Biografie. Wie wir gesehen haben, war Peters soziale Entwicklung bis zu seinen Taten praktisch unauffällig. Auffallend war im Nachhinein lediglich die sehr enge Beziehung zu seiner Mutter. Er empfand Lust, wenn er die Unterwäsche seiner Mutter anzog und dabei vor dem Spiegel stand. Die Erinnerung an solche Eindrücke brachte ihn zur Erregung und zum Onanieren.
Seine Angaben über sexuelle Beziehungen zu Frauen sind widersprüchlich. Mir erzählte er 13 Jahre nach der letzten Verurteilung, dass er mit seinen Freundinnen befriedigende sexuelle Beziehungen gehabt habe. Er sprach sogar von »Hochgefühlen«, von »Euphorie«. Allen damaligen Gutachtern jedoch hatte er erzählt, dass er zwar zusammen mit seinen Freundinnen nackt im Bett gelegen habe, es aber nie zu sexuellen Beziehungen gekommen sei. Dies scheint mir glaubhafter zu sein. Bei keinem seiner vier Opfer konnte er die Vergewaltigung vollenden. Er war impotent. Diese und andere Auffälligkeiten wurden von den Gutachtern berücksichtigt und ausgewertet. Das Gerede von »Hochgefühl« und »Euphorie« hatte nur einen Zweck: Er versuchte mich zu überzeugen, dass er nach 13 Jahren Behandlung, 14 Jahre nach seinem letzten Mord, »geheilt« sei, zurückgekehrt sei zur Normalität. Es gebe also keinen Grund, weiter in der gesicherten geschlossenen psychiatrischen Fachklinik zu bleiben. Er versuchte, den Gutachter zu täuschen. Das tun übrigens auch viele andere.
Bei Peter gab es zwei Gerichtsverhandlungen, bei der ersten beschäftigten sich drei Sachverständige (ein Psychiater, ein Psychologe

und ein Genetiker) mit seiner Psyche. Zwei davon erkannten zwar die Auffälligkeiten, sahen jedoch keinen Zusammenhang mit seinen Taten. Der andere – der Psychiater – erkannte, dass bei Peter eine schwere aggressive Gehemmtheit, eine tief greifende Problematik bezüglich seines Frauenbildes und eine schwere psycho-sexuelle Störung bis hin zur Impotenz festzustellen sei. Er wollte nicht ausschließen, dass die Straftaten aus diesen krankheitswertigen Erscheinungen herzuleiten seien. Das Gericht entschloss sich jedoch, den Empfehlungen der beiden anderen Gutachter zu folgen: also volle Schuldfähigkeit; keine Maßnahmen der »Besserung und Sicherung«; trotz einer solchen Vorgeschichte kein Maßregelvollzug. Peter wurde zu lebenslanger Haftstrafe verurteilt.
Der Bundesgerichtshof jedoch hob das Urteil teilweise auf und verwies die Sache an ein anderes Landgericht.
Das neue Gericht folgte der Auffassung des Psychiaters, der meinte, dass eine Ableitbarkeit der Straftaten aus den krankheitswertigen Abnormitäten nicht auszuschließen sei. Peter wurde zuerst zehn Jahre im Gefängnis, dann im Maßregelvollzug untergebracht: mit den gleichen Argumenten, den gleichen wissenschaftlichen Untersuchungen. Zwei Gerichte, zwei verschiedene Entscheidungen. Die Ableitbarkeit von Peters Straftaten von seinen Abnormitäten ist plausibel. Wie die Abnormitäten aber entstanden sind, ist eine Frage der Interpretation.

Die Ohnmacht, die manchmal da ist

17 Jahre nach seinem ersten Mord, 14 Jahre nach seinem letzten Mord, 13 Jahre nach der Verurteilung, drei Jahre nach der Aufnahme im Maßregelvollzug hatte sich bei Peter nichts geändert.
Wer hätte das auch erwartet? Der Eindruck, den er auf mich machte, war der Eindruck eines Menschen, der sich überhaupt nicht mit seinen Taten auseinandergesetzt hatte. Er wirkte wie jemand, der noch keine tiefe Trauer empfunden hatte; wie jemand, der versuchte, den psychiatrischen Sachverständigen hinters Licht zu führen und sich selbst ins rechte Licht zu rücken. Peter hat einige Floskeln

aus der Therapie übernommen. Die benutzte er zusammenhanglos bei der Exploration.

Er sagte, dass alle seine Opfer Ähnlichkeiten mit seiner Mutter gehabt hätten. So viele Ähnlichkeiten seien nicht gut, meinte er. Nur eine einzige Mutter dürfe es geben, sagte er.

Verwirrend sind die Angaben über seine Motive. Er berichtete, dass er Rache an seinen Freundinnen nehmen wollte. Deswegen habe er die Frauen getötet – aus Rache, weil seine Freundinnen ihn immer mit fadenscheinigen Argumenten verlassen hätten. Und die erste Frau, die er getötet hatte? Damals hatte er noch keine Freundin gehabt. Peter sagte immer wieder etwas anderes über seine Motive. Niemand konnte ihm glauben. Viele seiner Aussagen blieben offen. Das war so bei früheren Gutachten, das war so in der Therapie – und das war auch bei mir so. Er versuchte, die positiven Aspekte seiner Lebensgeschichte in den Vordergrund zu stellen. Wenn die Therapeuten seine Wünsche nicht erfüllen wollten, drohte er ihnen mit dem Rechtsanwalt.

Für mich zeigte sich, dass Peter die schrecklichen Taten, die er begangen hatte, nicht als eigene akzeptiert hat. Er berichtete über sie, als ob ein Fremder sie begangen hätte. Er blieb während der Exploration bei den mechanischen Einzelheiten. Emotionale Schwingungen und emotionale Betroffenheit waren nicht zu erkennen. Negativ beeindruckt war ich auch von der Darstellung seiner Zukunftsperspektive und der Therapieziele: Peter sieht in der Therapie die Vorbereitung für das Leben draußen. Er sieht aber in dieser Vorbereitung eher die technischen Aspekte und nicht die Notwendigkeit, seine Persönlichkeitsproblematik zu bearbeiten. Er sagte: »Ich war ja 14 Jahre aus dem Verkehr. In diesen 14 Jahren hat sich draußen viel geändert. Ich muss vorbereitet sein!« Es ist wohl nicht verwunderlich, dass ich die Prognose als ungünstig bezeichnete und die Fortsetzung der Unterbringung im Maßregelvollzug empfahl.

Peter hat bei mir intensives Nachdenken über die grundsätzliche Möglichkeit der Therapie bestimmter Sexualmörder ausgelöst, auch über unsere Ohnmacht. Einige Sexualtäter sind wahrscheinlich nicht therapierbar! Aber gewiss nicht alle.

Peter gehört zu den Ausnahmen.

DER KAMPF ZWISCHEN NORMALITÄT UND PERVERSION

Quincy: Die Geschichte eines verlorenen Kampfes

Die Botschaft, die ich mit der Geschichte von Quincy übermitteln möchte, hat mit dem Kampf zwischen Normalität und Perversion zu tun.

Quincy überfiel ein achtjähriges Mädchen und würgte es bis zur Bewusstlosigkeit. Anschließend versuchte er, es sexuell zu missbrauchen. Er brach die Tat aus Mitleid mit dem Kind ab, als er merkte, dass es noch atmete. Sechs Wochen später überfiel er ein anderes zehnjähriges Mädchen und würgte es ebenfalls bis zur Bewusstlosigkeit. Diesmal vollendete er die Vergewaltigung und verließ das blutende, bewusstlose Kind in der Überzeugung, dass es tot sei.

Quincy wurde aufgrund von Indizien verhaftet. Er war sofort voll geständig. Während der Haftzeit wucherten seine Fantasien weiter. Zur Zeit der Gerichtsverhandlung war er gequält von der Vorstellung, irgendwann das zu tun, was er bis jetzt nicht getan hatte: die Tötung eines Mädchens. Er konnte die Spannung nicht aushalten und versuchte, sich umzubringen, wurde jedoch gerettet. Die Fantasien quälen ihn auch drei Jahre nach der Tat noch, sie machten ihn unglücklich. Er äußerte immer wieder Suizidabsichten, aber er hoffte auch auf eine Therapie.

Quincy war 25 Jahre alt und verlobt, als das Drama stattfand. Er war ein kräftiger, durchtrainierter Mann. Wir untersuchten ihn im Rahmen der Prognosebegutachtung. Nach dem Gerichtsurteil war er in einer Maßregelvollzugsanstalt untergebracht worden. Er sprach mit leiser Stimme, äußerte spontan seine Befürchtungen, dass er noch einmal ein Mädchen überfallen könnte. Er sprach über seine Gefährlichkeit und darüber, wie fassungslos er deswegen sei. Er suchte Hilfe und erwog gleichzeitig die Selbsttötung, um dadurch seine Tragödie und die anderer zu beenden.

Quincy hat vier Geschwister, einen Bruder und drei Schwestern, mit denen er im gemeinsamen Elternhaus aufwuchs. Sein Vater fuhr zur See. Daher zog die Familie bis zu Quincys 8. Lebensjahr im In- und Ausland häufig um. Quincys Vater überließ die Erziehung der Kinder weitgehend der Mutter. Er war wenig zu Hause und kümmerte sich kaum um die Kinder. Das Verhältnis zu seiner Mutter bezeichnete Quincy als gut. In der Familie gab es kaum Streit. Quincy lernte erst mit etwa fünf Jahren das Sprechen. Bis zum elften oder zwölften Lebensjahr war er Bettnässer. Fremden gegenüber war er als Kind gehemmt. Der Vater starb mit 46 Jahren, als Quincy 13 Jahre alt war.

Sexuell aufgeklärt wurde Quincy in der Schule, teils durch den Sexualkundeunterricht, teils durch Mitschüler. Seine ersten diesbezüglichen Erlebnisse waren »Doktorspiele« mit gleichaltrigen Kindern. Zum ersten sexuellen Kontakt kam es, als er etwa 13 Jahre alt war. Er küsste während einer Schulfeier ein gleichaltriges Mädchen. Beide kamen dann überein, dass sie miteinander »Sex machen wollten«. Eine dauerhafte Beziehung oder längere Freundschaft mit diesem Mädchen entwickelte sich aber nicht.

Kurz danach hatte Quincy für etwa ein halbes Jahr ein sexuelles Verhältnis mit seiner damals 14-jährigen Schwester. Beide Kinder fühlten sich zueinander hingezogen, weil – wie Quincy sagte – ihr Vater sie abgestoßen hatte. Es kam während dieser sechs Monate mehrmals zum Geschlechtsverkehr, meistens spontan. Die Geschwister beendeten ihr unentdeckt gebliebenes Verhältnis, als ihnen bewusst wurde, dass es nicht richtig war, was sie taten.

Zwischen Frauen und kleinen Mädchen hin- und hergerissen

Etwa seit dem zwölften Lebensjahr interessierte sich Quincy für Mädchen, die sieben oder acht Jahre alt waren. Er beobachtete sie beim Spielen, weil es ihn sexuell erregte. Manchmal spielte er auch mit ihnen, um sie berühren zu können. Sex beherrschte einen Großteil seines Lebens, insbesondere seine Gedanken. Mit etwa 18 Jahren begann für Quincy eine Zeit häufiger sexueller Kontakte mit erwachsenen Frauen. Die Verhältnisse dauerten jedoch meistens nur kurz, oft blieb es sogar bei einem einmaligen Geschlechtsverkehr. Das Alter der Frauen lag zwischen 16 und 34 Jahren. Quincys Interesse für kleine Mädchen wurde davon nicht berührt. Er versuchte, es zu unterdrücken, indem er bis spät abends arbeitete. Seine Gedanken und sexuellen Fantasien waren jedoch stets vorhanden. Zum Teil schrieb er sie auf und notierte sehr detailliert, wie er sich den Geschlechtsverkehr mit kleinen Mädchen vorstellte. Diese Fantasien verschwanden auch nicht, als er eine intensivere Beziehung mit einer erwachsenen Frau, seiner späteren Verlobten, einging. Beim Geschlechtsverkehr mit ihr projizierte er seine sexuellen Fantasien von kleinen Mädchen teilweise auf sie.

Einige Zeit vor der Tat hatte Quincy sexuellen Kontakt mit der damals elfjährigen Tochter einer befreundeten Familie. Das Mädchen war damit einverstanden gewesen. Er nahm einen Schlüpfer von ihr und einen ihrer jüngeren Schwester als Fetische mit, um seine sexuellen Gedanken anzuregen und sie zur Selbstbefriedigung zu nutzen. Auch Slips seiner Verlobten benutzte er als Fetische.

Quincy, der seine sexuelle Andersartigkeit erkannt hatte, brachte es trotzdem nicht fertig, mit jemandem über seine sexuellen Fantasien zu sprechen. Er versuchte wohl mehrfach, seiner Verlobten seine Probleme darzulegen, ohne sie ihr richtig erklären zu können. Stets hatte er Angst, dass sie ihn nicht verstehen würde. Auch, als sie eine Aufzeichnung seiner sexuellen Fantasien fand und ihn fragte, ob dies wirklich alles geschehen sei, kam es nicht zu einem klärenden Gespräch zwischen den beiden.

Schweigen kann tödlich sein. Aber zum Reden braucht es einen Zuhörenden.

Quincy berichtete, dass seine sexuellen Vorstellungen sich während der Pubertät langsam entwickelten. Zu Beginn erregte es ihn einfach, kleine Mädchen zu sehen. Später kamen Bilder dazu, in denen er sich vorstellte, Mädchen zu sehen und dabei zu masturbieren.

Mit 15 Jahren belästigte er ein kleines Mädchen. Er steckte seine Hand in ihr Höschen. Als sie es ihrer Mutter erzählte, wurde er zum ersten Mal von der Polizei vernommen. Er verbrachte dort mehrere Stunden und wurde erst entlassen, als seine Mutter ihn abholte. Man tat das damals als einmaliges Ereignis ab. Er selbst wusste jedoch bereits, dass dem nicht so war. Er wusste auch, dass er von diesem Zeitpunkt an vorsichtiger würde sein müssen. Niemand versuchte, mit ihm darüber zu reden oder herauszufinden, warum er das getan hatte. Niemand fragte ihn, auch die Mutter nicht. Er glaubt heute, dass er etwas darüber erzählt hätte, wenn man ihn danach gefragt oder darauf angesprochen hätte.

Die Fantasien wuchsen und wuchsen. Sie breiteten sich aus, progredient und suchtartig, wurden zu Gewaltfantasien mit sadistischen Zügen. Obwohl er in Wirklichkeit nie jemanden gefesselt hatte, fesselte er im Geiste kleine Mädchen und schlug sie. In der Realität verhielt sich Quincy anders. Zu seiner Verlobten war er immer sehr freundlich und liebevoll. Er übte keine körperliche Gewalt gegen Frauen aus. Er versuchte nie, Fesseln oder Schlagen ins erotische Repertoire einzubringen. Quincys perverse Fantasien hörten mit der Verurteilung nicht auf. Im Gegenteil, er berichtete, dass sie seit seiner Verhaftung schlimmer, unerträglicher geworden seien:

> »Ich habe einige Fantasien gehabt, in denen das kleine Mädchen sterben könnte. Das ist nicht das, was ich will. Ich will niemanden töten, ich bin zwar wegen versuchten Mordes angeklagt worden, das ist jedoch niemals meine Absicht gewesen. Das ist wahrscheinlich mehr Pech oder auch meine Dummheit gewesen, dass ich das Kind gewürgt habe. Diese Fantasien, dass ein Kind sterben könnte, habe ich auch nicht gehabt, bevor ich die beiden Straftaten begangen habe. Diese Fantasien sind erst kurz vor oder kurz nach der Gerichtsverhandlung aufgetreten. Ich habe immer wieder über diese Entwicklung nachgedacht. Ich fühle bei diesen Fantasien Panik. Als ich realisierte, was da Schreckliches vor sich ging, hat mich das geängstigt. Es ist keine Erregung gewesen, sondern Furcht. Ich habe gedacht: um Gottes Willen, was denke ich denn da. Ich habe versucht, diese Fantasien auszuklammern, vor ihnen wegzulaufen. Ich habe gedacht: das ist doch unmöglich, ich bin neunundzwanzig Jahre alt, da kann ich doch nicht Fantasien haben, in denen ich kleine Mädchen umbringe. Ich habe mich krank gefühlt. Ich habe Angst gehabt, irgend jemandem zu erzählen, dass meine Fantasien so weit gehen.«

Quincys Kampf ist ein Kampf zwischen Normalität und Perversion.

EINIGE VORAUSSETZUNGEN FÜR EIN EINDÄMMEN DER ZERSTÖRENDEN PERVERSION

Wir haben Perversionen kennengelernt, die von Kindheit an den Menschen isolieren, der sie hat. Abweichende sexuelle Fantasien können aber auch Jahre und Jahrzehnte lang neben einem sozial konformen Sexualverhalten existieren oder erst nach Beginn eines sozial angepassten Sexuallebens auftreten. Sie können ein Leben lang neben der normalen Sexualität existieren, ohne gefährlich für andere oder für den Betroffenen zu werden. Sie können gelenkt und in den Hintergrund gedrängt werden.

Das setzt voraus, dass der Betroffene die Macht hat, sie zu zähmen, dass er Persönlichkeitseigenschaften besitzt – Abwehrmechanismen und Bewältigungsstrategien –, die zur Zähmung taugen. Gerade bei Menschen mit Perversionen sind diese Fähigkeiten häufig gering ausgeprägt, vor allem, wenn die Perversion progredient verläuft.

Wie schafft man sich also Macht über seine Fantasien?

Auf diese Frage gibt es keine allgemeingültige Antwort. Aber einige Voraussetzungen kennen wir, andere vermuten wir:

Die erste Voraussetzung

Schweigen kann töten! Das ist sicher. Allein schafft man es nicht! Über seine Fantasien zu sprechen, ist ein möglicher erster Schritt. Die Erfahrung belegt es. Die psychotherapeutische Praxis zeigt auch, dass gerade Menschen mit aggressiv-perversen Fantasien schon im Frühstadium Hilfe brauchen, um Herr ihrer Fantasien zu werden. Doch nicht jeder von ihnen nutzt die Möglichkeit einer psychotherapeutischen Unterstützung. Viele haben Angst, über ihre Probleme zu sprechen. Für viele gilt: darüber spricht man nicht. Die Scham und die Scheu sind verständlich.

Die zweite Voraussetzung

Eine erste Voraussetzung ist das Reden. Es setzt aber einen Zuhörenden voraus. Den muss man suchen. Dieser muss in der Lage sein, Signale zu empfangen, die versteckte Botschaft zu entschlüsseln. Das ist eine schwere Aufgabe, die meisten Menschen sind damit überfordert. Aber es ist nicht zu viel verlangt, jemandem zu raten, einen Fachmann aufzusuchen, einen Psychiater oder einen Psychologen. Der Weg, der zum Ausweg werden kann, ist einfacher zu beschreiten, wenn es einen Begleiter oder eine Begleiterin gibt. Es ist sicherlich ein schwieriger Weg, aber er kann zur Abwendung der Katastrophe beitragen.

Die dritte Voraussetzung

Fachliche Hilfe zu suchen und die richtige Hilfe zu finden, stellen weitere Bausteine zur Befestigung des Dammes dar, der die Umsetzung der Fantasien in die Realität verhindern kann. Der Psychiater oder der Psychologe muss aufgesucht werden. Leider kann dieser Weg zu einem Irrweg werden. Nicht jeder Arzt oder Psychologe besitzt die Kompetenz, effektive, tragfähige Hilfe zu leisten. Man braucht spezielles Wissen, eine spezielle Ausbildung und Erfahrung. Nervenheilkunde, Psychiatrie, Psychologie haben sehr viele Spezialgebiete. Niemand ist in der Lage, alle Fachbereiche zu beherrschen.

Es ist nicht leicht, den richtigen Spezialisten zu finden. Vielen Patienten fehlen die dazu notwendigen Informationen. Es ist daher die Pflicht eines jeden Angesprochenen, den Hilfesuchenden aufzuklären und einen kompetenten Helfer zu empfehlen. Ich habe in den mehr als 30 Jahren meiner ärztlichen Tätigkeit leider Fälle erlebt, wo nicht so gehandelt wurde. Anton hatte mit seinem Arzt gesprochen, wahrscheinlich aber so verschlüsselt, dass dieser nicht verstand, was Anton sagen wollte. Man kann aber auch sagen: Er war an einen Allgemeinmediziner geraten, der kein Fachmann war, der die Signale nicht entschlüsseln konnte. So wählte Anton die ungeeignete Selbsthilfe. Oder denken Sie an Otto, der nicht gehört wurde.

Ich kenne auch einen anderen Patienten, der starke pädophile Neigungen hatte. Sein Wunsch, Kinder zu missbrauchen, wurde im Laufe der Zeit immer stärker. Er kämpfte einen gigantischen Kampf und litt sehr darunter. Als die Neigung so konkret wurde, dass er fürchtete, zwei seiner Nichten zu missbrauchen, tat er einen nicht leichten Schritt: Er ging zu seinem Hausarzt und schilderte sein Problem und seinen Kampf. Er bekam folgende Antwort: »Warum fahren Sie nicht nach Thailand? Dort ist es nicht verboten, mit Kindern Sex zu haben. Dann befriedigen Sie Ihre Neigung, und Sie haben kein Problem mehr.«!

Wie Sie sehen, ist nicht jeder der Richtige!

Die vierte Voraussetzung

Konsequenz und Hartnäckigkeit sind ebenso wichtige Bausteine des Dammes. Die Zähmung und die Behandlung der aggressiven Perversion verlangen einen hartnäckigen, konsequenten Kampf. Es ist nicht mit einem Besuch beim Fachmann getan, auch nicht mit einer kurzzeitigen Therapie oder mit einer stationären Aufnahme. Es muss lange gearbeitet werden.

Es gibt keine Alternative: Darüber sprechen, gehört werden, kompetente Hilfe suchen, konsequent und hartnäckig bleiben ist die einzige Möglichkeit, Lösungen zu finden, hoffen zu können.

NOCH EINMAL DIE HÄMMERNDE FRAGE NACH DER VORBEUGUNG

»... Aber was kann ich dafür?«

fragte Anton. Dieser Satz ist ein schwieriger Satz. Er ist Frage und Antwort zugleich. »Was kann ich dafür?«
»Was kann man selbst dagegen tun?«, haben wir vorher gefragt. Eine weitere Frage muss gestellt werden:
»Wann spätestens muss man selbst etwas dagegen tun?«

Richard: Die zerstörende Perversion. Die nicht gezogene Bremse

Dazu werde ich die Geschichte von Richard erzählen. Der lange Weg, den Richard gegangen ist, stellt die Frage nach der eigenen Verantwortlichkeit: Wo beginnt die eigene Verantwortung für die Abwehr der drohenden Katastrophe, aller Dynamik der Perversion zum Trotz?
Ich habe schon erzählt, wie gefährlich das Leben mit den Fantasien sein kann, wie gefährlich Schweigen ist. Für das Schweigen kann man viele Erklärungen finden: Man ist nicht informiert. Man schätzt die Fantasien nicht als wirklich gefährlich ein. Man überschätzt die eigenen Widerstandskräfte, man ... Es gibt viele Erklärungen – manche sagen, es gibt viele Alibis.
Aber was ist, wenn eine Sturmwelle die andere jagt? Was ist, wenn die Umsetzung der Fantasie in der Realität schon angefangen hat? Was ist, wenn planmäßige Vorbereitungen unmissverständlich das Unheil ankündigen, wenn schon das erste Opfer dem Tod knapp entgangen ist? Was ist, wenn es dem Tod nicht entgangen ist? Warum wartet man dann noch?

Gibt es einen eigenen Willen, wenn man Sklave der ausufernden, suchtartigen Diktatur der Sexualität ist? Gibt es dann noch einen eigenen Willen? Ja, es gibt ihn. Zwischen den Sturmwellen oder danach. Wie bei Anton, der sich nach der Tötung des Kindes stellte, um weitere Dramen zu vermeiden.

Anton hat sich gestellt. Richard nicht.

Richard hat in kurzen Abständen zwei Frauen getötet. In blinder Zerstörungswut.

Er erzählte mir:

> »Die ersten Fantasien haben angefangen, als ich 14 Jahre alt war. Sie waren so gestaltet, dass ich alleine mit einer mir unbekannten Frau im Zimmer, im Wald oder irgendwo anders war. Dass ich die Frau anschrie und ihr gegenüber Übermacht demonstrierte. Ich habe auch öfters eine sexuelle Erregung damit in Verbindung gebracht. Im Laufe der Jahre eskalierte jedoch das Fantasiegebilde. Aus dem Anschreien sind Drohungen geworden, dann Prügel, später Bedrohungssituationen, etwa mit einem Messer, dann Tötung und völlige Zerstörung des weiblichen Körpers.
>
> Die Gewaltfantasien waren mit sexueller Erregung verbunden, die zur Selbstbefriedigung führte. Am Anfang genügten die relativ harmloseren Fantasien, wie etwa das Anschreien, um eine sexuelle Erregung zu haben. Im Verlauf der Jahre aber brauchte ich die massiveren Gewaltfantasien. Zuletzt die Tötungsfantasien. In der letzten Phase vor der letzten Tötung nahmen die Gewaltfantasien den Charakter der blinden Zerstörungswut, des unkontrollierten Kaputtmachens des weiblichen Körpers an. Nur so konnte ich eine sexuelle Erregung haben. Die Angstgefühle bei der angegriffenen Frau, die ich mir vorstellte, waren zu Beginn der Entwicklung meiner Gewaltfantasien ein wesentlicher Bestandteil meiner sexuellen Empfindung. Das wurde jedoch in einem späteren Stadium von der Zerstörung und Vernichtung des weiblichen Körpers abgelöst. Blinde Zerstörung, blinde Vernichtung. Auch bei dem Sexualverkehr mit meiner Frau, obwohl er immer normal verlief, brauchte ich die Tötungsfantasien dazu. Bemerkenswert ist, dass während des Sexualverkehrs mit meiner Frau das Opfer der Gewaltfantasien nie meine Frau war, sondern immer eine mir unbekannte Frau. Bemerkenswert ist auch, dass ich, obwohl der Oralverkehr immer

einen Bestandteil meiner Gewaltfantasien darstellte, ihn nie mit meiner Frau ausgeübt habe.«

Richard lernte mit 14 Jahren durch seine Fantasien die Sexualität kennen. Den ersten sexuellen Kontakt hatte er mit seiner heutigen Ex-Frau. Er war damals 25 Jahre alt. Bis dahin hatte er keine Beziehung zu einer Frau gehabt, aus Angst vor seinen Fantasien. Irgendwie wusste er, dass diese nicht normal sein konnten. Die Beziehung zu seiner Frau sei ein Verzweiflungsakt gewesen, meinte er. Wie ein Ertrinkender hätte er sich an diesen Strohhalm geklammert, hätte versucht, ein nach außen hin akzeptables Leben aufzubauen. Er und seine Frau verstanden sich eigentlich ganz gut. Sie hätten viel geredet, aber nie darüber. Es entstand Vertrauen, wenn auch nicht genügend, dass er ihr seine Fantasien anvertraut hätte. Sein Motiv für die Eheschließung sei nicht die große Liebe gewesen. Sie heirateten ein Jahr vor der Tragödie, weil ein Kind unterwegs war.

Aus welchem familiären und lebensgeschichtlichen Hintergrund stammt Richard? Richard hasste seinen Vater. Als der mit 50 Jahren an Krebs starb, war das für Richard ein »innerer Reichsparteitag«, ein Jubeltag, weil die jahrelangen Quälereien und Demütigungen vonseiten des Vaters ein Ende fanden. Richard hatte seinem Vater nichts recht machen können, hatte nie ein liebes Wort von ihm gehört. Das Einzige, was er kannte, waren »Rumbrüllerei, Prügel ohne Ende, permanentes Gemecker«.

Die Mutter lebt noch. Sie hatte zu Hause nichts zu sagen. Sie war schüchtern, litt unter dem Verhalten des Vaters und auch unter dem extremen Mangel an Geld. Ein inniges Verhältnis zu ihr hatte Richard nicht. Sie versuchte manchmal, ihn vor dem Vater in Schutz zu nehmen, konnte sich jedoch nicht durchsetzen. Sie war mehr oder weniger unbeteiligt. Richard war wütend auf die Mutter, die ihn nicht schützen konnte. Notgedrungen war er früh selbstständig, weswegen die Mutter sich nicht mehr um seine Sachen kümmerte. Er hatte als Kind kein besonderes Vertrauen zu ihr. Er erhielt keine Wärme und brachte seiner Mutter keine Liebe entgegen.

Richard hat vier jüngere Geschwister. Die Beziehungen zu ihnen waren nie besonders eng. Irgendwie war er immer ein Außenseiter. Er besuchte die Realschule, seine Geschwister nur die Volksschule.

Sein Vater hackte deshalb immer auf ihm herum: er komme sich wohl als was Besseres vor. Richard trug Einsamkeit, Isolation und Hass in seinem Herzen. Mit niemandem hatte er Kontakt. Es gab niemanden, der seine Last teilen konnte. Hierauf wurde später seine zerstörerische Perversion zurückgeführt.

Wie eine Horrorfantasie Gestalt annimmt

Nachdem die Gewaltfantasien bei Richard ihren Höhepunkt erreicht hatten, also in blinde Zerstörungswut übergegangen waren, begannen auch die Grenzen zwischen Fantasie und Realität allmählich zu schwinden. Er begann, Tötungsutensilien in seinem Auto zu sammeln. Doch auch, als er diesen gefährlichen Punkt erreicht hatte, läuteten keine inneren Alarmglocken. Er klammerte sich an Verleugnungs- und Rationalisierungserklärungen, wie etwa: »die Tötung einer Frau ist doch nur so eine Idee«, »ich nehme die Schnur mit ins Auto, weil man sie für viele Dinge brauchen kann«. Für alle Fälle?

Nach diesem ersten Schritt begann der Teufelskreis. Die Gewaltfantasien nahmen Gestalt an, und das innere Hin- und Hergerissensein wurde stärker. Parallel zu den immer drastischeren Gewaltvorstellungen wuchs der Wunsch nach der Verwirklichung der Fantasien. Dann passierte es. Er traf sein erstes mögliches Opfer, eine junge Anhalterin, die er in seinem Auto mitnahm. Er wollte das Mädchen töten, wie er es in seinen Fantasien schon unzählige Male getan hatte. Der innere Kampf zwischen Angst und Drang begleitete ihn bei dieser ersten Begegnung mit dem Schicksal. Diesmal gewann er ihn noch. Er konnte die Fantasien noch einmal kontrollieren, die Umsetzung verhindern und das Mädchen absetzen. Beim nächsten Mal gelang ihm das nicht.

Die nächste Anhalterin hat er mit blinder Zerstörungswut getötet.

Das Drama, das im Gutachten auf vielen Seiten beschrieben wurde, ist damit in einem einzigen Satz zusammengefasst.

Er erzählte mir Folgendes:

»Ich habe es so erlebt, als ob ich wirklich jemand anderen gesehen habe, der jemanden umgebracht hat. Es war das totale Chaos. Das totale Chaos bedeutet, dass alles in mir hochgekommen ist: Frust, Ärger, wahrscheinlich auch Angst, ein totales Durcheinander. Am Schluss ist einfach nur Zerstörungswut übrig geblieben. Zu dem Zeitpunkt habe ich, so schätze ich es ein, mit absoluter Sicherheit meine Handlungen nicht mehr steuern können. Es ist nicht eine Spur von Befriedigung gewesen, auch keine sexuelle Entspannung. Ich habe damals das Gefühl gehabt, als ob ich lange unter Wasser gewesen und dann aufgetaucht bin. Da ist dann schlagartig Feierabend mit jeder Aktion gewesen, unabhängig davon, ob die Frau tot oder nicht tot war. Ich habe nur dagestanden und überhaupt nicht begriffen, was los gewesen ist. Danach habe ich Panik vor dem, was ich da angerichtet habe, gekriegt. Angst vor Strafe habe ich nicht gehabt, eher Angst vor mir selber.

Im Verlauf des Tages ist diese Tat so weit weg gewesen – obwohl ich gewusst habe, dass ich es getan habe –, als wenn ich damit gar nichts mehr zu tun habe. Ich habe meine normale Arbeit gemacht, bin nach Hause gefahren. Auch zu Hause habe ich mit äußerer Fassade den normalen Ablauf gemacht, wie seit Jahren. Irgendwie habe ich mich nicht wohlgefühlt, habe versucht, mich mit Händen und Füßen hochzuhalten. Ich glaube nicht, dass ich an dem Abend etwas mit meiner Frau unternommen habe, es ist eigentlich ein »stinknormaler« Abend gewesen.

Die Leiche ist einen oder zwei Tage später entdeckt worden. Als ich das gelesen habe, ist mein erster Gedanke gewesen, tatsächlich: »was für eine Schweinerei«. Ich habe in der ersten Sekunde gar nichts damit zu tun gehabt, dann aber: ›das bist du selber gewesen‹, und dann aber sofort wieder weg, ›da hast du nichts mit zu tun‹.

Nach der Tat sind nach meiner Erinnerung die Fantasien entweder abgeschwächt oder ganz weg gewesen, allerdings auch relativ schnell wieder da gewesen. Der Gedanke, dass ich gefährlich bin, ist mir nicht direkt gekommen, ich habe mir selbst eingeredet, dass so etwas nicht noch einmal passiert, ich bin davon überzeugt gewesen. Einen Grund dafür hat es gar nicht gegeben, ich habe das anscheinend glauben wollen.«

Vier Monate nach dem ersten Mord passierte es wieder. Es war ein

Samstagabend, der Geburtstag seiner Frau. Nach der Feier fuhren beide mit einem Taxi zu ihrer Wohnung, wo sie gegen 4.30 Uhr eintrafen. Richard wollte aber noch etwas unternehmen. Er erklärte seiner Frau, er wolle noch eine nahe gelegene Gaststätte aufsuchen. Sie war einverstanden, dass er allein ging. Da die Gaststätte geschlossen war, entschloss er sich, mit seinem Auto wegzufahren, angeblich, um ein anderes Lokal oder eine Diskothek aufzusuchen. – War das tatsächlich der wahre Grund? Kannte er den Grund nicht?

Auf seiner Fahrt bemerkte Richard gegen 5 Uhr morgens eine 19 Jahre alte Anhalterin.

Dasselbe Szenario. Dasselbe Drama mit demselben Anfang, mit demselben Handlungsablauf, mit demselben Schluss. Die junge Frau musste sterben.

Zu Hause angekommen, es war inzwischen ca. 6 Uhr morgens, legte er sich gleich zu Bett. Nach dem Aufstehen reinigte er seine Hose von Blutspritzern, die von seinem Opfer stammten.

Nachdem die Leiche des Mädchens durch Spaziergänger entdeckt worden war, wurde Richard verhaftet. Jemand hat seine Autonummer notiert. Für alle Fälle! Hören Sie Richard selbst:

> »Ich habe da nicht das Gefühl gehabt, dass ich irgendetwas machen muss, es ist erst durchgekommen, als ich das Mädchen gesehen habe. Peng, und dann war es vorbei. Es ist mit meinem Verhalten und dem Ablauf alles viel exzessiver gewesen, es ist auch noch ein Wagen hinter mir gewesen, weswegen ich ganz woanders hingefahren bin. Wenn ich klar hätte denken können, wäre mir eingefallen, dass man mein Autokennzeichen ja notieren würde. Wenn ich wirklich gekonnt hätte, hätte ich da ja noch abbrechen können. Es war so, dass, wenn jemand neben mir gestanden hätte, ich den überhaupt nicht gesehen hätte. Es ist nur mit aller Macht darum gegangen, den Ablauf der Fantasie aufrechtzuerhalten. Das Ganze hatte mit Denken gar nichts mehr zu tun, das ist wie ein Film gewesen, der einfach lief.«

Während dem ersten Tötungsdelikt eine längere innere Vorbereitungsphase vorausging, kam es zu der zweiten Tötung – zumindest für ihn – aus »heiterem Himmel«. Es reichte der Reiz des Anblicks des im Dunkeln alleine stehenden Mädchens, um bei ihm explosionsartig die verhängnisvollen Tötungsfantasien und deren Realisierung in Gang zu setzen. Es fand auch kein innerer Kampf statt. Mit dem Anblick des Opfers entstand der Entschluss, es zu töten. So fest stand dieser Entschluss, dass Richard in einem fast traumähnlichen Zustand (Depersonalisations- und Derealisationszustand nennen es die Fachleute) die Umgebung nur bruchstückhaft wahrnahm. So nahm er den Autofahrer, der seine Nummer notierte, nicht als Gefahr wahr. Das Fortschreiten seiner Störung schlug sich in der Zunahme und Ausdehnung der Tötungsdynamik und der zerstörerischen Wut nieder.

Weder nach dem ersten Versuch, seine Fantasien zu verwirklichen, noch nach der ersten Tötung unternahm Richard etwas. Spätestens da hätte ihm eigentlich klar sein müssen, wie gefährlich seine Fantasien waren. Dennoch unternahm er nichts. Er verdrängte. Er suchte weder die Hilfe eines Psychiaters noch die eines anderen. Er negierte die Wiederholungsgefahr auch noch, als die Gewaltfantasien einige Tage nach der ersten Tötung wieder einsetzten und sogar zunahmen und bestialische Dimensionen erreichten. Auch nach der zweiten Tötung unternahm er nichts. Er versuchte weiterhin, ein angepasstes Leben zu führen und eine intakte Fassade zu präsentieren.

Wie geht es nach den Tragödien weiter?

Sie werden es erkannt haben: Die Diagnose bei Richard heißt Sadismus. Seine Fantasien und ihre spätere Verwirklichung verkörpern bis zur Zerstörung reichende Allmachts- und Herrschaftsgefühle über Frauen, die mit sexueller Erregung verbunden sind. Richard wurde im Maßregelvollzug untergebracht. Dort untersuchte ich ihn drei Jahre später. Die Frage kennen Sie: Ob es zu erproben sei, ob er außerhalb des Maßregelvollzuges leben könne, ohne andere zu gefährden.

In der Klinik hatte Richard sich positiv entwickelt. Seine bisherigen Hemmungen in Form von Schweigen und Abkapselung waren zurückgegangen. Von besonderem Interesse waren seine sexuellen

Beziehungen, die er in der Klinik angeknüpft hatte. Nachdem sich seine Frau von ihm hatte scheiden lassen, entwickelte er eine erotische Beziehung zu einer dort tätigen Krankenschwester.

Solche Beziehungen sind ein Problem, manchmal sogar eine Gefahr im Maßregelvollzug. Denken wir an den Fall des schon erwähnten »Heidemörders«: Aus Liebe hatte seine Therapeutin seine Flucht ermöglicht, trotz der ihr wohlbekannten Gefahren! Auch Richards Beziehung zu der Krankenschwester war, wie nicht anders zu erwarten, mit Problemen verbunden. Das hatte nicht nur mit ihrer Tätigkeit zu tun, sondern auch mit den unterschiedlichen Persönlichkeiten der beiden. Die Beziehung ging in die Brüche.

Unmittelbar danach ging Richard eine neue Beziehung zu einer anderen Frau ein. Auch dies war eine »extreme« Beziehung: Die neue Freundin hatte eine Sendung über den Maßregelvollzug im Fernsehen gesehen, in der Richard interviewt worden war. Die Frau war beeindruckt und suchte Kontakt mit ihm. Auf Umwegen, über Fernsehsender und Justiz, erhielt sie seine Adresse. Sie schrieb ihm und besuchte ihn dann regelmäßig. Daraus entwickelte sich nach und nach eine intensive erotische Beziehung, wie Richard sie in dieser Form zum ersten Mal in seinem Leben erlebte.

Richard beschrieb sie als eine Beziehung auf der Basis von Offenheit, Nähe und Wärme, gegenseitigem Getragensein und sexueller Beglückung und Bereicherung. Seine Freundin besuchte ihn häufig, mindestens einmal in der Woche, obwohl sie einige hundert Kilometer weit entfernt wohnte und wusste, was Richard getan und welche Probleme er hatte. Er stellte in dieser Beziehung fest, dass seine bisherige Fantasiewelt des Sadismus und der unbändigen sexuellen Triebhaftigkeit »nicht mehr existierte«. Meinte er.

Das ist eines der Probleme des Prognosegutachters. Er ist auf die Berichte des Betroffenen angewiesen. Wenn dieser sagt, die Fantasien sind verschwunden, kann das niemand überprüfen. Man ist auf die Ehrlichkeit des Betroffenen angewiesen und auf Erfahrungen aus anderen vergleichbaren Fällen, um die Ehrlichkeit beurteilen zu können.

Ich musste bei Richard selbstverständlich die Fortsetzung der Unterbringung empfehlen, obwohl er sagte: »Ich habe keine Gewaltfantasien mehr.« Gerade, weil er die sexuelle Beziehung zu seiner

Freundin in den Vordergrund seiner Erzählungen stellte, war ich skeptisch. Die Selbstsicherheit, mit der Richard auftrat, machte mich misstrauisch. Es war zu wenig Zeit vergangen, um eine Stabilisierung oder therapeutische Fortschritte annehmen zu können. Er wiederholte wohl immer wieder: »Ich habe keine Gewaltfantasien mehr« und schien auch von seinen Taten affektiv betroffen, aber er war überhaupt nicht beunruhigt, was die Gefahr eines möglichen Rückfalls anging.
Nach welchen Kriterien entscheidet man in solchen Fällen? Wenn wir später über das »Wohin mit sexuellen Straftätern« sprechen, dann werden Sie sehen, dass diese Kluft zwischen der Aussage des Patienten und der Meinung des Gutachters ein schwieriges Dilemma darstellt.

Noch einmal die Frage nach der Vorbeugung

Man kann die Auffassung vertreten, Richard hätte sich spätestens nach der ersten Konkretisierung seiner Tötungswünsche dem Fachmann öffnen müssen. Man muss auf jeden Fall postulieren, dass er sich spätestens nach der ersten Katastrophe den Behörden hätte stellen müssen. Die Geschichte Richards zeigt einmal mehr, wie schwierig Vorbeugung, wie schwierig die Zähmung von Aggressionen und Perversionen ist. Erinnern Sie sich an die Diskussion darüber, ob gegen die Ausuferung der Perversionen etwas getan werden kann? Wir hielten vier Schritte fest:
- darüber sprechen,
- Zuhörer suchen,
- richtige Fachhilfe finden,
- hartnäckig bei der Therapie bleiben.

Was aber geschieht mit den Menschen, die sagen: »Ich habe Fantasien, dass ich Menschen quäle, dass ich Menschen töte. Ich habe Zerstückelungsfantasien. Ich habe kannibalistische Fantasien. Ich habe, ich habe ...« Was geschieht mit Anton, Bernd, Christian, Otto, Quincy, Richard?
Wie gehen wir mit ihnen um?

Therapieren natürlich! Doch eine erfolgreiche Therapie bei fortschreitender Perversion ist langwierig. Was machen wir während dieser Zeit? Was können wir tun, wenn der Betroffene sagt: »Sie nehmen zu, die Gewaltfantasien. Der Druck nimmt zu. Ich habe Angst, ich werde es eines Tages tun müssen!«? Sollen wir den Patienten, der zu uns gekommen ist und Hilfe sucht, wegen seiner Fantasien einsperren lassen? Mit welcher Begründung? Er hat ja noch kein Verbrechen begangen. Und wenn wir ihn festhalten könnten, wie lange dürfen wir ihn seiner Freiheit berauben? Ob es je zur Realisierung seiner Fantasien kommen wird, kann niemand mit Sicherheit sagen.

Was tun die Therapeuten, wenn sie Pädophile, Sadisten oder Menschen mit kannibalistischen Fantasien behandeln, die noch nichts getan haben? Es gibt keine rechtliche und keine ethische Grundlage, diese Menschen auf unbestimmte Zeit einzusperren. Das ist die Realität – wir müssen mit dem Risiko leben.

Es gibt keine Patentlösung. Wir müssen uns intensiv um diese Patienten kümmern und hoffen, dass wir Zeit genug haben, diesen Menschen zu helfen. Bevor es zur Katastrophe kommt.

Aber es herrscht häufig Ohnmacht und Ratlosigkeit.

So etwa bei Norman, einem 19-Jährigen: Er gab an, aggressive, zerstörerische Sexualfantasien zu haben. Das volle Bild einer sadistisch geprägten Pädophilie. Im Alter von zwölf oder dreizehn Jahren hat er bemerkt, dass er sich von Jungen sexuell angezogen fühlt. Sexuellen Kontakt mit Mädchen oder erwachsenen Frauen hat er vorher nie gehabt, auch kein Interesse daran. Er hatte dagegen sehr viele wechselnde homosexuelle Beziehungen zu Jungen oder auch zu erwachsenen Männern. Manche der Beziehungen waren auch von Liebe begleitet. Die meisten aber nicht. Sie dienten nur zur »Befriedigung des Sexualtriebes«. Nach seinen Angaben war alles friedlich verlaufen. Er praktizierte mit seinen jeweiligen Partnern die verschiedensten sexuellen Praktiken ohne Gewaltanwendung. Auch in seiner Fantasie kam bis vor einiger Zeit keine Gewalt vor.

Als ich ihn hier gesehen habe, war er mit einem 53-jährigen Sexualstraftäter »verlobt«, der wegen Kindesmissbrauchs im Gefängnis saß. Sein »Verlobter« hatte sexuelles Interesse an allem: an erwachsenen Frauen, an erwachsenen Männern, an Mädchen und an Jungen. Zu diesem Zeitpunkt war er gerade wieder im Gefängnis wegen sexuellen Missbrauchs von Kindern in 29 Fällen. Über seinen »Verlobten« kam Norman auch an kleine Kinder. Er wurde verurteilt, weil er über mehrere Monate einen Zwölfjährigen sexuell missbraucht hatte. Schuldgefühle hatte er keine. Im Gegenteil, der Junge habe ja alles freiwillig gemacht, habe Spaß daran gehabt. Er habe nie Gewalt angedroht oder angewendet. Warum solle er da Schuldgefühle haben, fragte er lautstark.

Was ihn sexuell reizt, sind Männer, aber in erster Linie Jungen zwischen zehn und zwölf Jahren. Davon träumt er. Besonders reizvoll sind Träume und Fantasien, in denen er vier oder fünf solcher zehn- bis zwölfjähigen Jungen gleichzeitig missbraucht. Mit erwachsenen Männern habe er auch viel Spaß bei Anal- und Oralverkehr, aber das sei längst nicht so reizvoll wie mit den Jungen, mit denen er vorwiegend Analverkehr praktizierte. Er sprach beschönigend über den sexuellen Missbrauch der Kinder, so, als ob es die selbstverständlichste Normalität wäre und als ob alle Menschen so etwas machen würden. Von Einsicht oder Scham keine Spur. Er benutzte vulgäre Bezeichnungen zur Beschreibung seiner homosexuellen und pädophilen Praktiken. Allerdings betonte er, dass bis jetzt alles friedlich verlaufen war, keine Gewaltanwendung, keine Gewaltfantasien.

Aber seit einiger Zeit hat er gemerkt, dass sich in seinen Fantasien etwas geändert hat. Zuerst haben sich die pädophilen Fantasien geändert und weiterentwickelt: Strangulieren ist dazugekommen, »Tüte über den Kopf oder so etwas, einfach mal einen Typen nehmen, ab in den Wald damit und dann, ohne großes Rumfackeln, einfach sein Ding durchziehen, den Typen irgendwie – was weiß ich – erwürgen, verbrennen oder keine Ahnung«. Als er in einem Film im Fernsehen eine Vergewaltigungsszene gesehen hat, die mit der Ermordung des Opfers und mit dem »Verscharren« der Leiche endete, war er sehr beeindruckt und sexuell erregt. Er berichtete mir, dass eine immer wiederkehrende sexuelle Fantasie folgende sei: Er sieht irgendwo an einem See einen zehn- bis zwölfjährigen Jungen, der ihm gefällt. Er geht mit ihm in den Wald, zieht ihn aus, stranguliert ihn, und wenn er tot ist, befriedigt er sich sexuell auf seiner Leiche.

Vor einigen Monaten hat er angefangen, sich selbst zu strangulieren, um sexuellen Gewinn zu haben. Er stranguliert sich sowohl am Hals als auch am Penis. Dabei ist er vorsichtig, dass er es nicht übertreibt und dabei ein Unfall passiert. Aber er findet es »lustig« und reizvoll. Unabhängig davon nehmen die Fantasien immer weiter zu. Nun muss sich das Kind während der Strangulation heftig wehren. Es muss Angst haben. Das erregt ihn sehr. Aber der Höhepunkt ist, wenn das Kind tot ist, nackt auf dem Boden liegt und er mit seinem Penis in das tote Kind eindringt.

In der Fantasie von Norman kommt also nicht nur der Sadismus, sondern auch Perversion vor.

Die Justiz hat uns Norman vorgestellt, weil seine Entlassung bevorstand. Die Strafe für den Kindesmissbrauch war bald zu Ende. Was sollte man mit ihm machen? Ein Teil des Problems liegt darin: Die Justiz hat es bei der Verhandlung gegen Norman wegen des erwähnten Kindesmissbrauchs nicht für nötig gehalten, einen psychiatrischen Gutachter zu Rate zu ziehen. Infolgedessen wurden auch keine Maßnahmen zur Besserung und Sicherung, also zur Unterbringung im psychiatrischen Maßregelvollzug, angeordnet. Und jetzt sitzt man mit dem Problem da. Ratlos und ohnmächtig. Hätte der Richter die Notwendigkeit der Unterbringung in einer geschlossenen Therapieeinrichtung geprüft und bejaht, wäre das Problem eventuell nicht gelöst, aber nicht so gefährlich. Norman hätte eine entsprechende Behandlung bekommen. Die Möglichkeit der unbegrenzten Unterbringung bis zur Erlangung der Ungefährlichkeit ist ein essenzieller, Risiko reduzierender Faktor. Norman wurde nicht psychiatrisch begutachtet. Die Unterbringung im Maßregelvollzug wurde nicht in Erwägung gezogen. Er kam ins Gefängnis. Dort fand keine Therapie statt. Und jetzt wird er bald entlassen. Mit einer Zeitbombe im Kopf.

Es gibt jetzt keine juristische Grundlage mehr, ihn weiter festzuhalten. Er hat ja nur seine Fantasien. Er hat ja nichts gemacht. Oder noch nicht. Wir haben die aggressive sexuelle Perversion mit den nekrophilen Elementen bestätigt und eine dringende Sexualtherapie empfohlen.

Darüber hinaus haben wir ihm einen Aufenthalt in der Charité in Berlin und die Teilnahme an einem vorbeugenden Programm für

Pädophile vermittelt. Norman hat uns versichert, er werde dieses Programm in Anspruch nehmen.

Einige Monate später mussten wir uns wieder mit ihm beschäftigen. Er hat das Angebot leider nicht wahrgenommen. Darum hat uns die Vollstreckungskammer gefragt, ob die Notwendigkeit einer »Zwangstherapie« bestehe. »Zwangstherapie« ist zunächst ein unsinniges Wort, ein Widerspruch in sich. Es handelt sich hier nicht um eine chirurgische Amputation, bei der eine Beteiligung des in Narkose liegenden Patienten nicht benötigt wird. Der Wille, die Motivation und die Einsicht sind absolute Voraussetzungen für eine Therapie. Das steht aber in Widerspruch zu Zwang. Es wurde in Erwägung gezogen, das »Gesetz zum Schutz von psychisch Kranken« anzuwenden. Dieses Gesetz sieht vor, dass man einen psychisch kranken Menschen nach richterlicher Entscheidung für begrenzte Zeit in einer psychiatrischen Klinik unterbringen kann, wenn bei ihm eine Selbst- oder Fremdgefährdung besteht. Aber dieses Gesetz ist vorwiegend für suizidgefährdete oder konkret und beweisbar fremdaggressive Patienten gedacht. In Fällen wie bei Norman greift dieses Gesetz nicht so gut.

Norman wurde uns aber erneut vorgestellt. Er habe das Angebot für die Sexualtherapie nicht angenommen, sei zum Termin nicht erschienen, weil er die Fantasien nicht mehr habe. Sie seien alle plötzlich und auf wundersame Weise verschwunden: das Strangulieren, das Penetrieren des toten kindlichen Körpers, die Entführung im Wald, die sexuelle Erregung bei Gewaltszenen ... alles nicht mehr da, alles weg, sagte er. Er lebe übrigens seit seiner Entlassung mit einem 24-jährigen Mann zusammen, und das erfülle ihn vollständig. Er brauche keine anderen sexuellen Reize. Auch die Vorstellungen von den Kindern habe er nicht mehr. Der 24-Jährige habe alles weggewischt. Wie ein Zauberer.

Na ja, es fällt schwer, das zu glauben. Aber wie soll man beweisen, dass die destruktiven Fantasien noch da sind, wenn er sie verneint?

Es bleibt nur ein freiwilliges Mitmachen und die Hoffnung, dass die Fantasien tatsächlich verschwunden sind.

SEXUELLE GEWALT OHNE SEXUELLE PERVERSION

DIE VIELEN GESICHTER DER SEXUELLEN GEWALT

Ich möchte es noch einmal wiederholen: Jede sexuelle Gewalt ist Ausdruck von Abnormität. Aber selten Ausdruck von Krankheit. Abnormität ist ein weiter Begriff. Er ist nicht nur medizinisch oder psychologisch, sondern auch soziologisch zu verstehen. Abnormität auch als Verletzung von geltenden Normen. Das heißt also, nicht alle Sexualstraftäter »können nichts dafür«. Es ist in dieser Erzählung klar geworden, dass nicht jeder »Kinderschänder« an einer krankhaften Pädophilie leidet. Im Gegenteil. Nur wenige der Kinderschänder sind so krank, dass sie »nichts dafür können«. Nicht jeder Vergewaltiger wird von einem pathologischen, unbeherrschbaren Trieb zu seinen Taten »gezwungen«. Im Gegenteil. Das sind die wenigsten. Dies gilt auch für jede Form von sexuellen Straftaten. Auch für Sexualmorde.

Nicht jede Tötung, die in irgendeiner Weise mit Sexualität in Verbindung steht, hat mit sexueller Perversion zu tun.

Auch wenn eine Tötung mit sexuellen Handlungen einhergeht oder sexuellen Handlungen folgt, handelt es sich nicht immer um eine sexuell motivierte Tötung. Manchmal sind es auch unbeabsichtigte, nicht geplante Tötungen. Sie folgen dem heftigen Widerstand des Opfers oder hängen mit der panischen Angst des Täters zusammen. Die besondere Tragik dieser Fälle ist, dass die Tötung »zufällig« erfolgt, dass sie nicht beabsichtigt ist. Wir haben einige solcher Fälle in dieser Erzählung kennengelernt. Sie haben von Tötungen nach Vergewaltigungen gehört, die aus der Angst heraus geschahen, von dem Opfer identifiziert oder verraten zu werden. Man spricht dann von einer »Tötung zur Verdeckung einer Straftat«. Einige Psychiater kritisieren die Bezeichnung »zur Verdeckung einer Straftat« als vordergründig.

Eberhard Schorsch vertrat die Auffassung, dass in den Begriff der »Panik« etwas eingehe, was man nicht anders bezeichnen könne als den »Durchbruch sexualisierter Vernichtungsimpulse«. Er mahnte die psychiatrischen Sachverständigen zu Skepsis: Stelle diese Erklärung nicht oft eine hineingefragte Rationalisierung für ein Tatgeschehen dar, für das der Täter keine rationalen Gründe anführen könne? Möglicherweise handle es sich um einen Erklärungsversuch des geständigen Täters auf nachvollziehbarer logischer Ebene, da er nicht in der Lage sei, tiefere Gründe anzugeben. Es gebe den sogenannten Deckungsmord zwar, aber er sei seltener als angenommen. Im Verlauf meiner Erfahrungen habe ich beides angetroffen: den Deckungsmord, der ein Deckungsmord ist, und den Sexualmord, der wie ein Deckungsmord aussieht, ohne dass so eine klare Dynamik wie bei Anton, Christian, Peter oder Richard zu finden ist.
Ich möchte Sie aufmerksam machen auf eine besondere Form von sexueller Gewalt, die nicht aus einer sexuellen Perversion entsteht. Eine Gewalt, die ich seit Beginn der 90er-Jahre in zunehmendem Maße beobachtet habe: die sexuelle Gewalt, die von rechtsextremistischen Gewalttätern ausgeht.

Die sexualisierte Gewalt der rechtsextremistischen Neonazis

Ich habe mich sowohl in der forensischen Praxis als auch in der wissenschaftlichen Forschung mit gewalttätigen Neonazis beschäftigt. In den Büchern »Hitlers Urenkel« und »Blinde Gewalt« habe ich die Gewalt gegen Fremde und gegen Deutsche dargestellt, unter anderem auch in der Form sexualisierter Gewalt. Es verwundert nicht, dass es zwischen den beiden Gewaltformen – sexualisierte Gewalt und rechtsextremistische Gewalt – eine enge Beziehung gibt.
Sexualisierte Gewalt ist eine Gewalt, die aus der Schwäche kommt. Rechtsextremistische Gewalt ist eine Gewalt, die ebenfalls aus der Schwäche kommt.
Und aus der Finsternis.

Sexualisierte Gewalt geht in den meisten Fällen von Schwachen mit großen Defiziten in der Persönlichkeit und mit einem niedrigen Selbstwert aus. Das gilt auch für die rechtsextremistischen Gewalttäter. Sexualisierte und sonstige rechtsextremistische Gewalt ist die Grausamkeit der Schwachen.

Ich habe in »Hitlers Urenkel« geschrieben, dass bei der Ausübung der Gewalt gegen vermeintlich Schwächere der Verlierer, der Verlorene wähnt, die Macht endlich in den Händen zu halten. Endlich kann er befehlen. Diesmal kann er sagen: »Jetzt wird sich endlich mein Wille durchsetzen. Bis jetzt wurde ich verprügelt, wurde ich verspottet, wurde ich gehänselt, habe ich einen Misserfolg nach dem anderen erlebt, habe ich nie Erfolg gehabt. Aber jetzt, aber heute, in dieser Nacht bin ich stärker. Du musst dafür bezahlen. Du musst dafür bezahlen, auch wenn dein Leben der Preis dafür ist.«

Die jahrelang angestauten Demütigungen, Verletzungen, Misserfolge verwandeln sich heute in entfesselte Dämonen. Und schlagen zu. Blind, verbissen, stumpf und grausam. Dies erklärt, warum Horden von Neonazis Menschen töten, verbrennen, demütigen. Aber auch vergewaltigen und dabei töten. Ich habe im Buch »Blinde Gewalt« das Martyrium eines kleinen Jungen beschrieben, den eine Horde von Neonazis gefangen gehalten und unbeschreiblich gedemütigt und misshandelt hat. Auch sexuell.

Ich habe von Vergewaltigern gesprochen, die »Deutschland von Kriminellen säubern wollten«. Und ich habe über drei Neonazis erzählt, die jemanden zwei Tage lang unter den Klängen von rechter Musik quälten, bis er starb. Er wurde unter anderem sexuell gedemütigt, und man hatte ihm einen Holzstiel in den After geschoben, bis dieser zerbrach. Schon bei der ersten Auflage dieses Buches habe ich über Sven und Thomas erzählt. An dieser Stelle möchte ich zuerst den Sexualmord, den zwei andere, sehr, sehr überzeugte Neonazis an einer Kameradin begangen haben, unter einem anderen Aspekt als in »Blinde Gewalt« darstellen, um diese Erzählung über Sexualmörder zu vervollständigen.

Axel und Bert

Axel und Bert sind Neonazis, fanatische Neonazis, gewalttätige Neonazis. Ich bin ihnen in einem Gefängnis begegnet, nachdem sie Anna getötet hatten. Anna kam auch aus der rechtsextremen Szene. Der Mord an Anna war ein Sexualmord. Jeder der beiden beschuldigte lautstark und leidenschaftlich den anderen, den Mord begangen zu haben. Jeder der beiden behauptete, er sei nur Beobachter gewesen. Jeder der beiden behauptete, versucht zu haben, den Mord zu verhindern.

Axel war zum Tatzeitpunkt ein 20-jähriger Sozialhilfeempfänger. Bert war ein 23-jähriger Arbeitsloser, der kurz vor dem Mord an Anna in ein Unterstützungprogramm des Arbeitsamtes im Rahmen von Arbeitsbeschaffungsmaßnahmen gekommen war. Ich werde die Biografien, die Gesinnung der beiden hier nur sehr zusammengefasst darstellen. Im Buch »Blinde Gewalt« habe ich die Dialoge zwischen mir und ihnen ausführlich wiedergegeben.

Axel, der große, schlanke Mann mit dem knochig betonten Gesicht, kommt aus einem gewalttätigen Milieu. In der Familie galt Gewalt als die gewöhnliche Konfliktlösungsmethode. Kinder und Mutter hatten wiederholt Zuflucht im Frauenhaus gesucht, um sich vor den Schlägen, dem Zorn und der Tyrannisierung durch den Vater zu schützen. Der fast immer betrunkene Vater verprügelte Axel und die anderen bei jeder Gelegenheit. Die Familie zerbrach. Niemand kümmerte sich richtig um Axel. Die Schule wurde für ihn zur Nebensache. Er ging nur hin, wenn er Lust hatte, dies war aber selten. Er trieb sich viel lieber mit Cliquen umher, beging Diebstähle und Einbrüche und trank Alkohol. Er hat elf Jahre lang die Schule besucht, ist viermal sitzen geblieben und hat die Schule mit der siebten Klasse verlassen. War er einmal dort, gab es Prügeleien, Hänseleien und Krach. Mit den Lehrern gab es ständig Probleme. »Die waren mir alle zu doof. Sie erzählen nur Blödsinn.« Eine Berufsausbildung hat er nicht gemacht. Er hatte kein Interesse dafür. Trotz seines jungen Alters hat er bereits sechsmal vor Gericht gestanden. Diebstähle, Sachbeschädigung, Raub.

Bert kommt aus etwas besseren familiären Verhältnissen als Axel. Die Eltern waren nicht geschieden, er wusste aber kaum etwas über sie und seinen drei Jahre älteren Bruder zu erzählen. Nicht einmal, welchen Beruf sie haben und wo sie arbeiten oder gearbeitet haben. Auch Bert hatte viele Probleme in der Schule. Wegen eines Sprachfehlers wurde er ein Jahr später eingeschult. Sitzen geblieben ist er, und den Abschluss der Realschule hat er nicht geschafft. Wochenlang hat er die Schule geschwänzt und stattdessen Alkohol getrunken, Nazilieder gesungen und Naziparolen in der Stadt gebrüllt. Eine Lehre als Metallbauer hat er abgebrochen. Dann hat er eine Teillehre als Hochbauarbeiter gemacht. Bert hat schon ein paarmal versucht, sich durch Aufschneiden der Pulsadern oder durch Erhängen umzubringen, weil er von allem »so die Schnauze voll hatte«. Schon in seinem 14. Lebensjahr wurde er straffällig. Diebstähle, Einbrüche, Hehlerei, Erpressung und anderes waren seine Delikte. Schon mit 15 hat er angefangen, sich zu betrinken, bis er »krankenhausreif« war. Er hatte eine Freundin, aber hat noch nie mit ihr zusammengelebt. Er ging häufig fremd. Die Freundin musste seine Gewaltausbrüche und andere schlimme Szenen ertragen. Auch Bert gehört seit seinem 15. Lebensjahr der Neonaziszene an. Aber die Szene war ihm – wie auch Axel – zu mild. Sie wollten mehr. Mehr Gewalt. Und den Umsturz des demokratischen Systems.

Axel ertrug es nur schwer, dass er an einem 20. April verurteilt worden war. An Hitlers Geburtstag, »unerhört!«. Axel sprach mit großer Leidenschaft über seine Gesinnung. Stundenlang erzählte er mir über die Auschwitz-Lüge und versuchte, mich mit haarsträubenden »Argumenten« zu überzeugen, dass es keine Vernichtung der Juden gegeben hat. Er hatte viel gegen jede Religion, ob Christentum oder Islam. Die seien alle verbrecherisch. Von Religion hatte er allerdings keine Ahnung. Er erklärte mir, umhüllt von einer unglaublichen Finsternis, die Gemeinsamkeiten zwischen Katholiken und Juden: »Beide glauben an Jesus Christus. Die Juden berufen sich nur mehr auf das Alte Testament.« Auch Protestanten würden an denselben Gott glauben wie Katholiken und Juden, aber ganz genau wisse er das nicht.

»Was verbinden Sie mit den Juden?«, fragte ich.

»Dass sie lebensunwürdig sind«, antwortete er.

Stundenlang erzählte er mir, wie er, Bert und die anderen Kameraden sich vorbereitet und auf den richtigen Zeitpunkt gewartet haben, um etwas zu verändern. Das ganze »korrupte System« wollten sie ändern, das Kapital zerstören, die Großkonzerne verstaatlichen, alles solle dem Volk gehören. »Wie damals in der DDR.« Obwohl sie die Kommunisten hassen. Die Grundidee des Marxismus-Leninismus sei richtig, aber die Neonazis würden das besser machen. Schwarzafrikaner müssten aus Deutschland verschwinden, sie seien »Affen«. Es sei wissenschaftlich bewiesen, dass es Unterschiede zwischen Schwarzen und Weißen gibt. Schwarzafrikaner hätten einen Knochen mehr als die Mitteleuropäer. Axel wie auch Bert waren begeistert vom »Ku-Klux-Klan«, den sie als eine Bürgerrechtsinitiative bezeichneten, die für die Rechte des weißen Mannes kämpfe. Axel und Bert wollten Asyl in Dänemark beantragen, weil Dänemark – im Gegensatz zu Deutschland – die Nazis nicht verfolge. Sie schmiedeten Pläne, Prostituierte zu töten, um die Gesellschaft davon zu bereinigen. Auch von Schwächlingen. Aber auch von Axels Lebensgefährtin, die angeblich fremdgegangen war.

Beide waren gläubig. Axel glaubte an Odin, Bert bezeichnete die Walhalla als seine Religion. Was die beiden aber über Odin und Walhalla wussten, waren traurige Wissenskrümelchen. Nichtsdestotrotz wollten sie alles »wie die Wikinger« machen. Darunter stellten sie sich aber nur Vergewaltigungen, Verbrennen von Dörfern, Massaker und Krieg vor. Und das Vernichten von allem, was sie als lebensunwürdig bezeichneten: die Prostituierten, die Juden, die Zigeuner, Minderheiten »wie Kommunisten und so was«. Und sie wollten unbedingt »Frauen schänden«. »Frauen schänden wie die Wikinger.«

Bert wie auch Axel versuchten, mich zu überzeugen, dass nie Juden vergast worden seien. Aber Bert will, dass sie jetzt vergast werden, weil er sie nicht leiden kann. Bert hat aber noch nie einen Juden getroffen. Axel dagegen schon, er habe einmal jemanden vor einer Synagoge stehen sehen, ein Jude, vermutet er. Beide wollen Deutschland bereinigen, etwa von Drogenabhängigen. Dass sie selbst am Alkohol hängen, spielt für sie keine Rolle. Sie sprachen lange über die »Lebensunwürdigen« und über die Neonazilieder, die von Mord und Schändung und Vernichtung erzählen.

Aber Bert bestreitet, Anna getötet zu haben. Genauso wie Axel.

Annas Leiche wurde auf einer Wiese gefunden. Merkwürdig begraben, halb stehend, halb liegend. Am Flussufer, unter einer Trauerweide. Der Kopf der Leiche war kahl geschoren, die Schamhaare abrasiert. Alles sah nach einem Ritualmord und einer Ritualbeerdigung aus.

Axel sprach zu mir mit lauter Stimme, lebhafter Mimik und Gestik, aber ohne jegliche Reue und Betroffenheit. Trotz seiner Lebhaftigkeit vermittelte er Kälte, unerträgliche Kälte. Er erzählte mir schnell, pointiert und lebhaft, dass Bert Anna ermordet habe und dass er den Mord von Anfang bis Ende gesehen habe.

Hier eine Zusammenfassung von Axels Erzählung: Es war am Männertag gewesen. Nach einem Ausflug mit der Clique zum Hexentanzplatz seien sie am Abend schon betrunken zurückgekehrt. Axel, Bert und Anna, die Freundin eines anderen Neonazi-Kameraden und selbst Kameradin, seien in Axels Wohnung gegangen, um nachzufeiern. Bert habe Anna harte Alkoholika eingeschenkt, um sie »betrunken zu machen«. »Wir geben ihr Schnaps und uns Wasser. Und dann ficken wir sie«, habe Bert gesagt. Axel habe zugestimmt, weil er es als einen Scherz betrachtet habe. Nach vielen Schnäpsen für Anna und viel Wasser für die beiden sei Bert immer ungeduldiger geworden. Er habe immerzu gesagt: »Ich ficke die jetzt. Wir ficken die jetzt.« Um seine Ruhe zu haben, habe Axel dem immer zugestimmt. Nachdem Anna bewusstlos geworden sei, habe Bert »mit der Scheiße angefangen«, während Axel einen nassen Lappen aus dem Badezimmer holen wollte, um Anna wieder aus der Bewusstlosigkeit zu holen. Lassen wir Axel einiges selbst erzählen:

> »Als ich schon auf dem Weg vom Badezimmer zu Anna war, hörte ich plötzlich ein metallisches Krachen. Dieses Geräusch kann ich schlecht beschreiben. Als ich in die Stube zurückkam, sah ich Anna neben der Hantelbank liegen. Dort war Bert über sie gebeugt. So hat die ganze Scheiße dann eigentlich angefangen. Bert hat an Anna rumgegrabscht. Ihre Hose war zerrissen und Bert tatschte wie besessen an ihr rum. Er fummelte an ihrer Brust und zwischen ihren Beinen herum. Irgendwann sagte ich zu Bert, dass er jetzt aufhören soll. Ich sagte zu Bert: ›Es ist genug mit Rumgrabschen und Rumtatschen.‹ Der antwortete aber aufgeregt, ich solle mich da raushalten und verschwinden. Deshalb habe ich mich ins Schlaf-

zimmer zurückgezogen. Dort waren auch die beiden großen Hunde von Bert. Die haben sich aber ganz ruhig verhalten und mischten sich nicht ein. Als ich im Schlafzimmer war, hörte ich mehrere Male einen dumpfen Knall. Deshalb bin ich wieder in die Stube gegangen, um nachzusehen, was dort los ist. Bert kam mir schon auf halbem Weg entgegen. Ich fragte ihn, was los sei. Er antwortete, dass er sie jetzt ficken wolle, und lief wieder zurück ins Wohnzimmer. Ich ging auch dorthin. Annas Sachen waren zerrissen und am Körper hochgerutscht. Ich sah, wie er zwischen ihren Beinen lag und mit einer Hantelstange in ihrem Geschlechtsteil rummachte. Ich blieb an der Tür zwischen Schlafzimmer und Wohnzimmer stehen. Bert rief mich und zeigte zwischen Annas Schenkel: ›Komm mal her, hast du so was schon gesehen? So was habe ich immer ficken wollen.‹ Er manipulierte mit der Hantelstange weiter in Annas Scheide herum. Ich sah, wie Bert aufgeregt und wie besessen eine Plastiktüte um seine Faust wickelte und versuchte, damit in Annas Scheide einzudringen. Dabei fragte er mich: ›Werde ich das mit der ganzen Faust schaffen?‹ Ich antwortete ihm nicht, sondern ging zurück ins Schlafzimmer zu den Hunden, um mir das alles nicht ansehen zu müssen. Dort hörte ich, wie Bert auf Anna einschlug.

Plötzlich bekam ich Angst. Ich fühlte mich wie ein kleines Kind, weil wir beide auf Bewährung draußen waren. Ich habe befürchtet, wieder ins Gefängnis zu müssen. Deshalb habe ich ununterbrochen ›Scheiße‹ gerufen. Bert bekam nun auch Angst, denn er war ja auch auf Bewährung draußen. ›Natürlich wird sie zur Polizei gehen‹, sagte er, ›aber ich löse unser Problem.‹ Er lief in die Küche, holte ein Messer und ging damit auf Anna zu. Ich sprang dazwischen, um ihn zu bremsen. Er schob mich aber weg und fing an, auf Anna einzustechen. Er hat ungefähr zehnmal zugestochen. Als ich das sah, bekam ich wahnsinnige Angst. Dann bin ich ausgeflippt. Ich habe was wie einen Anfall bekommen, ich war völlig in Panik. So etwas habe ich noch nie im Leben gehabt. Bert redete eine Weile auf mich ein. Er meinte, ich soll ruhig bleiben, es wird alles wieder gut. Aus Annas Körper strömte das Blut. Ich konnte mir denken, dass sie schon tot sein müsste. Bert brachte mich zum Sofa. Dort gab er mir ein Glas Schnaps zur Beruhigung. Ich sollte da sitzen bleiben und eine rauchen. Dann brachte er Whisky, den wir aus

der Flasche tranken. Anna lag regungslos in einer Blutlache. Ihr Gesicht war schneeweiß. Nach einer Weile, ich weiß nicht, wie viel Zeit vergangen war, es konnte eine halbe Stunde gewesen sein, sagte Bert: ›Ich will sie ficken. Willst du zugucken?‹ Ich habe nein gesagt. ›Dann hast du Pech‹, sagte Bert.
Bert stand auf und schleppte Anna ins Bad. Dort legte er sie in die Badewanne und zog ihr die restlichen Sachen aus, die fast alle zerrissen waren. Dann kam er zurück in die Stube, setzte sich neben mich und sagte: ›Geh und seh nach, ob sie noch lebt.‹ Das wollte ich aber nicht. Darauf fragte Bert, ob ich wisse, wie man herausfindet, ob jemand noch am Leben ist. ›Ich prüfe den Puls‹, sagte ich zu Bert. ›Wie geht das denn?‹, fragte er mich. Dann stand Bert auf und ging ins Bad, wo Anna lag. Ich blieb inzwischen in der Stube sitzen, wo ich mich mit ein paar Schluck Whisky zu beruhigen versuchte. Dann hörte ich auf einmal Bert rumfluchen und rumschreien. Plötzlich stand er in der Badezimmertür, die Augen weit aufgerissen, und schimpfte mit lauter Stimme: ›Die verreckt nicht, die verreckt nicht. Die will nicht verrecken.‹ Bert nahm wieder das Messer, mit dem er vorher schon auf Anna eingestochen hatte, und stach damit wieder mehrmals zu. Ich lief hinter ihm her. Fassungslos schaute ich zu, wie er auf Annas Körper einstach. Als er mich sah, rief er: ›Sieh dir das an. So macht man das.‹ So, als ob ich von ihm lernen sollte, wie man einen Menschen richtig absticht. Ich war baff, gleichzeitig war ich aber auch aufgeregt. Ich geriet wieder in Panik.
Bert versuchte, mich zu beruhigen und sagte, dass uns nichts passieren könne, wenn wir zusammenhielten. ›Was meinst du damit, dass uns nichts passieren kann?‹, fragte ich. ›Ich habe doch gar nichts gemacht.‹ ›Aber du wolltest das doch auch‹, sagte er. Dabei lächelte er so, als wisse er etwas. ›Ich wollte das doch gar nicht‹, habe ich zu Bert gesagt. ›Komm, komm‹, sagte er, ›die Schlampe hat es nicht besser verdient. Die war ein Nichts. Eine Null. Eine Dreckschlampe. So hätten das auch die Wikinger gemacht. Das hätte auch Erik, der Wikinger, mit so einer Frau gemacht. Und Erik ist doch unser großes Idol. Du hast ja sogar deinen Sohn nach ihm benannt. Ich verstehe dich nicht‹, murmelte er dann noch. ›Du wolltest doch selbst, dass wir Frauen schänden. So, wie die Wikinger. Wir haben schon immer gesagt, dass wir auch Frauen schänden müssten, wenn wir alles

genauso wie die Wikinger machen wollen. Wir wollten doch auch schon in die Tschechei fahren, um dort Huren zu schänden und umzubringen. Das ist doch gar nicht nötig, wo wir die Frauen hier vor unserer Tür finden können. Damals, als wir in Dänemark, im Land der Wikinger, waren, haben wir es nicht fertiggebracht, ein paar dänische Huren umzubringen, wie wir das eigentlich vorhatten. Du und ich haben doch schon oft darüber gesprochen. Du wolltest es ja auch. Jetzt hast du mitgemacht. Komm mit, wir bringen die Leiche in den Wald. Wir packen die Dreckschlampe ein und bringen sie in den Wald. Dort beerdigen wir sie unter einer Trauerweide. Im Stehen oder halb stehend, wie die Wikinger das auch gemacht haben. Komm, komm. Hilf mir, die Schlampe abzutransportieren.‹
Dann stand Bert auf, ging ins Bad und forderte mich auf, mit ihm zu kommen. Wie im Traum stand ich auf und ging mit. Anna lag in der Badewanne. Sie war weiß wie Kreide und die Badewanne war voll von Blut. ›Warte einen Moment‹, sagte Bert plötzlich. Dann nahm er eine Dose Rasierschaum und einen Rasierer, ging zur Wanne und spritzte den Rasierschaum zwischen Annas nackte Schenkel, sodass ihre Schamhaare mit Schaum bedeckt waren. Dann rasierte er sie langsam ab. Ich sah ihm dabei zu, sagte aber nichts. Ich fühlte mich, als wäre alles nur ein Film, der vor mir ablief, und ich wäre nur der Zuschauer. Nachdem Bert Annas Schamhaare vollständig abrasiert hatte, nahm er eine Schere und schnitt ihr die Kopfhaare ab. Nachdem die Haare kurz genug waren, schäumte er Annas Kopf mit Rasierschaum ein und begann, ihr langsam auch den Kopf zu rasieren. Nach einer Weile war er damit fertig. ›Komm‹, sagte er, ›jetzt können wir sie wegbringen. Hilf mir, ihr die Sachen anzuziehen.‹ Ich habe ihm geholfen, der Leiche die zerrissenen Sachen überzuziehen. (...)
Ach ja, ich habe ganz vergessen zu sagen, dass Bert versuchte, Anna mit einem Telefonkabel zu würgen, bevor er das erste Mal auf sie eingestochen hat. Das hatte ich ganz vergessen. Ich habe gesehen, wie Bert das Telefonkabel um Annas Hals gelegt hat. Dabei hat er sich über sie gebeugt. Es sah wirklich so aus, als wollte er sie erwürgen. Aber er hatte mir den Rücken zugekehrt, so konnte ich nicht genau sehen, was er getan hat. Das mit dem Würgen hatte ich ganz vergessen. Dann sagte Bert zu mir: ›Jetzt müssen wir das

richtig machen. Wir müssen einen richtigen Totenkult praktizieren, wie Möbus.‹ Möbus ist dieser Satanist, der einen jungen Mann umgebracht hat. Dabei hat der die Tötung gefilmt. Der hat auch eine CD rausgegeben, auf der die Schreie des Opfers zu hören sind. Möbus ist Mitglied einer Black-Metal-Band gewesen, hatte also mit solchem Satanszeug zu tun. Diese Gruppe beschäftigte sich mit dem Satanskult, und sie denken, sie erweisen dem Satan einen Dienst, wenn sie jemanden umbringen. Möbus und seine Freunde haben das auch so gemacht, so in kultischer Art und Weise. Wie die das gemacht haben, weiß ich aber nicht genau.

Bert hat von Totenkult gesprochen, nachdem Anna tot war. Bert hat gefunden, dass wir es nun wie Möbus tun sollten. Er wollte sie so verbuddeln. Bert kannte einen gut geeigneten Ort, im Wald, wo er immer mit seinen Hunden spazieren ging. Bert sagte, dass er sich den Ort angesehen habe. Er wisse darüber Bescheid. (...)

Wir beide brachten dann Annas Leiche zum Grab. Dort warf Bert sie kopfüber ins Loch. Dann haben wir das Loch gemeinsam zugeschüttet. Ich holte noch ein paar Grasbüschel, die ich auf das Loch legte, damit es nicht so auffällt. Bert sprang noch ein paarmal darauf herum. Dann verstreute ich Pfeffer, den wir extra mitgenommen hatten, wegen der Spürhunde.

Als wir mit allem fertig waren, gingen wir wieder in Berts Wohnung zurück. Unterwegs haben wir Annas Sachen in einem Container beseitigt. Bei Bert angekommen, tranken wir Whisky. Ich war noch immer aufgeregt. Bert versuchte immer wieder, mich zu beruhigen. Er wiederholte ständig: ›Die Dreckschlampe hat es nicht besser verdient. Hätten wir das nicht getan, hätte es ein anderer gemacht.‹

Dann gingen wir schlafen. Am nächsten Tag versuchten wir, alle Spuren zu beseitigen. Auch den Teppichboden haben wir ausgewechselt. Dann bin ich nach Hause gegangen.«

Bert erzählte das anders: »Axel hat Anna ermordet.«

Das habe er mit seinen eigenen Augen gesehen. In der Wohnung habe er Anna vergewaltigen wollen. Anna habe sich aber dagegen gewehrt. Da habe Axel versucht, sie mit einer Hantelstange gefügig zu machen, und sie gegen den Hals geschlagen. Dann sei sie zu Boden gegangen.

»Ich schrie Axel an, was das solle. Er gab mir keine Antwort. Er

wiederholte nur ständig: ›Ich fick sie jetzt, ich fick sie jetzt.‹ Dann schleppte er die bewusstlose Anna ins Badezimmer. Axel hob Anna hoch und legte sie in die Badewanne. Er sagte, wir sollten sie mit kaltem Wasser abspülen, damit sie wieder zu sich käme. Das haben wir auch getan, aber sie blieb bewusstlos. Nachdem wir bemerkten, dass wir sie nicht munter bekamen, ließen wir sie in der Wanne liegen und gingen zurück ins Wohnzimmer. Ich trank etwas und wir warteten; irgendwann würde sie schon wieder zu sich kommen.
Plötzlich sagte Axel, dass er zur Toilette müsse. Er ging ins Bad, wo Anna noch immer lag. Dann hörte ich ein Geräusch. Es klang wie eine Dusche. Ich wurde neugierig und ging zum Bad. Was ich sah, hat mich zu Tode erschreckt. Die Badewanne war voll mit Blut. Axel zog gerade aus Annas Körper ein langes Messer. ›Bist du verrückt?‹, schrie ich ihn an. ›Was hast du gemacht?‹ Axel drehte sich zu mir um und sagte: ›Wenn du jetzt nicht mitmachst, bist du mit Sicherheit der Nächste.‹ Ich bekam große Angst, dass er mich auch umbringen könnte. Dann ging er zum Badezimmerschrank, holte das Rasierzeug raus und drückte es mir in die Hand. Er sagte: ›Los, alle Haare abrasieren. Es könnte einen Gentest geben. Wir müssen es unmöglich machen, dass man Anna identifiziert. Rasiere ihr die Schamhaare und den Kopf.‹ Aus Angst habe ich Annas Schamhaare und anschließend den Kopf rasiert. Dann machte ich das Rasierzeug sauber und ging in die Stube zurück. Ich wollte das blutige Zeug aus- und etwas Neues anziehen. Meine Hunde waren im Schlafzimmer. Die haben überhaupt nicht reagiert.
Plötzlich hörte ich ein dumpfes Geräusch aus dem Bad. So, als würde jemand mit dem Kopf gegen die Wand oder gegen die Badewanne schlagen. Das Geräusch hörte ich mehrere Male. Ich ging ins Bad. Dort habe ich gesehen, wie sich Axel über Annas nackten Körper beugte. Ich habe vergessen zu sagen, dass wir Anna vor dem Rasieren ausgezogen hatten. So wollte es Axel. Er hat mir befohlen, ihm dabei zu helfen. Ich sah also, wie Axel über den nackten Körper von Anna gebeugt war. Sie war inzwischen kreideweiß. Nun bemerkte ich, dass er die Hantelstange in Annas Scheide eingeführt hatte. Ich sagte, er solle das sein lassen. Er antwortete aber nur ironisch: ›Was willst du tun, wenn ich es nicht sein lasse?‹ Ich gab ihm keine Antwort. Nachdem er zwei- bis dreimal die Hantelstange in ihre

Scheide geschoben hatte, legte er die Hantel auf die Waschmaschine und sagte: ›Komm, hilf mir, sie aus der Wanne zu holen.‹ Ich half ihm dabei, wir legten sie dann in den Flur. Ich habe nicht gefragt, warum und wieso, sondern machte alles, was Axel sagte. Ich hatte so Angst vor ihm. Er hat mir mit dem Messer gedroht.«

Das Gericht hat es als erwiesen betrachtet, dass Bert der Mörder war. Er wurde zu lebenslanger Haft verurteilt. Axel wurde zu neun Jahren Haft wegen Beihilfe zum Mord verurteilt. Beide wurden als voll schuldfähig bezeichnet.

Aber beide haben so gehandelt, wie sie sich in ihren verwirrten Köpfen die Wikinger vorstellten: Frauen schänden.

Axel und Bert wollten Frauen schänden.

Sven und Thomas wollten eine »Olle« vergewaltigen.

Sven und Thomas: Zwei Geschichten in einer

Jeder Mord ist tragisch. Jeder Sexualmord ist abscheulich. Dennoch sind die Gefühle, die jeder einzelne Mensch in dieser Erzählung weckt, unterschiedlich. Ich werde Ihnen jetzt die Geschichte von zwei jungen Leuten erzählen, die gemeinsam eine furchtbare Tat begangen haben. Es handelt sich um zwei sehr verschiedene Menschen, um zwei Persönlichkeiten sehr unterschiedlicher Herkunft mit ganz verschiedenen Erfahrungen. Es ist die Geschichte von Sven und Thomas.

Sven, 21, und Thomas, 23, entwickelten während einer Geschäftsreise den Plan, eine Frau zu vergewaltigen. Sie trafen sich nach Feierabend, gingen in der Fußgängerzone der Stadt spazieren und versuchten, eine junge Frau zu isolieren, um ihr Vorhaben zu realisieren. Eine beiden bekannte junge Frau sollte das Opfer sein. Sie wurde von beiden vergewaltigt. Nach einer kurzen Pause, in der die drei – Täter und Opfer – miteinander redeten, beschlossen die beiden, das Opfer zu töten. Die junge Frau starb.

Wer sind Sven und Thomas? Aus welchen familiären Verhältnissen kommen Menschen, die imstande sind, so etwas zu tun?

Sven und seine Familie

Sven ist ein großer, schlanker junger Mann. Er war bei allen Explorationen scheu, selbstunsicher, weich, fast zutraulich. Er sprach mit leiser Stimme und beeindruckender Ehrlichkeit über alle Einzelheiten, auch wenn sie ihn noch so belasteten. Er musste in ein anderes Jugendgefängnis verlegt werden, wo die Mitgefangenen von seiner Tat nichts wussten, weil die Verantwortlichen befürchteten, dass er misshandelt werden könnte. Seine neuen Mitgefangenen glaubten, dass er einen Raub begangen habe. Sven war auch im Gefängnis gefährdet. Er wusste es, und er hatte Angst.

Ich werde versuchen, seine Lebensgeschichte zusammenzufassen, obwohl die Begutachtung 150 Seiten ergab.

Sven stammt aus geordneten familiären Verhältnissen. Seine Herkunftsfamilie kann der oberen Unterschicht zugeordnet werden. Der Vater arbeitete wie die Mutter im Handwerk. Sven ist das jüngste von vier Geschwistern. Mit Ausnahme einer Periode, die in Svens Pubertät fiel, kann das Familienleben als harmonisch bezeichnet werden. In dieser Zeit verfiel der Vater dem Alkohol mit allen negativen Folgen für die Familie. Versucht man, Svens Beziehung zu seinen Eltern zu analysieren, dann erkennt man Widersprüche in seinen Einstellungen und Emotionen. Man findet eine Polarität, die fast infantile Züge hat. Zum einen ist da eine Idealisierung des Vaters: Er war der beste Vater, den man sich wünschen kann, großzügig, warmherzig, kumpelhaft, Kamerad, Freund und Helfer. Zum anderen wird er als zornig, aufbrausend, ungerecht und verletzend beschrieben. Auffallend ist, dass Sven sowohl die negativen als auch die positiven Eigenschaften fast verklärt. Über sich selbst berichtete Sven schon in unserer ersten Sitzung, dass er als Dreizehnjähriger mit dem Küchenmesser vor der geschlossenen Tür des Elternschlafzimmers gestanden habe mit dem Wunsch, den Vater zu töten, weil dieser im betrunkenen Zustand die Mutter tyrannisiert hatte.

Svens Gefühle und Einstellungen zu seiner Mutter sind weniger extrem. Die Mutter verkörpert für ihn eher eine angenehme Normalität. Als ich seine Mutter kennenlernte, vermittelte sie mir tatsächlich ein Bild, das kaum von den Beschreibungen ihres Sohnes abwich. Obwohl Sven mit seinen drei älteren Geschwistern keine besonderen Probleme hatte und die Beziehungen zu den Geschwistern als normal gelten können, litt er unter seiner »Benjamin-Rolle«. Er war mit Abstand der Jüngste. Vor allem litt er unter der dominierenden Person des in seinen Augen erfolgreichen Bruders. Er fühlte sich irgendwie als »der Minderwertigere«.

Schicksalhafte Minderwertigkeitskomplexe – schicksalhafte Begegnung

Ähnliche Minderwertigkeitsgefühle begleiteten Svens soziale Entwicklung innerhalb und außerhalb der Familie. Seine Geschichte sollte zeigen, dass diese Minderwertigkeitsgefühle als schicksalhaft bezeichnet werden müssen. Schon im Kindergarten hatte er mit »Image«-Problemen zu kämpfen, die hauptsächlich durch einen Sprachfehler verursacht wurden. Er konnte bestimmte Buchstaben bzw. Kombinationen von Buchstaben nicht richtig aussprechen. Nach einer entsprechenden Behandlung verschwand dieser Sprachfehler.

Schwerwiegender waren die Probleme, die seine schulischen Leistungen und sein schulisches Leben begleiteten. Ein niedriges Leistungsniveau, eine geminderte Lernfähigkeit, gestörte Beziehungen zu Mitschülern und Lehrern führten zu einem Circulus vitiosus: Sven schwänzte die Schule, hatte Auseinandersetzungen mit den Lehrern und wurde von den Mitschülern gehänselt. Das Gehänseltwerden war so schlimm, dass er die Schule wechselte und in einem anderen Ort zur Schule ging. Er nahm einen viel längeren Schulweg in Kauf, um dem für ihn unerträglichen Klima zu entfliehen. Bezeichnenderweise geschah dies, als er sitzen geblieben war und danach mit jüngeren Schülern zusammen sein musste. Obwohl er nun größer als seine Mitschüler war, konnte er seine körperliche Überlegenheit nicht zu einem Vorteil wenden. Er wurde deshalb sogar gehänselt (»Du bist so lang, wie du doof bist«). Er fühlte sich abgestempelt, minderwertig, als Versager. Diese Gefühle begleiteten ihn in sein weiteres Leben. Er war nicht in der Lage, sie durch psychische Abwehrmechanismen abzufangen.

Was er durch eigene Kapazitäten und Eigenschaften nicht erreichen konnte – vor allem bessere Noten und bessere Akzeptanz von

Seiten seiner Lehrer – versuchte er durch Überanpassung wettzumachen. Aber das misslang ihm, die Lehrer empfanden ihn als »schmierig«. Sven sah das im Nachhinein teilweise ähnlich, obwohl auch dieses Verhalten widersprüchlich war. Die Überanpassung, die als »schmierig« erlebt wurde, wechselte mit einer Art Rebellion ab, die sich in unerwünschten Verhaltensmustern, in Schimpfwörtern und Frechheiten gegen die Lehrer usw. zeigte.

Die Gefühle des Versagens, der Minderwertigkeit, des Abgestempeltseins setzten sich im späteren beruflichen Leben fort. Sie wurden durch Misserfolge, wenig Anerkennung und Beschimpfungen verstärkt. Kleine Andeutungen von Lob nahm er mit großer Dankbarkeit an. Er überbewertete sie und trug sie als Schild vor sich her, fast bis zur Lächerlichkeit.

Versagensideen und Minderwertigkeitsgefühle beherrschten weitgehend auch sein sexuelles Leben. Seine frühen sexuellen Erfahrungen waren problemlos, später änderte sich das: Anfangs beschränkte sich seine sexuelle Aktivität auf gegenseitiges Onanieren mit Mädchen. Als er zum ersten Mal die Möglichkeit hatte, seine Sexualität voll auszuleben, hatte er keine Erektion. Die Partnerin ließ ihn enttäuscht zurück. Das war verletzend und entwürdigend. Das Erlebnis des sexuellen Versagens verstärkte schon früher vorhandene Unsicherheiten und Minderwertigkeitsgefühle in der Beziehung zum weiblichen Geschlecht. Er hatte den intensiven Wunsch, mit einer Frau längere Zeit zusammen zu sein, hatte jedoch das Gefühl, von Frauen abgewiesen zu werden. Er war enttäuscht und traurig. Wiederholte Misserfolge führten zu Frustration und Wut. Es kam zu wütenden und resignierenden Gedanken und Ausdrücken wie »Scheißfrauen«, »die können mich doch jetzt mal« und Ähnliches. In seiner Resignation ging er so weit, dass er sogar wettete, in den kommenden zwei Jahren keine Frau bekommen zu können.

Dann aber lernte er seine jetzige Freundin kennen. Auch diese Beziehung war nicht frei von Enttäuschungen, Versagensgefühlen und Minderwertigkeitsideen. Vor allem die Tatsache, dass er an einem frühzeitigen Samenerguss litt, machte ihn wütend, weil er keinen Einfluss darauf hatte. Andererseits fühlte er sich traurig und bat seine Freundin um Entschuldigung. Sie zeigte zwar Verständnis, aber seine Gefühle des Versagens milderte das nicht.

Die sexuellen Beziehungen zu seiner Freundin waren für ihn auch deshalb schwierig, weil sie relativ selten waren. In der Zeit vor der Tragödie hatten die beiden sechs Wochen lang keinen sexuellen Verkehr gehabt. Sie wies Sven mit der Begründung ab: »Ich bin müde«, »ich habe Schmerzen«, »ich habe jetzt keine Lust«, »ich habe viele Probleme zurzeit«. Das war ein Problem für ihn. Er diskutierte es mit ihr, suchte auch bei seiner Mutter Rat und Antwort auf die Frage, warum seine Freundin so abweisend sei und keine Lust auf sexuellen Verkehr habe.

Durch sein ganzes Leben ziehen sich wie ein roter Faden die Gefühle der Minderwertigkeit, des Abgewiesenseins, des Versagens und des Benachteiligtseins. Diese quälenden Gefühle führten zu seiner schicksalhaften Begegnung mit Thomas: Sven war von Thomas beeindruckt, ja fasziniert, wie er wiederholt betonte: von seiner Gewalttätigkeit, von seiner Fähigkeit, »krumme Sachen« zu machen, von der Tatsache, dass Thomas »so etwas« überhaupt machen konnte, von der Art, wie er sprach, wie er sich benahm, was er tat. Beeindruckend war für ihn auch die Art, wie Thomas zum schnellen und großen Geld kommen wollte. Thomas war für Sven der harte Kerl, der, obwohl er so viel gelitten hatte und so viele Benachteiligungen erleben musste, die Gesellschaft durch sein Tun und Lassen provozierte und seine Ziele unbeirrt durch Gewalt verfolgte. Diese Einstellung führte zu seiner Bindung an Thomas, und diese Bindung führte zu kriminellen Handlungen.

Sven hat gestohlen, eingebrochen, Menschen misshandelt, hat schließlich vergewaltigt und gemordet, auch um Thomas zu beeindrucken, um ihm zu zeigen, dass er ein »ganzer Kerl« sei, um seine Anerkennung zu erlangen. Aber nur unter anderem, nicht ausschließlich. Svens Verhalten hatte außerdem das Ziel, auch andere zu beeindrucken. Er trug Waffen, eine Pistole, das Messer, das später zum Tötungsinstrument wurde, und ein zweites, größeres Messer in der Art eines Samurai-Schwertes, das er mit einem Bankkredit gekauft hatte. Alle diese Waffen hatten nicht nur einen dekorativen oder demonstrativen Charakter. Sie hatten auch einen »Handlungs-« und »Verwendungszweck«. Sven wollte sie in bestimmten Situationen anwenden und hat das auch getan.

Sven selbst meinte dazu: »Wenn man mit Thomas zusammen ausgeht, muss man immer ein Messer oder eine Waffe bei sich haben. Es könnten ja Überfälle oder Einbrüche vorkommen.« Oder: »Wenn man mit Thomas ausgeht, muss man auf alles gefasst sein. Deswegen muss man eine Waffe bei sich haben.« Er nahm auch an Schießübungen teil, um in Form zu bleiben. Als seine Pistole einmal bei einer Schießübung versagte, geriet er in Panik. Er befürchtete, ausgeliefert zu sein, wenn seine Pistole in einer realen Situation nicht losgehen würde. Deswegen kaufte er ein Samurai-Messer, um sich immer sicher fühlen zu können.

Bevor ich weiter über Sven erzähle, stelle ich Ihnen Thomas und seine Familie vor.

Thomas, seine Familie und sein Idol: Hitler

Thomas war bei der Tötung des Mädchens 23 Jahre alt gewesen. Ich traf ihn zum ersten Mal im Hochsicherheitstrakt eines Gefängnisses. Die Behörden hatten große Angst vor Flucht und weiteren Gewalttaten. Als er zur Begutachtung in die Klinik kommen musste, wurden umfangreiche Sicherheitsmaßnahmen getroffen. Zum Gericht wurde er in Fußfesseln gebracht.

Als ich Thomas das erste Mal traf, trug er eine militärisch anmutende Uniform. Tarnhose, Tarnjacke, hohe Stiefel, kurze Haare. Thomas gehörte rechtsradikalen Kreisen an. Sein Idol war Adolf Hitler, der »Führer«, wie er ihn nannte. Er wollte ein politisches System, das dem nationalsozialistischen ähneln sollte. Während der vielen Stunden, die wir zusammen verbrachten, erzählte er mit Faszination von dem »Führer«, der nationalsozialistischen Zeit, den starken Männern, dem Opa, einem SS-Mann, der vieles im Krieg, im Osten getan habe.

Gewalt faszinierte Thomas, den ängstlichen, missachteten, vernachlässigten Thomas, dem das Gesicht vor Unsicherheit kräftig zuckte, als wir miteinander sprachen. Diese Ticks, diese unkontrollierten Gesichtszuckungen verrieten seine innere Unruhe, seine Unsicherheit, seine Ängstlichkeit. Nur in den letzten Stunden der Explorationen ließen die Ticks nach, als er mit leiser, ja fast zutraulicher Stimme fragte: »Warum machen Sie sich eigentlich so viel Mühe mit mir?«

Thomas ist völlig anders als Sven. Ganz anders sind auch seine Schilderungen. Thomas bestritt die Vergewaltigungen. Er bestritt auch die Tötung. Er schilderte eine vollkommen andere Version der Vorfälle als Sven. Er berichtete über Ereignisse und Zustände im Tatvorfeld und -ablauf, die ihn entlasten könnten, obwohl Sven ihm standhaft widersprach. Thomas sprach auch von Erlebnissen, die er während der Tat gehabt haben will, die mich nicht überzeugten. Die hat er dann auch während der Gerichtsverhandlung zurückgenommen. Bis zur Gerichtsverhandlung aber betrieb Thomas ein Verwirrspiel. Das Verwirrspiel eines verwirrten Menschen.

Ich werde versuchen, Ihnen ein Bild von Thomas zu vermitteln. Ich habe mit ihm und seinem Vater, mit seiner Tante, bei der er aufgewachsen war, mit seinem Freund Sven und Svens Eltern gesprochen, in der Hoffnung, dass ich ein einigermaßen vollständiges Bild von Thomas bekommen würde.

Nach diesen Gesprächen kann ich sagen, dass Thomas eine sehr unglückliche, stressvolle und belastende Kindheit und Jugend gehabt hat. Vor allem die familiären Verhältnisse waren dramatisch. Thomas kommt aus einer sogenannten »Broken-home-Situation«, aus zerrütteten familiären Verhältnissen. Als der Junge zwei Jahre alt war, trennten sich die Eltern. Sie wurden später geschieden. Der Junge blieb zunächst bei der Mutter. Diese führte ein ausschweifendes, prostituiertenähnliches Leben und sprach dem Alkohol zu. Diese Zustände führten zur Vernachlässigung des Jungen, sodass er nachts häufig allein eingeschlossen zu Hause zurückblieb, während seine Mutter ausging. Niemand kümmerte sich richtig um ihn. Die Mutter weckt bei ihm bis heute Hassgefühle, Aggressivität und Verachtung. Sie ruft Tötungsfantasien hervor, die er bei der Exploration mit deutlicher Aufregung und in unverminderter Aktualität darstellte. Bis etwa zu seinem zehnten Lebensjahr wohnte er bei seiner Mutter. Diese Zeit ist ihm nur negativ in Erinnerung geblieben. Er erlebte Angst und Panik, wenn er nachts aufwachte und die Mutter nicht in der Wohnung war. Stottern und Bettnässen begleiteten diese Zeit. Er berichtete von Misshandlungen durch seine Mutter. Zweimal soll sie ihm das Nasenbein gebrochen haben. Das Jugendamt musste sich wiederholt einschalten. Als er etwa zehn Jahre alt war, übernahm eine Tante väterlicherseits die Erziehung des Jungen, um eine Heimerziehung zu vermeiden. Die Zeit bei der Tante ist bis heute mit widerstrebenden Gefühlen besetzt. Thomas verbindet sie mit Schlägen, Bestrafung, Ungerechtigkeit, Härte. Er erlebte die Erziehungsmethoden seiner Tante als verletzend. Sie standen während der Pubertät im Zentrum seiner Erlebniswelt. Er erzählte mir, dass er missverstanden, zu Unrecht und häufig und hart bestraft wurde, und dass es keine vertrauensvolle, von Wärme und Verständnis gekennzeichnete Beziehung zwischen ihm und seiner Tante gegeben habe.

Der Vater wurde von ihm als egoistisch, feindselig, gehässig, »klatschmäulig« und »stänkerhaft« beschrieben. Auch Äußerungen der Fürsorge und Sorge um den Sohn erlebte Thomas negativ. Der Vater erzeugt bei ihm Hassgefühle, Aggressionen, Verachtung. Für ihn ist er eine Person, die zu seiner unglücklichen Kindheit maßgeblich beigetragen hat.

Auch seiner Großmutter mütterlicherseits begegnet Thomas mit Hassgefühlen und Verachtung. Sie sei hinterhältig und falsch gewesen, ähnlich wie die Großmutter väterlicherseits. Nur sein Großvater, der ein SS-Mann gewesen war und dem Jungen viel über seine Taten während des Dritten Reiches und des Krieges erzählt hatte, imponierte ihm mächtig.

Die Schule konnte das häusliche Milieu nicht ausgleichen. Wegen Störungen der Lernfähigkeit, aber auch wegen Verhaltensauffälligkeiten musste der Junge die Sonderschule besuchen. Als ein wichtiger Grund für die intellektuellen und verhaltenspsychologischen Abweichungen ist eine perinatal, d. h. um die Zeit der Geburt, entstandene Hirnschädigung anzusehen. Vermutlich hat das Zusammenwirken der perinatalen Hirnschädigung mit den extrem ungünstigen psychosozialen Bedingungen auch zu Verzögerungen des Entwicklungsprozesses geführt.

Thomas' Zeit in der Sonderschule verlief sehr turbulent. Es war keine deutliche Besserung der Lernfähigkeit festzustellen. Seine Verhaltensauffälligkeiten nahmen antisozialen Charakter an: Er schlug Gegenstände kaputt, er schwänzte häufig die Schule, er stahl. Er zettelte Schlägereien an bzw. nahm an ihnen teil und neigte zur Bindung an Cliquen. Obwohl er auch den Lehrern gegenüber Hassgefühle entwickelte, will er die Schule auch geliebt haben. Die

Gemeinschaft, die Gruppenzugehörigkeit waren für ihn wichtig. Er konnte nicht einmal die Sonderschule abschließen. Auch nach Beendigung der Sonderschule gelang die soziale Anpassung nicht. Er brach mehrere Lehren ab. Zuletzt wurde er vom Vater als Lkw-Fahrer beschäftigt.

Seine Sexualvorgeschichte ist durch Widersprüchlichkeiten und Unklarheiten gekennzeichnet. Er machte schon mit 13 Jahren seine erste heterosexuelle Erfahrung. Es kamen Perioden, in denen er angeblich wegen Alkohol und Drogen sowie Cliquenverhalten keine Zeit für Mädchen hatte. Thomas berichtete aber auch über Zeiten, in denen ihm wegen der Prügeleien und Misshandlungen zu Hause jegliches sexuelle Interesse vergangen war. Obwohl er liebevolle und zärtliche Beziehungen zu zahlreichen Freundinnen gehabt haben will, sind seine Angaben über die Stabilität seiner heterosexuellen Bindungen widersprüchlich: Er spricht von Treue und Liebe zu einer bestimmten Person, berichtet gleichzeitig aber auch von häufigem Fremdgehen in derselben Zeit.

Ein bezeichnendes biografisches Merkmal ist Thomas' Zugehörigkeit zu rechtsextremistischen Kreisen und zu den Skinheads. Wie ich schon erwähnte, sprach er lange und in verklärender Form über Hitler und die Nazizeit. Hitler, von ihm immer nur »der Führer« oder »der Mann« genannt, ist sein Idol. Er wird als der Mann dargestellt, der alles im Griff hatte, das Genie, der Übervater, der große Kumpel, die personifizierte Tugend und Intelligenz. Er wird von Thomas als der Fürsorger beschrieben, der fehlerlose Erzieher, der treue Freund. Die Vergasung der vielen Menschen betrachtet er als seinen einzigen Fehler, für den er aber eine Erklärung entwickelt hat. Er vermutet, dass der »Führer« in seiner Jugendzeit irgendwelche verletzenden Erfahrungen mit Juden machte und später seine Machtposition zur Rache ausnutzte. Thomas' Darstellungen lassen erkennen, dass Hitler in seiner Fantasie die Rolle der fehlenden Vaterfigur übernommen hat. Die heutigen demokratischen Politiker werden von Thomas als korrupte und unfähige Lachfiguren Hitler gegenübergestellt.

Auch die Nazizeit wird verklärt und verherrlicht. Sie wird als die Zeit der Gerechtigkeit, der Tugend, des Friedens, der Harmonie, der Konsequenz, der Leistung, der Zuverlässigkeit, der Menschlichkeit dargestellt. Die heutige Zeit ist dagegen für Thomas eine Zeit der Ungerechtigkeit, der Unterdrückung, der Kriminalität, der Unsicherheit, der Korruption, der Untreue und der Tugendlosigkeit. Sein persönliches Schicksal, seine persönlichen Erfahrungen, seine persönlichen Verletzungen und Beziehungen zu Bezugspersonen seiner Familie werden mit der jetzigen demokratischen Gesellschaft gleichgesetzt und mit der verklärten Nazizeit verglichen. Sein persönlicher Hass auf Personen, die für ihn lebensgeschichtlich bedeutsam sind, wird auf die Gesellschaft, den Staat und seine Institutionen übertragen. Er ist bereit, alles zu tun, was diesem Staat und dieser Gesellschaft schaden könnte.

Aus diesem Hass heraus entstand sein Zugehörigkeitsgefühl zu den Skinheads. In dieser Gruppe fühlt er sich sicher, geschützt, verbunden, anerkannt. Die Gruppe wird als die eigene Familie erlebt und auch so bezeichnet. Negative Aspekte der Skinheads werden verharmlost, bagatellisiert, rationalisiert, ja zeitweise auch ignoriert. Die Verallgemeinerung des »privaten« Hasses zum allgemeinen Hass erreicht teilweise bizarre Formen, wie etwa den Respekt vor den RAF-Terroristen, die Verurteilung des Umgangs des Staates mit angeblichen RAF-Mitgliedern, die Tätowierung des RAF-Symbols auf seinem Körper. »Alles was diesen Staat kaputt macht, respektiere ich.« Das ist seine Devise.

Der Weg, der zu der Tötung führte

Der Weg zur Tötung des Mädchens war lang. Die Voraussetzungen für die entsetzliche Tat von Sven und Thomas wurden bei beiden in der frühen Kindheit, in der langen Entwicklung ihrer Persönlichkeiten geschaffen. Damit wir uns richtig verstehen: Eine solche Entwicklung muss nicht zwangsläufig zu einer derart schrecklichen Tat führen. Nicht jeder, der diese Probleme hat, wird zum Verbrecher. Menschen wie Sven leiden in der Regel selbst unter den Folgen der eigenen Störungen. Selten entgleisen sie in die Delinquenz und Kriminalität. Für ihn war die Begegnung mit Thomas schicksalhaft.

Menschen mit Thomas' Persönlichkeitsproblematik neigen dagegen eher zur Kriminalität – nicht alle, aber einige. Wenn beide, Thomas und Sven, die Möglichkeit und die Fähigkeit gehabt hätten, Herr ihrer Lage zu werden, hätten sie anderen Menschen und sich selbst viel Leid ersparen können. Aber wie hätten sie das schaffen können?

Die Suche nach dem Wie, nach dem »wie kann man solchen Entwicklungen vorbeugen« hat unzählige Fachleute beschäftigt. Es sind zahlreiche Artikel darüber geschrieben worden und viele Bücher dazu erschienen. Auch auf der praktischen Ebene macht man sich viel Mühe: Unzählige Menschen an der Basis, Mitarbeiter von Jugendämtern, Jugendpsychiater, Sozialarbeiter, Erzieher, Angehörige verschiedener Konfessionen und andere engagieren sich jeden Tag. Trotzdem zeigt die Erfahrung, dass dieses viel zu wenig ist. Es klingt demagogisch, wenn man sagt: »Es muss mehr getan werden!«, aber es ist leider so. Es muss noch viel getan werden. Das ist leichter gesagt als getan, zumal das Was und Wie umstritten sind. Ich fürchte, dass es keine einfache Lösung gibt.

Der Vergleich der Lebensgeschichten und der Familien von Thomas und Sven zeigt die Unterschiede zwischen den beiden Elternhäusern. Dass Eltern und die familiäre Umgebung eine hohe Verantwortung für die Entwicklung ihrer Kinder tragen, ist klar. Muss da nicht die Frage erlaubt sein, ob manche Eltern, wie die Eltern von Thomas, mit der Erziehung ihrer Kinder überfordert sind?

Ich habe auch in anderen Fällen Eltern von Straftätern exploriert. Manchmal konnten sie nicht länger als eine Viertelstunde über die eigenen Kinder sprechen. Mehr wussten sie nicht zu sagen. Auf meine Aufforderung: »Erzählen Sie mir von Ihrem Sohn, von seiner Kindheit, seiner Entwicklung, seiner Pubertät. Was hat er gemacht, bis er das elterliche Haus verlassen hat?«, sagten sie: »Was soll ich erzählen, es gibt nicht viel zu erzählen.« Die Eltern kannten ihre eigenen Kinder nicht. So auch der Vater von Thomas. Die Mutter von Thomas erschien überhaupt nicht. Sie nahm meine Einladung nicht an, ließ mir nur mitteilen: »Was soll ich erzählen?« Die Eltern von Sven dagegen waren besorgt. Sie taten viel für ihn, nachdem er in diese Katastrophe hineingeraten war. Aber sie waren überrascht, als sie geschah. Sie hätten so etwas nie für möglich gehalten. Sie wussten wenig über ihn. Hätten sie mehr über ihn wissen können?

Die Zeit nach dem Drama

Sven und Thomas beschreiben diese Zeit in allen Einzelheiten. Ich werde versuchen, sie für Sie zusammenzufassen. Nachdem beide das Mädchen vergewaltigt hatten, boten sie ihr eine Zigarette an. Sie nahm sie an. Während des Rauchens beschlossen die beiden in stiller Übereinkunft, das Mädchen zu töten. Abwechselnd stachen die beiden auf sie ein, bis sie starb.

Beide waren von ihrer Tat fasziniert. In der Wohnung von Thomas angekommen, wechselten sie nur Ausdrücke wie: »Wahnsinnig, wahnsinnig.«

Die Gefühle des faszinierenden Entsetzens und der entsetzlichen Faszination nach der Tötung des Mädchens ließen in den folgenden Tagen nach und wurden von Allmachtsgefühlen abgelöst. Irgendwann zu Beginn der zweiten Woche nach der Tat waren die Allmachtsgefühle so extrem, dass sie sogar im Benehmen von Sven sichtbar wurden: Er ging, wie er sagte, »wie ein Gorilla«, breitbeinig, breitarmig, mit schweren Schritten. Er benahm sich so, als ob ihm keine Grenzen mehr gesetzt seien. Gedanken, wie »jemandem, der so etwas gemacht hat, kann nichts passieren, der braucht keine Angst zu haben« beherrschten ihn. – Beherrschten oder verhüllten?

Thomas berichtete über Szenen des Triumphes, der Provokation und der »Angeberei«, vor allem bei Sven. Sie beschrieben Szenen, in denen ahnungslosen Leuten das Tötungsmesser für alltägliche Tätigkeiten gegeben wurde, wie etwa Brote schmieren oder Gegenstände schneiden. Sven erlebte das mit provokativem Genuss. Er erzählte Thomas triumphierend davon. Die Gefühle der Überlegenheit und der Allmacht beherrschten Svens Leben in einer Weise, dass er sich selbst zur Ordnung rufen musste. Nicht zu viel Allmacht, nicht zu viel Triumph zeigen! Er tat dies jedoch nicht aus Reue, Trauer oder Betroffenheit, sondern aus Überlegenheit nach dem Motto – wie er es selbst formulierte: »Du warst immer großzügig und gut zu anderen Leuten, jetzt brauchst du nicht arrogant und unerreichbar zu werden, weil du so etwas gemacht hast.«

Normalität ist ein anderes Merkmal der postdelinquenten Zeit. Normalität in dem Sinne, dass in den Familien, im beruflichen und sozialen Umfeld vieles so weiterlief, als ob nichts gewesen wäre. Die schreckliche Tat, die Vergewaltigung und Tötung der jungen Frau,

bewirkte keine Zäsur. Weitere Verbrechen folgten. So brachen Sven und Thomas beispielsweise mit anderen eine Woche später in ein Haus ein und entwendeten viele wertvolle Gegenstände. Andere delinquente Handlungen wurden in dieser Zeit zumindest geplant. Und dann passierte eine weitere erschreckende Tat:
Zwei Wochen nach der Vergewaltigung und Ermordung der Frau vergewaltigten und beraubten sie auf der Flucht eine junge Prostituierte und versuchten, sie zu töten.
Die Flucht nahm einen grotesken Charakter an. Mit Hupkonzerten und großen Abschiedsszenen hatte sie sowohl bizarre als auch triumphale Züge. So verabschiedete Sven sich von seiner Freundin mit der Bemerkung: »Ich muss weg, ich habe eine Frau vergewaltigt, sie hat mich erkannt, und ich musste sie töten. Aber ich komme wieder zurück als ein reicher Mann. Die krummen Sachen gehen weiter.« Und gleichzeitig sagte er weinend: »Du hast was Besseres verdient.« Infantilität und Widersprüchlichkeiten in einigen wenigen Sätzen!

Sind Sven und Thomas schuldfähig?

Durch Untersuchungen konnten wir ausschließen, dass Sven und Thomas bei der Begehung ihrer Straftaten an einer »krankhaften seelischen Störung«, einem »Schwachsinn« oder an einer »tief greifenden Bewusstseinsstörung« litten. Hingegen diagnostizierten wir bei beiden eine Persönlichkeitsstörung, also eine »schwere andere seelische Abartigkeit« im Sinne des Gesetzes. Bei Thomas eine dissoziale Persönlichkeit, bei Sven eine unreif-infantile Persönlichkeit mit Zügen der Borderline-Persönlichkeitsstörung.
Die Diagnose ist aber nur ein erster Schritt. Es wurde damit lediglich der erste Stock des zweistöckigen Gebäudes zur Beurteilung der Schuldfähigkeit errichtet. Die »psychisch-biologische Ebene« reichte aber längst nicht aus, um die Frage zu beantworten, ob Sven und Thomas bei der Begehung ihrer Straftaten in ihrer Schuldfähigkeit beeinträchtigt waren. Es musste, wie wir schon gesehen haben, ein zweiter Stock gebaut werden, also die »normative Ebene«. Beide Ebenen müssen miteinander verbunden sein. Es genügt nicht, dass wir den Hintergrund einer Tat aus der Persönlichkeit und den Er-

lebnissen eines Menschen »ableiten« können. Es reicht nicht aus, dass wir die Motive in der gestörten oder gesunden Persönlichkeit des Täters finden oder ahnen können. Es muss gezeigt werden, dass durch die Störung, die auf der ersten Ebene festgestellt wurde, die Fähigkeit des »Anders-Könnens« und »Anders-Wollens« eines Menschen erheblich beeinflusst oder aufgehoben wurde. Für Sven konnte ich auf den vielen Seiten des Gutachtens darstellen, wie man seine Straftaten aus seiner Persönlichkeit heraus »verstehen«, die Motive erkennen kann, dass jedoch seine Fähigkeit zum »Anders-Können« und »Anders-Wollen« trotz der Persönlichkeitsstörung, trotz des erkennbaren Motivs weder aufgehoben noch erheblich beeinträchtigt war.

Ich habe bei Sven zwar dem Gericht empfohlen, von der vollen Schuldfähigkeit auszugehen, aufgrund seiner unreifen Persönlichkeit aber und aufgrund der Tatsache, dass er noch keine 21 Jahre alt war, sollte Jugendrecht angewendet werden. Sven wurde zu zehn Jahren Jugendstrafe verurteilt.

Bei Thomas sahen wir eine Beziehung zwischen seiner schweren Persönlichkeitsstörung und den Straftaten. Wir argumentierten, dass seine Schuldfähigkeit durch die psychische Störung nicht aufgehoben, aber unseres Erachtens erheblich vermindert war. Eine weitere Gefährlichkeit annehmend, empfahl ich dem Gericht, Thomas' Unterbringung im Maßregelvollzug zu veranlassen. Thomas wurde zu 15 Jahren Freiheitsstrafe verurteilt und im Maßregelvollzug untergebracht.

WOHIN MIT DEN SEXUALMÖRDERN?

Auch eine Frage der Zeiten und der Kulturen

»Wohin mit den Sexualtätern?«, fragte Gerhard Mauz 1995 in einer Titelgeschichte des »Spiegel«, nachdem der »Heidemörder« – ein gefürchteter Sexualmörder – aus einer geschlossenen Abteilung des Maßregelvollzuges in Hamburg geflohen war. Ein Jahr später wiederholte »Focus« die gleiche Frage: »Was tun mit den Sex-Tätern?«, als der Belgier Marc Dutroux (der jahrelang kleine Mädchen gefangen gehalten, vergewaltigt und getötet hatte) gefasst wurde. So ähnlich fragte auch der »Stern«, fragte die gesamte Presse. Die »Welt am Sonntag« beschäftigte sich in einer Reihe von Artikeln damit. Namhafte Juristen und andere Experten wurden befragt. »DIE ZEIT« kommt immer wieder mit ähnlichen Fragen. Ruprecht Eser suchte in einer bewegenden Fernsehsendung nach Antworten von Kriminologen und Polizeibeamten. (Bewegend deswegen, weil sich während der Sendung – unerwartet – die Großmutter der kleinen Kim zuschaltete. Das kleine Mädchen war wenige Tage vorher in Ostfriesland Opfer eines Sexualmörders geworden. Die Großmutter, verletzt und betroffen, bat sogar um Mitgefühl für die Mutter des Täters.)

»Wohin mit den Sexualstraftätern?«

»Wegschließen! Und zwar für immer!«

Das war die Antwort von Gerhard Schröder, dem ehemaligen Bundeskanzler. Das Problem ist aber viel komplizierter, viel gefährlicher, als man mit einfach strukturierten, stimmenfangverdächtigen Bemerkungen darstellen kann.

Das ganze Dilemma konzentrierte sich auf die Frage: »Was wiegt schwerer, das Recht der Gesellschaft, vor psychisch gestörten Tätern geschützt zu werden oder das Recht des Kranken auf Therapie?«

Dabei kann es keinesfalls um ein Entweder-oder gehen, denn beides gehört zusammen: Die relative Sicherheit in einer Gesellschaft ist umso größer, je mehr sie sich um ihre kranken Mitglieder kümmert. Wie aber können größtmögliche Sicherheit und Therapie erreicht werden?

Viele der Fälle, die Richard von Krafft-Ebing in seinem Buch »Psychopathia sexualis« beschrieb, endeten mit einer Hinrichtung. Bis vor wenigen Jahrzehnten war in allen europäischen Ländern – auch in Deutschland – die Todesstrafe die Antwort auf Sexualmord. Das ist zum Glück vorbei. Mit der deutschen Strafrechtsreform zu Beginn der Siebzigerjahre wurde die »schwere andere seelische Abartigkeit« als eine mögliche Beeinträchtigung der Schuldfähigkeit anerkannt. Das machte den Weg frei für eine Therapie der Sexualstraftäter.

Es gibt allerdings immer noch Staaten, die die Todesstrafe anwenden. Ich denke dabei weniger an Asien oder Afrika, deren Recht durch uralte, religiöse Bräuche geprägt ist, als an die USA, wo Sexualmörder auf dem elektrischen Stuhl enden können, auch wenn es sich um Jugendliche, Geisteskranke oder Hirngeschädigte handelt. Das »Kreuzige, kreuzige ihn!« findet bei manchem immer noch Gehör. Die Todesstrafe macht den Rückfall des einzelnen Täters zwar unmöglich, dennoch wird die Zahl der Sexualmorde insgesamt dadurch nicht geringer. Man fragt sich: Kann eine Gesellschaft so ihre Probleme lösen? Gibt es nicht auch andere Möglichkeiten?

Manche Methoden, die in einigen Bundesstaaten der USA angewendet werden, sind nicht kompatibel mit dem europäischen Rechtsempfinden. Zum Beispiel wird dort am Haus von entlassenen Sexualstraftätern ein Schild angebracht, auf dem mit großen Buchstaben geschrieben steht: »Hier wohnt ein Sexualstraftäter« oder »Hier wohnt ein Kinderschänder«. Manchmal werden auch auf die Autos von entlassenen Sexualstraftätern Aufkleber geklebt, die besagen: »Dieses Auto wird von einem Sexualstraftäter gefahren«, oder: »In diesem Auto befindet sich ein Kinderschänder«. So etwas ist sicherlich für uns kein Weg, keine Lösung.

Die Suche nach anderen Wegen ist auch in den USA in vollem Gange. Auch dort erprobt man therapeutische Methoden.

In Europa haben die Niederlande bis jetzt die meisten Fortschritte erreicht. Sie haben auch den meisten Mut gezeigt. Wird in Deutschland ein Sexualmörder als schuldfähig betrachtet, muss er lebenslänglich ins Gefängnis. Die damit verbundenen Risiken kennen Sie schon. Ich erinnere an die Geschichten von David und Emil. Ich halte diesen Weg für prinzipiell falsch. Die Rückfallgefahr ist groß, Hilfe für den Betroffenen gibt es nicht. Wird jedoch ein Sexualmörder als schuldunfähig oder vermindert schuldfähig anerkannt und ist die Wiederholungsgefahr gegeben, dann wird er im Maßregelvollzug untergebracht. Dadurch ist aber nur ein Aspekt der Frage »Wohin mit den Sexualmördern?« beantwortet – nämlich die räumliche Frage. Das ist wenig befriedigend.

Viele im Maßregelvollzug Tätige klagen, dass die Gesellschaft die Probleme einfach auf ihre Schultern verlagere, dass sie Ansprüche stelle, ohne die schwierige Aufgabe anzuerkennen. Stattdessen reagiere man nur mit Kritik und Polemik auf Misserfolge. Die eigentliche Frage, die zu stellen ist, lautet: »Sind Sexualmörder überhaupt therapierbar?«

Daten aus dem Dunkelwald

Schauen wir uns zuerst einige Fakten an: Sexualdelikte, vom Exhibitionismus bis zur Pädophilie, von der Nötigung bis zum sexuellen Mord, sind im Vergleich zu anderen Arten von Delikten erfreulicherweise selten. Das mag überraschen, weil wir so häufig davon hören. Aber wenn wir die Kriminalstatistik der Bundesrepublik anschauen, dann sehen wir, dass weniger als ein Prozent der Straftaten Sexualdelikte sind. Andererseits gibt es eine hohe Dunkelziffer, vor allem was Vergewaltigung und Kindesmissbrauch betrifft. Ich habe in meiner klinischen Laufbahn viele Frauen kennengelernt, die von Familienangehörigen oder von Bekannten vergewaltigt worden sind. Sie schlossen ihr Trauma in ihrem Herzen ein und zeigten den Täter nicht an. Ich habe Kinder kennengelernt, die von Onkeln und Stiefvätern, sogar von ihren eigenen leiblichen Vätern missbraucht worden sind. Auch in diesen Fällen wurde niemand angezeigt. Nicht einmal ihre Mütter zeigten die Täter an – dem familiären Frieden zuliebe?

Diese Dunkelziffer wird sogar noch höher, wenn wir auch die Vergewaltigung in der Ehe berücksichtigen, die eine Vergewaltigung ist wie jede andere auch, auch wenn das erst in den letzten Jahren in das öffentliche Bewusstsein gedrungen ist. Dennoch sind die bekannten Sexualdelikte im Vergleich zu anderen Delikten selten.

In absoluten Zahlen ausgedrückt heißt das, in der Bundesrepublik sind zurzeit ungefähr 4900 Sexualstraftäter inhaftiert. Im Maßregelvollzug befinden sich um die 1800. Im Vergleich: insgesamt sind zurzeit etwas mehr als 7800 Patienten im Maßregelvollzug untergebracht, davon ca. ein Drittel wegen Alkohol- oder Drogensucht. Für Letztere wird die Unterbringung im Maßregelvollzug über den Paragrafen 64 StGB geregelt. Der besagt Folgendes: Wenn jemand seine Straftaten aus Hang zu alkoholischen Getränken oder berauschenden Mitteln begangen hat und deswegen auch andere Delikte zu erwarten sind, dann soll der Betroffene in einer Entziehungsanstalt untergebracht werden, vorausgesetzt, dass eine Entziehungstherapie Aussicht auf Erfolg hat. Bis vor kurzem hieß es noch: »Die Unterbringung in einer Entziehungsanstalt unterbleibt, wenn die Therapie von vornherein aussichtslos erscheint.«

Weil aber kaum jemand wagte, die Therapie eines Süchtigen von vornherein als aussichtslos zu bezeichnen, nahm in den Achtziger- und zu Beginn der Neunzigerjahre die Zahl der Unterbringungen von Alkoholikern und Drogensüchtigen im Maßregelvollzug rasch zu. Dies führte zu katastrophalen Zuständen in den Anstalten und zu schlechten Therapiebedingungen. Die Kliniken waren voller Menschen ohne jede Behandlungsmotivation. Wir haben selbst eine Studie erstellt, die das belegt. Mit der Reform des § 64 StGB erhofft man sich, bald Herr der Lage zu werden. Der wesentliche Unterschied zwischen dem § 64 StGB und dem § 63 StGB, der die Voraussetzungen der Unterbringung aufgrund einer psychischen Störung regelt, ist die Festlegung der Dauer der Unterbringung. Bei Unterbringungen nach § 63 ist die Dauer nach oben offen; die Höchstdauer für Süchtige dagegen liegt bei zwei Jahren.

Bei der Erfassung der Häufigkeit von Sexualstraftaten gibt es mit Sicherheit eine hohe Dunkelziffer, vor allem bei sexuellem Missbrauch, aber auch bei Vergewaltigungen, vor allem in der Familie.

Wenn man also Zahlen über Sexualstraftaten erwähnt, muss man immer an diese Dunkelziffer denken. Die Statistiken der letzten Jahre zeigen eine bemerkenswerte Konstanz. Laut der polizeilichen Kriminalstatistik wurden in Deutschland z. B. im Jahr 2005 6 391 715 Straftaten erfasst. Darunter waren 2396 Tötungsdelikte, also Mord und Totschlag. Straftaten gegen die sexuelle Selbstbestimmung wurden in 55 203 Fällen verübt, darunter 8133 Fälle von Vergewaltigung und sexueller Nötigung. Sexueller Missbrauch von Kindern geschah in 13 962 Fällen. Als Mord wurden 794 Fälle klassifiziert, als Totschlag und Tötung auf Verlangen 1602. Von den Mordfällen sind 22 als »Mord in Zusammenhang mit Sexualdelikten« erfasst.

Wenn eine Gesellschaft mit ihren 800 Mördern und ihren 6 400 000 Straftaten pro Jahr fertig werden kann, kann sie dann nicht auch mit ihren 22 Sexualmördern fertig werden?

Wir sollten Lösungen für diese 22 Mitglieder der 80 Millionen Menschen umfassenden deutschen Gesellschaft finden können. Nachdem wir erkannt haben, dass dieses Problem nicht mit der Todesstrafe gelöst werden kann, müssen wir nach Alternativen suchen.

Therapien von Sexualgewalttätern: Theorie und Praxis

Leider bewähren sich viele theoretische Konzepte in der Praxis nicht. Das liegt an der schweren Behandelbarkeit von Menschen, die einen Sexualmord oder andere schwere Sexualstraftaten begangen haben, und auch an der großen Wiederholungsgefahr. Die Verflechtung von sexueller Perversion, schweren Persönlichkeitsdefiziten und anderen neurotischen Strukturen sowie die Chronizität der Störung sind Faktoren, die auf die Therapie ungünstig wirken. Welche Probleme sich aus der Verbindung der beiden Ziele »Besserung« und »Sicherung« ergeben, habe ich schon erwähnt. Die schwere Therapierbarkeit der Patienten, der große Sicherheitsbedarf führen gelegentlich zu therapeutischem Radikalismus.

Solch eine Form des therapeutischen Radikalismus war die sogenannte Psychochirurgie. Damit versuchten Neurochirurgen, bestimmte Zentren im Gehirn, die den Hormonhaushalt regulieren, außer Funktion zu setzen. Dies war ein Irrweg, der außer Veränderungen der Persönlichkeit oder hirnorganischen Schädigungen kaum Ergebnisse zeigte.

Eine andere umstrittene Methode ist die chirurgische Kastration – die chirurgische Entmannung also. Sie ist in Deutschland nur auf freiwilliger Basis möglich, in einigen Ländern überhaupt nicht.

Eine Untersuchung von Wille und Beier belegt, dass von 104 Männern, die sich freiwillig kastrieren ließen (vor allem pädophile und aggressive Sexualstraftäter), nach mehr als zehn Jahren nur drei Prozent rückfällig geworden sind. Im Vergleich dazu: 43 Prozent der Sexualstraftäter, deren Anträge auf Kastration abgelehnt worden waren, wurden in dem gleichen Zeitraum rückfällig. Die beiden Autoren sehen in dem Erfolg der freiwilligen Kastration nicht nur einen Schutz der möglichen Opfer, sondern auch einen positiven Aspekt für den Betroffenen: Missglückte Sexualität kann auch eine Quelle von Frustration, Leid und Verstimmung sein. Eine Befreiung aber aus einer Perversion, die andere gefährden kann und in diesen Fällen schon gefährdet hat, könnte auch eine Wiedererlangung des psychischen Gleichgewichts und des Selbstvertrauens bedeuten.

Die chirurgische Kastration hat viele Kritiker, vor allem wegen der Unwiderruflichkeit der Maßnahme. Sie reduziere die Problematik nur auf eine somatische Ebene und diene der Befriedigung der Selbstbestrafungstendenzen der Betroffenen. Nach Ansicht der Kritiker dieser Methode ist die psychologische Komponente, die Persönlichkeit des Betroffenen, viel wichtiger als die Biologie. Heute wird die chirurgische Kastration trotz der o. g. eindeutigen Befunde selten angewendet.

Eine andere biologische Therapiemethode ist zwischen therapeutischem Radikalismus und therapeutischem Pragmatismus einzuordnen: die pharmakologische Dämpfung des Sexualtriebes. Sie kann eine vorübergehende Lösung sein. Sie kann eine Brücke zwischen der quälenden Gegenwart und den zukünftigen Therapiezielen schlagen. Viele kritisieren auch die pharmakologische Dämpfung aus Gründen, die wir schon kennen: Nicht der Sexualtrieb sei gestört, sondern die Psyche und die Persönlichkeit des Menschen. Befürworter solcher Methoden meinen: Das sei zwar richtig, aber die Störung manifestiere sich im Zusammenspiel mit der Sexualität, bei der Hormone eine Rolle spielten. Bis also Psyche und Persönlichkeit geholfen werden könne, seien vorübergehend die Hormone zu dämpfen, sodass die Triebe den an sich selbst arbeitenden Patienten nicht stören und ihn in Ruhe lassen. Später könne der Sexualtrieb schrittweise wieder zugelassen und in die weitere Psychotherapie einbezogen werden.

Es gibt Einrichtungen, in denen versucht wird, den Sexualtrieb mit Psychopharmaka zu dämpfen, die man auch bei Psychosen verordnet. Diese Methode hat zu Recht viele Kritiker, weil sie nicht nur den Sexualtrieb, sondern auch viele psychische Funktionen beeinflusst und beeinträchtigt.

Medikamente, die nur auf den Sexualtrieb einwirken, werden häufiger angewendet und ernsthaft diskutiert. Am häufigsten ist die sogenannte Androcur®-Behandlung. Die anfängliche Euphorie über die kurzfristigen Erfolge der pharmakologischen Therapie wurde inzwischen weitgehend von Skepsis und Enttäuschung abgelöst. Man weiß heute: Mit Dämpfung allein ist nichts erreicht, weil nicht nur die Sexualhormone, sondern auch die Psyche in ihrer Gesamtproblematik an der Delinquenz beteiligt ist. Deshalb ist man heute viel zurückhaltender bei der Anwendung dieser Therapie. Ich glaube, dass die Meinung von Müller-Isberner, Leiter der Anstalt Haina in Hessen, einer großen Maßregelvollzugsanstalt mit differenzierten Therapieplänen für Sexualstraftäter, repräsentativ ist:

> »Insgesamt haben wir den Eindruck, dass im Maßregelvollzug nur recht selten eine Indikation zur Gabe triebdämpfender Mittel gestellt werden kann. Hinzu kommt, dass die notwendige Bereitschaft nicht sehr verbreitet ist. In Einzelfällen aber ist eine triebdämpfende Behandlung als Unterstützung weiterer Therapiemaßnahmen zweifellos äußerst hilfreich.«

Dass diese Therapie in Einzelfällen und zur Unterstützung weiterer Therapiemaßnahmen als Brücke angewandt werden kann, wird deutlich im Tagebuch eines Patienten, der mit Androcur® (Cyproteronacetat, Abkürzung CPA) behandelt worden ist.

Ich zitiere ausführlich aus der entsprechenden Publikation Hans-Jürgen Horns, weil ich sie für sehr anschaulich halte. Es handelt sich um die Aufzeichnungen eines 40-jährigen Mannes, der wiederholt wegen sadistischer Handlungen auffällig geworden war und sich aufgrund eines sadistischen Tötungsdeliktes an einem zehnjährigen Mädchen im Maßregelvollzug befand. Hier sein Tagebuch aus der Zeit vor Beginn der Androcur®-Behandlung:

»Bei der Selbstbefriedigung stelle ich mir vor, dass Nicole in meiner Gewalt ist, dass sie gefesselt ist und vor Angst zittert. Ich quäle sie mit Nadeln, Messer, Schere. In der Erregung schneide ich ihr beide Ohren ab. Dies bringt mich noch mehr in Erregung, sodass ich mit meinen Folterungen weitermache, indem ich ihr die Brüste aufschlitze und auch den Bauch aufschneide, dass die Eingeweide herauskommen. Am Ende trenne ich ihr Kopf und Beine ab.« (...)

»Beim Durchblättern eines Kataloges wurde ich durch das Betrachten der jungen Mädchen stark erregt. In meiner Fantasie malte ich mir Bilder aus, dass sie in meiner Gewalt wären. Sie sind mir vollkommen ausgeliefert. Je mehr sie schreien, desto mehr erregt es mich.« (...)

»An einem Tag dreimal Selbstbefriedigung mit starken Sexfantasien. Anlass war das Betrachten eines Pornoheftes. Dabei ließ ich meiner Fantasie freien Lauf. Ich ließ noch einmal den Ablauf der Tötung an mir vorbeiziehen. Meine Erregung wurde immer größer und stärker.« (...)

»Drei Tage ohne Selbstbefriedigung.« (...)

»Eine Frau in meiner Gewalt. Das erregt mich so, dass ich es auch mehrmals am Tag machen kann. Ihre Angst und ihre Schreie lösen bei mir Freude und Lust aus. Beim Onanieren ist der Höhepunkt da, wenn ich die Frau am Töten bin.« (...)

»Heute betrachtete ich die Gerichtsakten mit den Bildern von meinem Mord. Ich wurde erregt und bekam Lust, diesen Mord noch einmal zu erleben. Es macht mir Spaß, mein Opfer zu beobachten, wenn es ahnungslos in die Wohnung kommt. Ich habe dann schon eine Art wie Vorfreude.« (...)

»Bei jeder Fantasie genieße ich die Gewalt. Es macht mir Spaß, Menschen zu töten. Bevor sie sterben, muss ich sie erst quälen und foltern. Sie leiden zu sehen, macht mir Freude und bringt mir Lust.« (...)

»Heute habe ich mal versucht, auch mal normal zum Samenerguss zu kommen und das gelang mir auch, auch wenn es mir nicht so viel Freude gebracht hat.« (...)

»Ich hatte drei Mädchen in meiner Gewalt. Alle drei waren an Händen und Füßen gefesselt, sodass sie sich nicht bewegen konnten. Ich ergötzte mich an ihrer Angst, die sie vor mir hatten.« (...)

»An einem Tag zweimalige Wiederholung der Sexfantasien. Danach deprimiert und niedergeschlagen. Ich empfinde dann keine Freude mehr und ekle mich selbst an. Ich verachte mich, weil ich nicht dagegen ankomme.« (...)

»Meine sexuellen Fantasien beziehen sich nicht nur auf Frauen oder Mädchen. Ich habe schon in meiner Fantasie erlebt, dass es mir auch Spaß macht, Knaben zu foltern und zu töten.«

Zu dieser Zeit wurde die Therapie mit CPA (Androcur®) begonnen. Etwa 14 Tage danach schreibt der Patient in seinem Tagebuch über Veränderungen seines Verhaltens und seiner Fantasien. Er könne jetzt nackte Frauen auf Bildern betrachten, ohne eine Erregung oder ein Verlangen nach Selbstbefriedigung zu verspüren. Wörtlich heißt es auszugsweise weiter (wieder zitiert aus dem erwähnten Beitrag von Horn):

»Heute kein Verlangen und auch keine Lust zu onanieren, obwohl in meinem Zimmer Bilder von nackten Frauen hängen.« (...)

»Zwölf Tage frei von Masturbationsverlangen. Ich kann heute in Zeitschriften und Kataloge schauen, ohne dass sich bei mir etwas regt.« (...)

»Heute habe ich wieder versucht zu onanieren. Ich musste mich dazu zwingen. Nach fünf Minuten gab ich auf, obwohl ich dabei versuchte, meine früheren Sexfantasien ins Spiel zu bringen. Die Bilder kamen nicht, und nach kurzer Zeit verlor ich die Lust.« (...)

»Wieder Versuch zu onanieren. Nach einer Viertelstunde kam ich zu einem Samenerguss. Meine Lust auf Selbstbefriedigung mit gewalttätigen Sexfantasien ist zurückgegangen. Ich muss mich heute regelrecht dazu zwingen.« (...)

»Ich kann fast selbst noch nicht daran glauben, dass es heute anders ist als noch vor einigen Wochen – wie eine Befreiung. Auf der anderen Seite belastet es mich, wenn ich heute weiß, dass ich davon geheilt worden wäre und das Mädchen heute noch leben könnte.« (...)

»Ich bin froh, die Tabletten wirken bei mir. Ich verspüre kein Bedürfnis zur Selbstbefriedigung, keine Sexfantasien. Ich selbst bin der glücklichste Mensch darüber, weil nämlich dadurch die seelische Belastung bei mir weg ist.« (...)

»Es lastet jetzt eine tiefe Schuld auf mir, die Schuld am Tode von Nicole. Ich muss lernen, mit dieser zusätzlichen Belastung fertig zu werden. Andererseits ist es sehr schwer im Moment für mich, wenn ich daran denke, dass ich nie mehr mit einer Frau schlafen kann. Ich werde mir mit der Zeit einen Ausgleich bzw. Beschäftigung suchen. Ich bin aber über die Veränderung sehr glücklich.« (...)

»Ich habe mehr das Bedürfnis, mich jemandem anzuvertrauen, über meine Tat zu reden, über meine Fortschritte zu reden. Ich habe jetzt schon drei Wochen nicht mehr onaniert, habe keine Sexfantasien gehabt. Ich glaube an das kleine Wunder.« (...)

»Masturbationsversuch, der nach zehn Minuten aufgegeben wird. Es war mir zu anstrengend. Die Operation wird eine Erlösung für mich sein.« (...)

»Selbst die Berichte über Gewaltverbrechen, die mich früher sehr erregt haben, erfüllen mich heute mit Abscheu. Die Tage vergehen, und ich gewöhne mich daran, dass mein zukünftiges Leben ohne sexuelles Gefühlsleben weitergehen wird. Das habe ich früher für unvorstellbar gehalten.« (...)

»Die Schuldgefühle werden noch größer. Ich würde alles geben, könnte ich die Tat ungeschehen machen. Während eines Fernsehfilmes überkamen mich Depressionen. Ich war innerlich sehr aufgewühlt. Mir schien in diesem Moment das Leben wertlos. Ich dachte noch lange über meine begangene Tat nach. Ich konnte auf einmal die Bilder der nackten Frauen an der Wand nicht mehr ertragen. Ich stand auf und riss alle Bilder von der Wand. Danach fühlte ich mich wohler. Ich brauche viel Ruhe und muss viel allein sein. Für mich ist jeder Tag eine Herausforderung, wieder einen Sinn in meinem Leben zu finden und zu sehen.« (...)

»Ich will anderen Menschen raten und helfen. Ich will von der Krankheit geheilt werden. Die Chance besteht in den Tabletten, später in der Operation. Mein Leben ist anders geworden. Ich bin reifer und selbstbewusster.« (...)

»Seitdem ich die Tabletten nehme, prägt sich das Schuldgefühl stärker aus. Ich denke oft an meine Schuld. Es ist nicht leicht, mit der Erkenntnis zu leben, dass der Mord zu verhindern gewesen wäre, wenn ich einen Arzt gefragt hätte. Da die Tabletten Wirkung zeigen, bin ich noch stärker bereit, mich der Operation zu unterziehen. Schon lange keine Selbstbefriedigung mehr. Es ist wie eine Erlösung.« (...)

»Keiner sieht es, wenn ich allein bin, wie mich die Tat innerlich zerreißt und wie ich jeden Tag damit fertig werden muss. Ich will kein Mitleid. Ich will nur Hilfe für mein gesetztes Ziel. Ich spüre immer mehr, dass die Tabletten mir helfen und mich von den Sexfantasien befreit haben. Eines Tages werde ich geheilt werden durch die Operation. Ich würde sie lieber heute als morgen machen lassen.« (...)

»Die Schuld in mir wird immer größer. Ich verfalle oft in seelische Depressionen. Ich brauche viel Zuspruch und Gespräche. Dann sind es wieder Stunden, bis ich mich erholt habe. Solche Depressionen hatte ich gleich nach der Tat, dazwischen lag eine Zeit, wo die Tat gut verdrängt wurde. Ich muss aber immer mit jemandem darüber reden. Dann fühle ich mich wieder gestärkt. Ich muss innere Stärke gewinnen. Es ist eine schwierige Zeit. Ich muss durch dieses Tief.«

Wie aus diesen Aufzeichnungen ersichtlich ist, kann die medikamentöse Therapie bei einigen Patienten tatsächlich die Brücke zu einer tief greifenden Psychotherapie darstellen. Vor allem scheint sie jenen Patienten zu helfen, die die Sexualfantasien, die sexuelle Dranghaftigkeit als belastend und bedrohlich erleben; jenen, die dadurch eine Entlastung von ihrem Leidensdruck erfahren, und sich so zur Bewältigung ihrer Probleme der Psychotherapie zuwenden können.

Von großer Wichtigkeit bei aggressiver sexueller Perversion sind aber die Psychotherapien, die Angst beseitigen und dem Menschen mehr Vertrauen in sich selbst geben können. Psychotherapien eröffnen andere Methoden zur Konfliktbewältigung und ermöglichen einen anderen Umgang mit den Mitmenschen. Es sind Therapien, die Anpassungsmöglichkeiten an die Gesellschaft und ihre Normen aufzeigen, die zu anderem Umgang mit der Aggressivität beitragen können.

Allerdings gilt dabei für alle Therapieformen ein Grundsatz: Es sind Therapien, die immer in zwei Richtungen gehen müssen, nie nur in eine. Die eine Richtung ist die Behandlung des Betroffenen, die Milderung der Diktatur der Sexualität, die ihn einengt und gefährlich macht. Die andere Richtung ist der Schutz anderer, unschuldiger Menschen vor den Folgen gefährlicher Perversionen. Schutz also unserer Kinder, unserer Frauen, unserer Freunde sowie aller unschuldigen potenziellen Opfer. Zwischen diesen beiden Richtungen muss die goldene Brücke gebaut werden.

Therapieerfolge: Anspruch und Realität

Wie sehen die Therapieerfolge in den Maßregelvollzugsanstalten aus? In Deutschland liegen zurzeit die Unterbringungszeiten im Durchschnitt bei vier Jahren, früher waren sie doppelt so lang. In diese statistische Durchschnittszahl sind allerdings auch die Daten der leicht therapierbaren Patienten eingegangen, etwa die der akut psychotischen Patienten oder anderer mit leichten Delikten und leichteren Störungen. Es sind ja nicht nur Sexualstraftäter im Maßregelvollzug untergebracht.

Bei Sexualmördern führt häufig erst eine langjährige Therapie zum Erfolg. In manchen Fällen bleibt der Erfolg auch aus. Beispiele dafür haben wir in dieser Erzählung kennengelernt. Dennoch gilt auch für den Maßregelvollzug der Grundsatz der Verhältnismäßigkeit. So entschied das Bundesverfassungsgericht. Das heißt, dass die Länge der Unterbringung im Verhältnis zur Schwere der begangenen und der zukünftig zu erwartenden Taten stehen muss. Es ist zu fragen: Was bedeutet bei Sexualmördern verhältnismäßig? Wie schwer die begangene Tat ist, ist bekannt. Wie schwer eine zukünftige Tat sein würde, ist ebenfalls leicht auszumalen. Wird es überhaupt zu neuen Taten kommen? Diese Frage ist nur individuell zu beantworten.

Sie wissen inzwischen: Den Sexualmörder gibt es nicht. Jeder ist anders, jeder hat unterschiedliche Möglichkeiten und unterschiedliche

Gefahrenpotenziale. Und: Es wird immer Sexualmörder geben, die keiner Therapie zugänglich sind, die untherapierbar bleiben. Man nimmt an, dass es sich um etwa 20 Prozent handelt. Manche Statistiken rechnen sogar mit bis zu 60 Prozent. Engagierte Verantwortliche des Maßregelvollzugs kennen diese bittere Wahrheit aus eigener, leidvoller Erfahrung. Dazu möchte ich aus einem Interview mit der früheren Leiterin der größten Maßregelvollzugseinrichtung Deutschlands, Vera Schumann, Folgendes zitieren:

> »Ich bin zu der Überzeugung gekommen, dass man sexuelle Perversionen mit den uns gegenwärtig zur Verfügung stehenden Mitteln und Erkenntnissen nicht behandeln kann. Ein gewisser Prozentsatz der Patienten im Maßregelvollzug ist nicht zu bessern. Da muss man andere Maßstäbe anlegen. Wir hatten einen Patienten, der nach 16 Jahren Maßregelvollzug die gleiche Tat wieder begangen hat. Auch andere Straftäter, die 20 Jahre im Strafvollzug gesessen haben, kommen heraus und begehen ein ähnliches Delikt wie vorher, wenn das auch seltene Ereignisse sind. Ich denke, dass diese ganz schweren und ganz frühen Störungen mit sadistischen Komponenten nicht behandelbar sind. Das sollte man akzeptieren und an die Folgen denken, an die Opfer, die meist Kinder oder Frauen sind.«

Aber in dem nachfolgenden Abschnitt des Interviews führt sie dann aus:

> »Pessimisten sprechen von ›nothing works‹. Das denke ich auf keinen Fall. Das wäre das Schlimmste, was passieren könnte. Wenn man die Biografien dieser Patienten sieht, haben sie häufig keine Chance gehabt. Natürlich gibt es Menschen mit einer ähnlichen Biografie, die keine Straftaten begehen. Der Mensch ist kein unbeschriebenes Blatt, wenn er auf die Welt kommt. Ich denke, dass er bestimmte Grundeigenschaften mitbringt. Sehr häufig aber waren Straftäter selber Opfer. Da kann man eine ganze Menge machen. Das zeigt die Tatsache, dass die Rückfallquoten aus dem Maßregelvollzug geringer als aus dem Strafvollzug sind.
>
> Es gibt wirklich Patienten, die jahrelang auf der Stelle getreten haben, und dann gibt es doch eine Entwicklung. Sie brauchen vor allen Dingen eine Beziehung. Das sind Menschen, die wurden von vornherein diskriminiert. Ihr Selbstwertgefühl ist ihnen systematisch abtrainiert worden oder konnte sich erst gar nicht entwickeln. Sie

stammen aus Verhältnissen, wo der Vater die Mutter verprügelt oder beide trinken; sie haben keinen Platz zum Schularbeiten machen, keinen Raum, wo sie geschützt sind. Sie leben, ich weiß nicht, mit acht Kindern zusammen in zwei Zimmern. Das sind keine Einzelfälle. Sie sind von klein auf trainiert, einzuschätzen, was macht der andere, was hat er für Fehler, wo kann ich ihn packen. Sie entwickeln bestimmte Überlebenstechniken. Die beruhen darauf, dass sie keine Gefühle und keine Beziehung zulassen. Weil es tödlich für sie wäre, entwickeln sie kein Gefühl für den anderen. Sie fühlen tatsächlich nichts. Und sie können sich nicht in den anderen hineinversetzen. Ihnen ein Selbstwertgefühl zu geben, halte ich für eines der grundlegenden Erfordernisse.«

Ein weiteres ungelöstes Problem ist: Wie erprobt man bei einem Sexualmörder, ob die Therapie erfolgreich war oder nicht? Ein in den Medien verbreitetes Zitat des sachverständigen Psychiaters im Prozess gegen den angeblichen Schweizer Serienmörder Werner Ferrari ist dafür bezeichnend. Auf die Frage des Richters nach dessen Therapierbarkeit antwortete er: »Blindheit können Sie nicht heilen. Ein blindes Kind können sie nur fördern. Aber jedes Mal, wenn sich irgendein Erfolg einstellt, muss die Probe aufs Exempel gemacht werden. Dann schlägt die Stunde der Wahrheit.«

Die Stunde der Wahrheit wird nicht immer erfreulich sein. Sie kann auch tragisch sein.

Die Pflicht jedes Verantwortlichen, des Psychiaters und der Justiz, ist es, die Anzahl der tragischen Fälle zu minimieren, sie möglichst gegen null zu drücken. Aber wir müssen auch wissen, dass niemand diese Fälle vollständig eliminieren kann.

Übrigens nur als Anmerkung: Ob Werner Ferrari tatsächlich ein Serienmörder ist, wurde kürzlich in Frage gestellt. Ein Gericht hat später das Urteil in einem der fünf Mordfälle aufgehoben. Ein Schamhaar auf der Leiche stammte nicht von Ferrari. Dann wurde in einem Gutachten festgestellt, dass die Bisswunde auf dem Körper eines weiteren Opfers nicht von Ferrari verursacht worden war. Der mutmaßliche richtige Mörder hat vor einigen Jahren Selbstmord begangen. Der Gesamtprozess gegen Ferrari wird neu aufgerollt (»DIE ZEIT« 18/2006).

SICHERUNGSVERWAHRUNG FÜR SEXUALSTRAFTÄTER: KEINE ALTERNATIVE ZUR PSYCHIATRISCHEN MAßREGEL, ABER EIN NOTWENDIGES ÜBEL

Ich habe in dieser Erzählung häufig betont, dass jeder Sexualmörder zuerst als psychisch krank betrachtet werden muss. Maßnahmen der Besserung (und Sicherung) sollten dann vorrangig empfohlen werden. Dies gilt auch für andere Sexualstraftäter. Der Vergewaltiger, der Kinderschänder oder der sexuelle Stalker muss zuerst als ein gestörter Mensch betrachtet werden. Allerdings reicht die Feststellung einer psychischen Störung, auch einer Sexualstörung, nicht aus, um eine verminderte Schuldfähigkeit zu attestieren. Nicht jeder Mensch mit einer Persönlichkeitsstörung oder mit einer Sexualstörung begeht Sexualstraftaten. Sehr viele Menschen haben eine Persönlichkeitsstörung. Aber die wenigsten davon begehen eine Sexual- oder anders geartete Straftat. Menschen mit einer sogenannten Borderline-Störung, mit emotional-instabiler, asthenisch-selbstunsicherer, schizoider oder anderer Persönlichkeit sind in ihrer überwiegenden Mehrheit friedfertige Menschen, die meist keine Probleme mit dem Gesetz haben. Sogar viele Menschen mit einem hohen Impulsivitätspotenzial, wie etwa Menschen mit dissozialen oder impulsiven Persönlichkeitsstörungen, können ihr sexuelles Leben ohne gesetzwidriges Verhalten irgendwie meistern. Das heißt also, die Feststellung irgendeiner psychischen Störung, sogar einer Sexualstörung, bedeutet noch nichts Endgültiges für die Steuerungsfähigkeit des Täters zum Tatzeitpunkt. Wie ich schon an anderer Stelle in dieser Erzählung berichtet habe, kann ein Straftäter nur dann in den Maßregelvollzug überwiesen werden, wenn eine verminderte Schuldfähigkeit oder (seltener) eine Schuldunfähigkeit zum Tatzeitpunkt gesichert ist und eine Rückfallgefahr prognostiziert wird.

Aber was geschieht mit den anderen, die zum Tatzeitpunkt voll schuldfähig waren? Was geschieht mit den voll schuldfähigen Sexualstraftätern, bei denen eine Wiederholung von Straftaten als wahrscheinlich erscheint? Der Maßregelvollzug mit seinen Therapiemöglichkeiten und seinen nach oben offenen Fristen der Unterbringung kommt nach dem deutschen Rechtssystem nicht in Frage. Er ist ja nur für die vermindert Schuldfähigen oder die Schuldunfähigen reserviert. Was geschieht mit dem Vergewaltiger, mit dem Pädophilen oder auch mit dem nicht pädophilen Pädosexuellen, wenn die Haft vorbei ist? Zwei oder drei oder fünf Jahre, nachdem er aus dem Gefängnis entlassen worden ist? Mit dem gleichen Risiko, ähnliche Taten zu begehen? Mit dem gleichen Risiko für andere Kinder, andere Frauen oder auch Männer?

Das Gesetz versucht, dieses Risiko mit dem Paragrafen 66 des Strafgesetzbuches zu reduzieren. Das ist der Paragraf, nach dem die »Sicherungsverwahrung« angeordnet werden kann. Sicherungsverwahrung ist die juristische Bezeichnung für das stimmenfangverdächtige Geschrei – nicht nur von Gerhard Schröder, sondern auch von anderen Politikern jeglicher Couleur und jeglichen Wissensstandes – von »Wegschließen. Und zwar für immer«.

Aber nicht ganz im Sinne der Stimmenfänger. Nicht immer »für immer und basta«. Das Gesetz ist doch differenzierter: Bei einer Freiheitsstrafe von mindestens zwei Jahren ist die anschließende Unterbringung in der Maßregel der Sicherungsverwahrung anzuordnen, wenn a) zuvor schon zwei mindestens einjährige Haftstrafen angeordnet worden sind oder b) bereits eine Haftstrafe oder c) eine Unterbringung im Maßregelvollzug von mindestens zwei Jahren vollzogen worden ist. Darüber hinaus aber ist notwendig, dass d) die Gesamtwürdigung der Täterpersönlichkeit und seiner Taten ergibt, dass er »infolge eines Hanges zur Begehung erheblicher Straftaten für die Allgemeinheit gefährlich ist«.

Das Gesetz verlangt einige Voraussetzungen, die mit der strafrechtlichen Vorgeschichte des Betroffenen zu tun haben, aber auch mit seiner Persönlichkeit und seinen Neigungen. Genau zu diesen Punkten ist der Psychiater gefragt. Das ist der Grund, warum die Strafprozessordnung auch hier psychiatrische Begutachtungen verlangt. Wenn die psychiatrische Begutachtung ein hohes Maß an

Impulsivität, eine defizitäre Empathiefähigkeit, eine eingeschränkte Introspektionsfähigkeit und eine ebenfalls eingeschränkte Schambereitschaft ergibt; wenn die Fähigkeit des Betroffenen, aus Erfahrung und aus Strafe zu lernen, ebenfalls als defizitär eingeschätzt wird; wenn eine Neigung zum Ausbruch von Wut und Gewalt oder eine eingeschränkte Fähigkeit, soziale Normen zu akzeptieren, besteht, dann sind Hinweise vorhanden, dass die Persönlichkeitsstruktur des Betroffenen keinen Schutz vor zukünftigen Straftaten darstellt. Wird darüber hinaus eine Alkohol- oder Drogenabhängigkeit, eine sexuelle Perversion (auch, wenn sie nicht als die Steuerungsfähigkeit beeinträchtigend eingeschätzt wird), eine negative soziale Umgebung, fehlende soziale Haltestrukturen und eine Vorgeschichte mit dissozialen Aspekten festgestellt, dann ist die Möglichkeit, dass ein Straftäter wieder zum Straftäter wird, ziemlich groß. Allerdings muss uns allen klar sein, dass diese Faktoren, sogenannte Prädiktoren, prinzipiell nur eine statistische Bedeutung haben. Das einzelne Individuum kann trotzdem eine andere Entwicklung nehmen, eine günstige, auch wenn mehrere von den ungünstigen Prädiktoren zutreffen. Das ist eine große Schwierigkeit für jeden, der eine Prognose erstellen muss.

Norbert Nedopil und meine Wenigkeit wurden vor einiger Zeit zu diesem Thema vom Verfassungsgericht in Karlsruhe angehört, als die Verfassungskonformität der Sicherungsverwahrung verhandelt wurde. Ein Häftling aus Bayern, der schon lange in Sicherungsverwahrung war, und ein Häftling aus den neuen Bundesländern, dem die frisch eingeführte »nachträglich angeordnete Sicherungsverwahrung« drohte, hatten gegen die Bundesregierung bzw. die Landesregierung Beschwerde eingelegt. Wir beiden Psychiater haben ausdrücklich betont, dass zwar Prädiktoren zur Legalprognose erarbeitet wurden und diese eine statistische Gültigkeit – allerdings mit wechselhafter Sicherheit – besitzen können, der individuelle Fall aber individuell bleibt. Man kann sich also trotz des Vorhandenseins oder auch des Nichtvorhandenseins von ungünstigen Prädiktoren im Einzelfall irren, in die eine oder andere Richtung. Der Gesetzgeber hat Maßnahmen getroffen, um die Wirkung von solchen Irrtümern möglichst zu reduzieren. Ein Beispiel: Nach Ablauf der regulären Haftzeit soll gerichtlich – in der Regel unter Hinzuziehung eines psychiatrischen Sachverständigen – geprüft werden, ob die Notwendigkeit einer Sicherungsverwahrung besteht. Falls die Sicherungsverwahrung eintritt, ist nach einer bestimmten Zeit wieder gerichtlich zu prüfen – in der Regel nach einer sachverständigen Beratung durch einen Psychiater –, ob der Betroffene zur Bewährung entlassen werden kann, und nach zehnjähriger Vollstreckung, ob sie als erledigt betrachtet werden kann.

Die Statistik zeigt, dass die Zahl der betroffenen Personen, die in Sicherungsverwahrung untergebracht werden, im letzten Jahrzehnt angestiegen ist. Zurzeit befinden sich in der Bundesrepublik über 300 Personen in Sicherungsverwahrung.

Sie erkennen, dass es für den Psychiater ein schwerer Schritt ist, die Sicherungsverwahrung zu bejahen. Ein schwerer Schritt ist auch die Unterbringung im Maßregelvollzug, in der psychiatrischen Forensik. Aber dort ist die Aussicht auf eine Therapie, die Hoffnung auf eine Besserung des Täters viel, viel größer als bei Anwendung der Sicherungsverwahrung. Diese Hoffnung macht es dem Psychiater leichter, Maßnahmen zur Besserung und Sicherung nach § 63 StGB (also Einweisung in den Maßregelvollzug) zu empfehlen als Maßregel nach § 66 StGB (also Sicherungsverwahrung).

Manchmal gibt es aber keinen anderen Ausweg als die Sicherungsverwahrung.

Ich erzähle Ihnen in diesem Zusammenhang die Geschichte von Roland und die Geschichte von Achim.

Die Geschichte von Roland: Vom Sexualmord an einer 89-Jährigen bis zum Missbrauch von Siebenjährigen

Als ich Roland durch die psychiatrische Begutachtung kennengelernt habe, war er 45 Jahre alt und hatte schon lange Haftstrafen hinter sich, obwohl er aus geordneten familiären Verhältnissen kommt: Er ist der Sohn eines Angestellten und einer Krankenschwester. Zu Hause gab es keine Probleme, keine Gewaltanwendung. Ein älterer Bruder hat sich sozial sehr positiv entwickelt. In der Schule hatte Roland keine nennenswerten Probleme. Nach der Schule hat er eine Lehre als Gärtner abgeschlossen. Er begann allerdings schon in jungem Alter, Sexualdelikte zu begehen. Mit 16 Jahren wurde er zum ersten Mal wegen sexuellen Missbrauchs von Kindern verurteilt. Er hatte kleine Mädchen missbraucht. Ein Teil der Haftstrafe wurde damals auf Bewährung ausgesetzt. Aber bald wurde Roland zum Bewährungsversager: Er wurde wieder wegen sexuellen Missbrauchs von Kindern verurteilt; dieses Mal waren es Jungen. Zwei Jahre später wurde er erneut verurteilt, wegen versuchter Vergewaltigung. Als 21-Jähriger hatte er versucht, eine 40-jährige Frau zu vergewaltigen. Nach weiteren zwei Jahren wurde er wieder wegen sexuellen Missbrauchs von Kindern, von Jungen, verurteilt.

Wenige Jahre später wurde er wegen Mordes verurteilt.

Roland hat versucht, eine 89-jährige, ihm vom Sehen bekannte Frau zu vergewaltigen. Die alte Frau leistete dabei Widerstand, wobei er sie tötete.

Das Drama spielte sich zusammengefasst wie folgt ab: Roland verbrachte den größten Teil des Tattages bei seinen Eltern und bei seiner Freundin. Während des Zusammenseins mit seiner Freundin trank er ein paar Flaschen Bier. Abends ging er dann ohne seine Freundin in eine benachbarte Kneipe, um mit seinen Kumpels weiter Bier zu trinken. Vier Stunden später verließ er die Kneipe und machte sich auf den Weg zu seinem Elternhaus, wo er übernachten wollte. Als er an dem Haus der 89-jährigen Frau vorbeikam, verspürte er Lust, mit ihr Sex zu haben. Er legte sich einen Vorwand zurecht, um in das Haus gelassen zu werden. Auf sein Klingeln reagierte niemand, deshalb stieß er die Gitter des Lichtschachts im Keller auf und gelangte über den Keller und die Kellertreppe in die Wohnung des Opfers. Die 89-jährige Frau saß in ihrem Sessel und hörte Radio. Als sie Roland bemerkte, versuchte sie sofort aufzustehen, wurde aber von ihm überwältigt. Es kam zu einer Rangelei zwischen Täter und Opfer. Der Täter würgte das Opfer so stark, dass es zu mehreren Knochenbrüchen im Halsbereich kam. Die 89-jährige Frau starb. Danach missbrauchte er die Leiche sexuell, bis er befriedigt war. Anschließend zog er sich wieder an, deckte die Leiche mit einer Wolldecke vollständig zu und verließ die Wohnung. Unterwegs bemerkte er, dass er seine Brille neben der Leiche vergessen hatte. Aber er hatte Angst, noch einmal in das Haus einzubrechen; so ließ er sie dort liegen. Am nächsten Tag kaufte er sich eine neue Brille. Das wurde ihm zum Verhängnis. Er wurde dadurch identifiziert und verhaftet. Sein anfängliches Geständnis widerrief er später. Ein anderer habe die 89-Jährige getötet und die sexuellen Handlungen vorgenommen. Ein Uli, den er aber nicht weiter beschreiben konnte. Er sei dabei gewesen und habe alles gesehen. Aus Angst habe er gesagt, dass er es gewesen sei.

Das Gericht verurteilte ihn wegen Mordes. Er bekam dafür nur zehn Jahre, obwohl der damalige psychiatrische Gutachter ihm volle Schuldfähigkeit bescheinigte. Auch seine Alkoholisierung wurde vom Gutachter nicht als erheblich bezeichnet. Das Gericht jedoch (es war zur Zeit der politischen Wende in Ost-Deutschland, mit allen damit verbundenen Unsicherheiten bei den Richtern, die noch aus der DDR-Zeit stammten, aber seit einigen Wochen nach dem Recht der Bundesrepublik Deutschland urteilen sollten) erkannte trotzdem wegen Alkoholeinflusses eine erhebliche Beeinträchtigung der Schuldfähigkeit. Darüber hinaus wurde auch der Paragraf 64 StGB angewendet, es wurde also eine Entwöhnungsbehandlung gerichtlich angeordnet, obwohl der psychiatrische Sachverständige keine Alkoholabhängigkeit diagnostizieren konnte. Die Behandlung von Roland im Maßregelvollzug verlief negativ. Er zeigte keinerlei Motivation und keine Therapiewilligkeit. Dreimal wurde der Versuch unternommen, ihn zu therapieren. Dreimal ohne Erfolg.

Nachdem Roland aus der Haft entlassen war, wurde er mehrfach durch kleinere Straftaten auffällig, vor allem durch Eigentumsdelikte. Dann geschah das nächste Sexualdelikt, das Anlass für unsere Begegnung war.

Schon bevor ich den Auftrag von der Staatsanwaltschaft bekommen hatte, ihn zu begutachten, habe ich über seine Tat in der Zeitung gelesen. In großen Lettern war zu lesen: »Tapfere Frauen stellen Kinderschänder, schließen ihn im Keller ein und übergeben ihn der Polizei.«

Roland hat am helllichten Tag einen siebenjährigen Jungen mit einem Trick in den Keller eines mehrgeschossigen Wohnhauses gelockt, ihn ausgezogen und versucht, ihn sexuell zu missbrauchen. Das Kind schrie dabei in großer Panik um Hilfe und rief laut nach seiner Mutter. Roland versuchte, das Schreien des Kindes zu unterdrücken, es gelang ihm aber nicht. Aus Angst, dass man das Kind hören könnte, versuchte er, es kräftig zu würgen, wovon der Junge Würgemale und Hämatome davontrug. Die Schreie und Hilferufe des Kindes wurden von drei Frauen gehört, die in den Keller rannten, das Kind aus den Händen des Täters befreiten, den Täter im Keller einschlossen und ihn anschließend der Polizei übergaben.

Als wir uns im Rahmen der Begutachtung zum ersten Mal trafen, teilte er mir mit, dass er mit mir über alles sprechen wolle, mit Ausnahme des ihm vorgeworfenen Delikts. »Niemand kann mir das beweisen.« Das war sein Argument.

Sie erinnern sich: Roland war mehrmals wegen Kindesmissbrauchs (von Mädchen und von Jungen) verurteilt worden, aber auch wegen versuchter Vergewaltigung einer 40-jährigen Frau. Und dann der Sexualmord an der 89-jährigen Frau. Ich habe versucht, das sexuelle Leben, die sexuellen Vorlieben und die sexuelle Probleme, die er offensichtlich hat, so genau wie möglich zu erfassen. Er erzählte mir, dass er zur Befriedigung seiner sexuellen Bedürfnisse keinen Unterschied zwischen Kindern, Frauen und Männern mache. Er berichtete von zahlreichen sexuellen Beziehungen zu Frauen, die jedoch alle einen ephemeren Charakter hatten und keine tief greifende emotionale Bindung aufwiesen. Mit 28 Jahren fing er mit homosexuellen Beziehungen an. Er hatte bis jetzt sehr viele Erfahrungen mit Männern, dies waren aber ebenfalls alles ephemere und nicht emotional geprägte homosexuelle Partnerschaften. Seine sexuellen Aktivitäten mit Kindern beiderlei Geschlechts führte er auf Neugier zurück. Er verneinte jeglichen direkten und indirekten Hinweis auf pädophile sexuelle Präferenzen. Auch Hinweise auf andere Formen der Paraphilie – der sexuellen Perversion –, etwa mit aggressiven Elementen, wurden von ihm vehement verneint. Leider konnten die tatwirksamen psychologischen Konstellationen aufgrund seiner Verweigerung, etwas über das aktuelle Sexualdelikt zu berichten, nicht eruiert werden. Die intrapsychischen Vorgänge, die Gedanken, die Intentionen, ein eventuell übermäßiger Wunsch, es zu tun – all dies konnte nicht eruiert werden. Es blieb dem Gutachter nichts anderes übrig, als dem Gericht Folgendes zu empfehlen: Es gibt keinen Hinweis dafür, dass diese Tat auf eine krankhafte sexuelle Perversion mit dem Charakter der Progredienz und der Süchtigkeit zurückzuführen ist. Die analytische Betrachtungsweise des Tatvorgehens, seine Interaktionen vor, während und unmittelbar nach der Tat, so wie die Zeugen sie beschrieben haben, belegen zwar eine Alkoholisierung, diese war aber nicht so erheblich, dass sie zu einer erheblichen Beeinträchtigung der Steuerungsfähigkeit geführt hat. Die schwere Persönlichkeitsstörung mit dissozialen und schizoiden Elementen, die bei ihm festgestellt worden ist, hat ebenfalls weder Einsichts- noch Steuerungsfähigkeit zum Tatzeitpunkt beeinträchtigt. Man konnte also dem Gericht weder eine verminderte Schuldfähigkeit noch eine Unterbringung im Maßregelvollzug empfehlen.

Es blieb die Frage zu beantworten, ob die Persönlichkeitsdiagnostik Hinweise dafür gibt, dass eine Maßregel im Sinne der Sicherungsverwahrung nach § 66 des Strafgesetzbuches notwendig sei.

Diese Frage musste mit »Ja« beantwortet werden. Es wurden nämlich Persönlichkeitsmerkmale diagnostiziert, die eine Rückfälligkeit wahrscheinlich machten: Die sehr arme Affektivität, die eingeschränkte Fähigkeit, warme, zärtliche Gefühle zu empfinden oder auch auszudrücken, die ebenfalls eingeschränkte Fähigkeit, zwischenmenschliche Beziehungen zu haben, Reue oder affektive Betroffenheit zu empfinden, stellten einen Teil seiner Persönlichkeit dar. Dazu kamen aber auch andere, gefährlichere Merkmale. Zuerst ist hier seine höchst defizitäre Introspektionsfähigkeit, also die Fähigkeit, in sich zu kehren und eigene Verantwortlichkeit und Schuld zu erkennen, zu erwähnen. Dazu kommt die fast nicht vorhandene Schambereitschaft, also die Bereitschaft, einen negativen affektiven Zustand zu entwickeln aufgrund einer begangenen schlechten oder einer unterlassenen guten Tat. Fast erschreckend war seine defizitäre Empathiefähigkeit, also die Fähigkeit, sich in die Gefühle anderer Menschen hineinzuversetzen und Mitgefühl zu entwickeln. Es wurde bei ihm weder für Vergangenes noch für Aktuelles eine Opferempathie festgestellt.

Bezeichnend ist ein Schritt, den ich gemacht habe, den man sonst nur in Ausnahmefällen macht. Roland wollte also nicht über die Tat sprechen. Niemand könne ihm das beweisen, meinte er. Obwohl die

Zeugenaussagen erdrückend waren. Obwohl er in flagranti erwischt worden war. Dann habe ich ihn am Ende der Exploration darauf aufmerksam gemacht, dass ich davon ausgehe, dass das Gericht dann den kleinen Jungen, das Opfer also, als Zeugen hören würde. Aus den Aktenunterlagen wusste ich, wie viel dieses Kind gelitten hatte, wie verängstigt es war. Es hatte nicht nur das gewaltsame Ausziehen und den halb misslungenen sexuellen Missbrauch erlebt, sondern es hatte auch den Tod vor Augen gehabt, als es mit so viel Kraft gewürgt worden war. Ich habe Roland gefragt, ob er eine Möglichkeit sehe, dies dem Jungen zu ersparen. Ich habe ihn also darüber aufgeklärt, dass das junge Opfer vor Gericht erscheinen und aussagen soll, wenn er selbst es nicht tun will.

»Möchten Sie das?«, fragte ich.

»Keine Ahnung.«

»Es geht nicht um ›keine Ahnung‹, sondern darum, ob Sie dem Kind so etwas antun wollen.«

»Ja.«

Ein sehr kaltes, sehr entschiedenes »Ja«, wobei ich offensichtlich davon so betroffen war, dass ich die Frage gestellt habe:

»Haben Sie denn kein Mitleid mit dem Kind?«

Roland schwieg lange, und dann sagte er: »Nein, ich habe kein Mitleid.«

Die genannten Persönlichkeitseigenschaften, die eine kombinierte Persönlichkeitsstörung vom dissozialen und schizoiden Typ darstellten, seine Vorgeschichte, die Art der schweren Delikte, die er begangen hat, die Tatsache, dass er inzwischen über zwölfmal wegen verschiedener Delikte – vor allem aber wegen sexueller – vor Gericht gestanden hatte – all das veranlasste mich also, die Frage des Gerichtes, ob von persönlichkeitsdiagnostischer Seite her die Voraussetzungen der Sicherungsverwahrung vorhanden seien, mit einem klaren »Ja« zu beantworten.

Gewiss, es gibt bei ihm eine Menge von Persönlichkeitsdefiziten, die therapiebedürftig scheinen. Aber die Voraussetzungen für eine Therapie beginnen mit einer gewissen Einsicht. Dreimal war er im Maßregelvollzug, dreimal war die Behandlung erfolglos. Dreimal haben die Therapeuten vernichtende Urteile abgegeben. Abgesehen davon, dass Maßnahmen zur Besserung und Sicherung, also

die Unterbringung in einer speziellen Therapieeinrichtung – dem Maßregelvollzug –, eine erhebliche Beeinträchtigung der Schuldfähigkeit voraussetzen, und das war hier nicht der Fall, kann nur derjenige therapiert werden, der das auch will. Roland wollte nicht. Obwohl der therapeutische Pessimismus möglichst niedrig gehalten werden muss, sagt der Pragmatismus manchmal: »Was will man denn hier eigentlich therapieren?«
Das Gericht verurteilte ihn zu acht Jahren und sechs Monaten Haft, und darüber hinaus ordnete es die Sicherungsverwahrung an.

Ein »maligner Narzisst« in Sicherungsverwahrung

Achim ist einer der narzisstischsten Narzissten, die ich je begutachtet habe. Worte und Taten, Vergangenes und Gegenwärtiges zeugen von einem hohen Egozentrismus. Er will immer im Mittelpunkt stehen. Die Befriedigung seiner Interessen ohne Rücksicht auf Bedürfnisse anderer Menschen ist für ihn Handlungsanweisung. Sein Mangel an Empathie ist beeindruckend. Seine Beziehungen zu anderen Menschen sind ausbeuterisch und nur für ihn gewinnbringend. Er erwartet von allen Bewunderung, vor allem vom anderen Geschlecht. Alles verwandelt er in Bühnen, um in verführerischer Weise seine Fähigkeiten, seine Ausstrahlung, seine Überlegenheit, seine Großartigkeit zur Schau zu stellen. Er instrumentalisiert alle: seine Psychotherapeuten, die er trotz der Gefährdung seiner Therapie als Entlastungszeugen vor Gericht zerrte, seinen vermeintlichen »Beichtvater«; er versucht, alle auszunutzen. Schamgefühl ist für ihn ein Fremdwort. Schon als Kind begann er, an seine Einzigartigkeit und Großartigkeit zu glauben. Er betrachtete sich als großen Liebhaber; kaum ein Mädchen könne ihm widerstehen. Die schönsten aller Mädchen würden zuhauf auf ihn fliegen, wobei er häufig seine Sexualpartnerinnen ruinierte. Alles dies sind Kernmerkmale der »narzisstischen Persönlichkeitsstörung«, wie ich an der entsprechenden Stelle schon dargestellt habe.
Aber Achim ist kein »einfacher« Narzisst. Er ist ein »maligner Narzisst«, ein »bösartiger Narzisst«.

Als »maligner Narzissmus« wird in der Persönlichkeitspsychologie die Kombination einer narzisstischen Persönlichkeitsstörung mit einer dissozialen Persönlichkeitsstruktur bezeichnet. So, wie ich Ihnen das im Abschnitt »Persönlichkeit und Persönlichkeitsstörungen« dargelegt habe. So waren bei ihm zusätzlich zu den narzisstischen Merkmalen auch andere Verhaltens- und Erlebensmuster stark ausgeprägt: das betrügerisch-manipulative Verhalten, das hohe Aggressionspotenzial, die fehlende Fähigkeit, in sich zu kehren und eigene Schuld und Verantwortung zu erkennen, die Bereitschaft, Normen und Gesetze zu brechen, und die Verachtung von Menschenwürde. Dies erklärt auch seine frühere Zugehörigkeit zu rechtsextremistischen Kreisen. Er marschierte zusammen mit den Neonazis und grölte ausländerfeindliche und andere neonazistische Parolen. Die oben genannten Merkmale gehören zur »dissozialen Persönlichkeitsstörung«. Durch ihre Kombination mit Merkmalen der narzisstischen Persönlichkeitsstörung entsteht die »maligne narzisstische Persönlichkeitsstörung«.

Vor Gericht erschien Achim ein großes Metallkreuz tragend, mit einem daran hängenden gekreuzigten Jesus. Es hatte eine große Ähnlichkeit mit den Kreuzen, die katholische Priester oder Bischöfe tragen. Während seines Gefängnisaufenthaltes, einige Monate vor der letzten Gerichtsverhandlung, hat er sich als Katholik taufen lassen. Vorher hatte er keiner Religion angehört. Wenige Fragen des Gutachters reichten aus, um festzustellen, dass er kaum eine Ahnung vom Christentum hatte, dass ihn auch keine tief greifende Nachdenklichkeit zum Christentum geführt hat. Er stellte auch das zur Schau: Schaut mal her, was für ein guter Christ ich geworden bin! Auch das instrumentalisierte er. Er versuchte auch, seinen »Beichtvater« zu instrumentalisieren, etwa als Informationsquelle des Gutachters oder als Zeuge vor Gericht. Allerdings ist ihm das nicht gelungen.

Während eines der Gefängnisaufenthalte hatte er ein Buch geschrieben, eine Autobiografie. Er, der große Leistungsschwierigkeiten in der Schule hatte, der es nicht geschafft hatte, über die 8. Klasse hinauszukommen; er, der im freien Leben keine Lehre abgeschlossen hat und auch sonst nichts gelernt hat; er, der kaum Interesse am Lesen hatte, schrieb als 28-Jähriger eine Autobiografie.

Ein Sozialpädagoge des Gefängnisses hatte ihn dazu animiert. Daraus war ein schlimmes Buch geworden. Ein sehr schlimmes Buch.

Ein Verlag hatte sich bereit erklärt, es zu veröffentlichen. Verbände zum Schutz der Kinder versuchten jedoch, die Publikation dieses Buches zu verhindern, da sie es als Anleitung zum Kindesmissbrauch verstanden. Der Verlag jedoch blieb dabei und wollte es zu dem Zeitpunkt, als ich Achim kennengelernt habe, auf den Markt bringen. Ich musste den Inhalt des Buches in meine Begutachtung einbeziehen und in einen Zusammenhang mit Achims Persönlichkeit und Taten bringen. Es war schwierig und belastend für mich, dieses Buch zu lesen, trotz meiner 30-jährigen Erfahrung mit solchen Menschen und solchen Geschichten. Was da geschrieben stand, war wichtig für die Beurteilung seiner Persönlichkeit. Das Buch war voll mit pornografischen Darstellungen, Promiskuität, Perversität und deren Verherrlichung. Es war eine Apotheose seiner Dissozialität, seines Narzissmus, seiner histrionischen Verhaltensmuster.

Achim hat mir immer wieder versichert, dass jedes Wort in diesem Buch stimme. Alles entspreche der Wahrheit. Trotzdem wirkte auf mich befremdlich, irreal, wie er seine Kindheit – Kindheit und nicht Jugend, wohlbemerkt – als von intensiver polymorpher Sexualität geprägt beschreibt. Er beschreibt seine intensive Teilnahme an Gruppensex ab seinem achten Lebensjahr: Großvater und Großmutter praktizierten mit der Enkelin seit vielen Jahren sexuelle Handlungen, zu denen er zuletzt auch eingeladen gewesen war. Er beschreibt den Großvater, wie er seine kleine Enkeltochter in Anwesenheit der Großmutter mit Analverkehr »beglückt« und wie sich die Kleine auch bei ihm dafür bedankt. Daneben praktizierte die Großmutter verschiedene sexuelle Praktiken mit ihm, dem Achtjährigen. Es wirkt alles äußerst unappetitlich, was er da schreibt. Aber ich dachte, ich müsse mich überwinden. Und auch Sie müssen sich überwinden, und noch ein paar Dinge erfahren, die die ganze Persönlichkeit von Achim beschreiben.

Er schildert in seinem Buch, wie die beiden Großeltern, die Enkeltochter und er nackt am Frühstückstisch sitzen. Das Mädchen kriecht unter den Tisch und befriedigt den Großvater oral. Das

Sperma wird mit Orangensaft getrunken, während die Großmutter kommentiert: »Das sind Vitamine für dich.«
Es gibt in diesem Buch viele, viele Seiten, auf denen er seine sexuellen Aktivitäten zwischen dem achten und zwölften Lebensjahr beschreibt. In Glückswogen schwebend, beschreibt er seine extensiven Erfahrungen mit oralem, analem und vaginalem Sexualverkehr, Gruppensex mit Erwachsenen und Kindern, mit gleichaltrigen Mädchen und Jungen oder seine Teilnahme als Zehnjähriger an Familienorgien, wo das Mädchen bereitwillig mit allen Brüdern und mit dem Vater Sex hat. Und so weiter und so fort. Das ist der Tenor dieses Buches.
Ein anderes, letztes Manuskript von ihm, zwar schon mit Copyright rechtlich geschützt, aber noch nicht zur Publikation eingereicht, beschreibt in allen Einzelheiten den letzten sexuellen Missbrauch von Kindern, für den er damals vor Gericht stand. Dies wurde ihm zum Verhängnis, weil er vor Gericht versuchte, den sexuellen Missbrauch zu leugnen.
Man könnte noch viel über ihn erzählen, aber wahrscheinlich reichen folgende Ereignisse, reale Ereignisse aus seinem Leben, um das Bild zu vervollständigen: Mit 16 Jahren wurde er zum ersten Mal Vater. Die 15-jährige Mutter hat er aber während der Schwangerschaft wegen einer anderen verlassen. Zum zweiten Mal wurde er mit achtzehn Vater. Auch dieses Mädchen hat er kurz nach der Geburt des Kindes verlassen. Es erübrigt sich zu sagen, dass er sich nicht um die Kinder gekümmert hat. Er hat auch nicht das Bedürfnis verspürt, Kontakt zu ihnen zu unterhalten. Inzwischen sitzt er seit 14 Jahren fast ununterbrochen im Gefängnis. Neben mehreren kleinen Delikten wurde er im Alter von 21 Jahren wegen sexuellen Missbrauchs von Kindern verurteilt. Nach seiner Entlassung war er nur 14 Tage draußen, dann folgte eine räuberische Erpressung, die ihm sechs Jahre Freiheitsstrafe einbrachte. Der Ablauf der räuberischen Erpressung kann als »Hollywood-reif« bezeichnet werden. Mit großem Stolz und sichtlichem Amüsement berichtete er, wie er mit seinem Komplizen, bewaffnet, mit hoher Geschwindigkeit floh. Eine Autojagd mit Beteiligung von mehreren Polizeiautos wurde daraus gemacht, und als auch Polizeihubschrauber seine Verfolgung aufnahmen, erlebte er das als Apotheose seines Narzissmus.

Er wurde dreimal wegen sexuellen Missbrauchs von Kindern verurteilt, wobei es sich sowohl um Mädchen als auch um Jungen handelte. Die sexuellen Handlungen mit den Kindern fanden während einer relativ neuen partnerschaftlichen Beziehung zu einer Gleichaltrigen statt, die mit intensiven sexuellen Aktivitäten einherging. Die nächsten zwei Mädchen, die er sexuell missbrauchte, lud er in die gemeinsame Wohnung ein, als die neue Lebensgefährtin nicht zu Hause war.

Während seines letzten Gefängnisaufenthaltes hatte er durch intensive Bemühungen erreicht, auf die sozialtherapeutische Station verlegt zu werden. Bei der Begutachtung pries er in hohen Tönen, wie erfolgreich die Therapie sei. Aber in Wirklichkeit war diese Therapie eine Katastrophe. Die Therapeuten machten ihn darauf aufmerksam, dass es kein gutes Ende nehmen werde, wenn er sie weiter instrumentalisiere. Sie warnten ihn davor, sie als Zeugen vor Gericht zu zerren. Das würde das Ende der Therapie bedeuten. Er hat es trotzdem gemacht.

Um die lange Geschichte abzukürzen: Diese höchst pathologische Persönlichkeit hatte keine Pädophilie. Er nahm alles, was er fand. Zwar sind seine Taten ableitbar aus seiner Persönlichkeitsstruktur, aber diese Persönlichkeitsstruktur hat ihn zu keiner Zeit daran gehindert, anders zu handeln, als er gehandelt hat. Es waren keine impulsiven, unbeherrschten Taten, diese vielen wiederholten Missbrauchsaktivitäten. Es war auch keine progrediente, suchtartige Perversion feststellbar, die ihn okkupierte und seine Handlungsfreiheit einschränkte. Die Frage des Gerichtes, ob von ihm auch in Zukunft Gefahr ausgehe, habe ich aufgrund seiner Täterpersönlichkeit, seiner bisherigen Biografie, seiner Einstellungen und seiner Auseinandersetzung mit den Delikten uneingeschränkt mit »Ja« beantwortet.

Er wurde in Sicherungsverwahrung untergebracht.

Leider ermöglicht das deutsche Strafgesetzbuch nur dann eine Unterbringung im psychiatrischen Maßregelvollzug, wenn eine erhebliche Beeinträchtigung der Schuldfähigkeit oder eine Schuldunfähigkeit vorliegt.

Es blieb nichts anderes übrig als das notwendige Übel.

EIN DOPPELTITEL ZU EINER DOPPELTÄTERSCHAFT

MORD MIT SEXUALGEWALT ALS AUSDRUCK VON DISSOZIALITÄT ODER: DIE GESELLSCHAFTLICHE VERANTWORTUNG – DIE VERANTWORTUNG DER MEDIZIN

Uwe und Volker: Gestörte Persönlichkeiten, gestörtes soziales Milieu, zerstörtes Leben

Sie wissen es schon: Eine sexuelle Gewalttat ist nicht immer Ausdruck einer gestörten Sexualität. Sie kann auch Ausdruck einer Lebenskrise einer gestörten Persönlichkeit sein, Ausdruck blinder Aggression. Die Sexualität mutiert zur Aggressivität. Die Tat kann auch Ausdruck einer Dissozialität sein, der bewussten und ständigen Verachtung von sozialen Normen. Oder auch Ausdruck von Schwäche – etwa bei den Sexualmorden in der rechtsextremen Szene, von denen ich Ihnen schon erzählt habe. Entsprechend ist nicht jeder Mord, der von sexueller Gewalt begleitet wird, ein Sexualmord. Ich werde versuchen, dies anhand der Geschichte von Uwe und Volker zu erläutern.

Es war eine Winternacht, als Gabi verschwand. Die 20-jährige Studentin hatte nur kurz das Studentenheim verlassen wollen, um einen Brief an ihren Freund in den Briefkasten unten an der Straßenecke zu werfen. Sie kam nie zurück. Zwei Wochen lang war die ganze Stadt in Aufregung: Was war mit Gabi passiert?

Ihre Leiche wurde in einem Waldstück 15 km außerhalb der Stadt gefunden. Sie war mehrmals vergewaltigt und mit mehreren Messerstichen getötet worden.

Ihre Mörder wurden wenige Tage später verhaftet: Uwe, ein Strafgefangener, der erst im Sommer auf Bewährung entlassen worden war, und Volker, fast noch ein Kind, nur 16 Jahre alt. Bei Volker wurden zufällig persönliche Wertsachen von Gabi gefunden. Dies führte zur Aufklärung des Mordfalls.

Das Drama muss sich etwa wie folgt abgespielt haben: Uwe und Volker brauchten Geld, weil sie eine Reise planten. Da sie nicht warten wollten, bis Uwe seine Sozialhilfe erhalten würde, beschlossen sie, sich das Geld durch Raub zu beschaffen. Sie suchten geeignete Plätze und lauerten potenziellen Opfern auf. Das Los fiel auf Gabi. Der 16-jährige Volker bedrohte die überrumpelte Gabi mit einer Waffe. Er befahl ihr, mit ihm in einen nahe gelegenen Park zu gehen, wo Uwe wartete, und verlangte ihr Geld. Sie hatte jedoch nur ein paar Münzen und ihre Scheckkarte bei sich. Sie zwangen sie, die Geheimnummer zu verraten. Dann schleppten sie Gabi in ein halb verwahrlostes Haus, wo ein ihnen bekanntes Paar wohnte. Uwe nannte den Mann »Vater«. Dieser stimmte zu, dass Täter und Opfer bei ihm blieben. Angeblich wusste er nicht genau, worum es ging.

Täter und Gastgeber saßen bis tief in die Nacht im Wohnzimmer und tranken Alkohol. Das Opfer wurde mit Beruhigungsmitteln vollgestopft, damit es »keine Dummheiten macht«. Gabi wurde in eine Wohnung im selben Haus gebracht und dort fünf Tage lang gefangen gehalten. Dort wurde sie von Uwe mehrmals vergewaltigt. In der Nacht nach dem fünften Tag nahmen die beiden Gabi mit. Nach einem Fußmarsch von 15 km zerrten sie sie in einen Wald. Das Opfer wurde wieder mit verschiedenen Beruhigungsmitteln vollgestopft, fast bis zur Bewusstlosigkeit, und erneut von Uwe vergewaltigt. Anschließend tötete der 16-jährige Volker Gabi nach Uwes Anweisungen. Zuerst versuchte er es mit einer Schlinge, dann gab Uwe ihm ein Messer. Damit endete das Leben von Gabi. Die gesamte Beute des ganzen Dramas – 140 DM – wurde für Alkohol ausgegeben.

Wer ist Uwe?

Uwe kommt aus einer zerstörten Familie. Er war das nichteheliche Kind eines Kriminellen. Seinen angeblichen Vater lernte er mit 30 Jahren im Gefängnis kennen, als ein Mitgefangener sich ihm als sein Erzeuger vorstellte. Ob dies tatsächlich sein Vater war, blieb ungewiss. Uwe hatte seit seiner frühen Jugend einen Stiefvater. Auch dieser war kriminell und hatte eine lange Gefängniskarriere hinter sich. Er war brutal und schlug die Mutter und die Kinder. Uwe erinnert sich an eine Szene, in der der Stiefvater die Mutter durch das Fenster werfen wollte, weil sie angeblich fremdgegangen sei. Schon als kleines Kind stand Uwe mit einem scharfen Messer vor seiner Mutter, um sie vor dem wütenden Stiefvater zu schützen.

Die Schule war ein Misserfolg. Uwe störte den Unterricht, hatte Auseinandersetzungen – auch tätliche – mit den Lehrern und schwänzte fast jeden Tag die Schule. Er blieb über Nacht von zu Hause weg und beging Einbrüche und Diebstähle. Mit 14 Jahren kam er zum ersten Mal ins Gefängnis. Seitdem war er nur selten auf freiem Fuß. Er ist heute 34 Jahre alt. Bis zur Tötung von Gabi hatte er fast 20 Jahre in Haft verbracht. Im Gefängnis wurde er zwei oder drei Jahre lang von kräftigeren und älteren Mitgefangenen sexuell missbraucht. Dann war er selbst kräftiger und älter als andere und missbrauchte sexuell seinerseits Jüngere. »So ist das eben. Es ist dort ein Hierarchiesystem. Man muss sich fügen. Ich wurde von den Älteren genommen, später habe ich das mit den Jüngeren gemacht. So ist das eben«, sagte er.

Uwe musste immer wieder ins Gefängnis, weil er wiederholt stahl, Einbrüche verübte und Menschen verletzte. Zuletzt wurde er wegen versuchten Mordes an einem Homosexuellen, mit dem er Streit gehabt hatte, verurteilt. Er beging diesen Mordversuch am gleichen Tag, an dem er aus dem Gefängnis entlassen worden war.

Nach der erneuten Entlassung aus der Haft im Sommer schloss er sich einer Gruppe von vagabundierenden Obdachlosen an und erhielt einen »OFW«-Ausweis, woraus er ganz selbstverständlich einige Rechte ableitete. »OFW« heißt »ohne festen Wohnsitz«. Er fuhr mit anderen Obdachlosen zusammen von Stadt zu Stadt, bettelte dort an Bahnhöfen und in Trinkhallen und übernachtete in Obdachlosenheimen. Zu seiner Mutter und seinen Geschwistern hatte er seit 15 Jahren keine Beziehung mehr.

Wer ist der minderjährige Volker?

»Seit meinem zwölften Lebensjahr lebe ich zwischen Legalität und Illegalität. Ich beschaffe mir Geld durch Diebstähle und Gewaltanwendung«, sagte der 16-jährige Volker. Er stand schon mehrere Male wegen Diebstählen, Einbrüchen, Raub und Körperverletzung vor Gericht. Volkers Vater starb an Alkoholvergiftung, als Volker gerade ein Jahr alt war. Zwei Jahre später kam ein Stiefvater in die Familie, zu dem er keine gute Beziehung hatte. Prügeleien, Krach und Spannungen führten dazu, dass er häufig weglief. In der Schule war es schlecht gelaufen, zweimal blieb er sitzen, nicht wegen seiner Leistungen, sondern wegen aufsässigen Verhaltens. Mit 13 fing er an, in großen Mengen Alkohol zu konsumieren und Hasch zu rauchen. Er wurde im Heim untergebracht, wieder entlassen und wenig später erneut ins Heim eingewiesen. Einige Monate vor der Tötung von Gabi war er wieder aus dem Heim entlassen worden. Zu Hause warteten die alten Probleme; er konnte dort nicht leben. In diesen Tagen lernte er Uwe kennen und beschloss, mit ihm zu vagabundieren.
Volkers Beschreibung der Ereignisse um Gabi deckten sich mit den Ermittlungsergebnissen. Dass er Gabi töten sollte, war Teil einer Abmachung mit Uwe; im Falle einer Entdeckung hatte Volker nur mit einer Jugendstrafe zu rechnen. Volkers Persönlichkeit erwies sich als emotional labil. Er war leicht reizbar und setzte Gewalt zur Durchsetzung seiner Interessen ein. Auch zeigte er keine sichtbare Reue und berichtete ohne wirkliche innere Beteiligung oder Betroffenheit über die Tat.

Ein Empfehlungsdilemma

Unsere Untersuchungen zeigten, dass Uwe eine gestörte Persönlichkeit hat – genauer eine dissoziale Persönlichkeitsstörung mit allen Merkmalen, die ich Ihnen schon erzählt habe –, aus einem gestörten Milieu kommt und ein zerstörtes Leben hinter sich hat. Ich konnte nicht die geringste Empathie (also Mitgefühl mit dem

Leid anderer) bei ihm erkennen. Kalt und unbeteiligt berichtete er über die Entführung, die Gefangenschaft, den Missbrauch und die Tötung von Gabi. Die Gewaltanwendung bei den jüngeren Gefangenen, den Spaß am Obdachlosendasein, das Stehlen und Rauben (mehrmals sprach er von »Geld leihen«) stellte er als normal dar, ohne emotionale Regung, ohne Skrupel, ohne Nachdenken.
Und die Tötung von Gabi? Alles ein großes Missverständnis, meinte er. Sie sei nicht beabsichtigt, geschweige denn geplant gewesen. Die Ergebnisse der Ermittlungen und Volkers Berichte seien nicht richtig. Richtig sei vielmehr Folgendes: Er und Volker planten eine Reise. Sie wollten nicht bis zur Auszahlung der Sozialhilfe warten und beschlossen, durch Betteln »Kohle zu ziehen«. Unterwegs zu einer Trinkhalle sahen sie die junge Studentin. Er sagte zu Volker: »Du kannst von ihr Kohle ziehen.« Er habe nur gemeint, dass er von ihr Geld erbetteln könne. Volker sei zu dem Mädchen gegangen, er selbst habe im benachbarten Park austreten müssen. Minuten später sei Volker mit dem Mädchen gekommen und habe eine Pistole an ihre Schläfe gehalten. Volker filzte sie, Gabi hatte aber nur vier Mark und die Scheckkarte bei sich. Bereitwillig soll das Mädchen ihnen die Geheimnummer verraten haben. Uwe hatte keine Ahnung, wie sie zu der Entscheidung gekommen waren, das Mädchen mitzunehmen. Keine Gabe von Beruhigungsmitteln, keine Gewalt, nichts sei passiert mit Gabi. Sexueller Verkehr? Ja, aber keine Vergewaltigung. Sie habe sich ja nicht deutlich dagegen gewehrt. Die Tötung des Mädchens? Ein totales Missverständnis. Er habe an diesem Tag zwar zu Volker gesagt, er solle mit dem »Scheiß« endlich ein Ende machen, aber er habe damit etwas ganz anderes gemeint. Er habe erst im Nachhinein mitbekommen, dass Volker Gabi getötet habe.
Kalt, emotionslos, geschäftsmäßig präsentierte Uwe seine Version. Er hat eine schwer gestörte Persönlichkeit und ist doch auch selbst ein Bedrängter. Ein Bedrängter, der andere bedrängt. Eins ist gewiss: Von Uwe geht auch in Zukunft Gefahr aus. Was aber sollte mit ihm geschehen?
Uwe erfüllt die Kriterien für die Diagnose einer »schweren anderen seelischen Abartigkeit« und ist auch in Zukunft gefährdet und gefährlich. Er erfüllt also beide Bedingungen, die der § 63

StGB (Maßnahmen zur Besserung und Sicherung) verlangt. Die entscheidende Frage ist jedoch, ob seine Persönlichkeitsstörung die Einsichts- und Steuerungsfähigkeit während der Tat beeinträchtigt hat. Auch der Laie erkennt, wie gestört Uwe ist. Aber hätte Uwe anders handeln können, als er gehandelt hat? Nachdem alle Möglichkeiten der Handlungsmotivation untersucht und diskutiert waren, antworteten wir mit »Ja«, das heißt, dass Uwe hätte anders handeln können, als er gehandelt hat. Für diese bestimmte Tat konnte keine Beeinträchtigung der Einsichts- oder Steuerungsfähigkeit festgestellt werden. Gewiss, ein Mensch mit der Fähigkeit zur Empathie hätte keine solche Tat begehen können. Dennoch spricht vieles dafür, dass er anders hätte handeln können: die Dauer des ganzen Geschehens, dessen zielgerichtete, überlegte und kaltblütige Planung und Durchführung, das postdelinquente Verhalten sowie die gezielte Instrumentalisierung des minderjährigen Volkers. Uwe setzte ganz bewusst den minderjährigen Jungen ein, damit im Falle der Entdeckung die Strafe für ihn milder ausfiele. Die komplizierten, zielgerichteten, überlegten und geplanten Handlungsabläufe sprachen gegen die Beeinträchtigung der Steuerungsfähigkeit. Auch die Einsichtsfähigkeit in das Unrecht seiner Tat war nie beeinträchtigt. Uwe wusste, was er tat. Kein Maßregelvollzug also, weil Uwe voll schuldfähig war. Der Maßregelvollzug ist für Menschen vorgesehen, die dies nicht sind.

Kein Maßregelvollzug? Steht diese Empfehlung nicht im Widerspruch zu dem Tenor dieser Erzählung? Ich habe den Maßregelvollzug als sicherer als das Gefängnis beschrieben. Ich habe so viele Beispiele gebracht, in denen die Täter nicht im Maßregelvollzug, sondern im Gefängnis untergebracht wurden und die mit Katastrophen endeten!

Auch bei Uwe konnte eine Wiederholungstat nicht ausgeschlossen werden. Aber das geltende Recht sieht vor, dass für eine Unterbringung im Maßregelvollzug die Schuldunfähigkeit oder die verminderte Schuldfähigkeit Voraussetzung ist. Und dies war bei dieser Tat nicht der Fall. Uwes Handlungen waren nicht das Resultat einer Perversion, eines Impulsdurchbruchs oder eines Schwachsinns. Kein Zwang, kein Drang, auch keine Psychose beeinträchtigten seine Handlungs- und Steuerungsfähigkeit.

Der Maßregelvollzug ist nicht ein »anderes Gefängnis«. Der Maßregelvollzug ist primär eine medizinische Einrichtung, genauer eine medizinisch-psychologische Einrichtung.
Die Gesellschaft darf ihre ungelösten Probleme nicht der Medizin aufbürden – zumindest nicht ausschließlich. Trotz der Verpflichtung, unter anderem auch der Psychiatrie, für alle Bedrängten da zu sein, ist eine Rollen- und Aufgabenabgrenzung zwischen Medizin, Gesellschaft, Politik und Justiz notwendig; alle müssen ihre Aufgaben im Bereich der Besserung und Sicherung wahrnehmen.
Der Maßregelvollzug ist eine spezielle medizinische Einrichtung, die nur dann funktionieren kann, wenn sie nicht zur Verwahrung missbraucht wird. Die Gesellschaft, die Politik und die Justiz müssen zusätzliche Maßnahmen und Institutionen der Besserung und Sicherung entwickeln. Aber trotz der klaren gesetzlichen Regelung bleibt eine Beklemmung zurück, denn ein persönlichkeitsgestörter Mensch mit Gefährlichkeitspotenzial wird auch nach einer möglichen Entlassung aus dem Gefängnis weiter persönlichkeitsgestört und weiter gefährdet und gefährlich bleiben.
Das Problem mit dem minderjährigen Volker ist noch größer, noch bedrückender, bedarf noch dringender einer angemessenen Lösung. Als wir unsere Überlegungen im Rahmen der Begutachtung machten, stand ein Gedanke im Vordergrund: »Was kann man für dieses junge Leben tun? Was kann man für seine Besserung und gleichzeitig für die Sicherung anderer tun?«
Aber auch bei Volker trafen die Voraussetzungen für eine Unterbringung im Maßregelvollzug nicht zu. Wir versuchten herauszufinden, ob Volker Uwe hörig gewesen war oder große Angst vor ihm gehabt hatte und ob dies sein Tun und Lassen determinierte. Aber wir konnten nichts dergleichen feststellen.
Es stellten sich die gleichen Probleme, die gleichen Fragen wie bei Uwe, es blieb das Unbehagen, das bei dem minderjährigen Volker noch eindringlicher nach differenzierten Lösungen rief.
Das Gericht ist bei beiden von einer uneingeschränkten Schuldfähigkeit ausgegangen. Sie wurden beide zu Höchststrafen verurteilt.

SEXUALISIERTE GEWALT, DIE AUS DER SCHWÄCHE KOMMT

Winfried: Ein sensibler junger Mann

Sexuelle Gewalt entsteht häufig aus erlebter Schwäche. Dies möchte ich anhand der folgenden Geschichte zeigen.

»Ich wollte einmal Gewalt und Macht ausüben, auch wenn das das Letzte sein sollte, was ich auf dieser Welt tue.« Das sagte Winfried, ein sensibler junger Mann. Winfried erinnerte mich sehr an Anton. Ich untersuchte ihn in einem kleinen Zimmer derselben psychiatrischen Landesklinik. Ich musste auch bei ihm die Frage beantworten, ob es zu verantworten sei, ihn aus dem Maßregelvollzug zu entlassen. Er erzählte bereitwillig und detailliert seine Geschichte, wie Anton. Wie er sprach auch Winfried mit leiser Stimme, die bei der Beschreibung seiner Taten zitterte, und erzählte von seinen davongeflogenen Träumen, von seinem Scheitern. Er war auch zerquetscht. Er hatte sich intensiv mit seinen Problemen, mit seinen Taten auseinandergesetzt. Genau wie Anton litt er sehr unter seinen Taten, erkannte die eigene Verantwortlichkeit und die eigene Schuld. Winfried zog zum Teil selbstzerstörerische Konsequenzen: Suizidgedanken und Suizidversuche prägten die letzten Jahre. Seine Biografie war anders verlaufen als bei Anton, aber auch bei ihm wurde eine »Borderline-Persönlichkeitsstörung« mit starken asthenisch-unsicheren ängstlichen Elementen diagnostiziert, nach den Kriterien, die ich schon dargestellt habe. Der Unterschied: Bei Anton ist sie mit einer progredienten sexuellen Perversion verbunden. Bei Winfried nicht.

Winfried hatte eine ältere Frau gefesselt, vergewaltigt und sie anschließend beraubt. Einige Zeit später attackierte er eine Prostituierte mit dem Messer, stach mehrere Male auf Brust und Hals ein. Ein Freund des Opfers, der zu Hilfe geeilt war, wurde von ihm genauso attackiert. Beide wurden schwer verletzt.

Wie konnte es so weit kommen? Winfried wuchs als Einzelkind bei seinen berufstätigen Eltern und der Großmutter auf. Letztere versorgte ihn während der Abwesenheit der Eltern. Sie gehörten der Mittelschicht an. Mit dem Abschluss der mittleren Reife verließ er die Realschule und begann eine Lehre als Schlosser. Seinen Traumberuf Chemielaborant konnte er nicht erlernen, weil er keine Lehrstelle fand. Die anschließende Ausbildung an einer Fachoberschule musste er wegen Schwierigkeiten mit dem theoretischen Teil abbrechen.

Winfrieds Hauptprobleme waren außergewöhnlich starke Beziehungs- und Kontaktschwierigkeiten, verknüpft mit einer großen Selbstunsicherheit. Er hatte vor den Gewalttaten nur einen einzigen Freund gehabt, nie eine emotionale Beziehung zu einer Frau. Er war zwar einmal verliebt gewesen, hatte jedoch aus Angst vor einer Zurückweisung seine Gefühle nie gezeigt.

Winfried war sehr leicht kränkbar. In der emotionalen und sozialen Isoliertheit, in der er lebte, fühlte er sich unglücklich, minderwertig, benachteiligt, nicht anerkannt. Er litt darunter und reagierte depressiv. Gleichzeitig bildete sich ein Aggressionspotenzial.

Eine emotionale Beziehung zu den Eltern hatte er kaum. Er äußerte sich nur wenig dazu, aber es scheint eher eine rationale Beziehung, ein Nebeneinander und formelles Zusammenleben gewesen zu sein. So ist zu erklären, dass die Eltern von den Problemen des Jungen kaum etwas mitbekamen.

Winfried versuchte, seine bedrückende, arme und deswegen gefährliche Realität mit ungeeigneten Mechanismen zu durchbrechen: Imponiergehabe, vorgetäuschte Eigenschaften und Besitz sollten ihm Anerkennung und Beziehungen verschaffen. Bodybuilding, gute Kleidung, Kampfsport und Motorräder sollten dem Umfeld imponieren. Dies gelang natürlich nicht, es verstärkte im Gegenteil seine Isolierung, sodass die fehlende soziale und sexuelle Befriedigung ein hohes aggressives Potenzial schuf. »Ich wollte einmal Gewalt und Macht ausüben, auch wenn das das Letzte sein sollte, was ich auf dieser Welt tue.«

Die Einsamkeit und die Gewalt

Mit 17 ging Winfried erstmals zu einer Prostituierten. In der Folge suchte er jeweils in halbjährlichem Abstand ein »Fotomodell« auf. Er sprach mit niemandem über seine Besuche, ebenso wenig über seine Depressionen oder über diverse quälende Selbstvorwürfe. Schon gar nicht sprach er über seine unendliche innere Einsamkeit. Mit niemandem konnte er über sich sprechen!

Im Sommer des Jahres, in dem Winfried seine Taten begehen sollte, litt er ganz besonders unter seiner Einsamkeit. Ein dreiwöchiger Urlaub auf einer Mittelmeerinsel war enttäuschend verlaufen, die Abende auf der Urlaubsinsel hatte Winfried grübelnd und allein in seinem Hotelzimmer verbracht. Nach dem Urlaub begann er ziel- und richtungslos, nach Ablenkung suchend, in den Tag hineinzuleben. Während er seinen Eltern weiterhin den beflissenen Schüler vorspielte, trieb er sich tagsüber in der Innenstadt herum. Außerdem begann er, Lotto im Übermaß zu spielen. In diesem Einsamkeitssommer verspielte er 10 000 DM, darunter das von seiner Großmutter auf ein gesondertes Sparbuch eingezahlte Geld.

Im nachfolgenden Herbst verschaffte Winfried sich nach Ladenschluss unter einem Vorwand Zugang zu einem Geschäft. Die Inhaberin, eine ältere Frau, war allein. Er zog plötzlich Handschellen hervor, fesselte die Frau und bedrohte sie mit einem Stilett. Dann riss er ihr die Kleider vom Leib und warf sie auf den Boden. Als er sich seinen Unterkörper entblößte, flehte ihn die Frau an, sie nicht zu vergewaltigen: »Ich könnte ja deine Mutter sein!« Dies traf ihn und er unterbrach für kurze Zeit seinen Angriff. Aber dann folgte er der anderen »Stimme«, die aus seiner Tiefe kam, und vergewaltigte die Frau. Anschließend bedrohte er sie mit dem Stilett und einer Schreckschusspistole, durchsuchte den Schreibtisch und fand 4000 DM, mit denen er das Geschäft verließ.

Eine Woche später besuchte er eine Prostituierte. Er brachte ein verstecktes Messer mit. Während er noch mit ihr verhandelte, zog er bereits das Messer aus der Tasche, bedrohte sie und versuchte, sie zu vergewaltigen. Die Frau schrie auf, als sie die Gefahr bemerkte. Er zielte mit dem Messer auf ihre linke Brust. Sie duckte sich geistesgegenwärtig, sodass der Stich nicht in die Herzgegend traf, sondern

nur eine Schnittwunde unterhalb der linken Ohrmuschel hinterließ. Sie schrie laut und versuchte zu fliehen. Winfried riss sie aber vor Erreichen der Tür zu Boden, kniete sich auf sie und stach mehrfach in ihren Brustkorb. Er schrie währenddessen: »Bleib ruhig!« Von Winfried unbemerkt hielt sich ein Freund der Frau nebenan im Wohnzimmer auf. Dieser wurde durch die Schreie des Opfers aufgeschreckt und stürzte in den Flur. Er packte Winfried bei den Schultern und riss ihn von dem Opfer weg. Winfried stach jetzt auf ihn ein. Das Messer drang in seine linke Brusthöhle und verletzte die Lunge. Im Verlauf des Kampfes stach er immer weiter auf ihn ein. In der Zwischenzeit hatte sich das Mädchen erhoben und war in den Treppenflur geflüchtet. Als Winfried dies bemerkte, warf er das Messer nach ihr, um sie von der Flucht abzuhalten. Die Waffe traf sie im Rücken, links, in Schulterblatthöhe. Sie konnte aber noch um Hilfe schreien und die Leute im Haus alarmieren.
Winfried wurde gestellt und verhaftet. Beide Opfer wurden in lebensgefährlichem Zustand ins Krankenhaus eingeliefert, wo sie mehrere Tage auf der Intensivstation künstlich beatmet werden mussten. Aber sie haben überlebt.
Dies alles tat der schwache, einsame Winfried.

Die Schwäche, die Reue, die Introspektion

Winfried erzählte mir, dass beide Taten ihn unablässig verfolgten. Inzwischen waren drei Jahre vergangen. Die Erinnerungen quälten ihn nach wie vor. Er erinnerte sich mit Schmerz an die Details. Er sah, so erzählte er mir, häufig – auch drei Jahre danach – das Gesicht der Prostituierten vor seinem inneren Auge. Am schlimmsten empfand Winfried die Vergewaltigung der älteren Frau, die seine Mutter hätte sein können. Er dachte sehr oft an sein Opfer. Vergewaltigung sei das Schlimmste, was einer Frau passieren könne, sagte er. Er müsse an die psychischen Schäden denken, die diese Frau gewiss davongetragen habe. Das alles mache ihn sehr traurig.
Die Idee, eine Frau zu vergewaltigen, habe er schon mehrere Monate vor dieser Tat gehabt. Er habe diesen Gedanken lange mit

sich herumgetragen. Er gab ihm ein Gefühl der Macht und Überlegenheit. Er fühlte sich nicht mehr länger als ein Schwächling, als ein Leidender: Andere lägen stattdessen zu seinen Füßen. Andere litten stattdessen unter ihm – »Ich wollte einmal Gewalt und Macht ausüben ...«

Hat er darüber mit jemandem gesprochen?

> »Ich habe es einfach nicht gemacht. Mit meinen Eltern habe ich auch nicht darüber gesprochen. Solche Diskussionen haben nie stattgefunden. Psychiater? Damals wusste ich nicht, dass es so was gibt. Freunde, mit denen ich so was besprechen konnte, habe ich nie gehabt.
>
> Nach der Vergewaltigung habe ich die ganze Nacht geweint. Ich habe an meinem Schreibtisch gesessen und auf die Polizei gewartet. Ich habe Zyankali gesucht, aber nicht gefunden. Ich habe geplant, mich anders umzubringen, den Mut hatte ich jedoch nicht. Ich bin am nächsten Tag in die Stadt gefahren, ich wollte mich vor den Zug werfen, der Mut hat mich jedoch wieder verlassen. Ich habe es nicht gemacht.
>
> Bald aber begann ich, an die Sache mit dem Fotomodell zu denken, an das Messer, an die Gewalt, an die Vergewaltigung.«

Winfried wurde aufgrund seiner Persönlichkeitsstörung und der Gefahr der Wiederholbarkeit im Maßregelvollzug untergebracht. Er gehörte zu denjenigen, die eine relativ gute Prognose haben. Seine gute Introspektionsfähigkeit, also die Fähigkeit, in sich zu kehren und eigene Verantwortlichkeit und Schuld zu erkennen, und seine Empathiefähigkeit sowie die gut ausgeprägte Schambereitschaft wurden als positive Prädiktoren, also Faktoren, die die Prognose beeinflussen können, bewertet. Nach der Behandlung im Maßregelvollzug sollte sich aber eine langjährige externe psychotherapeutische Behandlung anschließen.

VON »TRIEBTÄTERN« UND »SEXUALMÖRDERN«

Sind Triebtäter »Triebtäter«?

Der »Triebtäter«: Laien und Nichtlaien nennen ihn so. Damit reduziert man aber eine komplexe Problematik auf ein Wort. Wir haben darüber gesprochen: Sexualität und Sexualverhalten sind sehr komplexe Phänomene: nicht rein biologische, nicht rein psychologische, nicht rein soziologische. Die Bezeichnung »Triebtäter« reduziert eine Sexualstraftat auf eine rein biologische Ebene, wenn auch vielleicht nur atmosphärisch. Sigmund Freud hatte die »Triebe« psychologisiert; die Psychoanalyse hatte sie in den Mittelpunkt ihrer Erklärungsmodelle gestellt.

Sexualität ist komplex. Sexuelle Delinquenz ist noch komplexer. Sie haben gesehen, dass die, die aus sexuellen Motiven Menschen getötet haben, unterschiedliche Gründe dafür hatten: Die jeweiligen Lebensgeschichten, Probleme und Umstände haben in ihrer Gesamtheit dazu geführt – nicht nur die »Befriedigung des Sexualtriebs«, wie es so einfach im Gesetz heißt.

Dies ist auch denjenigen bewusst, die lieber den Begriff »Triebtäter« benutzen. Sie unterscheiden zwischen »echten Triebtätern« und »unechten Triebtätern«, wie Willi Schumacher. Zu den »unechten Triebtätern« gehören nach seiner Aufteilung der dissoziale Sexualstraftäter und der allgemein aggressive Delinquent. Ein dissozialer Sexualstraftäter ist derjenige, der mit aggressiven Mitteln sein sexuelles Erleben erzwingen will. Als aggressiver Delinquent wird derjenige bezeichnet, der sein aggressives Verhalten über die Sexualität abreagiert. Solche Täter haben wir kennengelernt, als wir über abnorme Persönlichkeiten sprachen. Sie sind keine »echten« Triebtäter, weil Gewalt oder Aggression für sie nicht Quelle des sexuellen Lustgewinns, sondern Mittel zum Zweck sind. Als »echte Triebtäter« werden diejenigen Sexualtäter bezeichnet, bei denen die Aggression Bestandteil ihres sexuellen Erlebens ist, oder die

sexuelle Gewalt als Abwehr ihrer Impotenz einsetzen. Auch der sadistische Triebtäter gehört dazu.
Alle diese Aspekte haben wir dargestellt, als wir über Perversion sprachen. Ich meine, Sexualität ist eine komplexe Sache und »Trieb« eine unangemessene Vereinfachung. Aber drückt infolgedessen auch der Begriff »Triebtäter« eine Vereinfachung aus, die verhindert, dass wir dem Problem gerecht werden?
Schauen wir uns dazu den Vergewaltiger an: Vergewaltigung ist eines der schlimmsten Verbrechen. Ein Vergewaltiger kann kein »normaler« Mensch sein. »Normal« ist hier im weitesten Sinne des Wortes gemeint. »Nicht normal« ist nicht zwangsläufig krankhaft. Ist ein Vergewaltiger ein Triebtäter? Dazu kann ich Folgendes sagen: Ich habe nur wenige Vergewaltiger kennengelernt, die über überdurchschnittliche sexuelle Potenz verfügen. Meistens ist sie eher unterdurchschnittlich und gestört. Viele, die vergewaltigen wollten, waren dabei nicht einmal sexuell erregt! Es ist nicht selten, dass die Opfer ihren Peiniger sexuell stimulieren müssen. Von überdurchschnittlicher sexueller »Triebkraft« kann keine Rede sein!
Der dissoziale bzw. antisoziale Sexualtäter, der das »sexuelle Gut« so nimmt wie ein anderer Diebesgut, ist nicht nur ein »Triebtäter«. Auch nicht derjenige, der aus Hass oder Wut jemanden vergewaltigt, ebenso wenig jener, der Macht ausüben oder seine Schwäche damit kompensieren will. Der Schwächling ist selten ein Triebtäter. Die Begriffe »Trieb« und »Triebtäter« reduzieren die Problematik – trotz des Vokabulars der Psychoanalyse.
Benennen wir Tat und Täter deshalb als das, was sie sind.

Sind Sexualmörder Mörder?

Wer ist ein Mörder? Das deutsche Strafgesetzbuch definiert dies im § 211: »Mörder ist, wer aus Mordlust, zur Befriedigung des Geschlechtstriebs, aus Habgier oder sonst niedrigen Beweggründen, heimtückisch oder grausam oder mit gemeingefährlichen Mitteln oder um eine andere Straftat zu ermöglichen oder zu verdecken, einen Menschen tötet.«

Das ist eine umstrittene Fomulierung. Aber sie ist Gesetz! Sie erkennen, dass nach den Buchstaben des Gesetzes diese Merkmale auf viele der in dieser Erzählung vorgestellten Täter zutreffen: Befriedigung des Sexualtriebs, eine Straftat verdecken wollen oder eine solche ermöglichen. Andere Täter jedoch erfüllen diese Merkmale nicht. Dann spricht man von Totschlag oder von gefährlicher Körperverletzung mit Todesfolge. In manchen Fällen dieser Erzählung sind erfreulicherweise die Opfer nicht gestorben. Die Täter sind also keine Mörder – weder formell noch real.

Sie haben bemerkt, dass ich auch von »Menschen, die andere Menschen getötet haben« gesprochen habe. Oder von »Tötungsdelikten« oder von »Tötungen«. Trotzdem habe ich die etikettierende Bezeichnung »Sexualmörder« beibehalten. Ein Mord ist ein Mord. Auch wenn wir die Motive, die dahinter stehen, erkennen können. Auch wenn diese Motive krankhaft sind. Dass ich diesen Furcht erregenden Begriff »Sexualmörder« beibehalten habe – auch für diejenigen, die keine sind – hat einen Sinn: Die Schwelle für die Inszenierung solch furchtbarer Dramen darf nicht niedriger werden. Sie muss höher werden. Ein Tabu muss noch stärker tabuisiert werden! Dieser linguistische Unsinn soll die inhaltliche Präsenz pointieren.

Dazu tragen auch Begriffe und Bezeichnungen bei, selbstverständlich auch die Strafandrohung. Wir können mit verstehender Betroffenheit dazu beitragen, indem wir Therapien anbieten und uns zur Zuwendung überwinden. Wir bleiben aber bei der Bezeichnung »Sexualmörder«, wohl wissend, das »Sexualmörder« nicht immer Mörder sind!

DER SEXUALMÖRDER, DER NICHT-SEXUALMÖRDER UND DIE ÖFFENTLICHKEIT

Xavier und seine Geschichten

An einem kalten Adventstag fanden Spaziergänger am Ufer eines Sees eine männliche Leiche. Die Leiche war skalpiert. Die Gerichtsmediziner entdeckten viele Messerstiche. Sie zählten 19 Stiche an verschiedenen Stellen des Körpers, an der Brust, am Bauch, am Rücken, am Hals, am Gesicht. Die Haut des skalpierten Schädels war nicht auffindbar. Die Leiche wurde als die des 23-jährigen Matthäus identifiziert, eines unauffälligen, ledigen Handwerkers.

Diese Tat sorgte für große Aufregung. Ein Motiv war nicht erkennbar. Wochenlang tappte die Polizei im Dunkeln. Ob Rechtsradikale im Spiel waren? Der Name des Opfers deutete eventuell auf eine jüdische Abstammung. Die Skalpierung der Kopfhaut könnte an die Kopfbedeckung religiöser Juden erinnern. Könnte es auch ein sexuell motivierter Mord gewesen sein? Die Leiche war ja bestialisch zugerichtet worden. Die Tatsache, dass die Kopfhaut nicht auffindbar war, könnte auch auf Kannibalismus schließen lassen. Das Opfer hatte keine partnerschaftlichen Bindungen, und auch erotische Beziehungen waren nicht bekannt, ob doch alles im Rahmen einer sexuellen Perversion geschehen war? Viele Motive wurden diskutiert, viele Spekulationen angestellt. Die Antwort war schrecklich: Es war ein Brudermord!

Der Täter war der 17-jährige Xavier. Er hatte den Mord mit Mitwissen und unter Mitwirken eines 19-jährigen Freundes begangen. Niemand hatte das für möglich gehalten. Niemand konnte es verstehen. Großes Erstaunen in der regionalen und überregionalen Presse. Großes Interesse in den Medien. Dennoch unterblieb diesmal ein öffentlicher Aufschrei. Es gab kein Etikett, wie wir es von Anton, Christian, Bernd und vielen anderen kennen. Aber ist dieser Brudermord nicht genauso abscheulich wie die beschrie-

benen Sexualmorde? Ist die Art und Weise, wie Matthäus getötet wurde, nicht genauso bestialisch, grausam und brutal?
Xavier bestritt bis zuletzt, seinen Bruder Matthäus getötet zu haben. Er versuchte mit gewagten, manchmal akrobatisch anmutenden Argumenten, das Gericht von seiner Unschuld zu überzeugen. Xavier hatte jedoch einen Komplizen. Der war geständig. Er hatte auch weitere Mitwisser. Die waren gesprächig. Ich erzähle die Geschichte aber am besten der Reihe nach.

Der Brudermord und seine Vorgeschichte

Die Familie stammt aus der früheren DDR. Die Eltern sind fleißige Leute. Der Vater war während der DDR-Zeit als Handwerker, die Mutter im kaufmännischen Bereich tätig. Nach der Wende versuchten die Eltern, im selbstständigen Kleinhandel ihr Auskommen zu finden. Der Erfolg war mäßig, weswegen sie in den alten Bundesländern Arbeit suchten und fanden. Der Vater war zum zweiten Mal verheiratet. Matthäus stammte aus der ersten Ehe. Dann kam Xavier zur Welt, der sechs Jahre jünger war als Matthäus. Xavier war ein überdurchschnittlich intelligentes Kind. In der Schule hatte er keine Schwierigkeiten. Nach der Schule wollte er möglichst schnell viel Geld verdienen. Zuerst versuchte er es als Straßenverkäufer zusammen mit seinen Eltern. Das klappte nicht. Nebenbei absolvierte er ein »Studium« der Parapsychologie. Er musste bei einem betrügerischen Institut Bücher kaufen, um eine ominöse Prüfung abzulegen, eine Fernprüfung. Innerhalb eines Jahres bekam er zwei Diplome, einmal als Psychologe, das andere Mal als Parapsychologe. Auf beiden Diplomen stand, dass er »lebensberatend« tätig sein dürfe. Er war damals 16 Jahre alt.
Mit 17 Jahren lernte er die Clique seines Komplizen und Mitangeklagten kennen. Dort wurde der Mordplan geboren. Ich untersuchte beide, Xavier und seinen Komplizen. Ich musste das Gericht in der Frage beraten, ob die beiden bei der Begehung der schrecklichen Tat schuldfähig oder vermindert schuldfähig waren.
Nach den Angaben des Mitangeklagten hatte die Planung der Tö-

tung von Matthäus eine spezielle Vorgeschichte, die mit der Freundschaft zu Xavier begann. Xavier hatte ihm erzählt, dass er aus einer sehr wohlhabenden Familie stamme und ein sehr großes Vermögen besitze. Dieses Vermögen bestünde vor allem aus Villen, Hotels und anderen Immobilien in der Karibik und in Las Vegas. Der Lebensstil des 17-jährigen Xaviers war der Beleg für diesen Reichtum, er trug dunkle Anzüge und hatte stets ein Mobiltelefon bei sich (er hatte Telefonkosten zwischen 2000 DM und 3000 DM pro Monat!). Mit Geld war er großzügig, er gewährte seinem Mitangeklagten sogar Zugang zu seinem Girokonto. Er wollte ihn auch zu seinem gesetzlichen Vormund für finanzielle Angelegenheiten machen; er war ja selbst erst 17 Jahre alt. Der vermeintliche Reichtum Xaviers und seiner Familie wurde im Laufe der Wochen und Monate zum zentralen Diskussionsthema zwischen den beiden und ihrer Clique. Xaviers Bereitschaft, seinen künftigen Mitangeklagten und andere an seinem Reichtum teilhaben zu lassen, stimulierte die Fantasie und die Begeisterungsbereitschaft seiner Kumpels. Es wurden teilweise grotesk anmutende Pläne geschmiedet. So etwa der, dass die Gruppe mit einem speziellen Hubschrauber nach Amerika fliegen und der Geheimdienst, mit dem Xavier angeblich in enger Beziehung stand, sie mit Pässen versorgen würde. Ein Termin für die Abreise wurde vereinbart. Mitglieder der Clique verkauften oder verschenkten deswegen ihre Wertsachen wie Stereoanlage, Personalcomputer etc.

Der junge, unerfahrene und dafür nicht ausgebildete Mitangeklagte sollte das Management des Hotelimperiums von Xavier in Las Vegas übernehmen. Dass Xavier zu wenig Geld für die Reisepläne hatte, wurde mit kindlich anmutenden Argumenten weggewischt: In Deutschland sei kein Geld vorhanden bzw. hier könne der noch minderjährige Xavier nicht darüber verfügen (wohl aber über das Hotel- und Immobilienimperium in den USA und in der Karibik!). Die Erschließung von finanziellen Quellen zur Verwirklichung ihrer Vorhaben wurde zum Hauptdiskussionsthema. Xavier überzeugte seinen Bruder, dass sie beide eine Lebensversicherung abschließen und sich gegenseitig als Erben einsetzen sollten.

Nachdem die Versicherungen der beiden Brüder abgeschlossen waren, äußerte Xavier gegenüber seinem Mitangeklagten und anderen Mitgliedern der Clique, dass er sich von seinem Bruder Matthäus bedroht fühle. Sein Bruder sei ein Waffenhändler; er habe Beziehungen zur Unterwelt und brauche große Summen für seine Waffenschieberei. Deswegen habe dieser einen Killer beauftragt, ihn zu töten, um die Versicherungssumme bzw. das Geld zu kassieren, das auf einem Konto in Luxemburg sei. Schnell kam die Idee und schließlich auch der Vorschlag auf, seinem Bruder zuvorzukommen und ihn zu töten – zum einen, um der Bedrohung zu entfliehen, zum anderen aber auch, um die angeblichen zwei Millionen (tatsächlich waren es nur 80 000 DM, Xavier hatte die anderen auch in diesem Punkt betrogen) der Lebensversicherung zu kassieren und damit die Auswanderungspläne zu finanzieren. Der Mitangeklagte hatte sich damit einverstanden erklärt.

In einem Frühstadium der Mordpläne wurden als Opfer auch die Eltern Xaviers in Betracht gezogen, damit er Alleinherrscher des Vermögensimperiums werden könne. Die Eltern, die in Wirklichkeit Kleinhändler waren, sollten angeblich beträchtliche Anteile der RTL-Studios besitzen. Sie sollten durch einen geheimnisvollen Amerikaner namens Frank eliminiert werden. Der Frank, der sich im Nachhinein als imaginär erwies, spielte in der fantasievollen Geschichte von Xavier den allmächtigen Supermann, der ihm zu seinem Vermögen bzw. bei der Vermehrung des Vermögens geholfen habe, der ihm Beziehungen verschafft, ihn geschützt habe und bereit sei, Menschen für ihn zu ermorden.

Einige Wochen vor der Ermordung von Matthäus teilte Xavier seinem Mitangeklagten mit, dass Frank mit einem Hubschrauber abgestürzt und dabei umgekommen sei. Die Pläne wurden hierauf in dem Sinne geändert, dass die Ermordung der Eltern durch die »Anwälte« von Xavier in Auftrag gegeben werden solle. Die Ermordung seines Bruders solle dagegen am besten von ihm selbst und dem Mitangeklagten durchgeführt werden. Xavier hatte dem Mitangeklagten versichert, dass er viele Anwälte habe, vor allem in Luxemburg, die seine Angelegenheiten regelten. Jeder wisse nur einen Teil der Wahrheit, sodass sie nicht gefährlich werden könnten.

Wenige Tage nach dem Inkrafttreten der Lebensversicherung beschlossen beide, Matthäus an einem Wochenende zu ermorden.

Zu diesem Zwecke nahmen sie Urlaub und suchten zunächst ein Waffengeschäft auf. Xavier kaufte dort das spätere Tatmesser, der Mitangeklagte eine Schreckschusspistole. Der Mitangeklagte brachte eine Sprengstoffmischung mit. Er sollte Matthäus aus der Stadt heraus in eine einsame Gegend locken – angeblich, um dort den Sprengstoff zu erproben und zu zünden. Bei dieser Gelegenheit wollten sie ihn umbringen. In einer anderen Stadt kaufte Xavier zwei Flugtickets. Waffen und Sprengstoff brachten sie ohne Schwierigkeiten durch die Flughafensicherheitskontrolle. Als Grund für die Reise gaben sie an, dass Xavier eine Wohnung mieten wolle. Sie suchten eine Vermieterin auf und schauten sich die Wohnung an. Dieser Kontakt sollte als Alibi dienen. Anschließend besuchten sie das spätere Opfer.

In der Stadt kauften sie einen Elektroschocker, um Matthäus außer Gefecht zu setzen und so leichter töten zu können. Anschließend gingen sie in ein weiteres Geschäft, um eine Ersatzbatterie für den Elektroschocker zu kaufen. Sie wollten ganz sichergehen, denn sie hatten gehört, dass man einen Elektroschocker mit einer Batterie höchstens zweimal wirksam anwenden könne.

Am Samstagabend verabredeten sie sich mit Matthäus in einer Diskothek. Dazu nahmen sie die spätere Mordwaffe, die Pistole, den Elektroschocker und den Sprengstoff mit. Gegen Mitternacht fuhren sie zu Matthäus' Wohnung. Sie gaben vor, den Sprengstoff ausprobieren zu wollen. Er solle dafür einen einsamen Ort ausfindig machen. So fuhren alle drei zu einem See außerhalb der Stadt. Dort angekommen, beschäftigte der Mitangeklagte sich mit der Erprobung des sogenannten Sprengstoffs. Der »Sprengstoff« gab nur ein zischendes Geräusch von sich, nicht mehr. In dem Moment, in dem der Mitangeklagte sagte, »das war es«, begann Xavier, seinen Bruder mit dem gekauften Messer zu attackieren. Der Mitangeklagte sah, wie Matthäus zum Wasser lief und seinen Bruder aufforderte, aufzuhören. Er rief, dass sein Anwalt Bescheid wisse. Xavier rannte trotzdem weiter hinter ihm her, stach immer wieder zu und wandte auch den Elektroschocker an. Anschließend schnitt er den Hals des Bruders durch und skalpierte ihn.

Dann fuhren beide zu ihrer Unterkunft zurück. Unterwegs fragte der Mitangeklagte Xavier, warum es nötig gewesen sei, seinen

Bruder zu skalpieren. Darauf antwortete Xavier: »Um sicher zu sein, dass er tatsächlich tot ist. Jeder weiß, dass das Skalpieren den sicheren Tod bedeutet.« Zu Hause angekommen, sprachen sie wenig. Sie legten sich ins Bett und sahen fern, bevor sie einschliefen. Vier Wochen später wurden die beiden verhaftet.

Die Beurteilung. Das Urteil

Ich hatte die Frage zu beantworten: Waren Xavier und sein mitangeklagter Komplize zum Zeitpunkt der Tat schuldfähig oder vermindert schuldfähig? Sie haben sicher erkannt, dass die Geschichten mit der Karibik und Las Vegas, mit den Villen und Hotels, mit dem Hubschrauber, mit dem Geheimdienst, mit dem Amerikaner Frank, mit dem vielen Geld und den Hotelimperien nicht »normal« sein können. Die Frage ist aber, ob sie Ausdruck einer Krankheit sind. Dass ein 17-jähriger Junge seinen Bruder tötet und Mordpläne gegen seine Eltern schmiedet, um an Geld zu kommen, ist entsetzlich. Ist das aber auch krankhaft im medizinisch-pycholologischen Sinne?

Ich werde versuchen, meine Diagnose und meine Empfehlung an das Gericht in wenigen Zeilen wiederzugeben. Es ist leicht zu erkennen, dass Xavier durch seine extreme Selbstbezogenheit und Beschäftigung mit sich selbst, durch seine vorgetäuschten unrealistischen Fähigkeiten und Leistungen, durch seinen ständigen Kampf, im Mittelpunkt zu stehen, zu charakterisieren ist. Wir stellten die Diagnose einer »narzisstischen Persönlichkeitsstörung«.

Bei seinem Komplizen standen seine Unreife und seine Naivität im Vordergrund. Er glaubte alles und machte alles mit. Er war voller unrealistischer Tagträume. Bei ihm wurde die Diagnose einer »infantilen unreifen Persönlichkeitsstörung« gestellt.

Nach dem nun schon bekannten Prinzip errichteten wir ein zweistöckiges Gebäude zur Beurteilung der Schuldfähigkeit, fanden aber keine Verbindung zwischen dem ersten (Diagnose) und dem zweiten Stock (Handeln). Wir kamen zu der Schlussfolgerung, dass die diagnostizierten Persönlichkeitsstörungen weder die Einsichts-

fähigkeit in das Unrecht der Tat noch die Steuerungsfähigkeit der beiden erheblich beeinträchtigten.
Aus diesem Grund empfahl ich dem Gericht bei Xavier die Anerkennung der vollen Schuldfähigkeit. Das Gericht übernahm meine Empfehlung. Xavier wurde zu der höchstmöglichen Jugendstrafe verurteilt, nämlich zu zehn Jahren Jugendhaft. Auch für seinen Komplizen empfahl ich die Annahme der vollen Schuldfähigkeit, allerdings verbunden mit der Anwendung des Jugendstrafrechts, obwohl er schon 20 Jahre alt war. Ich hatte ja bei ihm eine infantile, unreife Persönlichkeitsstörung diagnostiziert. Er wurde zu sieben Jahren Haft verurteilt. Inzwischen haben beide ihre Haft abgesessen und sind wieder in Freiheit.

Nach der Tat: Atmosphäre und Reaktion

Ich fürchte, ich kann die Atmosphäre, die bei allen Explorationen und bei den langen, langen Gerichtsverhandlungen herrschte, nicht wiedergeben. Xavier versuchte die ganze Zeit, mich mit allen möglichen Argumenten zu überzeugen, dass er mit dem Mord an seinem Bruder nichts zu tun habe. Ich verbrachte viele Tage und Stunden damit, mit ihm zu sprechen. Nicht einmal die Aussage seines Mitangeklagten konnte ihn dazu bewegen, seine Tat zuzugeben. Auch als alle Indizien gegen ihn vorgebracht waren, beharrte er auf seiner Unschuld.
Während der Verhandlung verhielt sich der inzwischen 18-jährige Xavier wie ein erfolgreicher 40-jähriger Wirtschaftsmanager. Die Gerichtsverhandlungen fingen in einer heißen Augustwoche an. Wir hatten alle das Bedürfnis, nur leicht bekleidet im Gerichtssaal zu sitzen. Richter, Staatsanwälte, Verteidiger zogen ihre schwarzen Roben aus und legten die Krawatten ab. Aber der junge Xavier kam immer im dunklen Anzug, mit Krawatte oder Fliege. Manchmal trug er eine schwarz-rote smokingartige Jacke und natürlich die passende Fliege. Er hatte immer einen Diplomatenkoffer in der Hand, mit dicken juristischen Büchern, die er während des fast fünf Monate dauernden Prozesses jeweils an entsprechenden Stellen

zitierte. Er schrieb und schrieb und schrieb. Er schrieb alles mit, was im Gerichtssaal gesagt wurde. Anträge wegen Befangenheit wurden von ihm selbst gestellt. Dreimal stellte er einen Antrag auf Ablehnung seines Verteidigers. Er verlangte die Vernehmung von abenteuerlichen Zeugen. Er erzählte fantastische Geschichten, die dubiose Zeugen bestätigen sollten.

Während er in der Exploration seinen Bruder als die Person bezeichnete, die er am meisten geliebt habe, die Beziehung zu ihm die engste menschliche Beziehung gewesen sei, die er jemals gehabt habe, änderte er im Gerichtssaal seine Strategie und versuchte, den armen Matthäus als einen Schurken darzustellen. Der anwesende Vater, Vater von Täter und Opfer gleichzeitig, brach bei diesen Schilderungen zusammen. Er konnte nicht anhören, wie der Getötete so schlecht gemacht wurde. All dies beeindruckte Xavier nicht. Tatsächlich nicht? Ich habe zum ersten Mal gesehen, dass einem Menschen innerhalb von wenigen Tagen sein prächtiges volles Haar ausfiel und er eines Tages mit Glatze (nicht durch Rasur, sondern durch den massiven Haarausfall) ins Gericht kam. Das verdeutlichte den Stress, unter dem er stand.

Die Vorsitzende Richterin, Frau Kräuter, ist eine in der Jugendstrafkammer erfahrene Richterin. Ich habe mit ihr einige bedrückende Prozesse erlebt. Richterin Kräuter ist eine demokratische, fortschrittlich gesinnte Frau. Sie sagt von sich selbst mit Stolz, dass sie einige der Einstellungen der 68er-Generation »rübergerettet« habe. Sie ist eine liberale und tolerante Richterin. Auch mit den beiden jugendlichen Tätern ging sie ruhig und mit großem Fingerspitzengefühl um. So, als ob eine Mutter ihre irregeführten Kinder zu beurteilen habe. Ich habe mit der Vorsitzenden Richterin Kräuter ekelerregende Prozesse durchgestanden, z. B. solche gegen Angeklagte, die im betrunkenen Zustand Kinder missbraucht hatten. Ich wusste, dass sie Ekel und Abscheu hinter einer neutralen Miene verbergen konnte. Aber bei dem Prozess von Xavier konnte man ihre Empörung, ihr Erstaunen spüren. Man konnte erkennen, dass sie so etwas Schlimmes noch nie erlebt hatte. Aber so erging es nicht nur der Richterin. Die Staatsanwälte, die Psychologen, Psychiater, Rechtsmediziner hatten alle die gleiche Empfindung. Es scheint, dass diesmal die Fachleute stärkere Abneigungsgefühle gegen das Geschehen und die Täter hatten als die Allgemeinheit, die sich von einem Sexualmord viel mehr betroffen zeigt als von einem Brudermord: Ein Sexualmord mobilisiert Hirn und Herz, Bauch und Unterbauch und damit auch Ängste.

Viele wissen, dass die Sexualität den Grat zwischen Normalität und Anomalität darstellen kann. Es sind viele unter uns, die von der Diktatur der Sexualität ahnen. Und wir sind uns im Klaren darüber, dass nicht alle die Kraft haben, sich gegen eine solche Diktatur zu behaupten. Auf dem schmalen Weg zwischen Normalität und Anomalität kann man leicht ins Rutschen kommen. Mit dem Aufschrei »Kreuzige, kreuzige ihn!« kann man – unter anderem – auch die eigenen Ängste neutralisieren. Diesen Aufschrei habe ich bei dem Brudermord nicht gehört, wohl aber bei jedem Sexualmord. Ein Sexualmord scheint mehr zu berühren als andere Morde.

Darum habe ich Ihnen diese Geschichte etwas ausführlicher erzählt – zum Vergleich.

WEIBLICHE SEXUALGEWALT

FRAUEN ALS SEXUALSTRAFTÄTER

Bisher habe ich immer von Männern als Täter erzählt. Frauen waren nur Opfer, nicht Täterinnen. Es gibt tatsächlich selten Frauen, die Sexualstraftaten begehen. Gewalt ist im Allgemeinen bei Frauen viel seltener als bei Männern. Auch Gewalt bei psychisch gestörten Frauen ist seltener als bei psychisch gestörten Männern. Untersuchungen belegen dies (so etwa die große Studie von Norbert Leygraf): Nur drei Prozent der Insassen des Maßregelvollzugs in Deutschland sind Frauen.

Die meisten psychisch gestörten Frauen, die gewalttätig wurden, sind entweder psychotische Patientinnen (vor allem schizophrene) oder Patientinnen mit geistiger Behinderung.

Am häufigsten begehen Männer Tötungsdelikte. Frauen aber begehen Tötungsdelikte im Vergleich zu anderen Deliktformen überproportional häufiger. Opfer sind in der Regel ihre eigenen Kinder oder ihre eigenen Intimpartner. Die meisten Täter eines sogenannten Filizids, also einer Tötung des eigenen Kindes, sind Frauen. Bei einer besonderen Form der Kindestötung, nämlich beim Neonatizid, d. h. bei der Tötung des Neugeborenen, sind die Täter fast ausschließlich Frauen. Auch die Tötung des Intimpartners, des Ehemannes, des Lebensgefährten oder des Freundes (Intimizid) ist häufig bei Frauen zu beobachten. Im Buch »Intimizid« habe ich dieses Phänomen dargestellt und versucht zu erklären, warum das so ist. Frauen, die ihren Intimpartner töten, tun dies in der Regel, um sich selbst, ihre eigenen Kinder oder ihre Familie zu schützen. Die Tötung des Intimpartners kann auch einen verzweifelten emanzipatorischen Akt darstellen oder aus einer tiefen narzisstischen Kränkung heraus geschehen. Aber sehr selten erfolgt sie als Sexualdelikt. Sexualmörderinnen sind eine große Ausnahme. Warum das so ist, darüber gibt es viele Theorien.

Manchmal werden Frauen auch im Rahmen eines »Liebeswahns« gewalttätig. »Liebeswahn« heißt, dass eine Patientin (es sind in der Regel Frauen) die wahnhafte Überzeugung hat, dass jemand in sie verliebt sei. Dabei kann es ganz selten auch zu Gewalttätigkeiten oder zum Stalking kommen – entweder gegen die betroffene Person selbst oder gegen ihre Angehörigen, die als Hindernis für die Verwirklichung der Liebe betrachtet werden.

Halten wir fest: Aggressive Gewalttaten bei Frauen sind viel seltener als bei Männern. Aggressive Gewalttaten bei psychisch gestörten Frauen sind viel seltener als bei psychisch gestörten Männern. Man versucht, dieses Phänomen sowohl biologisch als auch psychologisch zu erklären. Man sagt, dass die männlichen Chromosomen und Sexualhormone das Aggressionspotenzial steigern. Hormone und Substanzen, die zwar nicht direkt mit dem Geschlecht zu tun haben, aber mit Aggression, kommen bei Männern in höheren Konzentrationen vor. Das gilt z. B. für das Serotonin. Dies ist eine der Substanzen, die zwischen den verschiedenen Gehirn- und Nervenregionen Signale vermitteln. Serotonin hat also eine »Neurotransmitter-Funktion«. Es spielt u. a. eine Rolle bei der Regulierung von Stimmung, Antrieb, Lust und Aggressivität.

Andere vertreten die Auffassung, dass Männer stärker zu Fremdaggression neigen, Frauen dagegen häufiger zu Autoaggressionen. Deswegen seien Suizidversuche, Selbstverletzungen oder Selbstbeschädigungen – sogenanntes selbstdestruktives Verhalten – bei Frauen häufiger. All dies sind jedoch Theorien, die das Phänomen nicht hinreichend erklären.

Weibliche Perversion

Nicht nur die Gewaltbereitschaft, auch die sexuelle Perversion tritt bei Frauen seltener auf als bei Männern. Deutlich seltener ist die aggressive sexuelle Perversion: Nicht, dass es sie nicht gäbe, man muss nur die sado-masochistische Szene betrachten. Ein großer Teil dieser Szene besteht aus Frauen. Es scheint jedoch, dass ungewöhnliche sexuelle Praktiken von vielen Frauen lediglich als

Bereicherung ihres sexuellen Lebens erlebt werden. Ab und zu gibt es in der internationalen Berichterstattung oder in der Fachliteratur Nachrichten über aufsehenerregende Fälle von weiblichem Vampirismus, also von sexueller Erregung beim Trinken von Blut, oder sogar über Kannibalismus. Spektakulär war ein Fall in den USA, bei dem drei Frauen auf dem Höhepunkt ihrer sexuellen Erregung dem gemeinsamen Geliebten die Brust öffneten und sein Herz aßen. Fälle von Asphyxiophilie (sexuelle Erregung beim Ersticken) sind auch bei Frauen bekannt. Eine große Vielzahl ungewöhnlicher autoerotischer Methoden wird auch von Frauen praktiziert.

Aber die Perversion, wie wir sie kennengelernt haben, kommt bei Frauen viel seltener vor als bei Männern. Und halten wir noch einmal fest: Aggressive weibliche Perversion ist eine Rarität. Dies belegen sowohl die Kriminalstatistik als auch die Erfahrungen, die die Psychiatrie gesammelt hat.

Aber es gibt sie, die weibliche Perversion, auch wenn dieses Phänomen aufgrund kultureller Bedingungen und historischer Gegebenheiten vernachlässigt worden sein dürfte. Es ist noch nicht lange her, dass ernsthaft diskutiert wurde, ob Frauen überhaupt sexuelle Empfindungen haben! Das könnte eine Erklärung dafür sein, warum man sich so wenig mit weiblicher Perversion beschäftigt hat. Wir haben ja schon darauf hingewiesen, dass die Psychoanalyse zumindest auf diesem Gebiet androzentrisch, also auf den Mann konzentriert ist. Einige sagen sogar, sie sei phallozentrisch, das heißt am männlichen Glied orientiert (phallos ist die griechische Bezeichnung für das männliche Glied).

Klaus Beier, der Berliner Sexualwissenschaftler, den wir schon kennengelernt haben, als wir über Dissexualität sprachen, hat einen erneuten Versuch unternommen, die verhältnismäßig geringe Zahl von Frauen mit »klassischen« Perversionen zu erklären: Er vertritt – sehr vereinfacht gesagt – die These, dass der »Austragungsort« einer Perversion der Ort sei, wo sich die Sexualität abspiele, also da, wo sich die Geschlechtsteile befinden. Das könne verstehen helfen, warum die Perversion beim Mann nach außen gerichtet sei, diejenige der Frau aber meistens anders aussehe. Die Perversionsbildung bei der Frau findet nach Beier ihren »plausiblen Ort« in den weiblichen Genitalorganen, die gleichzeitig die Organe sind, die es den Frauen ermöglichen, ein Kind zu empfangen und es zu gebären. Der »Ort« der Perversion sei – nach Beier – im Inneren des Körpers der Frau zu suchen, in der Mütterlichkeit, im reproduktiven Bereich. Als Folge sieht er – wieder vereinfacht ausgedrückt – weibliche Perversion anders ausgestaltet als männliche. Für ihn gründet die weibliche Perversion in dem »pathologischen Kinderwunsch«, z. B. den damit verbundenen Ängsten, der Aggressionsproblematik u. Ä. Beier prägte analog zur Perversion den Begriff der »Reproversion«, von der Reproduktion abgeleitet.

In den 20er-Jahren des vorigen Jahrhunderts erschien ein dickes Buch von einem gewissen Dr. Erich Wulffen aus Dresden, Ministerialdirektor im Sächsischen Justizministerium. Das Buch hieß »Das Weib als Sexualverbrecherin« und muss damals einen großen Eindruck gemacht haben, denn schon zwei Jahre nach dem Erscheinen 1923 wurde eine zweite Auflage nötig. Meine Enttäuschung aber war groß, als ich las, dass »bei dem Weibe die meisten kriminellen Auswirkungen aus naheliegenden psycho-physiologischen Gründen in irgendeinem näheren oder entfernteren Zusammenhange mit seinem Geschlechtsleben stehen. Also auch die Diebin und Betrügerin, die Erpresserin und Brandstifterin, die Raubmörderin und Verwandtenmörderin, kann in solchem Sinne eine Sexualverbrecherin sein«. Dieser Unsinn wird weiter ausgeführt: Alles, was die Frau tue, sei ein Sexualverbrechen.

Nur ganz wenige Beschreibungen bei Wulffen können für uns interessant sein. Der Autor wird nicht müde, immer wieder zu betonen, dass viele der beim Mann bekannten perversen strafbaren Handlungen bei Frauen sehr selten sind. Er schrieb: »Selbst bei Nymphomanen ist der Geschlechtstrieb nicht derartig monströs, dass er zu Lustmord, Nekrophilie und Kannibalismus gelangt.«

Ich habe, wie Sie wissen, viele männliche Sexualstraftäter kennengelernt. Ich habe in meiner über 30-jährigen Tätigkeit jedoch nur eine Frau getroffen, auf die diese Bezeichnung zutrifft: Eine Sexualstraftäterin im engeren Sinne. Ich erzähle Ihnen ihre Geschichte.

Yvonne: Eine außergewöhnliche Geschichte

Yvonne hat ihren sehr alten Mann mithilfe eines Mittäters getötet, um, wie man vermutet, mit seiner Leiche sexuellen Verkehr zu haben.

Ich untersuchte Yvonne im Rahmen einer Prognosebegutachtung im Maßregelvollzug. Sie sprach eine lebhafte, aber einfache Sprache. Yvonne beeindruckte durch die außergewöhnliche Vielfalt ihrer Perversion, durch ihre verwirrte Seele, durch ihre einzigartige Innenwelt und durch ihre einzigartige Lebensgeschichte. Yvonne hat fast alle Merkmale, die Dr. Erich Wulffen bei weiblicher Perversion vermisste!

Sie hat eine polymorphe Perversion mit grotesken Wünschen und bizarren Sexualpraktiken. Sie hat aber auch eine chronische schizophrene Psychose, eine Persönlichkeitsstörung und dazu eine geburtsbedingte Hirnschädigung. Viele Fachleute, die Yvonne gesehen und begutachtet haben, sind der Meinung, dass zwischen der schizophrenen Psychose, den Sexualpraktiken und den Delikten keine Beziehung bestehe. Sie vertreten die Meinung, dass es sich hierbei um verschiedene Störungen handele. Zum einen bestehe eine Persönlichkeitsstörung mit perversen Elementen, zum anderen eine schizophrene Psychose und eine »perinatale« (geburtsbedingte) Hirnschädigung. Man spricht in diesem Zusammenhang von »Komorbidität«, also von einem Zusammentreffen oder Zusammenbestehen verschiedener Störungen.

Wer ist Yvonne?

Yvonne ist ein Zwilling. Ihre Geburt erfolgte drei Stunden nach der des ersten zweieiigen Zwillings aus Steißlage durch manuelle Entbindung, nachdem die Herztöne bereits zeitweise ausgesetzt hatten. Yvonnes frühkindliche Entwicklung verlief verzögert. Nach den Angaben der Mutter hat sie erst mit eineinhalb Jahren Laufen gelernt und mit dreieinhalb Jahren Sprechen. Zunächst wurde angenommen, dass sie taub sei, weil sie nichts zu hören schien und

auf Geräusche nicht reagierte. Auch ihre weitere Entwicklung war verlangsamt.
Es gibt eine familiäre Belastung mit psychischen Störungen: Die Großmutter, der Bruder und zwei Onkel litten an Schizophrenie. Darüber hinaus waren wahrscheinlich auch andere Mitglieder des engeren Familienkreises psychisch gestört. Über Yvonnes Beziehungen und Gefühlen zu Mutter, Vater, Geschwistern und anderen wichtigen Personen konnte ich leider wenig, und dies nur indirekt, in Erfahrung bringen. Auch Yvonne war schon als Kind psychisch auffällig. Sie wurde von Psychiatern behandelt, in Heimen untergebracht und in psychiatrische Kliniken aufgenommen. Außerdem entwickelte Yvonne sehr viele sexuelle Perversionen.

Die bunten bizarren Perversionen von Yvonne

Yvonne zeigt sado-masochistische, fetischistische, transvestitische, sodomitische, nekrophile, vampiristische, auto-vampiristische und viele autoerotische Auffälligkeiten. Das klingt wie ein Inhaltsverzeichnis aus dem Buch der Perversionen. Yvonnes abweichende sexuelle Entwicklung begann schon sehr früh. So erzählte sie mir, dass sie im Alter von fünf Jahren damit »einverstanden« war, dem damals 16-jährigen Bruder das Glied bis zum Samenerguss zu massieren. In der Schule hatte sie sexuelle Spielereien mit Klassenkameraden. Mit 13 Jahren kam es zu solchen mit den Schäferhunden der Familie, die über einen längeren Zeitraum andauerten. Sie hätte gerne Geschlechtsverkehr mit den Hunden gehabt, fürchtete aber, dass die Hunde sie dann nicht mehr in Ruhe lassen würden.
Aus ihren tagebuchartigen Aufzeichnungen mit dem Titel »Meine Angstüberwindung der Pferde« geht ihr damaliges lebhaftes, sexuell getöntes Interesse an Pferden hervor. Sie hatte einen »Lieblingshengst«. Sie erzählte mir, sie habe sich immer wieder vorgestellt, wie sie einen Hengst auf sich lasse, habe aber bald gemerkt, dass das nicht gehe. Dazu kamen autoerotische sexuelle Praktiken mit Waffen, mit Maschinenteilen, mit Messern, mit Scheren, mit Äxten, mit Stiletten, Schallplatten und anderen scharfen Gegenständen.

Mit einer Spritze zog sie sich anfangs täglich, später alle zwei Tage Blut aus ihrer Armvene. Das Blut trank sie oder spritzte es sich in die Scheide und befriedigte sich so. Mit vierzehn Jahren begann sie nach eigenen Berichten damit, sich mit Gummiband, Verbindungskabeln oder eisernen Maschinenteilen selbst zu befriedigen. So »verliebte« sie sich an ihrer Arbeitsstelle in ein eisernes Teil einer Maschine. Sie hatte sich eigens für den Abstellraum, in dem die Maschine stand, einen Schlüssel nachmachen lassen, um dort ungestört zu sein. Etwa ein halbes Jahr lang befriedigte sie sich zweimal täglich während der Arbeitspausen an dieser Maschine, die sie am liebsten gekauft und zu Hause aufgestellt hätte. Da sie diese Maschine in der Fabrik nicht genug körperlich lieben konnte, entfernte sie eine Öse der Maschine, mit der sie dann zu Hause onanierte. Damit manipulierte sie so lange in ihrer Scheide, bis es zu Blutungen kam, was ihr hohen Sexualgenuss bereitete. Sie tat das dreimal täglich und öfter. In ihrem Tagebuch schrieb sie dazu:

> »Ich liebe meine Maschine. Mal sehen, ob es was wird, dass ich sie nach einem Jahr dann bekomme. Ich werde die Maschine in meine zukünftige Wohnung ... in mein Zimmer stellen. Vielleicht müsste ich noch umbauen, um überhaupt Platz für den kleinen Teufel zu haben.«

Sie onanierte mit verschiedenen Waffen, denen sie Namen gab. Sie gebrauchte sie geladen, gespannt und entsichert. Das »Geile« daran war die Angst, dass sie losgehen könnten, erzählte sie. Sie besaß fünfzehn Waffen: Luftpistolen, Luftgewehr, Gas- und Alarmrevolver und Schreckschusspistolen.

Sie erzählte mir weiter, dass sie mit frischem Fleisch onanierte, oder das Blut des Fleisches absaugte. Sie stellte sich dabei einen Metzger vor, der ein Stück rohes Fleisch um sein Glied wickle und sie damit befriedige. Deshalb gab sie eine Annonce auf, in der sie einen Metzger suchte. Vierzehn meldeten sich. Einen wollte sie sich aussuchen, um mit ihm durch den Schlachthof zu gehen, im Fleisch zu liegen und sich in den Fleischbergen zu befriedigen.

Ihr Vormund berichtete unter anderem, dass Yvonne vor Jahren eine Spirale zur Empfängnisverhütung eingesetzt wurde, die sie darauf selbst entfernte, um sie an einer Kette um den Hals zu tragen. Sie transportierte den Grabstein ihres Onkels vom Fried-

hof in ihr Zimmer und machte damit »körperliche Liebe«. Die Mutter bestätigte, dass sie miterlebt habe, wie sich ihre Tochter mit Instrumenten, Messern, Schere, Hammer und anderen Gegenständen befriedigte. Die Mutter wusste auch, dass Yvonne sich Blut abgezogen und getrunken und rohes Fleisch in die Scheide eingeführt hatte.
In allen Krankenblättern fanden sich gleiche oder ähnliche Beschreibungen über die sexuellen Auffälligkeiten, die von Zeugen bestätigt wurden. So berichtete ein Freund, dass er Yvonne fotografieren musste, als sie nackt in einem Sarg lag und sich mit einer Banane befriedigte oder als sie in olivgrüner Bundeswehrkleidung mit einer Flinte in der Hand vor dem Sarg stand. Yvonne erzählte mir vergnügt und heiter von diesen sexuellen Praktiken, als handele es sich um etwas ganz Selbstverständliches. Sie konnte nicht nachvollziehen, dass andere ihre Verhaltensweisen nicht verstehen oder sogar missbilligen.

»Meine süße kleine Leiche«
Liebe mit dem Tod, den Leichen, den Grabsteinen

Seit Jahren wird Yvonnes Fantasiewelt von Tod und Leichen beherrscht. Seit ihrem neunten Lebensjahr betrachtete sie gern Horror- und Gruselfilme, vor allem solche, in denen Leichen eine Rolle spielen oder Menschen zerstückelt werden. Während des Geschlechtsverkehrs mit einem älteren Mann bedeutete es für sie eine erhebliche Luststeigerung, sich ihn als Leiche vorzustellen. Als Schülerin hatte sie großes Interesse am Zerstückeln von Tierleichen, wie etwa den Kadavern von Hunden und Vögeln. Mit zwölf Jahren riss sie aus einem Anatomiebuch die Darstellung eines Skeletts heraus. Sie küsste das Bild, sprach zu ihm und nahm es mit ins Bett. Nach dem Tod eines älteren Nachbarn freute sie sich an seiner Leiche und ging mehrfach in die Leichenhalle, um sein Gesicht zu küssen, seine Hände zu streicheln, zu ihm zu sprechen und kleine »Abschiedspredigten« zu halten. Sie mochte ausschließlich männliche Leichen. Sie begann, die Leichen »körperlich zu lieben«.

Sie verbrachte ihre Freizeit am liebsten auf Friedhöfen, ging zu Beerdigungen, spielte Leichenwärtern vor, eine gute Bekannte des Toten zu sein, um in die Leichenhalle hineingelassen zu werden. Aus ihren Notizen geht hervor, dass sie einen geradezu familiären Umgangston mit den Toten pflegte:

> »Vielleicht gehe ich jetzt wieder am kommenden Dienstag die Toten schauen, aber nicht alleine, ein Freund wird diesmal mit mir zusammen gehen. Dann werden wir uns jeden Toten einzeln anschauen. Ich wollte nur nochmals sagen, dass ich heute bei dem toten K. eine halbe Stunde war und eine kleine Predigt gehalten habe. Habe mit ihm gesprochen. Zum Abschied gab ich ihm dann einen Kuss auf die rechte Wange und einen Kuss auf die Stirn und habe ihn nochmals zum Abschied getätschelt.«

Dem Friedhofsmeister gab sie Zigaretten, damit er sie in das Leichenhaus ließ. Als sie in einer Illustrierten das Foto einer männlichen Leiche mit erheblichen Kopfverletzungen entdeckte, verliebte sie sich in das Bild, »weil es eine Leiche war«. Sie trug das Bild bei sich, sprach zu ihm und nahm es mit ins Bett. Sie ließ ein Bild eines grausam ermordeten jungen Mannes aus einer Illustrierten vergrößern und vervielfältigen. Während eines Klinikaufenthaltes trug sie das stark verschmutzte Bild bei sich. Auf die Rückseite hatte sie geschrieben: »Meine kleine Leiche im Sarg. Die glückliche Leiche«. Mit dem Bild sei sie regelmäßig zu Bett gegangen. Dort habe sie es »geküsst« und mit dem abgegriffenen Foto ihre Brust gestreichelt. Sie habe angesichts des Bildes onaniert und erklärt, sie wisse, dass der Leichnam sie gerne möge, weil er »so lieb im Sarg liegt«. Sie schämte sich vor »ihm«, wenn sie mit der Metallöse onanierte und ihm »untreu« war. Sie war richtig verliebt in »meine süße kleine Leiche«.

Über all dies erzählte sie mir ungeniert. Als man einmal in ihrer Anwesenheit die Leiche eines Mannes, die schon ganz steif und schwer war, wieder aus dem Sarg hob, überlegte sie sich, dass, wenn die Leiche steif ist, auch das Glied steif sein müsse – »da kann man doch eigentlich mit der Leiche schlafen«.

Dazu kamen sado-masochistische Neigungen: Schon als Schülerin hat sie sich nicht gescheut, gleichaltrige Jungen zu verhauen, was ihr in der Schule den Spitznamen »Boxer« einbrachte. Schläge auszuteilen und anderen, vor allem kleineren, Kindern absichtlich Schmerzen zuzufügen, bereitete ihr ebenso Freude und Vergnügen wie das Quälen von Tieren. So berichtete Yvonne, es habe ihr viel Spaß gemacht, kleinere Kinder ins Gesicht zu schlagen und ihnen Schmerzen zu bereiten. Genauso habe es ihr Freude gemacht, Tiere zu quälen. Hühner und Katzen fand sie »toll« ... Schon im Kindergarten lockte sie Katzen zu sich heran, um sie erst zu streicheln, dann am Schwanz zu packen, sie durch die Luft zu wirbeln und sie wegzuschmeißen. Das habe ihr große Freude gemacht, »da lache ich heute noch drüber«. Hühnern riss sie Federn aus, schlug und trat sie, zog sie mit dem Kopf durch den Maschendrahtzaun und drückte sie hin und her. Ihrem Wellensittich rupfte sie Federn aus, die Fische aus dem Aquarium daheim nahm sie einzeln heraus, legte sie auf den Rasenmäher und fuhr sie dann im Garten spazieren. Die Fische haben »wie verrückt gezappelt«. Das bereitete ihr Freude.

Auch aus früheren Berichten ergaben sich sadistische Neigungen. So quälte sie einen früheren Freund, indem sie mehrfach brennende Zigaretten auf seinem Körper ausdrückte, wobei sie eine sexuelle Erregung empfand. Die sadistischen Tendenzen waren mit masochistischen gepaart. Bereits im Alter von zwölf Jahren zeigte sie Neigungen zur Selbstbeschädigung. Sie ritzte sich mit einer Rasierklinge blutige Striemen in den Oberkörper und stach sich wiederholt mit Injektionsnadeln. Dabei empfand sie die Schmerzen und das Bluten der Wunde als aufregend.

In Yvonnes Fantasien herrschten jedoch die Todesmotive, die Gräber, die Särge, die Grabsteine, die Leichen vor. Sie fühlte sich von alten Männern, die möglichst über 70 Jahre alt sein sollten, angezogen. Sie stellte sich dabei vor, sie würde mit einer Leiche schlafen. So hat sie sich einem älteren Mann von 73 Jahren genähert. Der alte Mann entwickelte eine Sympathie für die 30-jährige Yvonne. Es war Sympathie, vermischt mit Mitleid, mit Fürsorge und Schutzbereitschaft, mit Hilfsbereitschaft, aber auch mit Liebe. Er machte das Angebot, Yvonne zu heiraten. Yvonne sollte ein Zuhause haben und seine Rente erben. Yvonne nahm das Angebot an. Es war eine schwierige Ehe. Der alte Mann musste reichlich Geduld und Liebe aufbringen, um die bizarren Verwirrungen seiner Ehefrau zu ertragen.

Bald begann in ihr ein Plan Gestalt anzunehmen: Yvonne wollte den alten Ehemann umbringen, um eine Leiche zu haben. »Eine süße kleine Leiche«. Sie erzählte mir, dass sie sich von ihm auch bedroht fühlte, unverstanden, dass er gegen sie gewesen sei. Vor allem aber war auch die »liebe süße Leiche« ein Anreiz für ihren Plan. Zur Mittäterschaft überredete sie einen anderen alten Mann. Er war ziemlich verwahrlost und dem Alkohol stark zugetan. Sie sicherte ihm einen Teil der Rente zu und versprach ihm weitere Vorteile. Yvonne und ihr Komplize attackierten den alten Ehemann in seiner Wohnung. Sie schlugen mit einem harten Gegenstand auf seinen Kopf, bis er starb. Dann versteckten sie die Leiche. Yvonne konnte sich aber nicht lange an der »lieben süßen Leiche« erfreuen. Sie wurde bald entdeckt. Der Komplize musste ins Gefängnis, Yvonne aufgrund ihrer schweren psychischen Störung in den Maßregelvollzug.

Als ich Yvonne untersuchte, musste ich feststellen, dass sie nicht entlassen werden konnte. Die Voraussetzungen, die für die Unterbringung in den Maßregelvollzug eine wesentliche Rolle gespielt hatten, waren nach wie vor gegeben. Yvonne war aufgrund ihrer langwierigen schizophrenen Erkrankung und ihrer Perversionen in ihrer Persönlichkeit gestört. Diese Persönlichkeitsstörung dauerte an.

Wie aber konnte diese grelle bizarre Welt der Perversionen entstehen? Yvonne wurde von vielen Psychiatern untersucht. Niemand schaffte es, die Wurzeln ihres Seelendschungels zu erkunden. Weil sie niemanden an ihre Wurzeln ließ, konnte auch niemand diese Frage beantworten. Yvonne erlaubte auch mir nicht, in ihre private Welt einzudringen. Sie kapselte sich ab und verteidigte ihre Welt vehement und temperamentvoll.

Ich hätte Ihnen gerne etwas über die Entstehung dieser Welt der Perversion erzählt. Ich hätte gerne selbst mehr darüber gewusst. Ich hätte gerne mehr über ihre Gefühle, über ihre Konflikte, über ihre Beziehungssysteme erfahren. Aber Yvonne ließ niemanden an sich heran. Es blieb ein eigentümliches Mitleid für die eigenartige Yvonne bei mir zurück.

DIE VERANTWORTLICHKEIT DES GUTACHTERS: EINE VON VIELEN

DER GUTACHTER ALS ERMITTLER?

Der Psychiater hat sein Gutachten nach bestem Wissen und Gewissen zu erstatten. Die damit verbundenen Probleme wurden schon in verschiedenen Abschnitten dieser Erzählung angesprochen. Jetzt möchte ich einige weitere Aspekte darstellen. Was ist, wenn die Wissensgrundlage nicht die beste ist? Wenn der Gutachter überzeugt ist, dass der Angeklagte viel mehr weiß, als er berichtet? Was ist, wenn der Angeklagte nicht geständig ist? Dann gibt es zwei Lösungen: eine einfache und eine schwierige.

Die einfache: Der psychiatrische Sachverständige schlägt dem Gericht zwei Alternativen vor: Eine Empfehlung, die auf den Angaben des Angeklagten basiert, und eine zweite, die sich auf andere gerichtsrelevante Informationen stützt. Diese einfache Lösung ist aber nicht die beste. Wenn das Gericht die Vorwürfe gegen den Angeklagten gemäß der Anklageschrift als erwiesen betrachtet, der Täter aber nicht geständig ist, fehlen dem Gutachter sowohl Informationen zur Analyse und Beurteilung der psychischen Verfassung des Täters zur Tatzeit als auch zum psychopathologischen und psychologischen Hintergrund der Tat. Die Frage nach der Ableitbarkeit der Tat aus psychodynamisch relevanten Konfliktsituationen oder aus einer spezifischen Vorgeschichte ist dann eigentlich nicht zu beantworten. Das Gutachten muss unvollständig bleiben.

Die zweite, schwierigere Möglichkeit besteht darin, dass der Psychiater versucht, sein Teilwissen über die Tat zu vervollständigen. Im Prinzip ist das nicht seine Aufgabe, sondern jene der Ermittlungsbehörden, der Staatsanwaltschaft und der Gerichte. Das gilt auch dann, wenn der Psychiater weiß, dass sein Gutachten defizitär sein könnte. Aber wie ist das in den Fällen, wo der Gutachter aufgrund seiner Explorationen, seiner Erfahrung und aufgrund seines wissenschaftlichen Wissens befürchten muss, dass sein Schweigen schlimme Folgen haben könnte? Was ist, wenn der Psychiater ahnt, dass es weitere Opfer geben wird, falls der Angeklagte aufgrund eines oberflächlichen Gutachtens freigesprochen wird? Was ist, wenn der Sachverständige weiß, dass der Angeklagte, wenn er für schuldig befunden würde, nicht im Maßregelvollzug, sondern im Strafvollzug untergebracht werden würde, wo keine spezifischen Maßnahmen der Besserung und Sicherung vorgehalten werden? Was macht der psychiatrische Sachverständige in solchen Fällen?

Zacharias

Ich erzähle Ihnen in diesem Zusammenhang die Geschichte von Zacharias. Sie demonstriert uns einiges in Bezug auf die Verantwortlichkeit des psychiatrischen Gutachters.

Als Zacharias zum ersten Mal tötete, war er selbst fast noch ein Kind, erst 15 Jahre alt. Er tötete ein neunjähriges Mädchen, Lisa. Danach versuchte er, sich an der Leiche sexuell zu befriedigen.

Damals wurde ein psychiatrisches Gutachten erstellt. Nach Auffassung des Gutachters war die Tötung von Lisa ein Unfall. Die sexuellen Handlungen Zacharias' an der leblosen Lisa seien mit großer Wahrscheinlichkeit situationsbedingt zu werten und fielen damit unter die »Zufälligkeit seines Erlebens«. Zacharias habe versucht, so meinte der damalige Gutachter, mit diesen sexuellen Handlungen seine Neugier zu befriedigen. Er nahm keine Stellung zu der Frage, ob es sich nicht auch um eine »aggressive sexuelle Perversion« oder um eine sogenannte »sexuelle Impulshandlung« gehandelt haben könnte. Er sah keine Notwendigkeit, Maßnahmen der Besserung und Sicherung zu empfehlen. Das Gericht akzeptierte seine Empfehlungen und verurteilte Zacharias zu sechs Jahren Jugendstrafe wegen Totschlags.

Drei Jahre später wurde Zacharias auf Bewährung aus dem Gefängnis entlassen. Eine Behandlung oder psychologische Betreuung des Jugendlichen hatte im Gefängnis nicht stattgefunden.

Einige Monate nach Zacharias' Entlassung aus dem Gefängnis wurde Rita, ein 13-jähriges Mädchen, tot auf einer Wiese gefunden.

Nachweislich war Zacharias der Letzte, der Rita lebend gesehen hatte.

Die Staatsanwaltschaft hielt eine erneute psychiatrische Begutachtung für unnötig: »Er wurde ja schon vor drei Jahren begutachtet.« Das Gericht, die Jugendkammer, beschloss jedoch, ein neues Gutachten einzuholen.

Zacharias bestritt die Tat vehement, sowohl bei den polizeilichen Vernehmungen, bei unseren Explorationen als auch später bei der Hauptverhandlung. Er war fest davon überzeugt, freigesprochen zu werden, da er mit der Tat nichts zu tun habe. Falls er verurteilt würde, sei dies ein Justizirrtum. Schon die Tatsache, dass er jetzt in Untersuchungshaft sitze, betrachtete er als Fehler.

Er berichtete, dass er am fraglichen Abend und in der Nacht mit seiner Freundin, mit Rita und vielen anderen einen geselligen Abend bei sich zu Hause verbracht habe. Rita sollte bei ihm und seiner Freundin übernachten. Gegen drei Uhr morgens verließen die Gäste die Wohnung, seine Freundin ging ins Bett, und er und Rita führten zusammen den Hund aus.

Der Hund lief unterwegs weg. Zacharias rannte hinter ihm her, während die 13-jährige Rita allein auf ihn wartete. Nach ca. zehn Minuten konnte er das Tier wieder fassen und kehrte mit ihm zurück. Er schätzt die Zeit, in der Rita allein war, auf »um die 20 Minuten«. Als er zurückkehrte, war Rita aber nicht mehr da. Er ging dann nach Hause, sah dort eine halbe bis eine ganze Stunde lang fern und ging gegen 5.00 Uhr ins Bett. Von der Tötung Ritas erfuhr er am nächsten Abend gegen 20.00 Uhr durch die Polizei. So berichtete er.

Die Begutachtung war mühsam. Die Sitzungen dauerten viele Stunden. Die Indizien sprachen eindeutig gegen Zacharias. Er hatte Kratzer im Gesicht, die er durch Spielereien mit Rita zu erklären versuchte. Er hatte Blutspuren auf seiner Kleidung, deren Analyse die gleiche Blutgruppe wie jene von Rita ergab. Er fand auch dafür eine Erklärung, Rita habe Nasenbluten gehabt.

Es war mühsam, einen Zugang zu Zacharias zu finden. Wir versuchten es unter anderem durch eine Rekonstruktion der ersten Tötung, der Tötung Lisas. Die Befunde der aktuellen Explorationen warfen ein neues Licht auf das damalige Geschehen. Es stellte sich heraus, dass die neunjährige Lisa seit einiger Zeit im Zentrum von Zacharias' sexuellem Interesse gestanden hatte. Zacharias hatte einige

Monate vor der Tat Sex-Videofilme des Lebensgefährten seiner Mutter entdeckt. Auf diesen wurde Vaginal-, Oral- und Analsex gezeigt. Diese Videos erregten ihn sexuell, und er onanierte dabei. Er schaute diese Filme immer wieder an. In der letzten Zeit vor der Tat übernahm allmählich die neunjährige Lisa die Rolle der Frauen in den Filmen. In seiner Fantasie praktizierte er mit Lisa die Szenen, die er im Film gesehen hatte. Am Tag der Tötung besuchte er Lisa mit ausgeprägt sexuellen Absichten. Seine Annäherungsversuche wurden von Lisa abgewehrt. Sie beschimpfte ihn als »fetten Schwulen« und wehrte sich mit Tritten gegen seine Annäherungen. Zacharias war aber von seinem Begehren besessen. Er würgte Lisa und erstickte sie schließlich mit einem Kissen. Selbst dann ließ sein sexuelles Begehren nicht nach. Er versuchte, seine Absichten an der Leiche zu verwirklichen.

Der Verhaftung folgten das schon erwähnte Gutachten und das darauf basierende Urteil, die Strafe und die Entlassung auf Bewährung. Kurz danach wurde Rita getötet.

Aus dem Gesagten kann man die Schlussfolgerung ziehen, dass bei der Tötung Lisas eine Impulshandlung nicht auszuschließen ist. Wir wissen, dass Impulshandlungen als Durchbruch einer destruktiven Dynamik oft singulär bleiben, sich aber auch wiederholen können.

Die Verantwortung des Gutachters: Eine weitere Sicht

Wir waren uns bei der Persönlichkeitsdiagnose sicher: Zacharias hatte eine sogenannte »emotional-instabile Persönlichkeitsstörung vom impulsiven Typ« in einer schweren Form. Eine Persönlichkeitsstörung also mit hoher Impulsivität, die zu Impulstaten führen kann, wie ich kürzlich im Buch »Affekttaten und Impulstaten« dargestellt habe. Das ließ uns während der Hauptverhandlung keine Ruhe. Wir waren davon überzeugt, dass Zacharias zum Zwecke »der Besserung und der Sicherung« unbedingt in den Maßregelvollzug gehen müsste.

Aber darf man einen Menschen nur aufgrund von Indizien im Maßregelvollzug unterbringen? Welche Therapiechancen hat jemand, der vehement bestreitet, die Tat begangen zu haben? Welchen Erfolg wird die Therapie haben, wenn der Betroffene sie nur als Zwang empfindet, wenn er seine Unterbringung als Justizirrtum bezeichnet?

Während der Gerichtsverhandlung zeigte Zacharias eine kühle, distanzierte Haltung. Er habe mit der Tat nichts zu tun und damit basta. Er zeigte sich weder betroffen noch verzweifelt wegen der ungeheuren Anschuldigungen, die man gegen ihn vorbrachte. Ebenso wenig versuchte er, durch Verzweiflung die anderen davon zu überzeugen, dass er unschuldig sei. Er handelte nach dem Motto: Ich muss niemanden überzeugen. Ich bin unschuldig. Das Gericht muss meine Schuld beweisen. Er amüsierte sich und begegnete allem mit einem Lächeln, dem Lächeln einer vermeintlichen Überlegenheit, als hätte alles das mit ihm nichts zu tun.

Ich wusste aber, dass Zacharias mehr zu erzählen hatte.

Die Beweisaufnahme wurde abgeschlossen. Die Verteidigung ließ mich wissen, dass sie auf Freispruch plädieren werde, auch wenn die Indizien gegen Zacharias sprachen. Ich war in schwere Zweifel geraten: Sollte ich den Maßregelvollzug empfehlen für jemanden, der die Tat bestritt, der sich als Opfer eines Justizirrtums bezeichnete? Ich wurde von dem Vorsitzenden Richter der Jugendkammer aufgefordert, nach Abschluss der Beweisaufnahme mein Gutachten nach bestem Wissen und Gewissen zu erstatten. Nach bestem Wissen und Gewissen? Ich beschloss, das Gericht zu bitten, mir noch ein »Gespräch« mit Zacharias zu gestatten.

Das Gericht stimmte dem zu. Zacharias war zuerst befremdet, stimmte jedoch dann ebenfalls zu. Das »Gespräch« fand in einem Raum des Gerichtes statt. Ich bat Zacharias um eine kurze Bewertung der Beweisaufnahme. Er meinte, dass die Zeugenaussagen ihn sehr belasteten und dass er davon überzeugt sei, verurteilt zu werden. Zacharias schien darauf vorbereitet zu sein. Gleichzeitig betonte er immer wieder, dass seine Verurteilung ein Justizirrtum sein würde. Er habe Rita nicht getötet.

Während des Gesprächs zeigte sich, dass Zacharias über den Inhalt des § 63 StGB informiert war. Er zeigte große Angst vor der An-

wendung dieses Paragrafen, da er ihn so interpretiert hatte, dass es sich um »Sicherheitsverwahrung« handle. Darüber hinaus äußerte er seine Angst, als psychisch kranker Straftäter abgestempelt und nie mehr aus dem Maßregelvollzug entlassen zu werden. Doch egal, wie das Urteil ausfalle, ob Straf- oder Maßregelvollzug, in beiden Fällen würde es sich um einen Justizirrtum handeln.
Ich fragte Zacharias noch einmal, ob er völlig ausschließen könne, dass er Rita getötet habe, aus Gründen, die er vielleicht selbst nicht kenne. Möglicherweise bestehe eine Erinnerungslücke. Er antwortete zögernd und nach langem Nachdenken, er sehe eine ganz geringe Möglichkeit, »nicht einmal 1 Prozent«, dass er das doch getan habe, sich aber nicht daran erinnern könne. Zu »99 Prozent« sei er sich sicher, dass er nicht der Täter gewesen sei, zu »1 Prozent« vielleicht doch. Daraufhin fragte ich ihn, ob er bereit sei, mit uns über diese Möglichkeit zu sprechen, in Anwesenheit seiner Verteidigung. Zacharias stimmte zu. Die Verteidigung wollte ich aus juristischen Gründen bei diesem Gespräch dabei haben. Zum ersten Mal in meiner 25-jährigen Tätigkeit als Psychiater ließ ich zu, dass ein Fachfremder bei einer Exploration anwesend war. Wegen der Brisanz der Situation wollte ich dem Verdacht vorbeugen, dass der Angeklagte durch den psychiatrischen Sachverständigen zu einem Geständnis getrieben worden sei. Das Gericht, die Verteidigung und die Staatsanwaltschaft billigten dieses Vorgehen. Auf meine Bitte hin verzichtete die Staatsanwaltschaft auf ihre Präsenz bei diesem Gespräch.
Das erneute Gespräch dauerte ca. drei Stunden. Es ging dabei um die Rekonstruktion der Tatnacht. Zacharias unternahm mehrere Versuche. Sie alle standen zunächst unter der Prämisse: »Ich habe es nicht getan; ich habe mit diesem Mord überhaupt nichts zu tun.« Mit jedem Anlauf berichtete Zacharias jedoch einige weitere Einzelheiten. Im Verlauf der verschiedenen Rekonstruktionen zeigte sich dann ein Bild, das keinen Zweifel daran ließ, dass Zacharias der Täter war. Zuletzt gab Zacharias mit hoher affektiver Beteiligung und laut weinend die Tat zu. Heulend sagte er, dass er das nicht gewollt habe, dass er nichts dafür könne!
In Anbetracht der hochdramatischen Konstellation und der starken affektiven Betroffenheit und Beteiligung von Zacharias vertagten

wir die Fortsetzung der Exploration. Sie sollte an einem anderen Tag in unserer Klinik stattfinden. Das Gericht stimmte dem zu und entsprach auch meiner Bitte, aufgrund des affektiven Ausnahmezustandes von Zacharias ihn unmittelbar nach Beendigung der aktuellen Sitzung in eine psychiatrische Klinik zu verlegen. Die Verteidigung Zacharias' beantragte darüber hinaus ein Gespräch zwischen Zacharias und seiner Mutter, da dieses Gespräch für ihn psychologisch sehr relevant sein könne. Auch damit war das Gericht einverstanden. Sowohl die Verlegung in die psychiatrische Klinik als auch das Gespräch mit seiner Mutter fanden noch am selben Abend statt. Die schwer betroffene Mutter wirkte verständnisvoll und unterstützend.

Zwei Tage später folgten weitere ausführliche Explorationen in unserer Klinik. Diesmal gab Zacharias eine vollständige Beschreibung des Tatvorfeldes und des Tathergangs. Er tötete Rita im Rahmen einer versuchten Vergewaltigung, als Impulsdurchbruch. Zacharias wurde diesmal im Maßregelvollzug untergebracht.

Auch Zacharias habe ich kurz vor der Fertigstellung dieses Buches, über zehn Jahre nach der Tötung von Rita, im Maßregelvollzug, in dem er noch ist, besucht. Inzwischen war aus dem 19-jährigen Jungen ein fast 30-jähriger dicker Mann geworden. Seiner Vitalität hat das aber nicht geschadet. Hinter der Fassade war die hohe Impulsivität noch deutlich erkennbar. Mit der Therapie war er kaum zufrieden. Er berichtete über Kämpfe zwischen ihm und seinem Therapeuten, die auch juristisch ausgetragen worden sind. Durch alle Instanzen. Mal ging es um Verfügbarkeit von elektrischem Strom, mal um Beschlagnahmung von Feuerzeugen. Keiner der bisherigen Gutachter hat bisher eine günstige Prognose stellen können. Und auch er selbst rechnet noch mit vielen langen Jahren im Maßregelvollzug.

... UND DIE OPFER?

»Gericht verurteilt Sexopfer zu HIEBEN
(DPA 03.11.2006): Ein Mann und eine Frau sind in Saudi-Arabien von sieben Männern vergewaltigt und anschließend auch noch von einem Gericht zu jeweils 90 Peitschenhieben verurteilt worden. Der Richter begründete sein Urteil damit, dass die verheiratete Frau und der Mann, als sie von Angreifern in der Provinz Al-Katif verschleppt wurden, gemeinsam in einem Auto unterwegs gewesen seien, obwohl beide nicht miteinander verheiratet waren. Das sei nach islamischem Recht nicht erlaubt.«

Es gibt kein Recht, das über dem Menschenrecht steht. Es gibt keine Religion, die über der Gerechtigkeit steht.

Ein Recht – religiös oder nicht religiös –, das das Opfer wieder zum Opfer macht, ist nicht akzeptabel. Ein Recht, das die Sexualopfer weiter entwürdigt, kann nicht als würdevoll bezeichnet werden.

Aber auch Vorurteile der Gesellschaft und unausgesprochene Vorwürfe gegen die Opfer sexueller Gewalt – »hätten sie besser auf sich aufgepasst«; »man provoziert eben nicht«; »na ja, in solchen Familien, in solch einem Milieu ist ›Sex mit Kindern‹ gang und gäbe« – sind für die Opfer entwürdigend.

Auch bei uns gibt es Probleme im Umgang mit den Opfern sexueller Gewalt, manchmal auch bei der Justiz. Häufig aber bei der allgemeinen Bevölkerung.

Und die Opfer in dieser Erzählung? Was für eine Rolle spielen sie denn?

Um die Opfer geht es eigentlich in der ganzen Erzählung. Ich habe das an verschiedenen Stellen wiederholt und hervorgehoben: durch die Erklärungen, wie es dazu kommt, dass wir Opfer zu beklagen haben, und durch die Vorschläge, wie man die Gefahren für neue, potenzielle Opfer möglichst reduzieren, jedoch nicht eliminieren

kann – das ist ja unmöglich. Aber man kann und muss sie reduzieren, möglichst minimieren. Auch durch die selbstkritische und selbstreflektorische Darstellung unserer eigenen Fehler, der Fehler der Justiz, der Gutachter, der Therapeuten, der Familie, der sonstigen Verantwortlichen.
Wenn diese Erzählung solche Sensibilisierungen ermöglicht, dann haben wir einiges erreicht. Um genau solche Sensibilisierungen bei uns allen zu verfestigen und zu potenzieren, möchte ich auch etwas Konkreteres von den Opfern erzählen und einige ihrer Geschichten hier darstellen. Dies verstehe ich auch als Beitrag zum Schutz weiterer Opfer.

Die Folgen

Die Folgen eines sexuellen Missbrauchs, einer Vergewaltigung, eines Tötungsversuchs mit sexuellem Hintergrund oder von sonstigen kriminellen Handlungen gegen die sexuelle Selbstbestimmung können sowohl kurzfristig als auch langfristig sein. Manche Opfer kommen damit ganz gut zurecht, auch ohne professionelle Hilfe. Andere nur mit professioneller Hilfe. Und wieder andere überhaupt nicht, auch wenn Jahre vergehen.
Über die Folgen des sexuellen Missbrauchs und der sexuellen Gewalt – vor allem gegen Kinder – sind viele Bücher geschrieben und viele Studien durchgeführt worden. Der Tenor all dieser Studien ist, dass bei den meisten der missbrauchten Kinder verschiedenartige und verschiedengradige psychische Symptome auftreten, wobei bei vielen die Folgen fürs Leben bleiben. Der interessierte Leser kann gute Übersichten z.B. in den schon erwähnten Sammelbänden von Gabriele Amann und Rudolf Wipplinger, von Egle, Hoffmann und Joraschky oder von Bange und Deegener finden.
Es darf als sicher gelten, dass sexuell missbrauchte Kinder ungleich häufiger psychische Syndrome und soziale Beeinträchtigungen auf der ganzen Bandbreite der Psychopathologie entwickeln als nicht missbrauchte Kinder.
Als Symptome, die kurzfristig und unmittelbar nach dem Miss-

brauch auftreten können, gelten depressive Zustände, Angstzustände, sozialer Rückzug, schulische Misserfolge, psychosomatische Störungen, offene Aggressionen gegen andere Personen oder fremdes Eigentum. Es kann auch zu sogenanntem sexualisiertem Verhalten kommen, z. B. zu offenem Masturbieren, zur Verwendung einer inadäquaten sexualisierten Sprache oder zur sexuellen Belästigung und zum sexuellen Missbrauch anderer Kinder. Missbrauchte missbrauchen. Aber bei weitem nicht alle.

Als Langzeitfolgen gelten Störungen des Selbstwertgefühls, Essstörungen, Depressionen und Ängste oder Persönlichkeitsstörungen. Neuere amerikanische Studien, die sexuell missbrauchte Kinder direkt nach der Gerichtsverhandlung über mehrere Jahre beobachteten, kamen zu dem Ergebnis, dass die Beeinträchtigung der sozialen Einstellungen, z. B. die Entwicklung von Misstrauen gegenüber der Justiz, gegenüber schützenden Organisationen und gegenüber dem Staat, umso größer ist, je älter das Kind beim Missbrauch war. Die Entwicklung eines dissozialen Verhaltens ist dann oftmals zu befürchten. Bei manchen der sexuell missbrauchten Kinder findet man im Langzeitverlauf auch die Entwicklung von Sucht oder Essstörungen. Bei manchen Kindern kann sich im Rahmen des sexualisierten Verhaltens später im Jugend- oder Erwachsenenalter Prostitution entwickeln – sowohl bei Mädchen als auch bei Jungen. Als Langzeitfolge findet sich auch die ganze Breite der psychiatrischen Störungen. Es gibt kaum eine psychische Störung, die nicht in Verbindung mit sexuellem Missbrauch gebracht werden kann. Um Missverständnisse zu vermeiden: Psychische Störungen werden nicht in ihrer Mehrzahl durch sexuellen Missbrauch in der Kindheit verursacht. Aber sexueller Missbrauch in der Kindheit kann psychische Störungen verursachen.

Alle diese Folgen, kurzfristig oder langfristig, sind häufig zu vermeiden bzw. erheblich zu mildern, wenn eine Psychotherapie stattfindet. Nicht alle missbrauchten Kinder benötigen eine langfristige Therapie. Aber ich vertrete die Auffassung, dass sich um jedes missbrauchte Kind zuerst ein Psychiater oder ein Psychologe kümmern muss – so wie um jedes Opfer sexueller Gewalt. Und dann soll entschieden werden, ob eine Therapie nötig ist, und wenn ja, welche und wie lange.

Die Realität sieht aber anders aus. Ich habe sehr viele missbrauchte Kinder und auch erwachsene Opfer sexueller Gewalt vor Gericht kennengelernt, die überhaupt keinen solchen Kontakt gehabt haben. Meine Position ist: Geben wir allen missbrauchten Kindern und allen Opfern sexueller Gewalt diese Möglichkeit, diese Chance! Ob sie eine Fortsetzung der Behandlung benötigen oder nicht, soll im Verlauf entschieden werden.

Langfristige Hilfe, langfristige Therapien, langfristige soziale Begleitmaßnahmen für missbrauchte Kinder und sonstige Opfer sexueller Gewalt sind leider noch nicht die Regel. Gesellschaftliche Institutionen – hier sind sowohl gesundheitspolitische als auch sozialprotektive Institutionen gemeint, aber auch die Politik selbst als gesetzgebende und exekutive Instanz – müssten auf diesem Gebiet viel mehr investieren. Ich schließe mich voll und ganz dem Appell von Bange und Deegner an, der immer noch hochaktuell ist. Im Anschluss an ihre Studie zum sexuellen Missbrauch an Kindern und nach Darstellung ihrer Ergebnisse und der Ergebnisse anderer Studien stellen die beiden Autoren Folgendes fest:

> »Diese Ergebnisse sind von erheblicher politischer Relevanz, da sie ein deutlicher Appell sind, genügend Hilfsangebote für sexuell missbrauchte Kinder und Erwachsene zur Verfügung zu stellen. Leider ist dies trotz aller Lippenbekenntnisse von PolitikerInnen immer noch nicht der Fall. So stellten Edith Burger und Karoline Reiter (1993) in ihrer Untersuchung zur Intervention und Prävention bei sexuellem Missbrauch fest, dass nur knapp 50 % der in den Hilfseinrichtungen bekannt gewordenen sexuell missbrauchten Kinder längerfristige Hilfen bekommen. Dies ist ein unhaltbarer Zustand, der sozialpolitisches Handeln und die Entwicklung besserer Beratungs- und Interventionskonzepte zwingend erfordert. Gerade jetzt, wo man immer häufiger hört, dass das Thema ›sexueller Missbrauch‹ bald ›durch‹ sei und wo die Menschen, die gegen die sexuelle Gewalt kämpfen, vielerorts geschmäht werden, müssen die Anstrengungen verdoppelt werden. Denn sonst könnte das passieren, was es in der Geschichte schon häufiger gegeben hat: Der sexuelle Missbrauch an Kindern fällt wieder dem Vergessen anheim.«

So wie der sexuelle Missbrauch von Kindern kurzfristige oder langfristige Folgen haben kann, so ist das auch mit der Vergewaltigung. Manchmal sind die Folgen bei einer Vergewaltigung noch dramatischer, weil nicht selten die vergewaltigten Frauen nur zufällig dem Tod entgangen sind. Das hässliche, aggressive Gesicht des Todes verfolgt sie, macht sie über lange Zeit krank und unglücklich. Eindrucksvoll hat das Susan J. Brison in ihrem Buch »Vergewaltigt« dargestellt.

Susan Brison, eine junge Philosophin, war in Südfrankreich bei einem Spaziergang brutal vergewaltigt worden. Der Vergewaltiger hat versucht, sie durch Würgen und durch Zertrümmern des Schädels zu töten. Nachdem er überzeugt war, dass sie tot sei – erfreulicherweise eine falsche Überzeugung –, ließ er sie allein in einer Schlucht liegen. Sie wurde gerettet. Und schrieb das oben erwähnte, sehr bewegende und tiefsinnige Buch. Einen Satz möchte ich wörtlich zitieren:

> »Noch Monate nach meiner Vergewaltigung musste ich mich zusammennehmen, um nicht zu sagen: ›Ich wurde im letzten Sommer in Frankreich ermordet‹, was mir zum damaligen Zeitpunkt vollkommen angemessen erschien.«

Der Vergewaltiger von Susan Brison wurde verhaftet und zu zehn Jahren Gefängnisstrafe wegen Vergewaltigung und versuchten Mordes verurteilt. Das Buch von ihr erschien an dem Tag, an dem er aus dem Gefängnis entlassen wurde. Seine Entlassung aus dem Gefängnis erfolgte also zur gleichen Zeit wie die »Entlassung des Buches in die Welt«. Susan Brison schreibt:

> »Die Vorstellung ist verlockend, dass mit der Entlassung dieses Buches in die Welt auch meine Gefangenschaft beendet sei, obwohl ich mir darüber im Klaren bin, dass dieser Tag immer wiederkehren wird, dass es weitere Anlässe geben wird, die Geschichte wieder und wieder zu erzählen.«

Es gibt kaum eine vergewaltigte Frau, die nicht an einer posttraumatischen Belastungsstörung (in der Regel in ihrer schweren Form) leidet. Auch bei einer Vergewaltigung, vor allem, wenn sie in lebensbedrohlicher Form abläuft, findet man die Gesamtpalette der Symptome, die ich schon beim Kindesmissbrauch erwähnt habe: Angst, Depressionen, psychosomatische Störungen oder Schlafstörungen, also eine posttraumatische Belastungsstörung in schwerer Form. Was ich für die missbrauchten Kinder gesagt habe,

wiederhole ich auch hier für vergewaltigte Frauen: Unmittelbar nach dem Geschehen sollte Kontakt mit einem Psychiater oder einem Psychotherapeuten aufgenommen werden. In der Regel benötigen vergewaltigte Frauen unmittelbar nach dem Geschehen eine kombinierte Psychotherapie und Pharmakotherapie. Die Ängste sind groß, die Befürchtungen stark. Und wie es weitergeht, welche Folgen davon bleiben, das muss in der gemeinsamen Arbeit mit dem Psychotherapeuten herausgearbeitet und entschieden werden. Aber zuerst muss dieses Angebot gemacht werden.
In diesem Zusammenhang erzähle ich Ihnen die Geschichte von Jana, dem Opfer, die gleichzeitig auch die Geschichte ist von Gerald, dem Täter. Die Geschichte von Jana ist der von Susan Brison sehr ähnlich: Sie wurde angegriffen und nach versuchter Tötung sexuell misshandelt.

Die Geschichte von Jana. Die Geschichte von Gerald

Als ich die beiden vor Gericht sah, dachte ich, der Kontrast kann nicht größer sein. Als ich die beiden – Opfer und Täter – sich gegenübersitzen sah, dachte ich: Jemand, der die Welt in schwarz und weiß – konträr, ohne Überlappungen und Übergänge – unterscheiden will, findet hier ein gutes Beispiel. Als ich die beiden über sich selbst und über ihre Erlebnisse und vor allem über die Ereignisse, die sie zusammengebracht hatten, sprechen hörte, habe ich ständig ein Bild vor Augen gehabt: Die eine – das Opfer – reich, sehr reich, wenn man Emotionalität, Differenziertheit und Einstellungen als Reichtum betrachtet. Der andere – der Täter – besaß nichts davon. Das ist bedauerlich, aber das war nicht das Besondere bei diesem Täter. Das Besondere lag darin, dass er keine Ahnung von seiner Armut hatte, sondern sich in seiner Armseligkeit wohlfühlte. Sie war mit ihrem Reichtum in meiner Fantasie eine Schatzbesitzerin, er der Armselige. Aber noch mehr. Es hat mich an ein griechisches Wort erinnert, das auch in die deutsche Gelehrtensprache Eingang gefunden hat: troglodytes. Als troglodytes wird bis heute in der griechischen Sprache ein Mensch bezeichnet, der nichts besitzt und in einer Höhle lebt, die er in die Erde gegraben hat. Die Griechen bezeichneten mit diesem Wort Völker am Rande der damaligen Zivilisation, in Afrika oder in Asien, die in Dunkelheit lebten, eben in dieser Höhle, die sie in die Erde gegraben hatten. Ein Kontrast also zu denjenigen, die Parthenonen und Olympien bauten und sich mit Poesie, Philosophie, Mathematik, Musik und anderen schönen Künsten beschäftigten. Ein großer Kontrast. So ein Kontrast schwebte vor meinen Augen, als ich die beiden im Gericht gegenübersitzen sah. Beide erregten – jeder auf seine Weise – bei mir Mitgefühl. Beide waren noch jung; sie – das Opfer – gerade 16 geworden; er – der Täter – gerade 19. Sie lebten in derselben Ortschaft. Aber in zwei verschiedenen Welten. Er ist der Sexualstraftäter, sie sein Sexualopfer. Aber bevor ich mehr über das Opfer und die Folgen des Verbrechens erzähle, lassen Sie mich den Täter vorstellen:

Gerald kommt aus einer sogenannten Broken-home-Situation, die dadurch entstanden ist, dass er nie seinen leiblichen Vater kennengelernt hat. Als er fünf Jahre alt war, kam ein Stiefvater in die Familie, zu dem er kaum eine Beziehung hatte, weder positiv noch negativ. Mit seiner Mutter hatte er keine Probleme, aber er hatte auch keine innere Beziehung zu ihr. Auch zu seinem vier Jahre jüngeren Bruder (der zum Tatzeitpunkt als 15-Jähriger wegen Eigentumsdelikten in einem Jugendgefängnis war) hatte er kaum eine Beziehung. »Wir haben ab und zu mal miteinander gesprochen.« Sie waren aber im selben Haus, in derselben Familie aufgewachsen. In der Schule zeigte Gerald keine guten Leistungen, ist zweimal sitzen geblieben und einmal zurückgestellt worden. Er hat die Schule nach der 7. Klasse verlassen. Er war dort ganz alleine, hatte keine Freunde, keine Beziehung zu anderen Kindern. Nach der Schule hat er eine Lehre als Tierpfleger in einem landwirtschaftlichen Betrieb angefangen. Dort hat er bis zu seiner Inhaftierung gearbeitet. Allerdings ist er in Verdacht geraten, die Massakrierung von fünf Kälbern in seinem Betrieb veranstaltet zu haben. Diese Sache wurde jedoch nie aufgeklärt. Gerald trinkt kaum Alkohol, nimmt keine Drogen, hat bisher keine psychiatrischen Erkrankungen gehabt.

Außergewöhnlich war nur das sexuelle Leben dieses jungen Mannes. Besser gesagt, das sexuelle Un-Leben. Während unserer Gespräche erzählte er zwar, dass er keine feste Freundin habe, weil er dafür keine Zeit habe, er müsse ja ständig an seine Zukunft und seine Lehre denken. Aber kurz anhaltende sexuelle Beziehungen habe er gehabt. Darüber hinaus betreibe er Autoerotik. Er stimuliere sich durch Pornovideos und sonstiges pornografisches Material. Er stelle sich dabei erwachsene Frauen vor, mit denen er sexuellen Verkehr habe, und dabei befriedige er sich selbst.

Im Verlauf unserer Explorationen jedoch hat sich ein ganz anderes Bild ergeben. Er hat nie eine sexuelle Beziehung zu irgendjemandem gehabt, auch nie den Wunsch verspürt, mit jemandem eine intime emotionale Beziehung einzugehen. Er hat auch bis zum Tatzeitpunkt nie eine Erektion gehabt, obwohl er das versucht hat. Er hat Sexfilme im Fernsehen angeschaut, aber einen Orgasmus hat er nie bekommen. Er hat auch versucht, durch verschiedene Manipulationen einen Orgasmus zu erreichen, das ist ihm aber nie gelungen. Sowohl Vorstellungen von gängigen sexuellen Praktiken als auch das Anschauen von abweichenden Formen zeigten bei ihm keine Wirkung. Kurz vor der Tat hat er ein Nachbarsmädchen dazu gebracht, sich auszuziehen, um sie nackt zu sehen, aber auch das konnte ihn nicht stimulieren. Außerdem wurde er dabei vom Opa des Mädchens gestört, und so hat das Ganze nur kurz gedauert.

Das Desinteresse von Gerald an zwischenmenschlichen Beziehungen ist kompatibel mit seiner Persönlichkeit. Bei Gerald fällt ein hohes Maß an Affektarmut und Affektkälte auf. Empathiefähigkeit ist nicht einmal ansatzweise vorhanden. Die hochgradige emotionale Kühle ist verbunden mit einer reduzierten Fähigkeit, zärtliche Gefühle auszudrücken, und einer großen Gleichgültigkeit gegenüber Lob oder Kritik. Er berichtete, dass er nie Angst erlebt hat. Er weiß nicht, wie Angst zu beschreiben ist. Er hat auch erzählt, dass er nicht nur gegenüber psychischen Schmerzen völlig unempfindlich ist, sondern auch gegenüber körperlichen Schmerzen. Er hat mir von verschiedenen Begebenheiten erzählt, wo er überhaupt nicht bemerkt hat, dass er sich verletzt hatte. Er hat nie einen Freund gehabt, und er weiß nicht, was der Wunsch, Freunde zu haben, bedeutet. Eine Schambereitschaft ist kaum vorhanden. Er stellt seine eigenen Interessen völlig in den Mittelpunkt. Altruismus und Solidarität sind ihm fremd. Er hat keine Interessen, keine Hobbys;

sein sozialer Horizont ist enorm eingeschränkt. Es handelt sich also um eine schwere Form der schizoiden Persönlichkeitsstörung. So ähnlich wie bei Bernd.

Seine Tat hat er bei der polizeilichen Vernehmung zunächst geleugnet. Er hat gedacht, dass er das Opfer getötet hat und es daher keinen Zeugen gibt. Als er aber gehört hat, dass das Opfer überlebt hatte, gab er seine Tat zu. Zuerst versuchte er, seine Schuld zu reduzieren. Dann aber hat er sowohl bei der Begutachtung als auch bei der Verhandlung vor Gericht diese Strategie aufgegeben und Folgendes berichtet:

Gerald hat das 16-jährige Mädchen überfallen, vom Fahrrad geschubst, in ein Maisfeld gezerrt und es dort im hohen Mais versteckt. Er hat das Mädchen gezwungen, sich auszuziehen, und es dann gewürgt, wobei das Opfer stolperte, mit dem Hinterkopf auf einen Stein fiel und bewusstlos wurde. Beim Anblick des nackten bewusstlosen Mädchens hat er in ein Kondom onaniert. In der Überzeugung, das Mädchen sei tot, hat er es dort liegen gelassen und ist zur Arbeit gefahren. Das Kondom hat er unterwegs irgendwo versteckt.

Wie es auf dem Weg von der Mittagspause zurück zur Arbeit zu der Tat gekommen ist, berichtet er so:

> »Zu der Tat ist es vielleicht gekommen, weil ich ein paar Gefühle nicht habe, also Gefühle wie Angst und Mitleid mit anderen Menschen. Vielleicht bin ich dazu gekommen, das Mädchen zu vergewaltigen, weil ich nicht weiß, wie diese Gefühle sind. Vielleicht habe ich versucht, mit der Tat diese Gefühle zu finden. Also Mitleid oder Angst, erwischt zu werden.«

(Auch solche Gedanken, die er nur mithilfe des Psychiaters äußern konnte, waren von Kälte und Gleichgültigkeit begleitet.)

> »Das Kondom habe ich an dem Tag in der Tasche gehabt, weil ich eine solche Tat geplant hatte. Ich habe das kurz vor dem Losfahren geplant. Ich habe mir denken können, dass ich so was machen würde, deshalb habe ich das Kondom eingesteckt. Ich habe also schon mit dem Gedanken gespielt. Aber erst kurz vor dem Losfahren von zu Hause. Wie dieser Gedanke, jemanden zu vergewaltigen, gekommen ist, weiß ich nicht. Der war einfach da. Es ist da nicht konkret um jemanden gegangen, sondern nur um irgendjemanden.

Die Person sollte schon jung sein, zwischen 15 und 20 Jahren. Bevor ich das Kondom in die Tasche gesteckt habe, hat es bei mir im Zimmer rumgelegen. Ich weiß nur, dass ich einen Griff in den Schrank gemacht und es in die Tasche gesteckt habe. Ich hatte nur dieses eine Kondom, das ich mal von einem Freund in der Berufsschule bekommen habe. An diesem Tag habe ich mir gedacht, ich könnte es mitnehmen, und wenn ich ein Mädchen treffe, wollte ich sie mit Gewalt zum Sex zwingen. Ich habe das Kondom mitgenommen, um keine Spuren zu hinterlassen. Dann bin ich losgefahren.
Die Idee, ein Mädchen zu vergewaltigen, ist mir kurz vor der Fahrt gekommen, so etwa zwei bis drei Minuten, bevor ich losgefahren bin. Das Kondom dann zu nehmen, war wie ein Reflex. Ich habe einen Griff getan, und schon war es in der Tasche. Sexuell erregt bin ich vorher nicht gewesen, und andere Gedanken habe ich nicht gehabt. Ich habe nur den einen Gedanken wie einen Blitz gehabt. Vorher hatte ich solche Gedanken noch nie; das war das erste Mal. Erklären kann ich mir das nicht.
Sie war das einzige Mädchen, das ich an dem Tag getroffen habe. Das junge Alter von ihr hat mich dann bewogen, das zu tun. Angst, gesehen zu werden, hatte ich nicht. Es waren auch keine anderen Leute in der Nähe. Ich konnte die ganze Straße überblicken. Vorher habe ich nachgesehen, ob noch andere dort sind. Ich habe mich abgesichert, dass niemand anders da gewesen ist. Die Strecke fahre ich häufig hin und her, da weiß ich genau, wenn jemand vorbeikommt.
Dann habe ich das Mädchen vom Fahrrad gestoßen, ins Feld gezerrt und die Tat begangen. Ich habe ihr gesagt, sie soll sich ausziehen, und das hat sie auch gemacht. Dabei hat sie versucht, mich zu beruhigen. Deshalb habe ich ihr den Mund zugehalten, weil sie zu laut geredet hat. Dabei ist sie nach hinten getreten, gestolpert und gestürzt. Sie muss dabei mit dem Kopf irgendwo dagegengeknallt sein. Die Spuren am Hals hat sie davon, weil ich nach ihrem Puls gefühlt habe. Vielleicht habe ich sie auch am Hals ins Feld gezogen.«

Als Gerald damit konfrontiert wurde, dass am Hals des Opfers sehr starke Würgemale festgestellt worden sind, gibt er an:

»Diese Würgemale sind wohl dadurch entstanden, weil ich sie am Anfang gewürgt habe, als sie sich gewehrt hat. Damit wollte ich erreichen, dass sie still ist. Das Kondom habe ich übergezogen, als sie bewusstlos war. Ich bin aber nicht in sie eingedrungen. Ich habe das auch nicht vorgehabt, sondern ich wollte nur onanieren. Das Kondom habe ich nur benutzt, um keine Spuren zu hinterlassen. (...)

Nach der Tat habe ich sie bewusstlos liegen lassen, weil es schon spät war und niemand auf Arbeit Verdacht schöpfen sollte. (...)

Ja, ich habe gewusst, dass sie sterben könnte, wenn ich sie so stark würge. Ich habe es trotzdem gemacht, weil ich meine Kraft nicht so richtig einschätzen konnte. Ich habe in Kauf genommen, dass sie dabei sterben könnte. Zwar nicht von vornherein, aber dann, als ich keinen anderen Ausweg mehr gefunden habe, sie zum Schweigen zu bringen. Ich hatte es nicht wirklich beabsichtigt, sie umzubringen. Erst im Verlauf der Tat habe ich daran gedacht, sie umzubringen. Als sie nicht aufgehört hat, auf mich einzureden. Also während des Kampfes.

Auf dem Heimweg bin ich noch mal am Tatort vorbeigefahren. Da bin ich von der Polizei abgefangen worden. Das haben die durch das Opfer gewusst.

Bei der Vernehmung habe ich alles geleugnet, weil ich gedacht habe, dass sie tot ist. Ich habe mich schon gewundert, dass die Polizisten gesagt haben, sie lebt noch. Ich habe also bei der Vernehmung gelogen, weil ich gedacht habe, dass sie tot ist und mich nicht verraten kann. (...)

Als das Mädchen unter mir gelegen hat und ich onaniert habe, ist es zum Samenerguss gekommen. Das war das erste Mal in meinem Leben gewesen, dass ich einen Samenerguss hatte. Auch wenn ich noch keine Erfahrungen mit einem Samenerguss hatte, habe ich doch aus Filmen gewusst, wie das ist. Deshalb habe ich auch das Kondom bei mir gehabt, um die Spuren zu verwischen. Ich habe nur die Vermutung gehabt, ich könnte eventuell eine Erektion kriegen.

Sexuell stimuliert hat mich, dass der Körper des Mädchens so nahe vor mir war. Die Angst und die Abwehr des Mädchens haben mich nicht stimuliert. In den Filmen, da sieht man die Körper zwar auch ganz nahe, aber das ist nicht original.«

Das Opfer konnte gerettet werden. Nach einiger Zeit ist das Mädchen zu sich gekommen und konnte über das Handy seine Familie benachrichtigen.

Monate danach berichtete sie während der Hauptverhandlung sachlich und ohne »hysterisch« anmutende Ausdrücke, ohne Pathos gegen den Angeklagten über das Geschehen. Aber dann, als sie von uns gefragt wurde, ob sie noch irgendwelche Folgen verspürt, kam heraus, dass sie starke Angstzustände hat, unruhig schläft, Schweißausbrüche bekommt, sich zurückgezogen hat, Angst hat, allein auf die Straße zu gehen oder Fahrrad zu fahren. Sie vermeidet körperlichen Kontakt mit anderen, auch mit ihrem Freund. Deswegen gab es manche Probleme.

Auf die Frage, ob sie in psychotherapeutischer Behandlung ist, antwortete sie mit »nein«. Sie reagierte so, als ob die Frage völlig unerwartet sei. In einem Gespräch mit ihrer Mutter, die genauso differenziert war wie die Tochter, habe ich die Frage gestellt, ob sie nicht daran gedacht haben, einen Psychotherapeuten aufzusuchen. Sie erzählte mir, dass die Chirurgen während des Aufenthaltes ihrer Tochter im Krankenhaus einen Kontakt mit dem Psychologen des Hauses empfohlen haben. Sie, die Mutter, hat mit dem Psychologen gesprochen. Der sagte aber, wenn die Tochter das nicht verlange, sei es besser, nicht darüber zu sprechen. Das würde ihr besser helfen. Ich habe der Mutter des Opfers meine Meinung gesagt, die nicht die gleiche ist wie die des Krankenhauspsychologen.

Es geht nicht nur um die Ohnmacht des sexuellen Opfers, es geht um die Begegnung mit dem drohenden Tod.

Ein 16-jähriges Mädchen braucht nach einer solchen schicksalhaften Begegnung mit Sicherheit fachmännische Unterstützung. Ich habe sowohl der Mutter als auch der Tochter erklärt, dass die Symptome, die sie uns beschrieben haben, sehr gut zu einer posttraumatischen Belastungsreaktion passen und dass dies eine behandlungsbedürftige Störung ist. Mutter und Tochter waren erleichtert, dass es die Möglichkeit einer Therapie gibt.

Und der Täter?

Der Täter hörte mit unbewegter Miene zu, was das Opfer erzählte. Er wurde vom Vorsitzenden Richter, dem empathisch und gekonnt fragenden Richter Reif, gefragt, was er dabei empfindet, und er antwortete: »Nichts, was soll ich empfinden?« Richter Reif fragte ihn, wie er sich seine Zukunft vorstellt. Er antwortete: »Ich weiß: ich gehe ins Gefängnis; das stört mich eigentlich kaum. Ich werde dort ein Bett zum Schlafen und mein Essen haben, und eines Tages werde ich auch entlassen. Nein, ich mache mir keine Sorgen. Ich habe auch keine Angst davor.« Ob es ihm leidtut, was geschehen ist? »Ich kann das nicht rückgängig machen. Aber Mitgefühl oder Mitleid kann ich nicht empfinden. Ich weiß nicht, was das ist.« Der empathische Richter Reif erstarrte. Wie auch die anderen Prozessbeteiligten.

Eine schwer gestörter schizoider Mensch, dieser Gerald. Aber als er seine Tat begangen hat, wusste er, dass er etwas Unrechtes tut. Seine Einsichtsfähigkeit war also nicht erheblich beeinträchtigt. Natürlich war die Tat ableitbar aus seiner psychischen Problematik, aus seiner gefühllosen Persönlichkeit und aus seiner sexuellen Problematik. Aber es war eine zielgerichtete Handlung. Er hat sie geplant und planmäßig durchgeführt, also nach dem Intentionalitätsprinzip gehandelt. Das heißt, er hat zielgerichtet gehandelt. Es war keine Impulshandlung. Es wurde keine Beeinträchtigung der Steuerungsfähigkeit festgestellt. Allerdings stoßen wir hier an die Grenzen unseres Rechtssystems. So wie ich es Ihnen im Abschnitt über den Kannibalismus erzählt habe.

Es tat mir sehr leid, dass Gerald zum Tatzeitpunkt nicht vermindert schuldfähig im Sinne des Strafgesetzbuches war. Es tat mir insofern leid, weil die Unterbringung im Maßregelvollzug die bessere Lösung gewesen wäre, sowohl in Bezug auf Besserung (wenn das überhaupt möglich ist) als auch in Bezug auf Sicherung. Besser für ihn, besser für potenzielle Opfer. Er kommt jetzt für acht Jahre ins Gefängnis. Und dann kommt er wieder heraus, mit der gleichen Problematik. Ich habe in meinem Gutachten empfohlen, während seiner Haftzeit unbedingt die Möglichkeit der Aufnahme in die »Sozialtherapeutische Anstalt«, verbunden mit einer Therapie für Sexualstraftäter und Straftäter mit Persönlichkeitsstörungen, zu prüfen, wohl wissend, dass diese Therapie – wenn sie überhaupt einen Erfolg haben soll – langjährig sein muss. Aber die Hoffnung auf Erfolg ist gering.

Geralds Affektarmut und Affektkälte sind die Hindernisse.

Für das Opfer hoffe ich, dass ihr emotionaler Reichtum und ihre Differenziertheit ihr Kapital für eine erfolgreiche Therapie sein werden.

Die Geschichte der kleinen Viola

Eine der vielen Folgen des sexuellen Missbrauchs von Kindern ist die sogenannte »Sexualisierung des Sozialverhaltens«. Kinder, vor allem Kleinkinder, aber auch ältere, setzen bewusst ihre entwickelte oder noch nicht ganz entwickelte Sexualität in ihren zwischenmenschlichen Beziehungen ein. Manche Jungen, die missbraucht worden sind, missbrauchen später selbst Kinder. Die Gründe dafür sind verschiedenartig. Manche erzählen uns: »Ich habe mit denen (den gegenwärtigen Opfern also) genau dasselbe gemacht wie die, die es mit mir gemacht haben (also die damaligen Täter).« Aber auch andere Formen sexualisierten Verhaltens sind zu beobachten. Eine davon ist die Asexualisierung des Verhaltens. Das heißt, dass viele Mädchen, viele Opfer, die ich kennengelernt habe, Schwierigkeiten im sexuellen Leben haben. Sie haben Probleme damit, von Männern berührt zu werden, auch wenn dies ohne sexuelle Absichten geschieht, oder mit einem Partner körperlichen Kontakt zu haben, trotz emotionaler Nähe. Bei manchen kleinen Kindern kann die Sexualisierung des Verhaltens grotesk anmutende Züge annehmen. Wie bei der kleinen Viola.

Als ich Viola kennengelernt habe, war sie gerade fünfeinhalb Jahre alt. Sie lebte bei ihrer jungen Mutter. Ihre Eltern hatten sich vor etwa drei Jahren getrennt. Aber ihre Mutter war damit einverstanden, dass Viola jeden Tag ihren Vater besuchen könne, wenn sie das wolle. Der Vater, Ende 40, arbeitslos, mit einer Neigung zu Alkohol und mit schweren Defiziten in der Persönlichkeit, war sehr froh über diese Lösung.

Viola war etwas älter als zweieinhalb Jahre, als ihr Vater angefangen hat, sie sexuell zu missbrauchen. Oral, anal, vaginal. Und alles, was er mit Viola tat, und alles, was er ihr antat, fotografierte er und speicherte es dann auf seinem Computer. Drei Jahre dauerte das. Drei Jahre lang missbrauchte er die kleine Viola, seine leibliche Tochter. Drei Jahre lang dokumentierte er diesen Missbrauch auf seinem Computer.

Durch puren Zufall wurde er entdeckt. Er bestritt alles. Er habe zwar die Bilder auf seinem Rechner, aber das Mädchen, in eindeutigen Positionen, sei nicht Viola. Das Gesicht sei ja nicht deutlich zu erkennen. Und die Finger, die gerade in der Scheide des Kindes zu sehen waren, das seien nicht seine gewesen. Auch der Penis zwischen den Pobacken des Kindes sei nicht seiner gewesen. Sein Gesicht sei ja nie auf den Bildern zu sehen gewesen. Alles gelogen von Kind und Mutter. Die fehlende Empathie für seine Tochter, für das Opfer, war erschreckend. Das passte zu seiner Persönlichkeit, die durch eine Kombination von dissozialen und schizoiden Merkmalen gekennzeichnet war, so wie ich das Ihnen an entsprechender Stelle dargestellt habe.

Das Gericht und sogar seine Anwältin haben versucht, ihn zu überzeugen, die Wahrheit zu erzählen. Er versprach es. Aber er wollte einen anderen Gutachter. Das erste Gutachten kannte er inzwischen. Er wusste, wie vernichtend es für ihn ausgefallen war. Das Gericht stimmte trotz vieler Bedenken zu, um ihm noch eine Chance zu geben. Er hat aber auch dem zweiten Gutachter fast wortwörtlich dasselbe gesagt wie dem ersten. Wieder hat er alles bestritten. Wieder zeigte er keinerlei Opferempathie, keine Gefühle, kein Nachdenken.

Die Mutter der kleinen Viola antwortete auf die Frage des Vorsitzenden Richters, ob das Verhalten des Kindes Auffälligkeiten zeige, heulend:

»Nur Auffälligkeiten«.

Sie erzählte unter Tränen, dass sich die kleine fünfjährige Viola den Männern, denen sie begegnet, sexuell anbietet. Sie rennt spielend zu Männern, fasst ihren Penis an oder versucht, mit ihrem Mund in den Bereich der Genitalien des fremden Mannes zu kommen. Sie kann mit ihrer Tochter nicht mehr baden gehen, weil Viola sofort zu den halb nackten Männern rennt und sie an die Genitalien fasst oder sich plötzlich auf ihren Schoß setzt.

Der Vater, der die pädosexuellen Handlungen an Viola nicht aufgrund einer krankhaften Pädophilie vornahm, hörte das alles mit unbewegter Miene an. Auch als der Vorsitzende Richter ihn nach diesen Schilderungen von Violas Verhalten fragte, ob er nicht doch noch etwas zu seinen Aussagen hinzuzufügen habe, antwortete er:

»Nein. Ich habe nichts zu ergänzen.«

Er wurde zu acht Jahren mit anschließender Sicherungsverwahrung verurteilt.

Viola ist in kinderpsychiatrischer Behandlung und macht Fortschritte in der Therapie.

Drei Schwestern

Harald war nicht mehr in Untersuchungshaft, als der Prozess gegen ihn lief. Die sechsmonatige Frist war überschritten, deswegen war er vorläufig auf freiem Fuß. Harald, Anfang 40, ein zurückhaltender, selbstunsicherer Mensch, kam zu jeder Verhandlung in Begleitung seiner 20 Jahre älteren neuen Lebensgefährtin. Ein unauffälliger Mensch, der seit seiner Jugend immer gearbeitet hatte. Keine Selbstverständlichkeit in einer Region mit fast 20 Prozent Arbeitslosigkeit.
Harald war zweimal verheiratet. Die erste Ehe wurde geschieden wegen Missbrauchs der sechsjährigen Stieftochter. Er habe das nicht getan, berichtete Harald. Er habe das damals vor Gericht zugegeben, weil ihm bei Geständnis eine mildere Strafe versprochen worden war. Das war ja zu DDR-Zeiten. Nein, er habe das nicht gemacht, das sei nur ein Komplott seiner Frau gegen ihn gewesen, sagte er. Er heiratete erneut.
Und wurde wieder wegen sexuellen Missbrauchs von Kindern angeklagt. Seine zwei Stieftöchter und seine leibliche Tochter waren diesmal seine Opfer. Die Familie hat ihn verlassen und ist weit weg gezogen. Auch dieses Mal sei er unschuldig, sagte er. Auch dieses Mal sei es ein Komplott vonseiten der Familie. Die polizeilichen Aussagen der drei Mädchen waren aber erdrückend. Ein Glaubwürdigkeitsgutachten stellte fest, dass die Mädchen, die Opfer, uneingeschränkt glaubwürdig sind. Vorsichtige Versuche des gleichen – empathisch und gekonnt fragenden – Richters Reif, der auch Gerald befragt hatte, Harald zu motivieren, den Opfern das Martyrium der öffentlichen Aussage vor Gericht durch sein Geständnis zu ersparen, schlugen fehl. Jedes Mal schaute er in Richtung seiner neuen Lebensgefährtin, die im Zuschauerraum saß, verstört, unsicher, und dann murmelte er: »Nein. Ich habe nichts zuzugeben.« Seine neue Lebensgefährtin war sichtlich und demons-

trativ solidarisch mit ihm. Während der Verhandlungspause hielten sie Händchen oder waren in ein Gespräch miteinander vertieft. Die drei Mädchen, die drei Opfer, mussten vor Gericht aussagen. Zuerst kam die älteste dran, seine Stieftochter Sabrina, inzwischen 19 geworden. Ihr Martyrium hatte angefangen, als sie gerade neun Jahre alt war. Zwischen dem neunten und elften Lebensjahr musste Sabrina vieles über sich ergehen lassen, unter anderem Oral- und Vaginalverkehr. Sie beschrieb das Geschehen gefasst, sachlich und detailliert. Sie versuchte, Übertreibungen zu vermeiden und Unklarheiten nicht zu seinen Ungunsten auszulegen. Nur einmal brach sie weinend zusammen, als sie dem Gericht sagte: »Ich fühle mich schuld daran, dass ich meine jüngere Schwester nicht schützen konnte. Ich habe es ja später geahnt, dass auch sie dasselbe durchmachen musste.«

»Warum haben Sie damals, als Neunjährige, als Elfjährige oder später, nichts zu Ihrer Mutter gesagt?«, wollte Richter Reif wissen. »Er hat mir von Anfang an gedroht, dass er meiner Schwester etwas antun wird, wenn ich auch nur ein Wort zu irgendjemandem sage. Jedes Mal, wenn er das machte, sprach er Drohungen aus«, sagte sie.

Dann begann sie von den Folgen zu erzählen. Wie sie eine Bulimie entwickelte. Dass sie alles in sich hineinstopfte, alles durcheinander: Schokolade und Salzstangen, Käse und Pudding, alles, was sie im Kühlschrank finden konnte. Sie wurde davon sehr dick. Einen sexuell unattraktiven Körper wollte sie haben. Einen Schutz vor sexuellem Begehren erreichen. Heute hat sie das alles etwas besser im Griff. Aber sie kämpft noch dagegen. Große Schwierigkeiten hat sie mit ihrem Freund, den sie sehr liebt. Aber jedes Mal, wenn er sich ihr körperlich nähert, zuckt sie zurück und bittet um Verständnis. Ja, mit der Sexualität hat Sabrina noch viele Probleme.

Von Sabrina hat Harald abgelassen, nachdem ihre Schwester Anette acht oder neun Jahre alt geworden war. Fünf Jahre lang missbrauchte er Anette. Anette machte einen robusteren Eindruck. Sie hat auch viel mehr gegen den misshandelnden Vater unternommen, hat sich entschiedener zur Wehr gesetzt. Aber nichtsdestotrotz, es kam zu mehrfachem Missbrauch mit den gleichen Drohungen wie bei Sabrina: Wenn sie etwas sage, passiere der Schwester etwas. Aber auch die robuste Anette hat noch viele Probleme zu bewältigen: Verhaltensauffälligkeiten, Probleme mit der Sexualität, Probleme in der Schule.

Am schlimmsten hat es aber die Jüngste, die kleine Nelli, seine leibliche Tochter, getroffen. Sie war auch acht oder neun Jahre alt, als das Ganze angefangen hat, als sie ihn nach dem gleichen Muster wie die anderen Schwestern sexuell befriedigen musste. Und jetzt saß sie völlig verstört vor Gericht, fast autistisch, zitterte, brauchte die Hilfe der anwesenden Psychologin, um etwas Herrin der Lage zu werden. Auch dieses Bild – Nelli machte den Eindruck einer zerbrechlichen Glasfigur –, auch dieser Anblick bewegte den Täter, den Vater, nicht. Auf die nochmalige Frage des Vorsitzenden Richters Reifs, ob er diese Belastung der schon sehr belasteten Nelli durch seine Aussage ersparen möchte, antwortete er mit einem leisen »Nein«. Nelli ist schwer gestört: In der Schule, in der Kommunikation, im Verhalten hat sie viele und gravierende Probleme. Sie ist in jugendpsychiatrischer Behandlung.

Der Vater, der Täter, hat den drei Töchtern, den Opfern, bis zur letzten Sekunde nichts erspart. Er wurde zu acht Jahren verurteilt.

Eine ungewöhnliche Spätfolge: Die Rettung des Vaters, die Tötung des Vaters

Ich habe Ihnen erzählt, dass ein Mensch, der als Kind sexuell missbraucht wird, Gefahr läuft, nicht nur unmittelbar nach dem Missbrauch, sondern auch im Erwachsenenalter verschiedenartige psychische Probleme oder gar psychische Störungen zu entwickeln. Das ist kein Schicksal, dem man nicht entgehen kann. Man kann ihm entgehen, entweder aus eigener Kraft oder durch professionelle, psychotherapeutische Hilfe. Darüber hinaus können, wie ich ebenfalls schon erwähnt habe, bei missbrauchten Kindern auch andere Probleme entstehen, etwa im sozialen Bereich. Aber es können auch bestimmte negative Einstellungen entstehen, wie z.B. Verbitterung über die Gesellschaft, eine negative Einstellung gegenüber der Justiz und der Gesellschaftsordnung insgesamt, das Gefühl der Ungerechtigkeit oder auch Misstrauen gegenüber gesellschaftlichen Instanzen oder staatlichen Institutionen. Manche Opfer erwarten von solchen gesellschaftlichen und staatlichen Institutionen keine Gerechtigkeit, keine Hilfe, kein Verständnis. Manche tun anderen das Gleiche an, was ihnen widerfahren ist. Und einige wenige von ihnen nehmen die Ausübung des Rechts in die eigene Hand.

So wie Inge.

Es war sehr ungewöhnlich, wie Inge dieses Recht in die eigene Hand nahm und ausübte. Als ich Inge im Rahmen der psychiatrischen Begutachtung kennengelernt habe, war sie schon Mitte 50. Eine hochgewachsene, schlanke Frau, sehr zurückhaltend, mit schwacher Ausdrucksweise, eher eine schizoide Persönlichkeit.

Sie hat einen älteren Mann, mit dem sie gemeinsam in einer Wohnung lebte, getötet. Zuerst hat sie ihm mit einem Hammer den Schädel eingeschlagen, dann mit der scharfen Seite eines Beils das Gesicht zertrümmert.

Der Grund:

»Er war ja ein Kifi«.

Was ist ein Kifi?

Ein »Kinderficker«.

Inge erzählte mir über die Zeit unmittelbar vor der Tötung, den Tötungsvorgang und die Zeit danach. Ohne Reue, ohne Emotionen, ohne Mitleid mit dem Getöteten.

> »Bereuen? Warum soll ich das bereuen? Ich bereue nur, dass ich den nicht weiter massakriert habe, dass ich nicht mehrmals mit dem Beil zwischen die Schenkel gehauen habe, sodass ich auch seinen Stachel abgetrennt hätte. Den Stachel, mit dem diese Kifis kleinen Mädchen so wehtun.«

Das einzige Mal, dass Inge emotional wurde, verstört war und weinte, war, als sie über ihre eigenen Missbrauchserlebnisse berichtete.

»Von wem wurden Sie missbraucht?«, fragte ich.

Nach langer Pause, gegen die Tränen, gegen das Heulen kämpfend, explodierte Inge plötzlich: »Von meinem Vati ..., meinem Vati ..., meinem Vati.«

Nein, sie sagte nicht »von meinem Vater«, nicht »von meinem Papa«, sondern weinend, heulend – das erste und einzige Mal – von »Vati«. Diese Frau mit dem sehr schwachen Ausdruck und den beherrschten – eher armen – Affekten – sagte: »mein Vati«. Sie benutzte das zärtliche »mein Vati« anstelle anderer, neutraler Bezeichnungen.

Inge war erst sieben Jahre alt, als ihr leiblicher Vater anfing, sie sexuell zu missbrauchen. Drei Jahre dauerte das Ganze, bis sie den Mut fand, es ihrer Mutter zu sagen. Drei Jahre lang musste das kleine Mädchen jedes Mal, wenn die Mutter aus dem Haus war, nackt auf dem nackten Penis, dem »Stachel« des Vaters sitzen und alles machen, was er verlangte.

Als sie zehn Jahre alt wurde, machte sie der Mutter gegenüber Andeutungen. Diese glaubte ihr zuerst nicht. Trotzdem ging sie zur Polizei und bat um Aufklärung. Die Mutter sprach aber nicht mit Inge darüber, sie zeigte kein Gefühl der Solidarität, der Unterstützung für Inge.

Keine Umarmung. Kein warmes Wort. Keine Tränen.

Sie ist »nur« zur Polizei gegangen. Der Vater wurde überführt und wurde zu etwa drei Jahren Gefängnis verurteilt. Die Mutter schwieg weiter.

Wieder keine Umarmung. Kein warmes Wort. Kein Zeichen der Solidarität mit der kleinen verstörten Inge.

Und dann kam der Tag der Entlassung des Vaters aus dem Gefängnis. Die kleine Inge bat die Mutter innig, ängstlich und verzweifelt, ihn nicht wieder in die Familie aufzunehmen. Die Zeit, in der der Vater weg war, kam Inge nur sehr kurz vor. Sie wollte nicht wieder das Gleiche erleben. Die Mutter ignorierte ihre Bitte jedoch. Wortlos, ohne Erklärung, nur nach dem Motto »Ich will es so« entschied sie, ihn wieder aufzunehmen.

Der Peiniger kam zurück und peinigte weiter. Dieses Mal nicht mit seinem »Stachel«, sondern mit einer Hundepeitsche. Er peitschte Inge, er schrie sie an, er schlug sie, um sie für das zu bestrafen, wofür er wegen ihr bestraft worden war. Sie musste beim Peitschen rufen »Ich habe gelogen, ich habe gelogen.« Der Peiniger erreichte aber sein Ziel nicht, dass Inge zur Polizei gehen und die Beschuldigung widerrufen solle. Trotz der Hundepeitsche, trotz der Schläge, trotz des Schweigens der Mutter. Inge versuchte sich zu retten, indem sie von zu Hause weglief. Das Jugendamt wies sie mit Zustimmung der schweigenden Mutter und des peinigenden Vaters in ein Heim ein. »Die haben mich in ein Heim gesteckt«, sagte sie mir, etwa im Sinne von: »Ich musste ins Gefängnis, weil ich sexuell missbraucht worden war, und nicht der Kinderschänder, der Kifi.«

Auch sonst bot ihr der Vater ein sehr negatives Bild. Er sei aus irgendeinem Grund, den sie nicht kannte, invalid gewesen und habe nie in seinem Leben gearbeitet. Aber er trank viel, viel Alkohol. Sie beschrieb ihn als einen fast verwahrlosten Mann, schmutzig, unordentlich, den ganzen Tag trinkend, schreiend und schimpfend.

Mit 18 Jahren wurde Inge aus dem Heim entlassen. Zu ihren Eltern hatte sie kaum noch eine Beziehung, zumindest keine emotionale. Sie schlug sich so durchs Leben. Sie hat eine Lehre abgeschlossen und bis kurz vor dem Geschehen immer gearbeitet. Ihre zwischenmenschlichen Beziehungen jedoch waren gestört. Sie hat ein paar Beziehungen zu Männern gehabt, obwohl sie kaum Interesse an sexuellen Aktivitäten hatte, was ein großes Problem in ihren Partnerschaften darstellte. Sie hat zwei Kinder bekommen. Eine Beziehung mit einem Afrikaner hat über längere Zeit gehalten, was sie darauf zurückführt, dass er »nicht viel von mir wollte«. »In sexueller Hinsicht hat er mich in Ruhe gelassen, und das war gut so.« Als ich sie darauf aufmerksam machte, dass sie laut Akten einen anderen Mädchennamen hatte als den jetzigen, und sie fragte, ob sie einmal verheiratet war, antwortete sie in desinteressiertem Ton: »Ach ja, das habe ich ja ganz vergessen zu sagen. Ja, ich war verheiratet, einige Jahre. Davon habe ich auch meinen jetzigen Namen. Das war mir ja völlig entgangen bei unseren bisherigen Gesprächen.«

Den Getöteten kannte sie etwa zwei Jahre lang vom Sehen her. Sie sah ihn in einem Imbiss, wo er regelmäßig aß und sie ab und zu etwas holte. Ihr ist aufgefallen, dass er einsam, zurückhaltend und unbeholfen war. Aber auch ungepflegt, etwas unsauber, und er schien gern Alkohol zu trinken. Manchmal tauchte er mit zwei etwa elf- oder zwölfjährigen Mädchen auf, denen er etwas zu essen und zu trinken spendierte und denen er Geld zusteckte. Als Inge mit ihm ins Gespräch kam, erfuhr sie, dass das seine zwei Enkelkinder waren, die ihn ab und zu besuchten. Seine Kinder hätten leider kein Interesse an ihm, kümmerten sich nicht um ihn. Allmählich entwickelte Inge eine Art von Mitleid. Sie führte seine Neigung zum Alkohol und sein ungepflegtes Aussehen auf seinen Kummer zurück. Manche Ähnlichkeiten mit ihrem Vater, ihrem Peiniger und »Vati«, lagen auf der Hand.

Inge versuchte, Einfluss auf den später Getöteten auszuüben: weniger Alkohol zu trinken, sauberer und gepflegter aufzutreten. Sie fing an, mit ihm spazieren zu gehen, Straßenfeste zu besuchen oder im nahe gelegenen Park zusammenzusitzen. Er sprach in der Regel über die undankbaren Kinder.

Inge entdeckte, dass sie den Ehrgeiz entwickelt hatte, ihn zu bessern, auf den richtigen Weg zu bringen. Als sie umziehen musste, machte sie ihm das Angebot, eine größere gemeinsame Wohnung zu dritt, nämlich mit ihrem erwachsenen Sohn, zu nehmen. So fiele die Miete pro Person niedriger aus und er könne sein eigenes Zimmer in der Wohnung haben. Dann sei immer jemand da, der sich um ihn kümmere. Er nahm das Angebot an. Sie zogen alle drei zusammen, und Inge kümmerte sich um ihn, als ob er ihr Vater wäre und sie seine Tochter. Sie hat nie eine sexuelle Beziehung zu ihm oder sonstige erotische Neigungen gehabt.

Bald zeigte sich bei Inge jedoch eine tiefe Enttäuschung. Er trank weiter, und sie konnte keinen Einfluss auf seine Trinkgewohnheiten nehmen. Sein Zimmer war trotz ihrer Bemühungen schmutzig und unordentlich. Offensichtlich verlor er im alkoholisierten Zustand auch Urin, manchmal geschah es auch, dass er seinen Stuhlgang in seine Hose verlor. »Das Zimmer stank«, sagte sie, »aber trotzdem.« Sie hat sogar seine mit Fäkalien verschmutzte Hose gewaschen.

Aber dann machte Inge die Entdeckung, dass er Postsendungen mit pornografischem Inhalt bekam. Ihr Entsetzen war groß, als sie ihn zufällig bei offensichtlicher Selbstbefriedigung hörte, wobei er ständig sagte: »Komm, kleines Mädchen. Komm, kleines Mädchen.« Und dann stellte sie fest, dass die beiden Mädchen, die auf seinem Schoß saßen und denen er Geld zugesteckt hatte, gar nicht seine Enkeltöchter waren, sondern wildfremde Mädchen. Sie stellte ihn zur Rede, aber er war abweisend und antwortete nie direkt.

»Die geben nie eine Antwort, die Kifis. Die antworten nie auf solche Fragen, die Schweine«, sagte sie leise bei der Exploration.

Ihr Entsetzen wurde noch größer, als eine Nachbarin ihr mitteilte, dass er Fotos von nackten kleinen Mädchen besitze. »Dafür kann er ins Gefängnis gehen«, sagte die Nachbarin. Inge antwortete: »Nein, die kriegen nie genug, diese Kifis! Die kommen immer billig davon.« Alle negativen Emotionen gegen die »Kifis« kamen in ihr hoch. Sie projizierte sie auf ihn, auf diesen Alkoholiker, diesen »schmutzigen, verwahrlosten Kifi«. Innerlich schloss sie mit ihm vollständig ab. Ihre Enttäuschung war groß. Sie hatte es nicht geschafft, ihn zu ändern, wie sie es vorhatte. Er war nicht verbesserungsfähig.

In der Nacht, als Inge ihn getötet hat, waren sie zusammen in einem Imbiss. Sie haben etwas gegessen und auch etwas Alkoholisches getrunken – sie wenig, er viel. Nach einiger Zeit stand er auf und sagte zu Inge, er habe kein Geld, er gehe mal nach Hause – wenige hundert Meter vom Imbiss entfernt –, um Geld zu holen. Er ging, und Inge wartete auf ihn. Und wartete und wartete. Zwei Stunden lang. Er kam nicht wieder. Sie war wütend und schimpfte auf ihn. Sie war innerlich »sauer«, wie sie selbst sagte. Sie ging nach Hause, ging in sein Zimmer und fragte, warum er nicht zurückgekommen sei. Er lag in seinem Bett und antwortete nicht auf ihre wütende Frage. Er sagte nur: »Ich will jetzt nicht darüber reden, jetzt nicht.« Er reagierte genauso, wie er reagiert hatte, als sie ihn vorher zu seinen Beziehungen zu den beiden Mädchen gefragt hatte: »Ich will nicht darüber sprechen.«

Nachdem sie ihm mit Hammer und Beil Gesicht und Schädel zertrümmert hatte, ging sie aufgeregt in das Zimmer ihres Sohnes und sagte:

»Ich habe das Schwein getötet, ich habe diesen Kifi umgebracht.«

»Bereuen Sie es?«, fragte ich sie mehrere Wochen später.

> »Bereuen? Wozu denn? In meinen Augen ist er ein ›Schwein‹ gewesen, das habe ich ihm auch so gesagt. ›Da ist doch was dran. Du bist ein Kifi für mich!‹, habe ich zu ihm gesagt. So habe ich ihn bezeichnet. Er hat mir gesagt, dass er denen nur geholfen und sie bei sich wohnen lassen habe. Aber das habe ich nicht geglaubt.
>
> Dass er ein Kinderschänder war, war auch mit ein Motiv dafür gewesen, warum ich ihn so verachtet und gehasst habe. Vielleicht habe ich gedacht, dass ich ihm mit Worten wehtun kann oder so ...

ich weiß nicht. Warum ich ihn dann getötet habe, weiß ich nicht, tja, mir war das so egal, ich weiß es nicht. Ich weiß nicht, warum ich ihn getötet habe. Ich habe auf ihn eingeschlagen. Ich hätte noch länger schlagen sollen. Entschuldigen Sie bitte, muss ich sagen. Am liebsten hätte ich ihn noch länger geschlagen ..., weil so was in der Gesellschaft nichts zu suchen hat! Solche Leute. Solche Leute kriegen viel zu wenig, wenn man das manchmal in den Medien verfolgt. ... Da bin ich böse geworden. Ist eben passiert ...

Dass solche Leute viel zu wenig bekommen, damit meine ich, an Strafe. Besser wäre es, auch mit solchen so etwas zu machen, ihnen wehzutun, sie langsam zu quälen ... Vorher habe ich nie gedacht, dass das ›Schwein‹ sterben soll, ganz sicher nicht.

Den Ausschlag an diesem Abend hat gegeben, dass er wieder mit mir nicht reden wollte ..., weil er mich dort hat sitzen lassen, er hätte doch sagen können, ›ich geh' nach Hause, ich nehm' einen Beutel mit‹ oder so ...

Mehr kann ich jetzt nicht dazu sagen ...

Wie es an dem Tag dazu gekommen ist, dass ich ihn umgebracht habe, weiß ich nicht. Das kam einfach so wieder hoch, als er mich da hat sitzen lassen. Da ist alles hochgekommen, sein ganzes Verhalten, sein ganzes ›Schweineleben‹ ..., wie er gewesen war. Ich hab's im Guten versucht, es hat nichts genützt.

Aber gedacht habe ich nichts. Sicher, ich hab gewusst ... Ich hab das geholt und habe auch auf ihn eingeschlagen, mir war das egal ...

Ich habe gar nicht so weit gedacht, dass ich dafür bestraft werde. Mir ist alles egal gewesen, auch ob ich bestraft werde. Natürlich weiß ich, dass man dafür bestraft wird. Als die Polizei gekommen ist, ist mir das erst klar geworden ...

Warum es gerade in dieser Nacht und nicht früher dazu gekommen ist, kann ich nicht erklären. Ich weiß nicht ... vielleicht wär's irgendwann, wenn nicht an diesem Tag, passiert. Ich weiß nicht. Ich meine, wenn nicht an diesem Tag, dann wäre es vielleicht irgendwann an einem anderen Tag passiert. Ich weiß es nicht. Ich war ja über mich selbst erschrocken.

Das ist viel mit der Grund gewesen. Ich habe immer schon ... so was gehasst. Ich meine, ich habe es gehasst, wenn Männer an junge Mädchen gehen ...

Es war ganz schlimm für mich zu erfahren, dass er ein Kifi war, weil er mich irgendwie an meinen Vater erinnert hat. Das war für mich eine Enttäuschung gewesen, dass sozusagen auch dieser ›Vater‹ ein Schwein ist. So ist das gewesen. Aber als ich erfahren habe, dass dieser Mann ein Schwein ist, habe ich noch nicht gedacht, dass ich ihn umbringen werde. So 'ne Gedanken habe ich eigentlich nie ... Ich habe schon mehrere bösere Enttäuschungen durch und habe nie an so was gedacht.

Am Anfang hab ich das Gefühl gehabt, wieder einen Vater gefunden zu haben. Und nun hat er mich wieder enttäuscht, und zwar in der gleichen Weise ... Es ist so gewesen, als ob es mein Vater gewesen wäre, aber nur kurz hatte ich das ... gedacht ... Das war zu der Zeit gewesen, als ich das Beil genommen habe ... geschlagen ... Erst habe ich ja den Hammer gehabt, und da war es für mich für ganz kurze Zeit mein Vater.

Ich habe ihn nicht optisch als meinen Vater gesehen, nur so im Gefühl. Ich habe nur gesagt: ›Du Kifi-Schwein!‹, das weiß ich. Ich habe immer nur gesagt: ›Du Kifi-Schwein!‹ Weiter habe ich nichts gesagt, nur das. Das war der Moment gewesen, in dem ich an meinen Vater gedacht habe. Aber es war nur ein kurzer Moment gewesen.

Am liebsten hätte ich ihn noch weiter geschlagen ... Am liebsten hätte ich ihn noch zwischen die Beine geschlagen, also wo sein Geschlechtsteil ist. Das habe ich aber nicht gemacht ... weiß ich nicht, ich habe nur oben geschlagen. Mir war das egal. Ich weiß nicht.

Ich habe das nicht alles gedacht, aber ich habe gedacht: ›Das Schwein! ... Kindern und kleinen Mädchen damit wehtun!‹ Hätte ich lieber das abgehackt oder geschlagen. Ich weiß nicht ... Ich weiß es nicht ... nachher habe ich alles hingeschmissen und bin nach draußen gelaufen ... Das habe ich alles danach gedacht, also dass ich hätte weiter schlagen sollen. Das war später gewesen, als ich bei der Polizei in der Zelle gesessen habe. Da habe ich das gedacht. ›Das war viel zu wenig! Hab ich viel zu wenig gemacht‹, habe ich gedacht.

Warum ich aufgehört habe zu schlagen, kann ich nicht sagen. Ich weiß nicht ... So wie ich geschlagen habe, hab ich gedacht, hast du ihn erschlagen, er ist tot ... Deswegen habe ich nicht weiter geschlagen. Ob ich das gedacht habe, weiß ich nicht, aber ich habe ja dolle ausgeholt.«

Ich habe dem Gericht aufgrund der psychologischen Konstellation bei Inge empfohlen, eine erhebliche Beeinträchtigung der Steuerungsfähigkeit zum Tatzeitpunkt anzunehmen.
Das Gericht ließ den Vorwurf der Anklage »Mord« in »Totschlag« umwandeln und nahm eine erhebliche Beeinträchtigung der Steuerungsfähigkeit an. Inge wurde zu einer Haftstrafe von zwölf Jahren verurteilt. Sie hat gute Chancen, nach sechs oder spätestens neun Jahren aus der Haft entlassen zu werden.

DER SEXUALMÖRDER, DER SEXUALTÄTER, DAS SEXUALOPFER: DAS ENDE EINER ERZÄHLUNG VON UNENDLICHEN GESCHICHTEN

Diese Erzählung geht zu Ende. Alle meine Botschaften und Sorgen sind darin enthalten. Ich hoffe, sie sind zu vernehmen. Ich könnte noch viele Lebensgeschichten von Menschen erzählen, die Menschen getötet haben – »zur Befriedigung des Sexualtriebs«, wie das Gesetz vereinfachend sagt. Und von Tätern, die andere Menschen verletzt, gedemütigt und verängstigt haben. Von Tätern, die wenig oder gar nichts dafür konnten. Und von Tätern, die sehr wohl anders hätten handeln können, als sie gehandelt haben.

Ich habe auch von Opfern erzählt. Von Opfern, die grausam ihr Leben lassen mussten. Es waren Männer und Frauen, Mädchen und Jungen. Sie haben Opfer kennengelernt, die erst am Beginn ihres Lebens standen, und andere in der vollen Blüte des Lebens und wieder andere, die auf die 90 zugingen und darauf warteten, ihr Leben würdevoll zu beenden. Es kam anders. Ich habe Ihnen von Opfern erzählt, die Unerträgliches ertragen und für lange Zeit, manche das ganze Leben lang, mit sich tragen mussten. Von kleinen Babys, die erst wenige Monate alt waren, als der sexuelle Missbrauch durch den eigenen Vater angefangen hat. Von Mädchen und Jungen, deren sexuelle und soziale Reife und Orientierung durch ungewollte, manchmal gewaltvolle sexuelle Erlebnisse erheblich beeinträchtigt wurden.

Ich habe Ihnen von Sexualmördern und Sexualtätern erzählt. Nicht von dem Sexualmörder oder dem Sexualtäter. Den gibt es ja nicht, wie Sie jetzt wissen. Man wird zum Sexualmörder wegen einer Perversion, eines Impulsdurchbruchs, einer Persönlichkeitsstörung, einer neurotischen Entwicklung, einer Hirnschädigung, einer Minderbegabung, seltener wegen einer Psychose. Aber auch das: Man kann töten wegen irgendwelcher Zufälle, irgendwelcher Umstände: Das ist dann das Drama im Drama.

Ein Sexualmörder, ein Pädosexueller, ein Vergewaltiger kann aus jeder sozialen Schicht kommen. Manche hatten studiert, andere waren Sonderschüler. Einige kamen aus guten familiären Verhältnissen, andere nicht. Einige tranken viel Alkohol, einige weniger. Andere überhaupt nicht. Einige waren arbeitsame Menschen, andere nicht. Einige waren minderbegabt, andere hochbegabt.

Sie haben sicherlich auch bemerkt, dass einige auf die Therapie gut angesprochen haben, andere weniger gut, manche überhaupt nicht. Und Sie haben sicherlich erkannt, dass für alle das Prinzip der Sicherung gilt, bis die Therapie erfolgreich abgeschlossen ist. Die Juristen sagen: Verbrechen ist »ubiquitär«. Die Mediziner sagen: Krankheit ist »ubiquitär«. Ubiquitär heißt in diesem Zusammenhang: »Es kann jeden treffen.« Ja, Verbrechen ist ubiquitär, Krankheit auch. Aber einige Schwache treffen Krankheit und Verbrechen häufiger als andere.

Es klingt paradox, aber es ist so: Auch der Verbrecher gehört zu den Schwachen der Gesellschaft. Psychologen, Soziologen, Kriminologen und Psychiater sind sich einig: Der Verbrecher ist nicht der Starke, der gegen die Gesellschaft rebelliert. Er ist der Schwache, der ihre Normen nicht einhalten kann.

Die Mehrzahl der Täter, deren Geschichte hier erzählt wurde, stammt aus zerbrochenen Familien, aus unteren Schichten, aus Sonderschulen, aus schwachen sozialen Haltestrukturen. Sie sind ohne eine wärmende Mutter, ohne einen schützenden Vater, ohne wohltuende Anerkennung aufgewachsen. Aber zerbrochene Familien, untere Schichtzugehörigkeit, Sonderschule, schwache soziale Haltestrukturen, fehlende Wärme, fehlender Schutz, fehlende Anerkennung hinterlassen Wunden, sind Zeichen des Schmerzes, die zu Schwäche, zu Hass führen können.

Verbrecher und Kranke gehören zu den Schwachen der Gesellschaft. Sie sind schwach, auch wenn sich die Gesellschaft vor ihnen schützen muss – vor manchem Kranken, damit seine Krankheit nicht auf andere übertragen wird oder anderen schadet, vor Verbrechern, damit andere nicht zu Schaden kommen. Für Straftäter, die Kranke und Verbrecher sind, die zwei Schwächen in sich vereinen,

braucht man einen doppelten Schutz: Besserung und Sicherung. Für sie wie für die anderen.
Während dieser Erzählung ist Ihnen wahrscheinlich klar geworden, dass keine scharfe Grenze zwischen Normalität und Anomalität gezogen werden kann. So, wie es auch keine scharfe Grenze zwischen Gut und Böse gibt. Die Grenzen zwischen Normalität und Anomalität, zwischen Gut und Böse sind fließend. Die berühmte Frage, die in ihrer englischen Version so prägnant wirkt: »Bad or mad?«, »Böse oder krank?«, kann nur selten kategorisch und definitiv mit der einen oder anderen Festlegung beantwortet werden. Vielmehr gilt, was der amerikanische Psychiater Robert Simon in einem viel beachteten Buch geschrieben hat: »We are neither all good nor all bad.« Obwohl dem Titel, den er seinem Buch gegeben hat – »Bad men do what good men dream«, »Schlechte Menschen tun das, wovon gute Menschen träumen« – nicht uneingeschränkt zugestimmt werden kann, liegt in dieser Provokation ein großes Stück Wahrheit: Sie signalisiert, dass der Wechsel der Fronten zwischen Gut und Böse nicht unmöglich ist. Und manchmal unerwartet.
Im Vorgängerbuch »Sexualmörder« habe ich die einzigartigen Lebensgeschichten dieser Menschen kategorisiert. Ich habe damals ganz gezielt nur 26 Fälle, 26 Lebensgeschichten, Krankengeschichten oder auch Delinquentengeschichten – aber sicherlich 26 Dramen – erzählt. Von A bis Z. Von Anton bis Zacharias. So konnte ich damals einen Anfang und ein Ende setzen und der Erzählung einen Rahmen geben. Jetzt aber konnte ich dieses erleichternde und strukturierende System nicht mehr beibehalten.
Die zehn Jahre, die zwischen dem ersten Erscheinen des Vorgängerbuches und jetzt vergangen sind, waren auf verschiedenen Ebenen bewegende Jahre. Auch bezüglich des Umgangs mit Sexualdelinquenten und Sexualopfern. Die Dramen von missbrauchten Kindern und vergewaltigten Frauen, die Dramen der Opfer – die kurzfristigen und die lebenslangen Dramen – die ich in diesen vielen Jahren extensiv kennengelernt habe, haben mich dazu bewogen, das System der alphabetischen Kategorisierung aufzugeben. Eine Erzählung über Sexualmörder, Sexualtäter und Sexualopfer kann einen Anfang und ein Ende haben. Deren Geschichten jedoch sind leider unendlich.

Sexualmörder und Sexualtäter können möglicherweise von Wissenschaftlern kategorisierend beschrieben werden. Aber die Opfer? Die Opfer können nicht irgendwelchen Kategorien von A bis Z zugeordnet werden. Es sind unsere Kinder, unsere Mütter, unsere Freundinnen, unsere Frauen, unsere Nächsten. Den Opfern gebührt unser Respekt, unsere Trauer. Ohne Schrei nach Rache, ohne Schrei nach Vergeltung. Ohne Schrei nach Genugtuung. Mit einem einzigen Verlangen: Besserung und Sicherung! Beides zusammen. Wenn das eine nicht da ist, kann das andere nicht funktionieren.
So möchte ich jetzt diese Erzählung beenden. Ich habe das Wesentlichste erzählt.
Somit sind wir durch! Sie und ich.
Abschließend möchte ich aber eine Bilanz ziehen. Eine Bilanz über die zehn Jahre zwischen der ersten und der jetzigen Erzählung. Zehn Jahre, in denen über 250 Sexualmorde in Deutschland passiert sind. Über 155 000 Fälle von Kindesmissbrauch. Und über 533 000 Sexualdelikte.

ZEHN JAHRE DANACH – WAS HAT SICH GETAN? EINE BILANZ

Ein Schwerpunkt dieser Erzählung waren die Opfer von Sexualgewalt. Eigentlich geht es hauptsächlich um die Opfer. Auch wenn es um Täter geht. Es geht um den Schutz von potenziellen Opfern und um die Traumatisierungen von realen Opfern. Aber auch darum, wie wir den Opfern begegnen. Manchen von ihnen wird nach der Tragödie adäquat begegnet: vonseiten der Familie, der Gesellschaft, der Justiz, der Therapeuten. Vielen anderen leider noch inadäquat. Manche Opfer werden wieder zu Opfern gemacht. Und nur deswegen, weil sie Opfer einer Sexualtat gewesen sind. Es geht nicht nur um Urteile von Gerichten in islamischen Ländern, die in dieser Erzählung zitiert wurden, wonach die Opfer einer Vergewaltigung zu Peitschenhieben verurteilt werden können. Es geht ebenso um mentale Peitschenhiebe, die auch in hoch entwickelten Gesellschaften wie in unserer offen oder versteckt ausgeteilt werden.
In der Vorgängererzählung hatte ich auch das Ziel, uns selbst zu sensibilisieren. Mit uns meine ich alle Verantwortlichen, die damit zu tun haben. Vor allem aber Justiz, Gutachter, Therapeuten und Medien.
Es ist nicht akzeptabel, dass manche Opfer innerhalb und außerhalb mancher Gerichtssäle wieder zu Opfern gemacht werden.
Es ist nicht akzeptabel, dass immer noch manche Richter die psychischen Folgen für das Opfer lapidar abhaken.
Es ist auch nicht akzeptabel, dass als Folge einer Vergewaltigung, eines Missbrauchs, eines Tötungsversuchs nur das Unmittelbare berücksichtigt wird. Es gibt auch das Lebenslängliche, das nicht minder schlimm als das Unmittelbare sein kann.
Um bei der Justiz zu bleiben: Es ist nicht akzeptabel, dass für Haftinsassen, die wegen Sexualdelikten jahrzehntelang im Gefängnis

sitzen, keine ordentliche Dokumentation ihrer Entwicklung vorhanden ist. Dass keine ordentliche psychologische Einschätzung stattfindet. Und dann wird nach vielen, vielen Jahren des Vakuums gefragt: »Ist es zu verantworten, ihn zu entlassen? Wird er weiterhin gefährlich sein?«

Wie soll diese Frage beantwortet werden? Wer soll diese Verantwortung übernehmen? Die Lebensgeschichte jedes Menschen ist eben eine Geschichte. Also die Entwicklung eines Kontinuums. Keine Eintagsfliege. Man kann eine so gravierende Entscheidung über die Freilassung eines Sexualtäters nicht nach einer Begegnung von zwei, drei oder vier Stunden treffen, ohne Informationen über seine Entwicklung nach dem Delikt. Damals wie heute meine ich, dass solche Defizite offen angesprochen werden müssen, damit auch diesbezüglich eine Sensibilisierung stattfindet und Konsequenzen gezogen werden.

Ich habe damals wie auch heute manche Gerichtsentscheidungen, vor allem von Amtsgerichten, kritisiert bezüglich der Art der kompetenten psychiatrischen Fachberatung zur Frage, ob Eingangsmerkmale der sogenannten Schuldfähigkeitsparagrafen vorliegen. Ich finde es beispielsweise inakzeptabel, dass es immer noch Richter gibt, die nicht zwischen Psychiatern, Psychologen, Psychosomatikern, Psychotherapeuten, psychologischen Psychotherapeuten etc. unterscheiden können. Es sieht so aus, als ob bei manchem Richter alles, was mit »Psycho« anfängt, das Gleiche ist. Man sieht nicht selten, dass vor allem junge Amtsrichter oder junge Staatsanwälte meinen, hinsichtlich der Fachkompetenz zur Beantwortung der oben genannten Frage besäßen alle Berufsgruppen mit einem »Psycho« als Anfangssilbe die gleichen Kompetenzen wie der forensische Psychiater. Das ist nicht nur als Irrtum zu bezeichnen, sondern kann ein fataler Irrtum werden.

Wie etwa im Falle des jungen Mannes Stephan. Er wurde nach einem Kindesmissbrauch zur Frage der Schuldfähigkeit und der Gefährlichkeit von einem nicht forensischen Psychiater begutachtet. Das Delikt hat dieser als »Neugier eines Jugendlichen« bezeichnet, die Gefährlichkeit als nicht vorhanden eingeschätzt. Wenige Monate später hat dieser gleiche junge Mann in brutaler Weise einen Bekannten mit homosexuellen Neigungen massakriert.

Es geht hier nicht um eine standesberufliche Polemik. Es geht um Kompetenzen, um Ausbildungsinhalte, um Erfahrungen, um Korrektheit. Vor allem aber geht es darum, dass man mit der Frage der Schuldfähigkeit von Tätern seriös, nach höchstrichterlich erarbeiteten Kriterien vorgeht und mit dem vollem Bewusstsein darüber, was auf dem Spiel steht. Es stehen ja nicht nur Biografien von Menschen auf dem Spiel, die als Täter verdächtigt worden sind, sondern vor allem der Schutz von Opfern, die noch nicht Opfer geworden sind. Solche Geschichten wie die gerade erwähnte sind mir leider häufiger begegnet. Manche davon haben Sie auch in diesem Buch gelesen.

Ich bin Psychiater. Es ist also verständlich, dass mir die Fehler, Defizite und problematischen Attitüden von uns, den Psychiatern – ich spreche von uns, involviere mich damit auch – besonders am Herzen liegen. Informationsanreicherung und Kompetenzentwicklung sind immerwährende Prozesse; sie betreffen jeden von uns. Die Sensibilisierung des psychiatrischen Gutachters – also auch meine Sensibilisierung – liegt mir naturgemäß sehr am Herzen. Sie hat für mich höchste Priorität.

Ich sehe einen großen Fortschritt darin, dass die Bundesärztekammer die Notwendigkeit und Dringlichkeit der Spezialisierung von Ärzten auf den »Schwerpunkt forensische Psychiatrie« gesehen und danach gehandelt hat. Vor kurzem wurde eine Art »Zusatz-Facharztanerkennung« (als Schwerpunkt immerhalb des Facharztgebietes) eingeführt, nämlich die des forensischen Psychiaters. Um diese zu erlangen, benötigt man zunächst die Anerkennung als Facharzt für Psychiatrie und Psychotherapie. Durch eine anschließende jahrelange Zusatzausbildung in der Forensik kann man nach Absolvierung einer entsprechenden Weiterbildung, nach der Erstellung einer Anzahl von Gutachten und nach dem Sammeln von sonstigen forensischen Erfahrungen eine »Facharzt-Prüfung« ablegen und damit die entsprechende Anerkennung des »Zusatzschwerpunktes forensische Psychiatrie« erlangen.

Wir stehen noch am Anfang dieses Prozesses, aber ich glaube, wir sind auf dem richtigen Weg. Damit werden die Richter zumindest bezüglich der formellen Kompetenzen des Gutachters eine Hilfe haben. Das angestrebte Ziel ist nur dann erreicht, wenn wir genügend Psychiater mit der Zusatzbezeichnung »Forensik« ausgebildet haben und wenn die Frage der Schuldfähigkeit und der Gefährlichkeit – nicht nur von Sexualtätern, sondern von jedem Delinquenten – nur von Psychiatern mit der Zusatzqualifikation »Forensik« beantwortet werden darf.

Ich finde es eine höchst erfreuliche Sache, was auf dem Gebiet der forensischen Psychiatrie in diesen letzten zehn Jahren passiert ist. Aber meine Befürchtung ist, dass Verbesserungen in der Ausbildung, Verbesserungen der Methoden und sonstigen Konstellationen zwar Conditio sine qua non für das Ziel sind, aber dass sie dann nicht reichen werden, wenn Attitüden und Einstellungen von Gutachtern, Juristen und Therapeuten inkompatibel mit der Aufgabe sind, die sie übernehmen.

Es geht nicht nur um Wissen und Kompetenzen, sondern auch um Demut. Ja, es geht auch um Demut!

Niemand besitzt die absolute Wahrheit. Gerade im Bereich der Beurteilung von Intrapsychischem und Fremdpsychischem. Gerade bei der Beurteilung eines der intimsten Bereiche des Menschen, seiner Sexualität mit allen ihren Geheinnissen und manchmal auch ihren Mysterien. Es bleibt dabei noch vieles im Bereich der Deutung, der Annahme, der Hypothese. Die Fragen, die wir beantworten, dürfen wir nur »in aller Bescheidenheit« beantworten. Nach sorgfältigsten Bemühungen, sich der Wahrheit anzunähern. Wie kompetent wir sind, wie viel Erfahrung wir haben, wie viel Wissen wir besitzen, wie hoch unsere Kombinationsfähigkeit ist, spielt dann keine Rolle, wenn die Begegnung mit dem Betroffenen, die Begegnung mit der Aufgabe, durch Arroganz diktiert wird. Kompetenz bedeutet nicht Pansophie, Allwissenheit. Erfahrung bedeutet nicht routinisiertes Abhaken der Aufgaben.

Nichts demonstriert deutlicher das eben Gesagte als ein Fall, der im vergangenen Jahr breit durch die Presse gegangen ist. Ein tragischer Fall. Tragisch in vielerlei Hinsicht. »DIE ZEIT« bewertete diesen tragischen Fall so hoch, dass sie ihm ein ganzes Dossier widmete (Sabine Rückert, »DIE ZEIT« vom 13.07.2006). Das Dossier wurde mit dem Satz eingeleitet, dass eine Mutter, die an Wochenbettpsychose litt, ihr Kind im Rahmen dieser Psychose getötet habe und dann in die Hände von »unfähigen Gutachtern« geraten sei.

Hier irrt sich Sabine Rückert, die Autorin des sonst sehr beeindruckenden Dossiers. Es handelt sich nicht um unfähige Gutachter. Es handelt sich um arrogante Gutachter.
Also im Sinne der vorliegenden Erzählung um Gutachter, die bei der Beurteilung dieses Falles, dieses Schicksals, die Demut und die Sensibilisierung verlassen haben.
Kurz die tragische Geschichte: Eine Mutter litt eindeutig an einer Wochenbettpsychose, also an einer Psychose, die nach der Geburt des Kindes entsteht. Alle typischen Symptome waren offensichtlich vorhanden: Wahn und Halluzinationen und sonstige psychotische Störungen, Verwirrung des Denkens, schwere Störungen der Affektivität. Alles also, was eine dramatische, gefährliche Wochenbettpsychose ausmacht. Der Gutachter, der alte, erfahrene, viel wissende Professor, hat bei der Exploration gerade dies nicht erfasst. Es wurde nicht einmal – zumindest nach dem Zeitungsbericht – eine anständige Lebensgeschichte erhoben. Mehrere Verwandte der tragischen Mutter waren mehrmals mit psychischen Störungen belastet. Sie selbst hatte in der Vergangenheit mit psychischen Störungen zu tun. Nach dem Zeitungsbericht fand nicht einmal eine ordnungsgemäße Dokumentation der Explorationen statt. Es verwundert also nicht, dass dieser so erfahrene Gutachter zu der Schlussfolgerung gekommen war, dass es bei der Mutter mit der Wochenbettpsychose zum Tatzeitpunkt keine »krankhafte seelische Störung« gab, keine »tief greifende Bewusstseinsstörung« und keine »schwere andere seelische Abartigkeit«.
Sie habe ihr eigenes Kind getötet, um ihrem beruflichen Ehrgeiz zu folgen. Sie sei voll schuldfähig. So lautete seine Beurteilung.
Vier lange Jahre vergingen, in denen »die Gutachter ihr zermürbendes Werk« veranstalteten, wie »DIE ZEIT« schrieb. Eine methodenkritische Stellungnahme und dann auch ein Gegengutachten eines anderen namhaften Gutachters brachten die Lösung und die Erlösung. Der erste Gutachter musste sein schriftliches Gutachten zurücknehmen und vor Gericht gestehen, dass es doch eine Wochenbettpsychose war, dass die tragische Tötung des Kindes durch die tragische Mutter außerhalb ihrer Willensbestimmung geschehen war. Und jetzt empfahl er auch Schuldunfähigkeit für die junge Mutter.

»Ohne ein Wort des Bedauerns«, steht in den Zeitungen geschrieben. Das ist ein klassischer Fall dafür, dass sich auch erfahrene Gutachter, ja sogar Koryphäen, irren können, wenn sie von der schon angesprochenen Demut und der vorsichtig machenden Sensibilisierung verlassen werden.

In diesen zehn Jahren wurde vieles andere erreicht, und vieles ist noch im Gange. Erheblich verbessert haben sich die prognostischen Methoden und Instrumentarien sowie die Ausbildung von Prognosegutachtern. Wesentliche Werke wurden publiziert, zuletzt von Norbert Nedopil zu »Prognosen in der forenischen Psychiatrie«, oder von Kröber, Dölling, Leygraf und Saß das »Handbuch der Forensischen Psychiatrie«. Es ist eine große Freude, wenn auch das Bundesverfassungsgericht dies anerkennt.

»Prognoseentscheidungen bergen stets das Risiko der Fehlprognose, sind im Recht aber gleichwohl unumgänglich. Die Prognose ist und bleibt als Grundlage jeder Gefahrenabwehr unverzichtbar, mag sie auch in manchem Fall unzulänglich sein. In der Praxis der forensischen Psychiatrie hat sich im Übrigen das Wissen um die Risikofaktoren in den letzten Jahren erheblich verbessert, sodass über einen Teil der Delinquenten relativ gute und zuverlässige prognostische Aussagen gemacht werden können«, so das Bundesverfassungsgericht am 05.02.2004. Nicht nur Norbert Nedopil und mir, die bei dieser Verhandlung vor dem Bundesverfassungsgericht als Sachverständige gehört wurden, macht dies eine ganz große Freude, sondern sicherlich allen Psychiatern. Wie Kröber und Mitarbeiter in dem oben zitierten Handbuch bemerken, ist das auch »ein Lob für die Leistungsfähigkeit der forensischen Psychiatrie im Bereich der Kriminalprognose«.

Die Zustände im Maßregelvollzug haben sich ebenfalls deutlich gebessert, vor allem in den nachholbedürftigen neuen Bundesländern. Neue Gebäude sind entstanden, neues und zusätzliches Personal ist eingestellt worden. Die »Sozialtherapeutischen Anstalten« sind gegründet worden, in denen Sexualstraftäter – aber auch andere, die nicht in den Maßregelvollzug kommen dürfen oder müssen – therapiert werden können. Allerdings gibt es noch dringenden Ergänzungsbedarf auf diesem Gebiet; man braucht viel mehr davon.

Der Gesetzgeber hat in den letzten zehn Jahren auch manche Aktivitäten im Bereich des Schutzes von Opfern entwickelt. Ich finde die sich gerade im Gange befindliche Initiative der Doppelbegutachtung bei Sexualstaftätern nicht schlecht. Das könnte zu erheblich mehr Sicherheit – sowohl für Gutachter als auch für Richter – beitragen, wenn es ordentlich gemacht wird. Aber vor allem zu mehr Sicherheit für die potenziellen Opfer.

Nichtsdestotrotz, die Probleme sind nicht gelöst. Manche können überhaupt nicht gelöst werden. Die Defizite sind nicht vollständig und überall aufgehoben. Manche können überhaupt nicht aufgehoben werden. Insofern sind die ständige Wachsamkeit und die ständige Sensibilisierung die Voraussetzung dafür, diesen Menschen – Opfern und Tätern – richtig zu begegnen.

Und potenzielle zukünftige Opfer einigermaßen effektiv zu schützen.

BÜCHER UND PUBLIKATIONEN, DIE IN DIESE ERZÄHLUNG EINGEFLOSSEN SIND

Ich habe schon die Namen einiger Autoren erwähnt. Einige Werke dieser Autoren, aber auch andere Arbeiten, die in diese Erzählung eingeflossen sind, möchte ich an dieser Stelle nennen, sodass Sie bei Interesse dort nachlesen können.

Adler A.: Das Problem der Homosexualität und sexueller Perversionen. Fischer, Frankfurt/M (1993)

Amann G., Wipplinger R.: Sexueller Missbrauch. Überblick zu Forschung, Beratung und Therapie. Ein Handbuch. Dgvt-Verlag, Tübingen (2005)

American Psychiatric Association: Diagnostic and Statistical Manual of Mental Disorders. Fourth Edition (DSM-IV), APA Washington (1994)

Arnold W., Eysenck H.J., Meili R.: Lexikon der Psychologie (Band I bis III), 6. Auflage, Herder, Freiburg i.B. (1988)

Bange D., Deegener G.: Sexueller Missbrauch an Kindern. Ausmaß, Hintergründe, Folgen. Beltz, Weinheim (1996)

Beier K.M.: Weiblichkeit und Perversion. Gustav Fischer, Stuttgart Jena New York (1994)

Beier K.M.: Die Sexualität im Lebenslängsschnitt. Springer, Heidelberg (1995)

Bellinger G.J.: Im Himmel wie auf Erden. Sexualität in den Religionen der Welt. Droemer Knaur, München (1993)

Berner E., Karlick-Bolten: Verlaufsformen der Sexualkriminalität. Enke, Stuttgart (1986)

Berner W., Hill A., Briken P.: Sexualstraftäter behandeln. Deutscher Ärzteverlag, Köln (2007)

Böker W., Häfner H. (Hrsg.): Gewalttaten Geistesgestörter – Eine psychiatrisch-epidemiologische Untersuchung in der Bundesrepublik Deutschland. Springer, Berlin Heidelberg New York (1973)

BORNWASSER E.: Als Schwester auf einer Spezialstation für Sexualstraftäter. In: »Die Psychotherapeutin«. Das Narrenschiff. Psychiatrie-Verlag, Bonn (1995)

BOOR W., DE; MEURER D. (Hrsg.): Über den Zeitgeist. (Band I, Band II). Elwert, Marburg (1993)

BRISON, S.J.: Vergewaltigt. Beck, München (2004)

Bundesverfassungsgericht: 2 BvR 2029/01 vom 05.02.2004, S. 101 – 102 (2004)

BURGER E., REITER K: Sexueller Missbrauch von Kindern und Jugendlichen. Intervention und Prävention. Kohlhammer, Stuttgart, Berlin, Köln (1997)

DIE ZEIT: Unschuldig im Gefängnis? DIE ZEIT 18/2006

DILLING H., MOMBOUR W., SCHMIDT M.H. (Hrsg.): Internationale Klassifikation psychischer Störungen (Weltgesundheitsorganisation). Huber, Bern (1993)

EGLE U.T., HOFFMANN S.O., JORASCHKY P.: Sexueller Missbrauch, Misshandlung, Vernachlässigung. 3. Auflage, Schattauer, Stuttgart (2004)

EUCKER S.: Recht und Psychotherapie. Alltag von Therapie. Über den Versuch einer theoretischen Konzeptionalisierung der Tätigkeit einer Aufnahmestation eines Psychiatrischen Maßregelvollzugs. In: »Die Psychotherapeutin«. Das Narrenschiff. Psychiatrie-Verlag, Bonn (1995)

FIEDLER P.: Persönlichkeitsstörungen. 2. Auflage, Belz, Weinheim (1995)

FIEDLER P.: Sexuelle Orientierung und sexuelle Abweichung. Beltz, Weinheim, Basel (2004)

FRIDAY N.: Die sexuellen Phantasien der Männer. Rowohlt, Reinbek (1994)

FRIEDRICHSEN G.: Der Spiegel, 02.02.2004, 09.05.2004, 18.04.2005

GIESE H.: Psychopathologie der Sexualität. Enke, Stuttgart (1962)

GLENMULLEN J.: Die heimlichen Laster eines Erotomanen und andere Geschichten aus der Praxis eines Sexualtherapeuten. Goldmann, München (1994)

GÖDTEL R.: Sexualität und Gewalt. Hoffmann und Kampe, Hamburg (1992)

GONZALES CABEZAS S.: Psychotherapie im Maßregelvollzug. Spezialstation für Sexualstraftäter in Hessen. In: »Die Psychotherapeutin«. Das Narrenschiff. Psychiatrie-Verlag, Bonn (1995)

GÖPPINGER H., WITTER H. (Hrsg.): Handbuch der Forensischen Psychiatrie. (Band I, Band II) Springer, Berlin Heidelberg New York (1992)

GUNN J., TAYLOR P.J.: Forensic Psychiatry. Butterworth, Heinemann Oxford (1995)

HEIM N.: Die Kastration und ihre Folgen bei Sexualstraftätern. Otto Schwarz, Göttingen (1980)

HIRSCHFELD M.: Geschlechtsanomalien und Perversionen. Ein Studienbuch für Ärzte, Juristen, Seelsorger und Pädagogen. Nordische Verlagsgesellschaft, Frankfurt, Stockholm (1955)

HORN H.-J.: Antiandrogene bei Sexualdelinquenz. Zur Therapie von sexuell Devianten. In: WILLE R., SCHUMACHER W., ANDRZEJAK N. (Hrsg.): Zur Therapie von sexuell Devianten. Diesbach, Berlin (1990)

JÄGER H., SCHORSCH E. (Hrsg.): Sexualwissenschaft und Strafrecht. (1987)

JANZARIK W.: Forschungsrichtungen und Lehrmeinungen der Psychiatrie: Geschichte, Gegenwart, forensische Bedeutung. In: GÖPPINGER H., WITTER H. (Hrsg.): Handbuch der Forensischen Psychiatrie. (Band I, Band II) Springer, Berlin Heidelberg New York (1992)

JANZARIK W.: Grundlage der Schuldfähigkeitsprüfung. Enke, Stuttgart (1995)

KAPLAN L.J.: Weibliche Perversionen. Goldmann, München (1990)

KERNBERG O.F., HARTMANN H-P: Narzissmus. Grundlagen, Störungsbilder, Therapie. Schattauer, Stuttgart (2006)

KHAN M., MASUD R.: Entfremdung bei Perversionen. Suhrkamp, Frankfurt/M (1989)

KOCKOTT G.: Sexuelle Variationen. Hippokrates, Stuttgart (1988)

KRAFFT-EBING R., von: Psychopathia sexualis. Matthes & Seitz, München (1993)

KRÖBER H-L., DÖLLING D., LEYGRAF N., SAß H.: Handbuch der Forensischen Psychiatrie. Steinkopff, Darmstadt (2006)

LEVAY S.: Keimzelle der Lust. Spektrum Akademischer Verlag, Heidelberg Berlin Oxford (1994)

LEYGRAF N.: Psychisch kranke Rechtsbrecher. Springer, Berlin Heidelberg New York (1988)

MARNEROS A.: Hitlers Urenkel. Rechtsradikale Gewalttäter – Erfahrungen eines wahldeutschen Gerichtsgutachters. Scherz, Bern (2002)

MARNEROS A.: Schlaf gut, mein Schatz. Eltern, die ihre Kinder töten. Scherz, Bern (2003)

MARNEROS A.: Blinde Gewalt. Rechtsradikale Gewalttäter und ihre zufälligen Opfer. Scherz, Bern (2005)

MARNEROS A.: Affekttaten und Impulstaten. Forensische Beurteilung von Affektdelikten. Schattauer, Stuttgart (2007)

MARNEROS A.: Der Intimizid. Forensisch-psychiatrische Aspekte der Intimpartnertötung. Schattauer, Stuttgart (2007)

MAUZ G.: Die Justiz vor Gericht. Bertelsmann, München (1990)

MAUZ G.: DER SPIEGEL, 41/1995

MERTENS W.: Psychoanalyse. 4. Auflage, Kohlhammer, Stuttgart Berlin Köln (1992)

MONEY J.: Love maps. Irvington Publishers Inc., New York (1986)

MORGENTHALER F.: Homosexualität, Heterosexualität, Perversion. Campus, Frankfurt New York (1994)

Müller-Isberner R.: Neue Wege der Behandlung von Sexualstraftätern im Maßregelvollzug in Hessen. In: Wille R., Schumacher W., Andrzejak N. (Hrsg.): Zur Therapie von sexuell Devianten. Diesbach, Berlin (1990)

Müller-Isberner R.: Maßregelvollzug zwischen Psychiatrie und Strafvollzug. In: Reiner F. (Hrsg.): Maßregelvollzug im Psychiatrischen Krankenhaus. Janssen, Neuss (1991)

Nedopil N., Müller-Isberner R.: Maßregelvollzug. Rechtsgrundlage – Derzeitige Situation, Behandlungskonzepte, Perspektiven. Nervenarzt 66: 793–801 (1995)

Nedopil N.: Prognosen in der Forensischen Psychiatrie, Ein Handbuch für die Praxis. Dustri, München (2006)

Peters U. H.: Wörterbuch der Psychiatrie und medizinischen Psychologie. 4. Auflage. Urban und Schwarzenberg, München (1990)

Pfäfflin F.: Vorurteile, Strukturen und Ideologie psychiatrischer Gutachten über Sexualstraftäter. Enke, Stuttgart (1978)

Pollak K.: Das neue Lexikon der Sexualkunde. Ullstein, Frankfurt/M (1993)

Rasch W.: Tötung des Intimpartners. Das Narrenschiff. Psychiatrie-Verlag, Bonn (1995)

Rehder U.: Aggressive Sexualdelinquenten. Kriminalpädagogischer Verlag, Ems (1990)

Reik T.: Psychoanalyse und Justiz. Suhrkamp, Frankfurt/M (1974)

Reiner F. (Hrsg.): Maßregelvollzug im Psychiatrischen Krankenhaus. Janssen, Neuss (1991)

Rode I., Legnaro A.: Psychiatrische Sachverständige im Strafverfahren. Beck, München (1994)

Rösler M., Hengesch G.: Psychiatrische Diagnostik im Vorfeld der Schuldfähigkeitsbeurteilung. Enke, Stuttgart (1992)

Rückert S.: Tödliche Mutterliebe. DIE ZEIT Nr. 29, 13.07.2006 (2006)

Sacher-Masoch L., von: Venus im Pelz. Insel Taschenbuch, Frankfurt/M (1980)

Sade, Marquis de: Gesammelte Werke. Stephenson, Flensburg (1979)

Saß H.(Hrsg.): Affektdelikte. Springer, Berlin Heidelberg New York (1993)

Schorsch E.: Sexualwissenschaft und Strafrecht. Enke, Stuttgart (1987)

Schorsch E.: Ein Sexualstraftäter vor Gericht. Klein, Hamburg (1991)

Schorsch E.: Perversion, Liebe, Gewalt. Enke, Stuttgart (1993)

Schorsch E., Galedary G., Haag A., Hauch M., Lohse H.: Perversion als Straftat. Springer, Heidelberg Berlin New York Tokyo (1990)

Schorsch E., Pfäfflin F.: Die sexuellen Deviationen sexuell motivierter Straftaten. In: Venzlaff U., Foerster K. (Hrsg.): Psychiatrische Begutachtung. Gustav Fischer, Stuttgart (1994)

SCHOTT M.: Psychotherapie im Maßregelvollzug. In: REINER F. (Hrsg.): Maßregelvollzug im Psychiatrischen Krankenhaus. Janssen, Neuss (1991)

SCHREIBER H.-L.: Rechtliche Grundlagen der psychiatrischen Begutachtung. In: VENZLAFF U., FOERSTER K.: Psychiatrische Begutachtung. 2. Auflage, Gustav Fischer, Stuttgart (1994)

SCHUMACHER W.: Zur Typologie und Dynamik delinquenter Sexualabweichungen. Klinische Aspekte und psychodynamische Modellvorstellungen. In: WILLE R., SCHUMACHER W., ANDRZEJAK N.(Hrsg.): Zur Therapie von sexuell Devianten. Diesbach, Berlin (1990)

SCHUMANN V.: Psychisch kranke Rechtssprecher. Enke, Stuttgart (1987)

SCHUMANN V.: (1991) Maßregelvollzug: Gesellschaftlicher Auftrag und Wirklichkeit. In: REINER F. (Hrsg.): Maßregelvollzug im Psychiatrischen Krankenhaus. Janssen, Neuss (1991)

SCHUMANN V.: Interview in »Die Psychotherapeutin«. Das Narrenschiff. Psychiatrie-Verlag, Bonn (1995)

SELLERS T.: Der korrekte Sadismus. 6. Auflage. Iko, Pullenreuth (1993)

SIGUSCH F.: Vom Trieb und von der Liebe. Campus, Frankfurt New York (1984)

SIMON I. R.: Bad men do what good men dream. A forensic psychiatrist illuminates the darker side of human behavior. American Psychiatric Association, Washington D.C. (1996)

SOMMER V.: Wider die Natur? Homosexualität und Evolution. Beck, München (1990)

VENZLAFF U., FOERSTER K.: Psychiatrische Begutachtung. 2. Auflage, Gustav Fischer, Stuttgart (1994)

VOLCKART B.: Maßregelvollzug. 3. Auflage, Luchterhand, Neuwied Berlin (1991)

WEIß A.: Patientenfürsprecherin in der Forensik. In: »Die Psychotherapeutin«. Das Narrenschiff. Psychiatrie-Verlag, Bonn (1995)

WETZSTEIN T. A., STEINMETZ L., REIS Ch., ECKERT R.: Sadomasochismus. Szenen und Rituale. Rowohlt, Reinbek (1994)

Wille R.: Cyproteronacetat. Rechtliche und ethische Aspekte. In: WILLE R., SCHUMACHER W., ANDRZEJAK N. (Hrsg.): Zur Therapie von sexuell Devianten. Diesbach, Berlin (1990)

WILLE R., BEIER K. M.: Nachuntersuchungen von kastrierten Sexualstraftätern. Sexuologie 4: 1–26 (1997)

WULFFEN E.: Das Weib als Sexualverbrecherin. Langenscheidt, Berlin (1925)

WURMSER L.: Das Rätsel des Masochismus. Springer, Heidelberg New York (1993)

DER AUTOR

Prof. Dr. med. Dr. h. c. Andreas Marneros wurde am 22.10.1946 auf Zypern geboren. Medizinisches Grundstudium an der Aristoteles-Universität in Thessaloniki. Seit 1973 an deutschen Universitäten tätig. Facharztausbildung für Psychiatrie und Neurologie sowie Promotion an der Johannes-Gutenberg-Universität Mainz. 1980 Habilitation für die Gebiete Psychiatrie, Psychotherapie und Neurologie an der Universität Köln. 1983 Berufung auf eine Professur für Klinische Psychiatrie an der Universität Köln. 1985 Berufung auf eine Professur für Medizinische Psychologie und Allgemeine Psychopathologie an der Universität Bonn. Seit 1992 Inhaber des Lehrstuhls für Psychiatrie und Psychotherapie und Direktor der Klinik und Poliklinik für Psychiatrie und Psychotherapie der Martin-Luther-Universität Halle-Wittenberg.
Über 400 wissenschaftliche Publikationen, darunter 30 Bücher, darunter mehrere forensische. Seit über 25 Jahren in der forensischen Praxis und Forschung tätig. Mehrere Auszeichnungen, u. a. »Krafft-Ebing-Preis für originelle Forschung in der Forensik«, Emil-Kraepelin-Preis für seine Forschung im Bereich der Psychosen, seit 1995 Evaluierung in der Gruppe der »Führenden Medizinischen Forscher Deutschlands«.

Gernot Hahn
Rückfallfreie Sexualstraftäter
Salutogenetische Faktoren bei ehemaligen Maßregelvollzugspatienten
Forschung für die Praxis, ISBN-13: 978-3-88414-415-2
ca. 416 Seiten, ca. 39.90 EUR/ca. 69.40 sFr

Über Sexualstraftäter wird in Öffentlichkeit, Forschung und Gesetzgebung am ausführlichsten berichtet, wenn sie rückfällig werden. Rückfällig werden aber die wenigsten, über die anderen, die sich und ihr Leben ändern konnten, wissen wir fast nichts. Diese Arbeit gibt einen ersten Einblick in die Lebenswelten rückfallfreier Sexualstraftäter und zeigt, wie sie im stationären und ambulanten Setting konkret gefördert werden können. Darüber hinaus wird deutlich, wie Prognoseinstrumente die Ressourcen der Sexualstraftäter besser bewerten und damit Entlassungsentscheidungen sicherer machen können.

Christiane Schlang
Tödlich verlaufende elterliche Gewalt
Forschung für die Praxis, ISBN 978-3-88414-407-7
144 Seiten, 7 Tabellen, 41 Abbildungen
29.80 Euro/52.20 sFr

Wenn Eltern ihre Kinder misshandeln oder sogar töten, geht ein Aufschrei durch die Presse. Der Ruf nach dem Staat und nach mehr Kontrolle, Fürsorge und Bestrafung ist schnell bei der Hand. Die Hintergründe, warum Eltern gewalttätig werden, kommen dagegen nur selten zur Sprache. Christiane Schlang hat für ihre Studie 231 Fälle genauer analysiert und u. a. nach der Tatzeit, den Tätertypen, nach schichtspezifischen Merkmalen und psychischen Störungen der Täterinnen und Täter gefragt. Die Ergebnisse hat sie anschaulich – auch durch zahlreiche Graphiken – dargestellt. Sie geben wichtige Ansatzpunkte für die interdisziplinäre Zusammenarbeit, für Interventions- oder Präventionsmaßnahmen, deren Ziel es ist, tödlich verlaufende elterliche Gewalt möglichst zu vermeiden.